本書出版承蒙中共衢江區委宣傳部資助

針灸大成

〔明〕楊繼洲　撰
李勤璞　俞曉暘　點校

中華書局

圖書在版編目(CIP)數據

針灸大成/(明)楊繼洲撰;李勤璞,俞曉暘點校. —北京:中華書局,2017.9(2025.7 重印)
ISBN 978-7-101-12783-6

Ⅰ.針… Ⅱ.①楊…②李…③俞… Ⅲ.《針灸大成》
Ⅳ.R245

中國版本圖書館 CIP 數據核字(2017)第 206665 號

書　　名	針灸大成
撰　　者	〔明〕楊繼洲
點 校 者	李勤璞　俞曉暘
責任編輯	石　玉
裝幀設計	毛　淳
責任印製	陳麗娜
出版發行	中華書局 (北京市豐臺區太平橋西里 38 號　100073) http://www.zhbc.com.cn E-mail:zhbc@zhbc.com.cn
印　　刷	北京新華印刷有限公司
版　　次	2017 年 9 月第 1 版 2025 年 7 月第 8 次印刷
規　　格	開本/710×1000 毫米　1/16 印張 36¼　插頁 2　字數 440 千字
印　　數	9201-10700 册
國際書號	ISBN 978-7-101-12783-6
定　　價	148.00 元

序言

回憶二〇一三年九月，中國針灸學會學術年會在成都召開，浙江衢州市衢江區汪群、俞雲龍二位連夜趕到會場，説他們來自一代針聖楊繼洲的故里，受區委指派，專程邀請我到衢江考察，幫助指導發展中醫針灸健康事業，由此我與衢江結緣。區裏近年建起了衢江區中醫院、楊繼洲針灸文化館、楊繼洲文化公園，拍攝了全國第一部中醫針灸題材的微電影《神針》，成立了浙江省第一家中醫針灸院士工作站，舉辦世界針灸週暨楊繼洲紀念活動，並籌劃國內一流的楊繼洲中醫針灸康養小鎮暨中醫針灸創新發展試驗區。如今又組織力量點校出版《針灸大成》新本，作爲針灸醫療繼承發展的基礎。區黨委和政府對針灸事業的連續努力，我非常欽佩！

楊繼洲是我國歷史上爲數不多的針灸大師，博學濟時，壽民仁心，針到病除，所著《針灸大成》被奉爲圭臬，推動了針灸醫學的總結、繼承與發展。二〇一〇年十一月，聯合國教科文組織保護非物質文化遺産政府間委員會第五次會議將中醫針灸和京劇同時列入人類非物質文化遺産代表作名録；二〇一四年十二月，楊繼洲針灸列入國家級非物質文化遺産代表性項目名録。

楊繼洲一生對家鄉念念不忘，無論是早年的《衛生針灸玄機秘要》還是晚年的《針灸大成》，都標明自己是“三衢楊氏”。三衢是現在衢江區的前身浙江衢縣雅稱，因處在浙閩贛皖四省交通要道，近代以前衢縣素有“四省通衢、五路總頭”之稱，商業繁華，文化發達，因此醫家匯聚，醫學興旺。境内尚有神農殿、藥王山、楊家巷、徽州會館諸舊跡，提示本地醫學史事。元明清三代，此處流行徽州新安學派、婺州丹溪學派。元至元間，邑人劉光大就廷召醫學策問，以五運六氣闡述精深甚稱帝意，名噪一時，授衢州路醫學提領，後陞本學教授，在神農殿設講堂，算是首創本地專門醫學教育，子孫皆爲名醫。又創惠民藥局，其子劉咸創濟民藥局。其後明代有楊繼洲世代業醫，祖父爲太醫院御醫，著有《集驗醫方》。清代名家有雷豐，著《時病論》，其高足有江誠、程曦及其子雷大震，三人合著《醫家四要》。現代醫家葉伯敬爲上海名醫王仲奇器重，精通中醫典籍，爲中醫教材寫過《箋注深見》，對中西醫治療乙型腦炎有豐富的臨牀經驗。當代有雷鶴明、周明耀、汪文産、葉彦恒、邱茂良、王樟連、張玉恢等針灸名家，深受民衆尊敬。

“醫關民命，其道尚矣”！衷心希望針聖故里衢江繼續致力於醫療事業，並成效卓著。

中國工程院院士　石學敏

二○一六年十月二十日

天津中醫藥大學

目　録

點校者的話

李勤璞

楊濟時字繼洲，以字行於世，明代後期醫家，本籍浙江衢州，具體鄉里大約是現今浙江省西南部衢州市衢江區（屬舊衢縣境）廿里鎮六都楊村，這是一個盆地裏的、由楊姓單姓發展起來的大聚落，村中楊氏祠堂即有六處。

楊濟時生平資料極少，他的父祖是太醫，他本人因兩次舉業不成，乃承繼家學從醫，隆慶年間任太醫院吏目，行醫四十餘載，名聞宇内，是明朝後期最爲著名的針灸學家。《針灸大成》是以其家學秘傳《衛生針灸玄機秘要》一書爲基礎，分類集録多種醫療文獻，又以自身長期行醫的經驗將之熔鑄成完整的針灸醫療體系，各配有豐富詳細的穴位圖解，是全面總結性的針灸學撰述，十分便於針灸的學習、研究和實踐。濟時另有《針灸秘奥》抄本四卷，現藏於北京中國中醫科學院圖書館，尚待研究。

《針灸大成》十卷。卷一先列舉並解説《大成》所徵引的各書，以“針道源流”爲題目。其下開始摘録《素問》、《難經》等書關於針灸的綱領性理論，並加注解以疏通整理，明確周身經絡、穴位和中醫的診斷方法。卷二、卷三大體完備集録歷代名家各據心得編成的針灸歌賦，對其中部分歌賦詳加注解，闡明醫理名物。特別在卷三收入四篇“策”，是楊繼洲應試的答卷，體現了其早期的主要學術思想，非常珍貴。其後各卷，分論各種疾病的針灸療法，裏邊徵引名家和著者自己的醫案，作爲治療事例以爲驗證。卷四是各家針法、補瀉手法和禁忌。卷五爲子午流注及靈龜飛騰八法。卷六、卷七爲經絡、經穴、經外奇穴及其與陰陽五行的關係，穴位名稱異同集録。卷八爲諸症治法。卷九爲治症總要、名醫治法、灸法，附以楊氏本人醫案，這份醫案雖叙述治病之事，也透露了楊濟時個人的生活與交往，是難得的楊氏個人史。卷十專述小兒按摩，抄録明陳氏《小兒按摩經》並加解説，講求推拿。對於針灸補瀉手法、艾灸方法及其效用，陰陽五行原理的配合，反復討論。

《針灸大成》萬曆二十九年（辛丑，一六〇一年）第一次刊刻，隨即流傳廣泛，影響深遠，有很多不同性質的木刻本、標點本、校釋本與通俗本，還有外文譯本。本書提供完備的正體字標點本。

《針灸大成》初刊本，即是前述冠以萬曆辛丑桂月《刻〈針灸大成〉序》的趙文炳木刻本。這個刻本近年兩次影印，分别收入《四庫全書存目叢書》子部册四十五和《續修四庫全書》册九百九十六，而影印原本均是北京中國科學院圖書館藏木刻本（該圖書館今名中國科學院國家科學圖書館）。初刊本卷七《任脉圖經穴主治》部分，在"廉泉"條文字之後，缺最末一條"承漿"條，於是從這個刻本的修補本補上這一條。所謂修補本，即指天津中醫藥大學圖書館、浙江省圖書館、北京中國中醫科學院圖書館等處收藏的、亦著録爲趙文炳刻本的木刻本。

本次點校，以上舉《針灸大成》初刊本及其修補本作底本，至於點校中補足的字句，置於方括弧[ ]之内，補足的標題係採自原書書首目録或者每卷的卷端目録；錯字之後加圓括弧（ ），其中寫可能的正字。但如果圓括弧及其内的字小一號，則是原刻本的雙行小注。原書有很多線刻插圖，置於各該當位置。本書插圖自明刻本複製，個别極爲不清楚者選用人民衛生出版社一九五七年影印本或一九六三年排印本替换。

全書目録係根據原書的書首總目録與每卷卷首目録編成。卷五“井滎俞原經合横圖”與“推定六十甲子日時穴開圖例”，改作成劃線的表格。各卷卷首目録略去。《四庫提要》等有關資料附録書末。

浙江省衢州地區歷來醫學興盛，醫師輩出。翻檢民國《衢縣志》，得聞往昔很多醫家的令名與事跡；留意現在城鄉舊跡與地名，仍能目覩元代以來神農殿等不少醫學遺跡，令人懷想醫家對世人的恩德。楊濟時本籍即衢州。爲表彰衢州先賢、弘揚神奇卓越的針灸學，中共衢州市衢江區委宣傳部部長汪群先生策劃整理出版《針灸大成》新本，俞雲龍先生具體指導，這是非常有益的事情。筆者著手整理之事，重温祖國醫學文獻與醫道先賢事跡，深受啓迪。

衛生針灸玄機秘要叙

嘗聞"醫道通於儒,而其功與相等埒",得非以儒者運心極而劑量之、能使天下和平,與醫之起殤興疴、躋天下於仁壽,其事與功均也?然儒者未能窮經反約,則施且必悖,終無補於治功;而醫家治六氣之淫,辨五方之感,察百病之因,其説具在載籍,無慮數拾百種,專業是者未能窮而反之、得其説於會通,吾未見其功之能相也。

竊嘗譬之:執方待病者,刑名之餘緒也;導引不藥者,黄老之遺謀也;而均之弗足以收和平之功,正惟其戾於儒耳。

三衢楊子繼洲,幼業舉子,博學績文,一再厄於有司,遂棄其業,業醫。醫,固其世家也。祖父官太醫,授有真秘,纂修《集驗醫方》進呈,上命鐫行天下,且多蓄貯古醫家抄籍。楊子取而讀之,積有歲年,寒暑不輟,倬然有悟。復慮諸家書弗會於一,乃參合指歸,彙同攷異,手自編摩,凡針藥調攝之法,分圖析類,爲天、地、人卷,題曰《玄機秘要》。誠稽此,而醫道指掌矣。

世宗朝[①],命大宗伯試異選、侍内廷,功績懋著。而人以疾病疕殤造者,應手奏效,聲名籍甚。

會在朝善楊子,究其自出是編,諸公嘉之,爲壽諸梓,以惠後學,請

① 明朝世宗皇帝嘉靖年間(一五二二—一五六六),計四十五年。

序於余。余素知楊子去儒業業醫,今果能以醫道侔相功,益信儒道之通於醫也。是編出而醫道其指南焉。神明在人,壽域咸躋,諸公之仁,溥矣遠矣。是爲序。

賜進士第太子太保吏部尚書瀖(濩)澤疎菴王國光書。

刻針灸大成序

醫關民命，其道尚矣。顧古之名醫，率先針砭，而黄岐問難，於此科爲獨詳。精其術者，立起沉痾，見效捷於藥餌。邇來針瀂絶傳，殊爲可惜。

余承乏三晉，值時多事，群小負嵎，萬姓倒懸，目擊民艱，弗克匡濟，由是憤欝於中，遂成痿痺之疾。醫人接踵，日試丸劑，莫能奏功。乃於都門延名針楊繼洲者至，則三針而愈。隨出家傳《秘要》以觀，乃知術之有所本也。將付之梓人，[繼洲]猶以諸家未備，復廣求群書，若《神應經》、《古今醫統》、《乾坤生意》、《醫學入門》、《醫經小學》、《針灸節要》、《針灸聚英》、《針灸捷要》、《小兒按摩》，凡有關於針灸者，悉採集之。更考《素問》、《難經》，以爲宗主，針瀂綱目，備載之矣。且令能匠於太醫院肖刻銅人像，詳著其穴，並刻畫圖，令學者便覽而易知焉。

余有憂於時事，媿無寸補，恨蚤年不攻是業，反能濟人利物也。因刻是書，傳揚宇内，必有仁人君子，誦而習之，精其術以壽斯民者。是爲序。

旹萬曆辛丑（二十九年，一六〇一）桂月吉旦，巡按山西監察御史燕趙含章趙文炳書。

針灸大成卷之一

仰人周身總穴圖

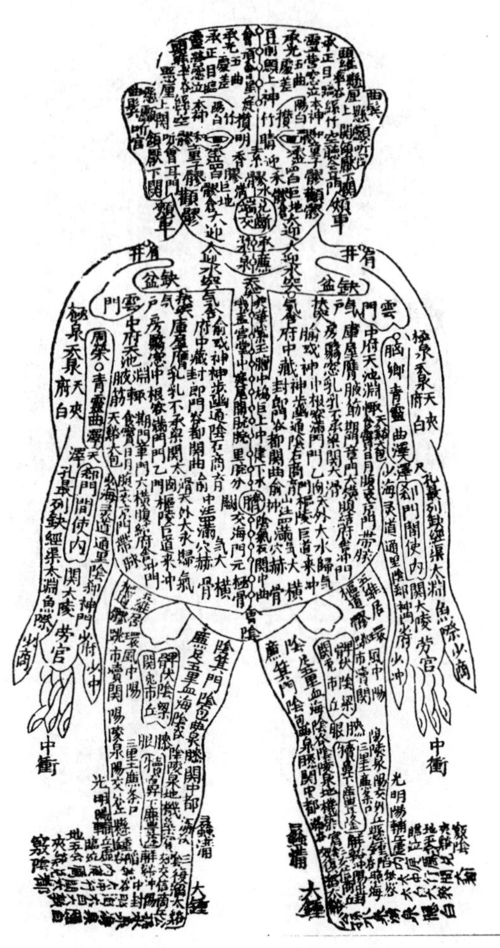

伏人周身總穴圖

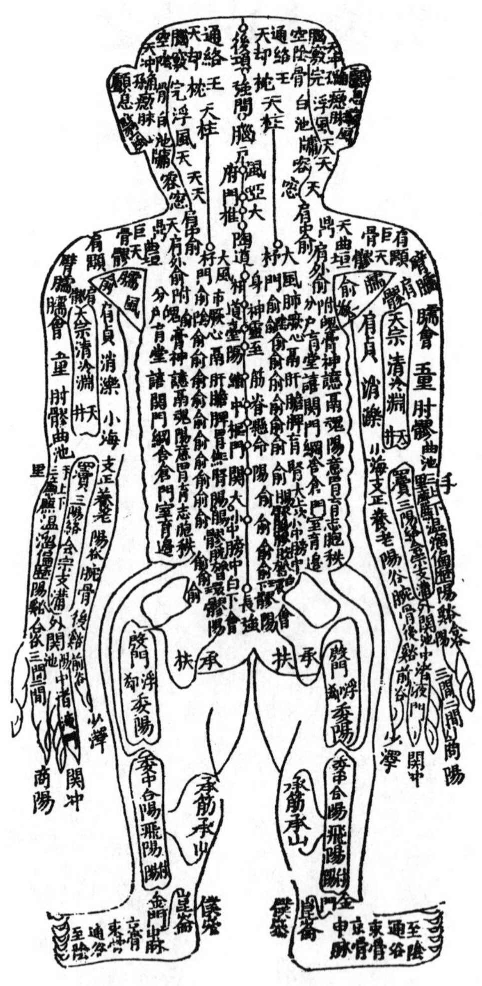
天柱
大椎
陶道
身柱
神道
靈臺
至陽
筋縮
中樞
脊中
懸樞
命門
長強
大杼
風門
天宗
秉風
曲垣
肩貞
臑俞
消濼
清冷淵
天井
小海
支正
養老
陽谷
腕骨
後谿
前谷
少澤
外關
中渚
液門
關冲
商陽
三間
二間
承扶
殷門
浮郄
委陽
委中
合陽
承筋
承山
飛陽
崑崙
僕參
金門
京骨
束骨
通谷
至陰
申脉

針道源流

《素問》十二卷，世稱黄帝岐伯問答之書。及觀其旨意，殆非一時之言，而所撰述，亦非一人之手。劉向指爲諸韓公子所著，程子謂出戰國之末。而其大略，正如《禮記》之萃於漢儒，而與孔子、子思之言並傳也。蓋靈蘭秘典、五常正大、六元正紀等篇，無非闡明陰陽五行生制之理，配象合德，實切於人身。其諸色脉病名、針刺治要，皆推是理以廣之，而皇甫謐之《甲乙》、楊上善之《太素》，亦皆本之于此，而微有異同。醫家之綱法，無越于是書矣。然按《西漢・藝文志》，有《内經》十八卷，及扁鵲名、白氏云；《内經》凡三家，而《素問》之目乃不列。至《隋・經籍志》，始有《素問》之名，而指爲《内經》。唐王冰乃以《九靈》九卷牽合《漢志》之數，而爲之注釋，復以《陰陽大論》託爲師張公所藏，以補其亡逸，而其用心亦勤矣。惜乎朱墨混淆，玉石相亂，訓詁失之于迂疎，引援或至於未切。至宋林億、高若訥等，正其誤文，而增其缺義，頗於冰爲有功。

《難經》十三卷，秦越人祖述《黄帝内經》，設爲問答之辭，以示學者。所引經言，多非《靈》、《素》本文，蓋古有其書，而今亡之耳。隋時有吕博望注本，不傳。宋王惟一集五家之説，而醇疵或相亂，惟虞氏粗爲可觀。紀齊卿注稍密，乃附辨楊玄操、吕廣、王宗正三子之非，周仲立頗加訂易，而考證未明，李子野亦爲句觧，而無所啓發。近代張潔古注後附藥，殊非經義。王少卿演繹其説，目曰重玄，亦未足以發前人之藴。滑伯仁取長棄短，折衷以己意，作《難經本義》。

《子午經》一卷，論針灸之要，撰成歌訣，後人依託扁鵲者。

《銅人針灸圖》三卷，宋仁宗詔王維德考次針灸之法，鑄銅人爲式，分腑臟十二經，旁注俞穴所會，刻題其名，並爲圖法，並主療之術，刻板傳於世。夏竦爲序。然其窌穴，比之《靈樞》本輸、骨空等篇，頗亦繁雜也。

《明堂針灸圖》三卷，題曰黄帝，論人身俞穴及灼灸禁忌。曰明堂者，謂雷公問道，黄帝授之，亦後人所依託者。

《存真圖》一卷，晁公謂楊介編。崇寧間泗州刑賊於市，郡守李夷行遣醫并畫工往，親決膜，摘膏肓，曲折圖之，盡得纖悉，介校以古書，無少異者，比《歐希五臟圖》過之遠矣，實有益醫家也。王莽時，捕得翟義黨王孫慶，使太醫尚方與巧屠共刳剥之，量度五臟，以竹筳道其脉，知所終始，可以治病，亦此意耳。

《膏肓灸法》二卷，清源莊綽季裕所集。

《千金方》三十卷，唐孫思邈所撰。用藥之方，診脉之訣，針灸之穴，禁忌之法，至導引之要，無不周悉。曰千金者，以人命至重，有貴千金。議者謂其未知傷寒之數。

《千金翼方》三十卷，孫思邈掇拾遺帙，以羽翼其書。首之以藥録，次之以婦人、傷寒、小兒、養性辟穀、退居補益、雜症瘡癰、色脉針灸，而禁術終焉。

《外臺秘要》，唐王燾在臺閣二十年，久知弘文館，得古方書千百卷，因述諸症候，附以方藥、符禁、灼灸之法，凡一千一百四門。天寶中出守房陵及大寧郡，故名焉。

《金蘭循經》，元翰林學士忽泰必列所著，其子光濟銓次。大德癸卯，平江郡文學巖陵邵文龍爲之序。首繪臟腑前後二圖，中述手足三陰三陽走屬，繼取十四經絡流注，各爲注釋，列圖於後，傳之北方。自恒山董氏鋟梓吴門，傳者始廣。

《濟生拔萃》十九卷，一卷取《針經節要》，三卷集《潔古雲岐針法》、《竇氏流注》，三卷《針經摘英》。首針法，以倣古制也。延佑間杜思敬所撰者。

《針經指南》，古肥竇漢卿所撰。首標幽賦，次定八穴指法及叶蟄宫圖，頗與《素問》有不合者。

《針灸雜説》，建安竇桂芳類次。取《千金》禁忌人神及離合真邪論，未能曲盡針灸之妙。

《資生經》，東嘉王執中叔雅（權）取三百六十穴，背面顛末，行分類别，以穴屬病，蓋合《銅人》、《千金》、《明堂》、《外臺》而一之者也。

《十四經發揮》三卷，許昌滑壽伯仁傳針法于東平高洞陽，得其開闔流注交别之要。至若陰、陽、維、蹻、帶、衝六脉，皆有繫屬，而惟督、任二經，則包乎背腹，而有專穴。諸經滿而溢者，此則受之，宜與十二經並論。通考邃穴六百五十有七，而施治功，以盡醫之神秘。

《神應經》二卷，乃宏綱陳會所撰。先著《廣愛書》十二卷，慮其浩瀚，獨取一百一十九穴，爲歌爲圖，仍集治病要穴，總成一帙，以爲學者守約之規。南昌劉瑾校。

《針灸節要》三卷、《聚英》四卷，乃四明梅孤高武纂集。

《針灸捷要》，燕山廷瑞徐鳳著集。

《玄機秘要》，三衢繼洲楊濟時家傳著集。

《小兒按摩經》，四明陳氏著集。

《古今醫統》、《乾坤生意》、《醫學入門》、《醫經小學》中取關於針灸者，其姓氏各見原書。

《針灸大成》總輯以上諸書，類成一部，分爲十卷，委晉陽靳賢選集校正。

針灸直指 《素問》

針灸方宜始論

黄帝問曰：醫之治病也，一病而治各不同，皆愈，何也？岐伯對曰：地勢使然也。故東方之域，天地之所始生也。魚鹽之地，海濱傍水，其民食魚而嗜鹹，皆安其處，美其食，魚者使人熱中，鹽者勝血，故其民皆黑色、疎理，其病皆爲癰瘍，其治宜砭石。故砭石者，亦從東方來。西方者，金玉之域，沙石之處，天地之所收引也。其民陵居而多風，水土剛强，其民不衣而褐薦，其民華食而脂肥，故邪不能傷其形體，其病生於内，其治宜毒藥。故毒藥者，亦從西方來。北方者，天地所閉藏之域也。其地高陵居，風寒冰冽，其民樂野處而乳食，臓寒生滿病，其治宜灸焫。故灸焫者，亦從北方來。南方者，天地所長養，陽之所盛處也。其地下，水土弱，霧露之所聚也。其民嗜酸而食胕（腑），故其民皆緻理而赤色，其病攣痺，其治宜微針。故九針者，亦從南方來。中央者，其地平以濕，天地所以生萬物也衆。其民食雜而不勞，故其病多痿厥寒熱，其治宜導引按蹻。故導引按蹻者，亦從中央出也。故聖人雜合以治，各得其所宜，故治所以異而病皆愈者，得病之情，知治之大體也。

刺熱論

黄帝問曰：五臓熱病奈何？岐伯曰：肝熱病者，小便先黄，腹痛，多卧，身熱。熱争，則狂言及驚（争謂邪正相搏），脇滿痛，手足躁，不得安卧，庚辛甚，甲乙大汗，氣逆則庚辛死（肝主木，庚辛爲金，金尅木，故死）。刺足厥陰、少陽（厥陰肝脉，少陽膽脉）。其逆則頭痛員員，脉引衝頭也。

心熱病者，先不樂，數日乃熱。熱争，則卒心痛，煩悶善嘔，頭痛，面赤無汗，壬癸甚，丙丁大汗，氣逆則壬癸死。刺手少陰、太陽(少陰心脉，太陽小腸脉)。

脾熱病者，先頭重，頰痛，煩心，顔青欲嘔，身熱。熱争，則腰痛，不可用俛仰，腹滿泄，兩頷痛，甲乙甚，戊己大汗，氣逆則甲乙死。刺足太陰、陽明。

肺熱病者，先淅然厥，起毫毛，惡風寒，舌上黄，身熱。熱争，則喘欬，痛走胸膺背，不得太息，頭痛不堪，汗出而寒，丙丁甚，庚辛大汗，氣逆則丙丁死。刺手太陰、陽明，出血如大豆，立已。

腎熱病者，先腰痛胻痠，苦渴數飲，身熱。熱争，則項痛而强，胻寒且痠，足下熱，不欲言，其逆則項痛員員，澹澹然，戊己甚，壬癸大汗，氣逆則戊己死。刺足少陰、太陽。諸汗者，至其所勝日汗出也。

肝熱病者，左頰先赤；心熱病者，顔先赤；脾熱病者，鼻先赤；肺熱病者，右頰先赤；腎熱病者，頤先赤。病雖未發，見赤色者刺之，名曰治未病。熱病從部所起者，至期而已(期爲大汗之日，如肝甲乙)；其刺之反者，三周而已(反謂反取其氣也，如肝病刺脾，脾刺腎，腎刺心，心刺肺，肺刺肝。三周，謂三周于三陰、三陽之脉狀也。如太陽病，而刺瀉陽明也)，重逆則死。諸當汗者，至其所勝日汗大出也。

諸治熱病，以飲之寒水，乃刺之，必寒衣之，居止寒處，身寒而止也。熱病先胸脇痛，手足躁，刺足少陽，補足太陰，病甚者，爲五十九刺。熱病始手臂痛者，刺手陽明、太陰，而汗出止。熱病始于頭首者，刺項太陽，而汗出止。熱病始于足脛者，刺足陽明，而汗出止。熱病先身重骨痛，耳聾好瞑，刺足少陰，病甚爲五十九刺。熱病先眩冒而熱，胸脇滿，刺足少陰、少陽(亦井滎也)。太陽之脉，色榮顴骨，熱病也(榮，飾也)。榮未交，曰今且得汗，待時而已(待時者，謂肝病待甲乙之類也)，與厥陰脉争見者，死期不過三日（外見太陽之赤色，内應厥陰之弦脉，是土氣已敗，木復狂行，故三日死）。其熱病内連腎，少陽之脉色也（病一作氣）。少陽之脉，色榮頰前，熱病也。榮未交，曰今且得汗，待時而已，與少陰脉争見者，死期不過三日。熱病氣穴：三椎下間主胸中熱，四椎下間主鬲中熱，五椎下間主肝熱，六椎下間主脾熱，七椎下間主腎熱，榮在骶也。項上三椎陷者中也。頰下逆顴爲大瘕，下牙車爲腹滿，顴後爲脇痛，頰上者，鬲上也。

刺瘧論

黄帝問曰：刺瘧奈何？岐伯對曰：足太陽之瘧，令人腰痛頭重，寒從背起，先寒後熱，熇熇暍暍然，熱止汗出難已，刺郄中出血（一云金門，一云委中，針三分，若灸可五壯）。

足少陽之瘧，令人身體解㑊，寒不甚，熱不甚，惡見人，見人心惕惕然，熱多汗出甚，刺足少陽（俠谿針三分，灸可三壯）。

足陽明之瘧，令人先寒，洒淅洒淅，寒甚久乃熱，熱去出汗，喜見日月光火氣，乃快然，刺足陽明跗上（衝陽針三分，灸可三壯）。

足太陰之瘧，令人不樂，好太息，不嗜食，多寒熱汗出，病至則善嘔，嘔已乃衰，即取之（公孫針四分，灸可三壯）。

足少陰之瘧，令人嘔吐甚，多寒熱，熱多寒少，欲閉户牖而處，其病難已（大鍾針二分，太谿針三分，各灸三壯）。

足厥陰之瘧，令人腰痛，少腹滿，小便不利如癃狀，非癃也，數便，意恐懼，氣不足，腹中悒悒，刺足厥陰（太衝針三分，灸可三壯）。

肺瘧者，令人心寒，寒甚熱，熱間善驚，如有所見者，刺手太陰、陽明（列缺針三分，灸五壯；合谷針三分，灸三壯）。

心瘧者，令人煩心甚，欲得清水，反寒多，不甚熱，刺手少陰（神門針三分,灸可三壯)。

肝瘧者,令人色蒼蒼然,太息,其狀若死者,刺足厥陰見血(中封針四分,灸可三壯)。

脾瘧者,令人寒,腹中痛,熱則腸中鳴,鳴已汗出,刺足太陰(商丘針三分,灸可三壯)。

腎瘧者,令人洒洒然,腰脊痛,宛轉大便難,目眴眴然,手足寒,刺足太陽、少陰(足太陽金門,足少陰太谿)。

胃瘧者,令人疸病也,善饑而不能食,食而支滿腹大,刺足陽明、太陰橫脉出血(厲兑針一分,灸一壯;解谿針五分,灸二壯;三里針一寸,灸三壯。太陰橫脉,在内踝前,斜過大脉宜出血)。

瘧發身方熱,刺跗上動脉(謂陽明脉),開其孔,出其血,立寒;瘧方欲寒,刺手陽明、太陰,足陽明、太陰(亦開孔出血)。瘧脉滿大急,刺背俞,用中針,傍五胠俞各一,適肥瘦出其血(五胠俞謂譩譆)。瘧脉小實急,灸脛少陰,刺指井(復溜針三分,灸可五壯;井謂至陰,針一分,灸可三壯)。瘧脉滿大急,刺背俞,用五胠俞、背俞各一,適行〔至〕于血也。瘧脉緩大虚,便用藥,不宜用針。凡治瘧,先發如食頃乃可以治,過之則失時也。諸瘧而脉不見,刺十指間出血,血去必已。先視之赤如小豆者,盡取之。

十二瘧者,其發各不同時,察其病形,以知其何脉之病也。先其發時,如食頃而刺之,一刺則衰,二刺則知,三刺則已。不已,刺舌下兩脉出血;不已,刺郄中盛經出血,又刺項已下俠脊者,必已(俠脊者謂大杼,針三分,灸五壯;風門熱府,針五分,灸可五壯)。舌下兩脉者廉泉也(針三分,灸三壯)。

刺瘧者,必先問其病之所先發者,先刺之。先頭痛及重者,先刺頭上及兩額、兩眉間出血(頭謂上星、百會,額謂懸顱,眉間謂攢竹等穴是也);先項背痛者,先刺之(風池、風府、大杼、神道);先腰脊痛者,先刺郄中出血;先手臂痛者,先刺手少陰、陽明十指間;先足脛痠痛者,先刺足陽明十指間出血。

風瘧，瘧發則汗出惡風，刺三陽經背俞之血者。胻痠痛甚，按之不可，名曰胕髓病。以鑱針針絶骨出血，立已。身體小痛，刺至陰。諸陰之井無出血，間日一刺。瘧不渴，間日而作，刺足太陽；渴而間日作，刺足少陽。温瘧汗不出，爲五十九刺。

刺欬論

黄帝問曰：肺之令人欬，何也？岐伯對曰：五臟六腑皆令人欬，非獨肺也。帝曰：願聞其狀。曰：皮毛者，肺之合也。皮毛先受邪氣，邪氣以從其合也。其寒飲食入胃，從肺脉上至于肺，則肺寒；肺寒則外内合邪，因而客之，則爲肺欬。五臟各以其時受病，非其時，各傳以與之（時謂王月）。人與天地相參，故五臟各以治。時感于寒則受病，微則爲欬，甚者爲泄、爲痛。乘秋則肺先受邪，乘春則肝先受之，乘夏則心先受之，乘至陰則脾先受之，乘冬則腎先受之。帝曰：何以異之？曰：肺欬之狀，欬而喘息有音，甚則唾血；心欬之狀，欬則心痛，喉中介介如梗狀，甚則咽腫喉痺；肝欬之狀，欬則兩脇下痛，甚則不可以轉，轉則兩胠下滿；脾欬之狀，欬則右胠下痛，陰陰引肩背，甚則不可以動，動則欬劇；腎欬之狀，欬則腰背相引而痛，甚則欬涎。

帝曰：六腑之欬奈何？安所受病？曰：五臟之久欬，乃移于六腑。脾欬不已，則胃受之，胃欬之狀，欬而嘔，嘔甚則長虫出；肝欬不已，則膽受之，膽欬之狀，欬嘔膽汁；肺欬不已，則大腸受之，大腸欬狀，欬而遺矢；心欬不已，則小腸受之，小腸欬狀，欬而失氣，氣與欬俱失；腎欬不已，則膀胱受之，膀胱欬狀，欬而遺溺；久欬不已，則三焦受之，三焦欬狀，欬而腹滿，不欲食飲。此皆聚于胃，關于肺，使人多涕唾，而面浮腫，氣逆也。帝曰：治之奈何？岐伯曰：治臟者治其俞，治腑者治其合，浮腫者治其經。

刺腰痛論

黄帝問曰:腰痛起於何脉?刺之奈何?岐伯曰:足太陽脉令人腰痛,引項脊尻背如重狀,刺其郄中太陽正經出血,春無見血。少陽令人腰痛,如以針刺其皮中,循循然不可以俛仰,不可以顧,刺少陽成骨之端出血,成骨在膝外廉之骨獨起者,夏無見血。陽明令人腰痛,不可以顧,顧如有見者,善悲,刺陽明于胻前三痏,上下和之出血,秋無見血(即三里穴)。足少陰令人腰痛,痛引脊内廉,刺少陰於内踝上二痏,冬無見血,出血太多,不可復也(即復溜穴,針三分,灸五壯)。厥陰之脉令人腰痛,腰中如張弓弩弦,刺厥陰之脉,在腨踵魚腹之外,循之累累然,乃刺之(蠡溝針二分,灸三壯)。其病令人善言嘿嘿然不慧,刺之三痏(一云無善字)。

解脉令人腰痛,痛而引肩,目䀮䀮然,時遺溲,刺解脉,在膝筋肉分間郄外廉之横脉,出血,血變而止。解脉令人腰痛如引帶,常如折腰狀,善恐,刺解脉,在郄中結絡如黍米,刺之血射以黑,見赤血而已。同陰之脉令人腰痛,痛如小錘鋸其中,怫然腫(小錘,小針),刺同陰之脉,在外踝上絶骨之端,爲三痏。陽維之脉令人腰痛,痛上怫然腫,刺陽維之脉,脉與太陽合腨下間,去地一尺所(承山針七分,灸五壯)。衡絡之脉令人腰痛,不可以俛仰,則恐仆,得之舉重傷腰,衡絡絶,惡血歸之,刺之在郄陽筋之間,上郄數寸衡居,爲二痏,出血(委陽針七分,殷門針五分,灸各三壯)。

會陰之脉令人腰痛,痛上漯漯然汗出,汗乾令人欲飲,飲已欲走,刺直陽之脉上三痏,在蹻上郄下五寸横居,視其盛者出血(一云承筋禁針)。陰維之脉令人腰痛,痛上怫怫然,甚則悲以恐,刺飛揚之脉,在内踝上五寸(一作七寸),少陰之前,與陰維之會(復溜、築賓俱針三分,灸五壯)。昌陽之脉令人腰痛，痛引膺，目䀮䀮然，甚則反折，舌卷不能言，刺内筋爲二痏，在内踝上大筋前、太陰後上踝二寸所（交信穴）。散脉令人腰痛而熱，熱甚生煩，腰下如有横木居其中，甚則遺溲，刺散脉，在膝前骨肉分間，絡外廉束脉，爲三痏（地機穴）。肉里之脉令人腰痛，不可以欬，欬則筋縮急，刺肉里之脉爲二痏，在太陽之外，少陽絶骨之後。腰痛俠脊而痛至頭，几几然，目䀮䀮，欲僵仆，刺足太陽郄中出血（几几一作沉沉）。腰痛上寒，刺足太陽、陽明；上熱，刺足厥陰；不可以俛仰，刺足少陽；中熱而喘，刺足少陰，刺郄中出血。腰痛上寒不可顧，刺足陽明（陰市、三里）；上熱，刺足太陰（地機）；中熱而喘，刺足少陰（湧泉、大鐘）；大便難，刺足少陰（湧泉）；少腹滿，刺足厥陰（太衝）；如折不可以俛仰，不可舉，刺足太陽（束骨、京骨、崑崙、申脉、僕參）；引脊内廉，刺足少陰（復溜、飛揚）；腰痛引少腹控䏚，不可以仰，刺腰尻交者，兩髁胂上。以月生死爲痏數，發針立已（腰髁下第四髎，即下髎，針二寸，灸可三壯），左取右，右取左（痛在左針右，痛在右針左，所以然者，以其脉左右交于尻骨之中故也）。

奇病論

岐伯曰：人有重身，九月而瘖，名曰胞之絡脉絶也，無治，當十月復。

病脇下滿，氣逆，二三歲不已，名曰息積。不可灸刺，爲導引服藥。

人身體髀股䯒皆腫，環臍而痛，名曰伏梁。不可動之（動謂齊其毒藥而擊動之），動之爲水溺濇之病也。

人有尺脉數甚，筋急而見，名曰疹筋。是人腹必急，白色黑色見，則病甚。

人有病頭痛，數歲不已，名曰厥逆。謂所犯大寒，内至骨髓，髓以腦爲主，腦逆，故令頭痛，齒亦痛。

有病口甘者，名曰脾癉（癉，謂熱也）。謂人數食甘美而多肥，肥者令人內熱，甘者令人中滿，故氣上溢，轉爲消渴。治之以蘭，除陳氣也。

有病口苦者，名曰膽癉。治之以膽募俞。

有癃者，日數十溲，此不足也；身熱如炭，頸膺如格，人迎躁盛，喘息氣逆，此有餘也；太陰脉細微如髮者，此不足也。五有餘，二不足，名曰厥，死不治。

人初生病癲疾者，名曰胎癇。謂在母腹中感驚，令子發爲癲也。

有病痝然如有水狀，切其脉大緊，身無痛者，形不瘦，不能食，食少，名曰腎風。腎風而不能食，善驚，驚已，心氣痿者死。

有病怒狂者，名曰陽厥。謂陽氣因暴折而難決，故善怒也。治之當奪其食，即已。使之服以生鐵洛爲飲（鐵洛，鐵漿）。夫生鐵洛者，下氣疾也。

刺要論

黄帝問曰：願聞刺要。岐伯對曰：病有浮沉，刺有淺深，各至其理，無過其道，過之則内傷，不及則生外壅，壅則邪從之。淺深不得，反爲大賊，内動五臟，後生大病。故曰：病有在毫毛腠理者，有在皮膚者，有在肌肉者，有在脉者，有在筋者，有在骨者，有在髓者。是故刺毫毛腠理者無傷皮，皮傷内動肺，肺動則秋病温瘧，泝泝然寒慄；刺皮無傷肉，肉傷則内動脾，脾動則七十二日、四季之月病腹脹煩，不嗜食；刺肉無傷脉，脉傷則内動心，心動則夏病心痛；刺脉無傷筋，筋傷則内動肝，肝動則春病熱而筋弛；刺筋無傷骨，骨傷則内動腎，腎動則冬病脹腰痛；刺骨無傷髓，髓傷則銷鑠胻痠，體解㑊然不去矣。

刺齊論

黄帝問曰：願聞刺淺深之分。岐伯曰：刺骨無傷筋者，針至筋而去，不及骨也；刺筋無傷肉者，至肉而去，不及筋也；刺肉無傷脉者，至脉而去，不及肉也；刺脉無傷皮者，至皮而去，不及脉也。所謂刺皮無傷肉者，病在皮中，針入皮中，無傷肉也；刺肉無傷筋者，過肉中筋也；刺筋無傷骨者，過筋中骨也。此謂之反也。

刺志論

黄帝問曰：願聞虚實之要。岐伯對曰：氣實形實，氣虚形虚，此其常也，反此者病。穀盛氣盛，穀虚氣虚，此其常也，反此者病。脉實血實，脉虚血虚，此其常也，反此者病。

帝曰：如何而反？岐伯曰：氣虚身熱，此謂反也。穀入多而氣少，此謂反也；穀不入而氣多，此謂反也。脉盛血少，此謂反也。脉小血多，此謂反也；氣盛身寒，得之傷寒；氣虚身熱，得之傷暑。穀入多而氣少者，得之有所脱血，濕居下也；穀入少而氣多者，邪在胃及與肺也。脉小血多者，飲中熱也；脉大血少者，脉有風氣，水漿不入。此之謂也。

長刺節論

岐伯曰：刺家不診，聽病者言。在頭，頭疾痛，爲藏針之，刺至骨病已，上無傷骨肉及皮，皮者道也。陰刺入一，旁四處，治寒熱（陰刺謂卒刺）。深專者刺大臟，迫臟刺背，背俞也。刺之迫臟，臟會，腹中寒熱去而止。刺俞之要，發針而淺出血。

治腐腫者，刺腐上，視癰小大、深淺刺。刺大者多血，小者深之，必端内針爲故止。

病在少腹有積,刺皮髓以下,至少腹而止;刺俠脊兩旁四椎間,刺兩髂髎季脇肋間,導腹中氣熱下已(髓一作骺,四椎恐爲五椎,謂心俞應少腹)。病在少腹,腹痛不得大小便,病名曰疝,得之寒。刺少腹兩股間,刺腰髁骨間,刺而多之,盡炅病已(炅,熱也)。病在筋,筋攣節痛,不可以行,名曰筋痺。刺筋上爲故,刺分肉間,不可中骨也,病起筋炅,病已乃止。病在肌膚,肌膚盡痛,名曰肌痺。傷於寒濕,刺大分、小分,多發針而深之,以熱爲故,無傷筋骨,傷筋骨,癰發若變,諸分盡熱,病已止。病在骨,骨重不可舉,骨髓痠痛,寒氣至,名曰骨痺。深者刺無傷脉肉爲故,其道大分、小分,骨熱,病已止。病在諸陽脉,且寒且熱,諸分且寒且熱,曰狂(氣狂亂也)。刺之虚脉,視分盡熱,病已止。病初發,歲一發,不治,月一發,不治,月四五發,名曰癲病。刺諸分、諸脉,其無寒者,以針調之,病已止。病風且寒且熱,炅汗出,一日數過,先刺諸分理絡脉;汗出且寒且熱,三日一刺,百日而已。病大風,骨節重,鬚眉墮,名曰大風。刺肌肉爲故,汗出百日,刺骨髓,汗出百日,凡二百日,鬚眉生而止針。

皮部論

帝曰:皮之十二部,其生病皆何如? 岐伯曰:皮者,脉之部也。邪客于皮則腠理開,開則邪入,客于絡脉,絡脉滿則注于經脉,經脉滿則入舍于腑臟也。故皮者有分部,不與,而生大病也(不與,疑不愈也)。

經絡論

黄帝問曰:夫絡脉之見也,其五色各異,青、黄、赤、白、黑不同,其故何也? 岐伯對曰:經有常色,而絡無常變也。帝曰:經之常色何如? 曰:心赤,肺白,肝青,脾黄,腎黑,皆亦應其經脉之色也。帝曰:絡之陰陽亦應其經乎？曰：陰絡之色應其經，陽絡之色變無常，隨四時而行也。寒多則凝泣，凝泣則青黑；熱多則淖澤，淖澤則黄赤，此皆常色，謂之無病。五色具見者，謂之寒熱。

骨空論

黄帝問曰：余聞風者，百病之始也，以針治之，奈何？岐伯對曰：風從外入，令人振寒，汗出頭痛，身重傷寒，治在風府，調其陰陽，不足則補，有餘則瀉。大風頸項痛，刺風府，大風汗出，灸譩譆，以手壓之，令病者呼譩譆，譩譆應手。從風憎風，刺眉頭（即攢竹刺三分，若灸三壯）；失枕在肩上横骨間（即缺盆）；折使摇臂，齊肘正，灸脊中（即背陽關，針五分，灸三壯）；眇絡季脇，引少腹而痛脹，刺譩譆（眇謂俠脊兩旁空軟處）；腰痛不可以轉摇，急引陰卵，刺八髎與痛上，八髎在腰尻分間；鼠瘻寒熱，還刺寒府，寒府在胕膝外解營。取膝上外者使之拜，取足心者使之跪也。

刺水熱穴論

黄帝問曰：少陰何以主腎？腎何以主水？岐伯曰：腎者至陰也，至陰者盛水也；肺者少陰也，少陰者冬脉也。故其本在腎，其末在肺，皆積水也。帝曰：腎何以能聚水而生病？岐伯曰：腎者胃之關也，關門不利，故聚水而從其類也。上下溢于皮膚，故爲胕腫。胕腫者，聚水而生病也。帝曰：諸水皆生于腎乎？曰：腎者牝臟也，地氣上者屬於腎，而生水液也，故曰至陰。勇而勞甚則腎汗出，腎汗出逢於風，内不得入于臟腑，外不得越于皮膚，客于玄府，行于皮裏，傳於胕腫，本之于腎，名曰風水。所謂玄府者，汗孔也。

帝曰：水俞五十七處者，是何主也？岐伯曰：腎俞五十七穴，積陰之所聚也，水所從出入也。尻上五行，行五者，此腎俞，故水病下爲胕

（胕）腫大腹，上爲喘呼，不得卧者，標本俱病，故肺爲喘呼，腎爲水腫，肺爲逆，不得卧，分爲相輸俱受者，水氣之所留也。伏兔上各二行，行五者，此腎之街也，三陰之所交結于脚也。踝上各一行，行六者，此腎脉之下行也，名曰太衝。凡五十七穴者，皆臟之陰絡，水之所客也。

帝曰：春取絡脉分肉，何也？曰：春者，木始治，肝氣始生，肝氣急，其風疾，經脉常深，其氣少，不能深入，故取絡脉分肉間。帝曰：夏取盛經分腠，何也？曰：夏者火始治，心氣始長，脉瘦氣弱，陽氣流溢，熱薰分腠，内至于經，故取盛經分腠，絶膚而病去者，邪居淺也。所謂盛經者，陽脉也。帝曰：秋取經俞，何也？曰：秋者金始治，肺將收殺，金將勝火，陽氣在合，陰氣初勝，濕氣及體，陰氣未盛，未能深入，故取俞以瀉陰邪，取合以虚陽邪，陽氣始衰，故取于合。帝曰：冬取井滎，何也？曰：冬者水始治，腎方閉，陽氣衰少，陰氣堅盛，巨陽伏沈，陽氣乃去，故取井以下陰，逆取滎以實陽氣。故曰冬取井滎，春不鼽衄，此之謂也。

帝曰：夫子言治熱病五十九俞，願聞其處，因聞其義。岐伯曰：頭上五行，行五者，以越諸陽之熱逆也。大杼、膺俞、缺盆、背俞，此八者，以瀉胸中之熱也；氣街、三里、巨虚上、下廉，此八者，以瀉胃中之熱也；雲門、髃骨、委中、髓空，此八者，以瀉四肢之熱也；五臟俞旁五，此十者，以瀉五臟之熱也。凡此五十九穴者，皆熱之左右也。

帝曰：人傷于寒而傳爲熱，何也？岐伯曰：夫寒盛，則生熱也。

調經論

黄帝問曰：有餘不足，余已聞虚實之形，不知其何以生？岐伯曰：氣血已并，陰陽相傾，氣亂于衛，血逆于經。血氣離居，一實一虚。血并于陰，氣并于陽，故爲驚狂；血并于陽，氣并于陰，乃爲炅中；血并于上，氣并于下，心煩惋喜（善）怒；血并于下，氣并于上，亂而喜忘（上下謂鬲上下）。

帝曰:血并於陰,氣并于陽,如是血氣離居,何者爲實?何者爲虚?岐伯曰:血氣者,喜温而惡寒,寒則泣不能流,温則消而去之,是故氣之所并爲血虚,血之所并爲氣虚。

帝曰:人之所有者,血與氣耳。今夫子乃言血并爲虚,氣并爲虚,是無實乎?岐伯曰:有者爲實,無者爲虚,故氣并則無血,血并則無氣,今血與氣相失,故爲虚焉。絡之與孫脉,俱輸于經,血與氣并,則爲實焉。血之與氣,并走于上,則爲大厥,厥則暴死,氣復反則生,不反則死。

帝曰:實者何道從來?虚者何道從去?虚實之要,願聞其故。岐伯曰:夫陰與陽皆有俞會。陽注于陰,陰滿之外,陰陽勻平,以充其形,九候若一,命曰平人。夫邪之生也,或生于陰,或生于陽。其生于陽者,得之風雨寒暑;其生于陰者,得之飲食居處、陰陽喜怒。

帝曰:風雨之傷人奈何?曰:風雨之傷人也,先客于皮膚,傳入于孫脉,孫脉滿則傳入于絡脉,絡脉滿則輸于大經脉,血氣與邪并客于分腠之間,其脉堅大,故曰實。實者外堅充滿,不可按之,按之則痛。

帝曰:寒濕之傷人奈何?曰:寒濕之中人也,皮膚不收,肌肉堅緊,榮血泣,衛氣去,故曰虚。虚者,聶辟氣不足,按之則氣足以温之,故快然而不痛。

帝曰:陰之生實奈何?曰:喜怒不節,則陰氣上逆,上逆則下虚,下虚則陽氣走之,故曰實矣。帝曰:陰之生虚奈何?曰:喜則氣下,悲則氣消,消則脉虚空,因寒飲食,寒氣熏滿,則血泣氣去,故曰虚矣。

帝曰:經言陽虚則外寒,陰虚則内熱,陽盛則外熱,陰盛則内寒,余已聞之矣,不知其所由然也。岐伯曰:陽受氣于上焦,以温皮膚分肉之間,今寒氣在外,則上焦不通,上焦不通,則寒氣獨留于外,故寒慄。帝曰:陰虚生内熱奈何?曰:有所勞倦,形氣衰少,穀氣不盛,上焦不行,下脘不通，胃氣熱，熱氣熏胸中，故内熱。帝曰：陽盛生外熱奈何？曰：上焦不通利，則皮膚緻密，腠理閉塞，玄府不通，衛氣不得泄越，故外熱。帝曰：陰盛生内寒奈何？曰：厥氣上逆，寒氣積于胸中而不瀉，不瀉則温氣去，寒獨留，則血凝泣，凝則脉不通，其脉盛大以濇，故中寒。

帝曰：陰與陽并，血氣以并，病形以成，刺之奈何？曰：刺此者，取之經隧，取血于榮（營），取氣于衛，用形哉，因四時多少高下。

帝曰：夫子言虚實者有十，生于五臟，五臟五脉耳。夫十二經脉皆生其病，今夫子獨言五臟。夫十二經脉者，皆絡三百六十五節，節有病，必被經脉，經脉之病，皆有虚實，何以合之？岐伯曰：五臟者，故得六腑與爲表裏，經絡支節，各生虚實，其病所居，隨而調之。病在脉，調之血；病在血，調之絡；病在氣，調之衛；病在肉，調之分肉；病在筋，調之筋，燔針刼刺其下，及與急者；病在骨，調之骨。焠針藥熨，病不知所痛，兩蹻爲上。身形有痛，九候莫病，則繆刺之。痛在於左而右脉病者，巨刺之。必謹察其九候，針道備矣。

繆刺論

黄帝問曰：余聞繆刺，未得其義，何謂繆刺？岐伯對曰：夫邪客于皮毛，入舍于孫絡，留而不去，閉塞不通，不得入于經，流溢于大絡，而生奇病也（大絡，十五絡也）。夫邪客大絡者，左注右，右注左，上下左右與經相干，而布于四末，其氣無常處，不入于經俞，命曰繆刺（四末，謂四肢也）。

帝曰：願聞繆刺以左取右、以右取左奈何？其與巨刺何以别之？曰：邪客于經，左盛則右病，右盛則左病，亦有移易者（謂病易且移），左痛未已而右脉先病，如此者，必巨刺之，必中其經，非絡脉也。故絡病者，其痛與經脉繆處，故命曰繆刺。

帝曰:願聞繆刺奈何? 取之何如? 對曰:邪客于足少陰之絡,令人卒心痛,暴脹,胸脇支滿無積者,刺然骨之前出血,如食頃而已。不已,左取右,右取左。病新發者,取五日已。

邪客于手少陽之絡,令人喉痺,舌卷,口乾,心煩,臂外廉痛,手不及頭,刺手小指次指爪甲上,去端如韭葉,各一痏(關冲穴。痏,瘡也),壯者立已,老者有頃已,左取右,右取左,此新病數日已。

邪客于足厥陰之絡,令人卒疝暴痛,刺足大指爪甲上與肉交者,各一痏(大敦穴,兩脚俱刺,故曰各一痏),男子立已,女子有頃已,左取右,右取左。

邪客于足太陽之絡,令人頭項肩痛,刺足小指爪甲上與肉交者,各一痏,立已(至陰,一云小指外側)。不已,刺外踝下三痏,左取右,右取左,如食頃已(金門)。

邪客于手陽明之絡,令人氣滿胸中,喘息而支胠,胸中熱,刺手大指次指爪甲上,去端如韭葉,各一痏,左取右,右取左,如食頃已(商陽,一云次指内側)。

邪客于臂掌之間,不可得屈,刺其踝後(人手本節踝),先以指按之痛,乃刺之。以月死生爲數,月生一日一痏,二日二痏,十五日十五痏,十六日十四痏(月半已前爲生,月半已後爲死)。

邪客于足陽蹻之脉,令人目痛,從内眥始。刺外踝之下半寸所,各二痏,左刺右,右刺左,如行十里頃而已。

人有所墮墜,惡血留内,腹中滿脹,不得前後,先飲利藥,此上傷厥陰之脉,下傷少陰之絡,刺足内踝之下,然骨之前血脉出血,刺足跗上動脉(衝陽),不已,刺三毛上各一痏,見血立已,左刺右,右刺左(三毛,大敦穴)。善悲驚不樂,刺如右方。

邪客于手陽明之絡,令人耳聾,時不聞音,刺手大指次指爪甲上,去端如韭葉，各一痏，立聞(商陽)；不已，刺中指爪甲上與肉交者，立聞(中冲)；其不時聞者，不可刺也(絡氣已絶，故不刺)。耳中生風者，亦刺之如此數。左刺右，右刺左。

凡痺往來，行無常處者，在分肉間痛而刺之，以月死生爲數，用針者，隨氣盛衰以爲痏數，針過其日數則脱氣，不及日數則氣不瀉，左刺右，右刺左，病已止；不已，復刺之如法。月生一日一痏，二日二痏，漸多之；十五日十五痏，十六日十四痏，漸少之。

邪客于足陽明之絡，令人鼻衄，上齒寒，刺足大指次指爪甲上與肉交者，各一痏。左刺右，右刺左(厲兑)。

邪客于足少陽之絡，令人脇痛不得息，欬而汗出，刺足小指次指爪甲上與肉交者，各一痏(竅陰)，不得息立已，汗出立止，欬者温衣飲食，一日已，左刺右，右刺左，病立已；不已，復刺如法。

邪客于足少陰之絡，令人嗌痛，不可内食，無故善怒，氣上走賁上(賁謂氣賁也。一云賁，鬲也，謂氣上走鬲上)，刺足下中央之脉(湧泉)，各三痏，凡六刺，立已，左刺右，右刺左。嗌中腫，不能内唾，時不能出唾者，刺然骨之前出血立已，左刺右，右刺左。

邪客于足太陰之絡，令人腰痛，引少腹控胗，不可以仰息，刺腰尻之觧，兩胂之上，是腰俞，以月死生爲痏數，發針立已，左刺右，右刺左(一云腰俞無左右，當是下髎穴)。

邪客于足太陽之絡，令人拘攣背急，引脇痛，刺之從項始，數脊椎俠脊，疾按之應手如痛，刺之傍三痏，立已。

邪客于足少陽之絡，令人留于樞中痛，髀不可舉，刺樞中以毫針，寒則久留針，以月死生爲數，立已(環跳)。

治諸經，刺之，所過者不病，則繆刺之。耳聾，刺手陽明，不已，刺其通脉出耳前者(听會)。齒齲，刺手陽明，不已，刺其脉入齒中者，立已

(齗交)。

邪客于五臟之間,其病也脉,引而痛,時來時止,視其病,繆刺之于手足爪甲上(各刺其井,左取右,右取左),視其脉,出其血,間日一刺,一刺不已,五刺已。繆傳引上齒,齒唇寒痛,視其手背脉血者去之,足陽明中指爪甲上一痏(厲兑),手大指次指爪甲上各一痏(商陽),立已,左取右,右取左。

邪客于手足少陰、太陰、足陽明之絡,此五絡皆會于耳中,上絡左額角,五絡俱竭,令人身脉皆動,而形無知也,其狀若尸,或曰尸厥。刺足大指内側爪甲上,去端如韮葉(隱白),後刺足心(湧泉),後刺足中指爪甲上各一痏(厲兑),後刺少商、少冲、神門,不已,以竹管吹其兩耳,鬄其左角之髮方一寸,燔治,飲以美酒一杯,立已。

凡刺之數,先視其經脉,切而從之,審其虚實而調之。不調者,經刺之;有痛而經不病者,繆刺之。因視其皮部有血絡者盡取之,此繆刺之數也。

經刺論

岐伯曰:夫邪之客于形也,必先舍于皮毛,留而不去,入于孫脉,留而不去,入于絡脉,留而不去,入于經脉,内連五臟,散于腸胃,陰陽俱盛,五臟乃傷,此邪之從皮毛而入,極于五臟之次也。如此則治其經焉。

凡刺之數,先視其經脉,切而從之,審其虚實而調之,不調者經刺之。

不盛不虚以經取之。

巨刺論

巨刺刺經脉,繆刺刺絡脉,所以别也。

岐伯曰:痛在于左而右脉病者,則巨刺之。

邪客于經,左盛則右病,右盛則左病,亦有移易者,左痛未已,而右脉先病,如此者,必巨刺之,必中其經,非絡脉也。

手足陰陽流注論

岐伯曰:凡人兩手足,各有三陰脉、三陽脉,以合爲十二經也。手之三陰,從胸走至手,手之三陽,從手走至頭;足之三陽,從頭下走至足,足之三陰,從足上走入腹。絡脉傳注,用(周)流不息,故經脉者,行血氣,通陰陽,以榮于身者也。其始從中焦,注手太陰、陽明,陽明注足陽明、太陰,太陰注手少陰、太陽,太陽注足太陽、少陰,少陰注手心主、少陽,少陽注足少陽、厥陰,厥陰復還注手太陰。其氣常以平旦爲紀,以漏水下百刻,晝夜流行,與天同度,終而復始也。

絡脉者,本經之旁支而别出,以聯絡于十二經者也。本經之脉,由絡脉而交他經。他經之交,亦由是焉。傳注周流,無有停息也。夫十二經之有絡脉,猶江漢之有沱潛也;絡脉之傳注于他經,猶沱潛之旁導於他水也。是以手太陰之支者,從腕後出次指端,而交于手陽明;手陽明之支者,從缺盆上俠口鼻,而交于足陽明;足陽明之支者,别跗上,出大指端,而交于足太陰;足太陰之支者,從胃别上膈注心中,而交于手少陰;手少陰則直自本經少衝穴,而交于手太陽,不假支授,蓋君者,出令者也;手太陽之支者,别頰上至目内眥,而交于足太陽;足太陽之支者,從髆内左右别下合膕中,下至小指外側端,而交于足少陰;足少陰之支者,從肺出注胸中,而交于手厥陰;手厥陰之支者,從掌中循小指次指出其端,而交于手少陽;手少陽之支者,從耳後出至目鋭眥,而交于足少陽;足少陽之支者,從跗上入大指爪甲出三毛,而交于足厥陰;足厥陰之支者,從肝别貫膈上注肺,而交于手太陰也。自寅時起,一晝夜,人之榮衛,則以五十度周于身,氣行一萬三千五百息,脉行八百一十丈,運行血氣,流通陰陽,晝夜流行,與天同度,終而復始也。

衛氣行論

黄帝問曰:衛氣之在于身也,上下往來不以期,候氣而刺之,奈何?伯高曰:分有多少,日有長短,春秋冬夏,各有分理,然後常以平旦爲紀,以夜盡爲始。是故一日一夜,水下百刻,二十五刻者,半日之度也,常如是毋已,日入而止,隨日之長短,各以爲紀而刺之,謹候其時,病可與期。失時反候者,百病不治。故曰:刺實者,刺其來也;刺虚者,刺其去也。此言氣存亡之時,以候虛實。是故謹候氣之所在而刺之,是謂逢時。病在于三陽,必候其氣在于陽而刺之;病在于三陰,必候其氣在陰分而刺之。

水下一刻,人氣在太陽;水下二刻,氣在少陽;水下三刻,氣在陽明;水下四刻,氣在陰分;水下五刻,氣在太陽;水下六刻,氣在少陽;水下七刻,氣在陽明;水下八刻,氣在陰分;水下九刻,氣在太陽;水下十刻,氣在少陽;水下十一刻,氣在陽明;水下十二刻,氣在陰分;水下十三刻,氣在太陽;水下十四刻,氣在少陽;水下十五刻,氣在陽明;水下十六刻,氣在陰分;水下十七刻,氣在太陽;水下十八刻,氣在少陽;水下十九刻,氣在陽明;水下二十刻,氣在陰分;水下二十一刻,氣在太陽;水下二十二刻,氣在少陽;水下二十三刻,氣在陽明;水下二十四刻,氣在陰分;水下二十五刻,氣在太陽,此半日之度也。從房至畢一十四舍,水下五十刻,日行半度,迴行一舍,水下三刻與七分刻之四。大要曰:常以日之加于宿上也,人氣在太陽。是故日行一舍,人氣行三陽,行與陰分,常如是無已,天與地同紀,紛紛盼盼,終而復始,一日一夜,水下百刻而盡矣。

診要經絡論

黄帝問曰:診要何如?岐伯對曰:正月、二月,天氣始方,地氣始發,人氣在肝;三月、四月,天氣正方,地氣定發,人氣在脾;五月、六月,天氣盛,地氣高,人氣在頭;七月、八月,陰氣始殺,人氣在肺;九月、十月,陰氣始冰,地氣始閉,人氣在心;十一月、十二月,冰復,地氣合,人氣在腎。故春刺散俞,及與分理,血出而止,甚者傳氣,間者環也。夏刺絡俞,見血而止,盡氣閉環,痛病必下。秋刺皮膚,循理上下同法,神變而止。冬刺俞竅于分理,甚者直下,間者散下。

春夏秋冬,各有所刺,法其所在。春刺夏分,令人不食,少氣;春刺秋分,令人時驚且哭;春刺冬分,令人脹病不愈,且欲言語;夏刺春分,令人懈惰;夏刺秋分,令人心中欲無言,惕惕如人將捕之;夏刺冬分,令人少氣,時欲怒。秋刺春分,令人惕然欲有所爲,起而忘之;秋刺夏分,令人嗜卧,且善夢;秋刺冬分,令人洒洒時寒;冬刺春分,令人卧不能眠;冬刺夏分,令人氣上,發爲諸痺;冬刺秋分,令人善渴。

刺禁論

黄帝問曰:願聞禁數。岐伯曰:臟有要害,不可不察。肝生于左,肺藏于右,心部于表,腎治于裏,脾謂之使,胃爲之市;鬲肓之上,中有父母;七節之旁,中有小心(謂腎神)。從之有福,逆之有咎。

刺中心,一日死,其動爲噫;刺中肝,五日死,其動爲語(一作欠);刺中腎,六日死,其動爲嚏(一作三日);刺中肺,三日死,其動爲欬;刺中脾,十日死,其動爲吞;刺中膽,一日半死,其動爲嘔。刺足跗上中脉,血出不止死;刺面中溜脉,不幸爲盲;刺頭中腦户,入腦立死;刺舌下中脉太過,血出不止爲瘖;刺足下布絡中脉,血不出爲腫;刺郄中大脉,令人仆,脱色;刺氣街中脉,血不出,爲腫鼠僕;刺脊間中髓,爲傴;刺乳上中乳房,爲腫根蝕;刺缺盆中内陷氣泄,令人喘欬逆;刺手魚腹内陷,爲腫。刺陰股中大脉,血出不止死;刺客主人内陷中脉,爲内漏耳聾;刺膝臏出液,爲跛;刺臂太陰脉,出血多,立死;刺足少陰脉,重虚出血,爲舌難以言;刺膺中陷中肺,爲喘逆仰息。刺肘中内陷,氣歸之,爲不屈伸;刺陰股下三寸内陷,令人遺溺;刺腋下脇間内陷,令人欬;刺少腹,中膀胱,溺出,令人少腹滿;刺腨腸内陷,爲腫;刺眶上陷骨中脉,爲漏爲盲;刺關節中液出,不得屈伸。

無刺大醉,令人氣亂(一作脉亂)。無刺大怒,令人氣逆。無刺大勞人,無刺新飽人,無刺大饑人,無刺大渴人,無刺大驚人。新内無刺,已刺勿内;已醉勿刺,已刺勿醉;新怒勿刺,已刺勿怒;新勞勿刺,已刺勿勞;已飽勿刺,已刺勿飽;已饑勿刺,已刺勿饑;已渴勿刺,已刺勿渴;乘車來者,卧而休之,如食頃乃刺之;出行來者,坐而休之,如行十里乃刺之。大驚大恐,必定其氣乃刺之。

五奪不可瀉

岐伯曰:形容已脱,是一奪也。大脱血之後,是二奪也。大汗之後,是三奪也。大泄之後,是四奪也。新産大血之後,是五奪也。此皆不可瀉。

四季不可刺

岐伯曰:正月、二月、三月,人氣在左,無刺左足之陽。四月、五月、六月,人氣在右,無刺右足之陽。七月、八月、九月,人氣在右,無刺右足之陰。十月、十一月、十二月,人氣在左,無刺左足之陰。

死期不可刺

岐伯曰:病先發于心,心主痛,一日而之肺,加欬;三日而之肝,加脇支痛;五日而之脾,加閉塞不通,身痛體重,三日不已,死。冬夜半,夏日中。

病先發于肺,喘欬;三日而之肝,脇支滿痛;一日而之脾,身重體痛;五日而之胃,脹;十日不已,死。冬日入,夏日出。

病先發于肝,頭目眩,脇支滿;三日而之脾,體重身痛;五日而之胃,脹;三日而之腎,腰脊少腹痛,脛痠;三日不已,死。冬日入,夏早食。

病先發于脾,身痛體重;一日而之胃,脹;二日而之腎,少腹腰脊痛,脛痠;三日而之膀胱,背膂筋痛,小便閉;十日不已,死。冬人定,夏晏食。

病先發于腎,少腹腰脊痛,䯒痠;三日而之膀胱,背膂筋痛,小便閉;三日而上之心,心脹;三日而之小腸,兩脇支痛;三日不已,死。冬大晨,夏晏晡。

病先發于胃,脹滿;五日而之腎,少腹腰脊痛,胻痠;三日而之膀胱,背膂筋痛,小便閉;五日而之脾,身體重;六日不已,死。冬夜半,夏日晡。

病先發于膀胱,小便閉;五日而之腎,少腹脹,腰脊痛,胻痠;一日而之小腸,肚脹;一日而之脾,身體重;二日不已,死。冬雞鳴,夏下晡。

諸病以次相傳,如是者,皆有死期,不可刺也,間有一臟及二、三臟者,乃可刺也。

刺法論

黄帝問曰:人虚即神遊失守位,使鬼神外干,是致夭亡,何以全真?願聞刺法。岐伯曰:神移失守,雖在其體,然不致死,或有邪干,故令夭壽。只如厥陰失守,天已虚,人氣肝虚,感天重虚,即魂遊于上(肝虚、天虚,又遇出汗,是謂三虚。神遊上位,左無英君,神光不聚,白尸鬼至,令人卒亡)。邪干厥陰,大氣身温,猶可刺之(目有神彩,心腹尚温,口中無涎,舌卵不縮)。刺足少陽之所過(丘墟穴,針三分)。呪曰:太上元君,欝欝青龍,常居其左,制之三魂。誦三遍。次呼三魂名:爽靈、胎光、幽精。誦三遍。次想青龍於穴下,刺之可徐徐出針,親令人按氣于口中,腹中鳴者可活。

次刺肝之俞(九椎下兩旁)。呪曰:太微帝君,元英制魂,貞元及本,令入青雲。又呼三魂名如前,三遍(針三分,留三呼,次進一分,留三呼,復退二分,留一呼,徐徐出針,氣及復活)。

人病心虚,又遇君相二火,司天失守,感而三虚,遇火不及,黑尸鬼犯之,令人暴亡(舌卵不縮,目神不變)。可刺手少陽之所過(陽池)。呪曰:太乙帝君,泥丸總神,丹無黑氣,來復其真。誦三遍,想赤鳳于穴下(刺三分,留一呼,次進一分,留三呼,復退留一呼,徐出捫穴,即令復活)。復刺心俞(五椎兩旁)。呪曰:丹房守靈,五帝上清,陽和布體,來復黄庭。誦三遍(刺法同前)。

人脾病,又遇太陰司天失守,感而三虚(智意二神,遊于上位,故曰失守)。又遇土不及,青尸鬼犯之,令人暴亡。可刺足陽明之所過(冲陽)。呪曰:常在魂庭,始清太寧,元和布氣,六甲及真。誦三遍,先想黄庭于穴下(刺三,留三,次進二,留一呼,徐徐出,以手捫)。復刺脾俞(十一椎下兩旁)。呪曰:大始乾位,總統坤元,黄庭真氣,來復遊全。誦三遍(刺三,留二,進五,動氣至,徐出針)。

人肺病,遇陽明司天失守,感而三虚,又遇金不及,有赤尸鬼干人,令人暴亡。可刺手陽明之所過(合谷)。呪曰:青氣真全,帝符日元,七魄歸右,今復本田。誦三遍,想白虎于穴下(刺三,留三,次進二,留三,復退,留一,徐出捫)。復刺肺俞(三椎下兩旁)。呪曰:左元真人,六合氣賓,天符帝力,來入其門。誦三遍(針一分半,留三呼,次進二分,留一呼,徐出手捫)。

人腎病,又遇太陽司天失守,感而三虚,又遇水運不及之年,有黄尸鬼干人正氣,吸人神魂,致暴亡。可刺足太陽之所過(京骨)。呪曰:元陽育嬰,五老及真,泥丸玄華,補精長存。想黑氣于穴下(刺一分半,留三呼,進三分,留一呼,徐出針捫穴)。復刺腎俞(十四椎下兩旁)。呪曰:天玄日晶,太和昆靈,貞元内守,持入始清。誦三遍(刺三分,留三呼,進三分,留三呼,徐徐出針捫穴)。

五刺應五臟論

岐伯曰:凡刺有五,以應五臟。一曰半刺者,淺内而疾發,無針肉,如拔毛狀,以取皮氣,以應肺也。二曰豹文刺者,左右前後針之中脉,以取經絡之血，以應心也。三曰關刺者，直刺左右盡筋上，以取筋痺，慎無出血，以應肝也。四曰合谷刺者，左右雞足，針于分肉之間，以取肌痺，以應脾也。五曰輸刺者，直入直出，深内至骨，以取骨痺，以應腎也。

九刺應九變論

岐伯曰：凡刺有九，以應九變。一曰輸刺者，諸經滎，刺臟俞也。二曰遠道刺者，病在上，取之下，刺腑俞也。三曰經刺者，刺大經之結，絡經分也。四曰絡刺者，刺小絡血脉也。五曰分刺者，刺分肉間也。六曰大瀉刺者，刺大膿也。七曰毛刺者，刺浮皮毛也。八曰巨刺者，左取右，右取左也。九曰焠刺者，燔針以取痺也。

十二刺應十二經論

岐伯曰：凡刺有十二，以應十二經。一曰偶刺者，以手直心若背，直痛所，一刺前，一次（刺）後，以治心痺（刺宜傍針）。二曰報刺者，刺痛無常處，上下行者，直内無拔針，以手隨病所按之，乃出針復刺也。三曰恢刺者，直刺傍舉之，前後恢筋急，以治筋痺。四曰齊刺者，直入一，旁入二，以治寒氣少深者。五曰揚刺者，正内一、旁内四而浮之，以治寒氣博大者。六曰直針刺者，引皮乃刺之，以治寒氣之淺者。七曰輸刺者，直入直出，稀發針而深之，以治氣盛而熱者。八曰短刺者，刺骨痺，稍摇而深之，置針骨所，以上下摩骨也。九曰浮刺者，旁入而浮之，以治肌急而寒者。十曰陰刺者，左右率刺之，以治寒厥，中寒厥，足踝後少陰也。十一曰傍針刺者，宜（直）、傍刺各一，以治留痺久居者。十二曰贊刺者，直入直出，數發針而淺之出血，是謂治癰腫也。

手足陰陽經脉刺論

岐伯曰:足陽明,五臟六腑之海也,其脉大,血多氣盛,壯熱,刺此者,不深弗散,不留弗瀉也。足陽明,刺深六分,留十呼。足太陽,深五分,留七呼。足少陽,深四分,留五呼。足少陰,深三分,留四呼。足太陰,深二分,留三呼。足厥陰,深一分,留二呼。手之陰陽,其受氣之道近,其氣之來疾,其刺深者皆無過二分,其留皆無過一呼,刺而過此者則脱氣。

標本論

岐伯曰:先病而後逆者,治其本;先逆而後病者,治其本;先寒而後生病者,治其本;先病而後生寒者,治其本;先熱而後生病者,治其本;先泄而後生他病者,治其本。必且調之,乃治其他病。先病而後中滿者,治其標;先病而後泄者,治其本;先中滿而後煩心者,治其本;有客氣,有同氣,大小便不利,治其標;大小便利,治其本。病發而有餘,本而標之,先治其本,後治其標;病發而不足,標而本之,先治其標,後治其本。謹詳察間甚,以意調之,間者併行,甚爲獨行。先大小便不利,而後生他病者,治其本也。

刺王公布衣

岐伯曰:膏梁(粱)藿菽之味,何可同也?氣滑則出疾,氣濇則出遲,氣悍則針小而入淺,氣濇則針大而入深。深則欲留,淺則欲疾。以此觀之,刺布衣者,深而留之;刺大人者,微以徐之。此皆因其慓悍滑利也。

寒痺内熱,刺布衣以火焠之,刺大人以藥熨之。

刺常人黑白肥瘦

岐伯曰:年質壯大,血氣充盈,膚革堅固,因加以邪。刺此者,深而留之。此肥人也,廣肩,腋項肉厚,皮黑色,唇臨臨然,其血黑以濁,其氣濇以遲。其爲人也,貪於取與。刺此者,深而留之,多益其數也。瘦人皮薄色白,肉廉廉然,薄唇輕言,其血氣清,易脱于氣,易損于血。刺此者,淺而疾之。

刺肥人者,以秋冬之齊。刺瘦人者,以春夏之齊。

刺壯士

岐伯曰:壯士真骨,堅肉緩節,此人重則氣濇血濁,刺此者,深而留之,多益其數;勁則氣滑血清,刺此者,淺而疾之。

刺嬰兒

岐伯曰:嬰兒者,其肉脆,血少氣弱,刺此者,以毫針,淺刺而疾發針,日再刺可也。

人身左右上下虛實不同刺

岐伯曰:天不足西北,故西北方陰也,而人右耳目不如左明也。地不滿東南,故東南方陽也,而人左手足不如右强也。東方陽也,陽者其精并於上,并於上,則上明而下虛,故使耳目聰明,而手足不便也。西方陰也,陰者其精并於下,并於下,則下盛而上虛,故使耳目不聰明,而手足便也。故俱感於邪,其在上則右甚,在下則左甚,此天地陰陽所不能移也,故邪居之。蓋天有精,地有形,天有八紀,地有五理,故能爲萬物之父母。清陽上天,濁陰歸地,是故天地之動静,神明之綱紀,故能以生長收藏終而復始。惟賢人上配天以養頭,下象地以養足,中傍人事以養五臟。天氣通於肺,地氣通於嗌,風氣通於肝,雷氣通於心,谷氣通於脾,雨氣通於腎。六經爲川,腸胃爲海,九竅爲水注之器。以天地爲之陰陽,陽之汗,以天地之雨名之;陽之氣,以天地之疾風名之。暴風象雷,逆風象陽,故治不法天之紀,不用地之理,則灾害至矣。故邪風之至,疾如風雨。故善治者治皮毛,其次治肌膚,其次治筋脉,其次治六腑,其次治五臟。治五臟者,半死半生也。故天之邪氣,感則害人五臟,水穀之寒熱,感則害人六腑,地之濕氣,感則害人皮膚筋脉。故善用針者,從陰引陽,從陽引陰,以右治左,以左治右,以我知彼,以表知裏,以觀過與不及之理,見微則用之不殆。

難經

一難曰:十二經皆有動脉。獨取寸口,以決五臟六腑死生吉凶之法,何謂也?

十二經皆有動脉者,如手太陰脉動中府、雲門、天府、俠白;手陽明脉動合谷、陽谿;手少陰脉動極泉;手太陽脉動天窗;手厥陰脉動勞宫;手少陽脉動禾髎;足太陰脉動箕門、衝門;足陽明脉動衝陽、大迎、人迎、氣衝;足少陰脉動太谿、陰谷;足太陽脉動委中;足厥陰脉動太冲、五里、陰廉;足少陽脉動下關、聽會之類也。謂之經者,以榮衛之流行經常不息者而言;謂之脉者,以血理之分衺行體者而言也。故經者,徑也;脉者,陌也。越人之意,蓋謂凡此十二經,經皆有動脉,如上文所云者,今置不取,乃獨取寸口以決臟腑死生吉凶何耶?

然。寸口者,脉之大會,手太陰之脉動也(然者答詞,餘倣此)。

寸口,謂氣口也,居手太陰魚際,却行一寸之分。氣口之下曰關、曰尺云者。而榮衛之行于陽者二十五度,行于陰者亦二十五度,出入陰陽,參交互注,無少間斷,五十度畢,適當漏下百刻,爲一晬時,又明日之平旦矣,迺復會于手太陰。此寸口所以爲五臟六腑之所終始,而法有取于是焉。人一呼一吸爲一息,每刻一百三十五息,每時八刻,計一千八十息,十二時九十六刻,計一萬二千九百六十息,刻之餘分,得五百四十息,合一萬三千五百息也。一息脉行六寸,每二刻二百七十息,脉行一十六丈二尺,每時八刻,脉行六十四丈八尺。榮衛四周于身,十二時,計九十六刻,脉行七百七十七丈六尺,爲四十八周身;刻之餘分,行二周身,得三十二丈四尺,總之爲五十度周身,脉得八百一十丈也。此呼吸之息,脉行之數,周身之度,合晝夜百刻之詳也。行陽行陰,謂行晝行夜。

七難曰:經言少陽之至,乍大乍小,乍短乍長;陽明之至,浮大而短;太陽之至,洪大而長;太陰之至,緊大而長;少陰之至,緊細而微;厥陰之至,沉短而敦。此六者,是平脉邪?將病脉邪?然。皆王脉也。

六脉者之王,説見下文。

其氣以何月,各王幾日?然。冬至之後,得甲子少陽王,復得甲子陽明王,復得甲子太陽王,復得甲子太陰王,復得甲子少陰王,復得甲子厥陰王。王各六十日,六六三百六十日,以成一歲。此三陽三陰之王,時日大要也。

上文言三陽三陰之王脉,此言三陽三陰之王時,當其時,則見其脉也。

劉温舒曰:《至真要論》云:厥陰之至,其脉弦。少陰之至,其脉鈎。太陰之至,其脉沉。少陽之至,大而浮。陽明之至,短而濇。太陽之至,大而長。亦隨天地之氣卷舒也,如春弦、夏洪、秋毛、冬石之類,則五運六氣四時亦皆應之,而見于脉耳。若平人氣象論,太陽脉至洪大而長,少陽脉至乍數乍疎,乍短乍長;陽明脉至浮大而短。《難經》引之以論三陰三陽之脉者,以陰陽始生之淺深而言之也。

十二難曰:經言五臟脉已絶于内,用針者反實其外;五臟脉已絶於外,用針者反實其内,内外之絶,何以別之?然。五臟脉已絶于内者,腎肝氣已絶于内也,而醫反補其心肺;五臟脉已絶于外者,其心肺脉已絶于外也,而醫反補其腎肝。陽絶補陰,陰絶補陽,是謂實實虚虚,損不足而益有餘。如此死者,醫殺之耳。

《靈樞》云:凡將用針,必先診脉,視氣之劇易,乃可以治也。又云:所謂五臟之氣已絶于内者,脉口氣内絶不至,反取其外之病處,與陽經之合,有留針以致陽氣,陽氣至則内重竭,重竭則死。其死也,無氣以動,故静。所謂五臟之氣已絶於外者,脉口氣外絶不至,反取其四末之輸,有留針以致其陰氣,陰氣至則陽氣反入,入則逆,逆則死矣。其死也,陰氣有餘,故躁。此《靈樞》以脉口内外言陰陽也。越人以心、肺、腎、肝内外別陰陽,其理亦由是也。

二十二難曰:經言脉有是動,有所生病,一脉變爲二病者,何也?然。經言是動者氣也,所生病者血也,邪在氣,氣爲是動;邪在血,血爲所生病。氣主呴之,血主濡之,氣留而不行者,爲氣先病也;血壅而不濡者,爲血後病也。故先爲是動,後所生也。

三十五難曰:五臟各有所,腑皆相近,而心、肺獨去大腸、小腸遠者,何也? 然。經言心榮肺衛,通行陽氣,故居在上,大腸、小腸傳陰氣而下,故居在下,所以相去而遠也。

四十難曰:經言肝主色,心主臭,脾主味,肺主聲,腎主液。鼻者肺之候,而反知香臭;耳者腎之候,而反聞聲,其義何也? 然。肺者西方金也,金生于巳,巳者南方火,火者心,心主臭,故令鼻知香臭。腎者北方水也,水生于申,申者西方金,金者肺,肺主聲,故令耳聞聲。

四明陳氏曰:臭者心所主,鼻者肺之竅,心之脉上肺,故令鼻能知香臭也。聲者肺所主,耳者腎之竅,腎之脉上肺,故令耳能聞聲也。愚按:越人此説,蓋以五行相生之義而言,且見其相因而爲用也。

四十三難曰:人不食飲,七日而死者,何也? 然。人胃中當有留穀二斗,水一斗五升,故平人日再至圊,一行二升半,日中五升,七日,五七三斗五升,而水穀盡矣。故平人不食飲七日而死者,水穀津液俱盡,即死矣。

水去則榮散,穀消則衛亡,榮散衛亡,神無所依,故死。

四十六難曰:老人卧而不寐,少壯寐而不寤者,何也? 然。經言少壯者血氣盛,肌肉滑,氣道通,榮衛之行,不失於常,故晝日精,夜不寤也。老人血氣衰,肌肉不滑,榮衛之道濇,故晝日不能精,夜不得寐也。

老卧不寐,少寐不寤,係乎榮衛血氣之有餘、不足也。

四十七難曰:人面獨能耐寒者,何也? 然。人頭者,諸陽之會也,諸陰脉皆至頸胸中而還,獨諸陽脉皆上至頭耳,故令面耐寒也。

四十九難曰:有正經自病,有五邪所傷,何以别之? 然。憂愁思慮則傷心,形寒飲冷則傷肺,恚怒氣逆、上而不下則傷肝,飲食勞倦則傷脾,久坐濕地、强力入水則傷腎,是正經之自病也。

何謂五邪? 然。有中風,有傷暑,有飲食勞倦,有傷寒,有中濕,此之謂五邪。

謝氏曰:飲食、勞倦,自是二事。飲食得者,饑飽失時,此外邪傷也。勞倦得者,勞形力而致倦怠,此正經自病也。

假令心病,何以知中風得之? 然。其色當赤。何以言之? 肝主色,自入爲青,入心爲赤,入脾爲黄,入肺爲白,入腎爲黑,故知肝邪入心當赤色。其病身熱脇下滿痛,其脉浮大而弦。

何以知傷暑得之? 然。當惡臭。何以言之? 心主臭,自入爲焦臭,入脾爲香臭,入肝爲臊臭,入腎爲腐臭,入肺爲腥臭,故知心病當惡臭。其病身熱而煩心痛,其脉浮大而散。

何以知飲食勞倦得之? 然。當喜苦味也。虚爲不欲食,實爲飲食。何以言之? 脾主味,入肝爲酸,入心爲苦,入肺爲辛,入腎爲鹹,自入爲甘,故知脾邪入心爲喜苦味也。其病身熱而體重嗜卧,四肢不收,其脉浮大而緩。

何以知傷寒得之? 然。當譫言妄語。何以言之? 肺主聲,入肝爲呼,入心爲言,入脾爲歌,入腎爲呻,自入爲哭,故知肺邪入心爲譫言妄語也。其病身熱,洒洒惡寒,甚則喘欬,其脉浮大而濇。

何以知中濕得之? 然。當喜汗出不可止。何以言之? 腎主液,入肝爲泣,入心爲汗,入脾爲涎,入肺爲涕,自入爲唾,故知腎邪入心爲汗出不可止也。其病身熱而少腹痛,足脛寒而逆,其脉沉濡而大。

此五邪之法也。

此篇越人蓋言陰陽臟腑經絡之偏虛偏實者也。由偏實也，故內邪得而生；由偏虛也，故外邪得而入。

五十難曰：病有虛邪，有實邪，有微邪，有賊邪，有正邪。何以別之？然。從後來者爲虛邪，從前來者爲實邪，從所不勝來者爲微邪，從所勝來者爲賊邪，自病者爲正邪。

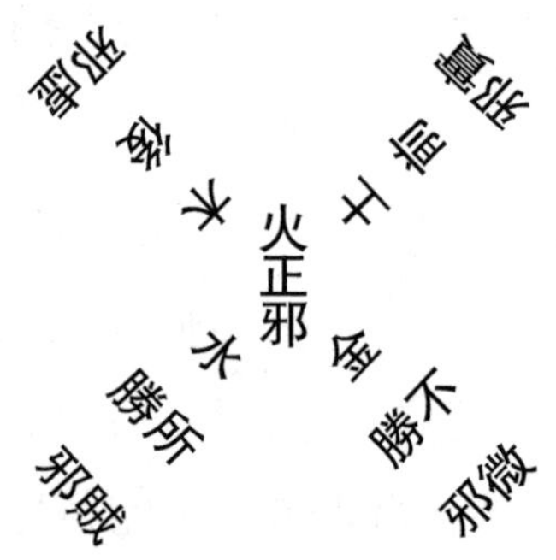

五邪，舉心爲例圖

五行之道，生我者休，其氣虛也，居吾之後，而來爲邪，故曰虛邪；我生者相，氣方實也，居吾之前，而來爲邪，故曰實邪。正邪，則本經自病者也。

何以言之？假令心病，中風得之爲虛邪，傷暑得之爲正邪，飲食勞倦得之爲實邪，傷寒得之爲微邪，中濕得之爲賊邪。

五十一難曰：病有欲得溫者，有欲得寒者，有欲得見人者，有不欲得見人者，而各不同，病在何臟腑也？然。病欲得寒而欲見人者，病在腑也；病欲得溫而不欲見人者，病在臟也。何以言之？腑者陽也，陽病欲得寒，又欲見人；臟者陰也，陰病欲得溫，又欲閉户獨處，惡聞人聲，故以別知臟腑之病也。

五十二難曰：腑臟發病，根本等否？然。不等也。何？然。臟病者，止而不移，其病不離其處；腑病者，彷彿賁嚮，上下行流，居處無常，故以此知臟腑根本不同也。

五十五難曰：病有積、有聚，何以別之？然。積者陰氣也，聚者陽氣也，故陰沉而伏，陽浮而動。氣之所積，名曰積；氣之所聚，名曰聚，故積者五臟所生，聚者六腑所成也。積者陰氣也，其始發有常處，其痛不離其部，上下有所終始，左右有所窮處；聚者陽氣也，其始發無根本，上下無所留止，其痛無常處，謂之聚，故以是別知積聚也。

五十六難曰：五臟之積，各有名乎？以何月、何日得之？然。肝之積名曰肥氣（盛也）。在左脇下，如覆杯，有頭足，久不愈，令人發咳逆痻瘧，連歲不已，以季夏戊己日得之。何以言之？肺病傳于肝，肝當傳脾，脾季夏適王，王不受邪，肝復欲還肺，肺不肯受，故留結爲積，故知肥氣以季夏戊己日得之。

心之積名曰伏梁（伏而不動，如梁木然）。起臍上，大如臂，上至心下，久不愈，令人病煩心，以秋庚辛日得之。何以言之？腎病傳心，心當傳肺，肺以秋適王，王不受邪，心欲復還腎，腎不肯受，故留結爲積，故知伏梁以秋庚辛日得之。

脾之積名曰痞氣（痞塞不通）。在胃脘，覆大如盤，久不愈，令人四肢不收，發黃疸，飲食不爲肌膚，以冬壬癸日得之。何以言之？肝病傳脾，脾當傳腎，腎以冬適王，王不受邪，脾復欲還肝，肝不肯受，故留結爲積，故知痞氣以冬壬癸日得之。

肺之積名曰息賁（或息或賁）。在右脇下，覆大如杯，久不已，令人洒淅寒熱而欬，發肺癰，以春甲乙日得之。何以言之？心病傳肺，肺當傳肝，肝以春適王，王不受邪，肺復欲還心，心不肯受，故留結爲積，故知息賁以春甲乙日得之。

腎之積名曰賁豚（若豚之賁，不常定也。豚性躁，故名之）。發於少腹，上至心下，若豚狀，或上或下無時，久不已，令人喘逆，骨痿，少氣，以夏丙丁日得之。何以言之？脾病傳腎，腎當傳心，心以夏適王，王不受邪，腎復欲還脾，脾不肯受，故留結爲積，故知賁豚以夏丙丁日得之。

此五積之要法也。

五十九難曰：狂癲之病，何以別之？然。狂疾之始發，少卧而不飢，自高賢也，自辨智也，自倨貴也，妄笑好歌樂，妄行不休是也。癲疾始發，意不樂，僵仆直視，其脉三部陰陽俱盛是也。

六十難曰：頭、心之病，有厥痛，有真痛，何謂也？然。手三陽之脉，受風寒，伏留而不去者，則名厥頭痛；入連在腦者，名真頭痛。其五臟氣(邪氣)，相干，名厥心痛；其痛甚，但在心，手足青者，即名真心痛。其真頭、心痛者，旦發夕死，夕發旦死。

六十一難曰：經言望而知之謂之神，聞而知之謂之聖，問而知之謂之工，切脉而知之謂之巧，何謂也？然。望而知之者，望見其五色以知其病。

《素問·五臟生成篇》云：色見青如草滋，黄如枳實，黑如治(炲)，赤如衃血，白如枯骨者，皆死。青如翠羽，赤如雞冠，黄如蟹腹，白如豕膏，黑如烏翎者，皆生。《靈樞》云：青黑爲痛，黄赤爲熱，白爲寒。又云：赤色出于兩顴，大如拇指者，病雖小愈，必卒死；黑色出于庭(顔色)，大如拇指，必不病而卒。又云：診血脉者，多赤多熱；多青多痛；多黑爲久痺；多黑、多赤、多青皆見者爲寒熱身痛。面色微黄，齒垢黄，爪甲上黄，黄疸也。又如驗産婦，面赤舌青，母活子死；面青舌赤沫出，母死子活；唇口俱青，子母俱死之類也。

聞而知之者，聞其五音，以別其病。

四明陳氏曰：五臟有聲，而聲有音。肝聲呼，音應角，調而直，音聲相應則無病，角亂則病在肝。心聲笑，音應徵，和而長，音聲相應則無病，徵亂則病在心。脾聲歌，音應宫，大而和，音聲相應則無病，宫亂則病在脾。肺聲哭，音應商，輕而勁，音聲相應則無病，商亂則病在肺。腎聲呻，音應羽，沉而深，音聲相應則無病，羽亂則病在腎。

問而知之者，問其所欲五味，以知其病所起所在也。

《靈樞》云：五味入口，各有所走，各有所病。酸走筋，多食之，令人癃；鹹走血，多食之，令人渴；辛走氣，多食之，令人洞心；辛與氣俱行，故辛入心而與汗俱出；苦走骨，多食之，令人變嘔；甘走肉，多食之，令人悗心（悗音悶）。推此，則知問其所欲五味，以知其病之所起所在也。

袁氏曰：問其所欲五味中偏嗜偏多食之物，則知臟氣有偏勝偏絶之候也。

切脉而知之者，診其寸口，視其虚實，以知其病，病在何臟腑也。

診寸口，即第一難之義。

王氏《脉法讚》曰：脉有三部，尺、寸及關。榮衛流行，不失衡銓。腎沉、心洪、肺浮、肝弦。此自常經，不失銖錢。出入升降，漏刻周旋。水下二刻，脉一周身。旋復寸口，虚實見焉。

經言以外知之曰聖，以内知之曰神，此之謂也。

以外知之望聞，以内知之問切也。神，微妙也。聖，通明也。

一卷終

針灸大成卷之二

周身經穴賦 《醫經小學》

手太陰兮大指側，少商、魚際兮太淵穴。經渠兮列缺，孔最兮尺澤。俠白共天府爲鄰，雲門與中府相接（左右共二十二穴）。

手陽明兮大腸之經，循商陽兮二三而行（二間、三間也）。歷合谷、陽谿之腧，過偏歷、温溜之濱。下廉、上廉三里而近，曲池、肘髎五里之程。臑髃（即臂臑、肩髃二穴）上於巨骨，天鼎紆乎扶突。禾髎唇連，迎香鼻迫（左右共四十穴）。

胃乃足之陽明，厲兑趨乎内庭。過陷谷、衝陽之分，見解谿、豐隆之神。下巨虚兮條口陳，上巨虚兮三里仍。犢鼻引入於梁丘、陰市之下，伏兔上貫於髀關、氣衝之經。歸來兮水道，大巨兮外陵。運天樞兮滑肉，禮太乙兮關門。梁門兮承滿，不容兮乳根。乳中之膺窗、屋翳，庫房之氣户、缺盆。氣舍、水突，人迎、大迎。地倉兮巨髎續，四白兮承泣分。御頰車於下關，張頭維於額垠（左右共九十穴）。

足太陰兮脾中州，隱白出兮大指頭。赴大都兮瞻太白，訪公孫兮至商丘。越三陰之交而漏谷、地機可即，步陰陵之泉而血海、箕門是求。入衝門兮府舍軒豁，解腹結兮大横優游。腹哀、食竇兮接天谿而同派，胸鄉、周榮兮綴大包而如鉤（左右共四十二穴）。

迨夫真心爲手少陰，少衝出乎小指，少府直乎神門。陰郄、通里兮靈道非遠，少海、青靈兮極泉何深（左右共十八穴）。

手之太陽，小腸之榮。路從少澤步前谷、後谿之隆，道遵腕骨觀陽谷、養老之崇。得支正於小海，逐肩貞以相從。值臑腧兮遇天宗，乘秉風兮曲垣中。肩外俞兮肩中俞，啓天窓兮見天容。匪由顴髎，曷造聽宫（左右共三十八穴）。

足膀胱兮太陽，交背部之二行。窮至陰於通谷之口，尋束骨於京骨之鄉。申脉命僕參以前導，崑崙闢金門於踝傍。奮附陽、飛揚之志，轉承山、承筋之行。至於合陽、委中、委陽、浮郄、殷門以岐往，承扶、秩邊而胞肓。入志室兮肓門、胃倉，開意舍兮振彼陽綱。出魂門兮膈關，迺譩譆乎神堂。膏肓兮在四椎之左右，魄户兮隨附分而會陽。下、中、次、上之髎，白環、中膂之房。膀胱俞兮小腸，大腸俞兮在旁。三焦、腎俞兮胃俞接，脾、膽、肝、膈兮心俞當。厥陰、肺俞之募，風門、大杼之方。天柱堅兮玉枕、絡却，通天谿兮見彼承光。自五處、曲差而下，造攢竹、睛明之塲（左右共一百二十六穴）。

足少陰兮腎屬，湧泉流於然谷。太谿、大鐘兮水泉緣，照海、復溜兮交信續。從築賓兮上陰谷，掩横骨兮大赫麓。氣穴四滿兮中注，肓俞上通兮商曲。守石關兮陰都寧，閉通谷兮幽門肅。步郎、神封而靈墟存，神藏、彧中而俞府足（左右共五十四穴）。

手厥陰心包之絡，中衝發中指之奇。自勞宫、大陵而往，逐内關、間使而馳。叩郄門於曲澤，酌天泉於天池（左右共十八穴）。

手少陽三焦之脉，在小指次指之端。關衝開乎液門、中渚、陽池、外關、支溝、會宗、三陽絡，四瀆、天井、清冷淵，消濼、臑會、肩髎相連。天髎處天牖之下，翳風讓瘈脉居先。顱息定而角孫近耳，絲竹空而和髎倒懸。耳門既闢，夏蚋聞焉（左右共四十六穴）。

足少陽兮膽經,穴乃出乎竅陰。沂俠谿兮地五會,過臨泣兮丘墟平。懸鐘兮陽輔、光明,外丘兮陽交、陽陵。西出陽關兮抵中瀆、風市之境,環跳、居髎兮循維道、五樞之宫。考夫帶脉,詢至京門。日月麗兮輒筋榮,淵液泄兮肩井盈。臨風池兮腦空鳴,窮竅陰兮完骨明。舉浮白於天衝,接承靈於正營。目窻兮臨泣,陽白兮本神。率谷回兮曲鬢出,懸釐降兮懸顱承。頷厭兮嘉客主人,聽會兮童子髎迎(左右共八十八穴)。

厥陰在足,肝經所鍾。起大敦於行間,循太衝于中封。蠡溝、中都之會,膝關、曲泉之宫。襲陰包於五里兮,陰廉乃發;尋羊矢於章門兮,期門可攻(左右共二十六穴)。

至若任脉行乎腹與胸,承漿泄兮廉泉通。窺天突於璇璣,擣華蓋於紫宫。登玉堂兮膻中集,履中庭兮鳩尾冲。瞻巨闕兮二脘上中,過建里兮下脘攸同。水分兮神闕縹緲,陰交兮氣海鴻濛。石門直兮關元、中極,曲骨横兮會陰乃終(凡二十四穴)。

督脉行乎背部中,兑端接兮齗交從。素髎在面兮水溝疏通,神庭入髮兮上星瞳矇。顖會現兮前頂,百會儼兮尊崇。後頂輔兮强間逢,腦户閉兮風府空。啞門通於大椎兮陶道夷坦,身柱縹於神道兮靈臺穹窿。至陽立下,筋縮、脊中;接脊懸樞,命門重重。歌陽關兮舞腰俞,願長强兮壽無窮(凡二十七穴)。

百症賦 《聚英》

百症俞穴,再三用心。顖會連于玉枕,頭風療以金針。懸顱、頷厭之中,偏頭痛止;强間、豐隆之際,頭痛難禁。原夫面腫虚浮,須仗水溝、前頂;耳聾氣閉,全憑聽會、翳風。面上蟲行有驗,迎香可取;耳中蟬噪有聲，聽會堪攻。目眩兮支正、飛揚，目黄兮陽綱、胆俞。攀睛攻少澤、肝俞之所，淚出刺臨泣、頭維之處。目中漠漠，即尋攢竹、三間；目覺䀮䀮，急取養老、天柱。觀其雀目汗氣，睛明、行間而細推；審他項强傷寒，温溜、期門而主之。廉泉、中冲，舌下腫疼堪取；天府、合谷，鼻中衄血宜追。耳門、絲竹空，住牙疼于頃刻；頰車、地倉穴，正口喎于片時。喉痛兮液門、魚際去療，轉筋兮金門、丘墟來醫。陽谷、俠谿，頷腫口噤並治；少商、曲澤，血虚口渴同施。通天去鼻内無聞之苦，復溜袪舌乾口燥之悲。瘂門、關冲，舌緩不語而要緊；天鼎、間使，失音囁嚅而休遲。太冲瀉唇喎以速愈，承漿瀉牙疼而即移。項强多惡風，束骨相連于天柱；熱病汗不出，大都更接于經渠。且如兩臂頑麻，少海就傍于三里；半身不遂，陽陵遠達于曲池。建里、内關，掃盡胸中之苦悶；聽宫、脾俞，袪殘心下之悲凄。久知脇肋疼痛，氣户、華蓋有靈；腹内腸鳴，下脘、陷谷能平。胸脇支滿何療，章門不用細尋。膈疼飲蓄難禁，亶中、巨闕便針。胸滿更加噎塞，中府、意舍所行。胸膈停留瘀血，腎俞、巨髎宜徵。胸滿項强，神藏、璇璣已試；背連腰痛，白環、委中曾經。脊强兮水道、筋縮，目眩兮顴髎、大迎。痓病非顱顖而不愈，臍風須然谷而易醒。委陽、天池，腋腫針而速散；後谿、環跳，腿疼刺而即輕。夢魘不寧，厲兑相諧于隱白；發狂奔走，上脘同起于神門。驚悸怔忡，取陽交、解谿勿悮；反張悲哭，仗天衝、大横須精。癲疾必身柱、本神之令，發熱仗少冲、曲池之津。歲熱時行，陶道復求肺俞理；風癇常發，神道須還心俞寧。濕寒濕熱下髎定，厥寒厥熱湧泉清。寒慄惡寒，二間疎通陰郄暗；煩心嘔吐，幽門閉徹玉堂明。行間、湧泉，王（主）消渴之腎竭；陰陵、水分，去水腫之臍盈。癆瘵傳尸，趨魄户、膏肓之路；中邪霍亂，尋陰谷、三里之程。治疸消黄，諧後谿、勞宫而看；倦言嗜卧，往通里、大鐘而明。咳嗽連聲，肺俞須迎天突穴；小便赤澁，兑端獨瀉太陽經。刺長强于承山，善主腸風新下血；針三陰于氣海，專司白濁久遺精。且如肓俞、横骨，瀉五淋之久積；陰郄、後谿，治盜汗之多出。脾虚穀以不消，脾俞、膀胱俞覓；胃冷食而難化，魂門、胃俞堪責。鼻痔必取齗交，癭氣須求浮白。大敦、照海，患寒疝而善蠲；五里、臂臑，生瘰瘡而能治。至陰、屋翳，療癢疾之疼多；肩髃、陽谿，消隱中之熱極。抑又論婦人經事改常，自有地機、血海；女子少氣漏血，不無交信、合陽。帶下産崩，衝門、氣衝宜審；月潮違限，天樞、水泉細詳。肩井乳癰而極效，商丘痔瘤而最良。脱肛趨百會、尾翳之所，無子搜陰交、石關之鄉。中脘主乎積痢，外丘收乎大傷（腸）。寒瘧兮商陽、太谿驗，痃癖兮衝門、血海强。

夫醫乃人之司命，非志王（士）而莫爲；針乃理之淵微，須至人之指教。先究其病源，後攻其穴道，隨手見功，應針取效，方知玄裏之玄，始達妙中之妙。此篇不盡，略舉其要。

標幽賦　楊氏注解

拯救之法，妙用者針。

劫（祛）病之功，莫捷于針灸，故《素問》諸書，爲之首載，緩、和、扁、華，俱以此稱神醫。蓋一針中穴，病者應手而起，誠醫家之所先也。近世此科幾於絶傳，良爲可嘆！經云：拘於鬼神者，不可與言至德；惡於砭石者，不可與言至巧。此之謂也。又語云：一針、二灸、三服藥。則針灸爲妙用可知。業醫者，奈之何不亟講乎？

察歲時於天道，

夫人身十二經，三百六十節，以應一歲十二月，三百六十日。

歲時者,春暖、夏熱、秋涼、冬寒,此四時之正氣。苟或春應暖而反寒,夏應熱而反涼,秋應涼而反熱,冬應寒而反暖,是故冬傷於寒,春必温病;春傷於風,夏必飧泄;夏傷於暑,秋必痎瘧;秋傷於濕,上逆而欬。岐伯曰:凡刺之法,必候日月星辰四時八正之氣,氣定乃刺焉。是故天温日陽,則人血淖液而衛氣浮,故血易瀉,氣易行;天寒日陰,則人血凝泣而衛氣沉。月始生,則氣血始清,衛氣始行;月廓滿,則氣血實,机(肌)肉堅;月廓空,則肌肉減,經絡虚,衛氣去,形獨居。是以因天時而調血氣也。天寒無刺,天温無灸,月生無瀉,月滿無補,月廓空無治,是謂得天時而調之。若月生而瀉,是謂臟虚;月滿而補,血氣洋溢;絡有留血,名曰重實。月廓空而治,是謂亂經。陰陽相錯,真邪不别,沉以留止,外虚内亂,淫邪乃起。又曰:天有五運,金水木火土也;地有六氣,風寒暑濕燥熱也。

定形氣於予心。

經云:凡用針者,必先度其形之肥瘦,以調其氣之虚實,實則瀉之,虚則補之。必先定其血脉而後調之。形盛脉細,少氣不足以息者危。形瘦脉大,胸中多氣者死。形氣相得者生,不調者病,相失者死,是故色脉不順而莫針。戒之戒之!

春夏瘦而刺淺,秋冬肥而刺深。

經云:病有沉浮,刺有淺深,各至其理,無過其道,過之則内傷,不及則外壅,壅則賊邪從之,淺深不得,反爲大賊,内傷五臟,後生大病。故曰春病在毫毛腠理,夏病在皮膚,故春夏之人,陽氣輕浮,肌肉瘦薄,血氣未盛,宜刺之淺;秋病在肉脉,冬病在筋骨,秋冬則陽氣收藏,肌肉肥厚,血氣充滿,刺之宜深。又云:春刺十二井,夏刺十二滎,季夏刺十二俞,秋刺十二經,冬刺十二合,以配木火土金水,理見《子午流注》。

不窮經絡陰陽,多逢刺禁。

經有十二:手太陰肺,少陰心,厥陰心包絡,太陽小腸,少陽三焦,陽明大腸;足太陰脾,少陰腎,厥陰肝,太陽膀胱,少陽膽,陽明胃也。絡有十五:肺絡列缺,心絡通里,心包絡内關,小腸絡支正,三焦絡外關,大腸絡偏歷,脾絡公孫,腎絡大鍾,肝絡蠡溝,膀胱絡飛揚,膽絡光明,胃絡豐隆,陰蹻絡照海,陽蹻絡申脉,脾之大絡大包,督脉絡長强,任脉絡屏翳也。陰陽者,天之陰陽。平旦至日中,天之陽,陽中之陽也。日中至黄昏,天之陽,陽中之陰也。合夜至雞鳴,天之陰,陰中之陰也。雞鳴至平旦,天之陰,陰中之陽也。故人亦應之。至於人身,外爲陽,内爲陰,背爲陽,腹爲陰,手足皆以赤白肉分之,五臟爲陰,六腑爲陽。春夏之病在陽,秋冬之病在陰。背固爲陽,陽中之陽,心也;陽中之陰,肺也。腹固爲陰,陰中之陰,腎也;陰中之陽,肝也;陰中之至陰,脾也。此皆陰陽表裏,内外雌雄,相輸應也,是以應天之陰陽。學者苟不明此經絡陰陽升降、左右不同之理,如病在陽明,反攻厥陰,病在太陽,反攻太陰,遂致賊邪未除,本氣受斃,則有勞無功,反犯禁刺。

既論臟腑虚實,須向經尋。

欲知臟腑之虚實,必先胗其脉之盛衰;既知脉之盛衰,又必辨其經脉之上下。臟者,心、肝、脾、肺、腎也。腑者,膽、胃、大小腸、三焦、膀胱也。如脉之衰弱者,其氣多虚,爲癢爲麻也。脉之盛大者,其血多實,爲腫爲痛也。然臟腑居位乎内,而經絡播行乎外,虚則補其母也,實則瀉其子也。若心病,虚則補肝木也,實則瀉脾土也。至於本經之中,而亦有子母焉。假如心之虚者,取本經少衝以補之,少衝者井木也,木能生火也;實,取神門以瀉之,神門者俞土也,火能生土也。諸經莫不皆然,要之不離乎五行相生之理。當細思之!

原夫起自中焦,水初下漏,太陰爲始,至厥陰而方終;穴出雲門,抵期門而最後。

此言人之氣脉,行於十二經爲一周,除任、督之外,計三百九十三穴。一日一夜有百刻,分於十二時,每一時有八刻二分,每一刻計六十分,一時共計五百分。每日寅時,手太陰肺經,生自中焦中府穴,出於雲門起,至少商穴止;卯時手陽明大腸經,自商陽起,至迎香止;辰時足陽明胃經,自頭維至厲兑;巳時足太陰脾經,自隱白至大包;午時手少陰心經,自極泉至少冲;未時手太陽小腸經,自少澤至聽宫;申時足太陽膀胱經,自睛明至至陰;酉時足少陰腎經,自湧泉至俞府;戌時手厥陰心包絡經,自天池至中冲;亥時手少陽三焦經,自關冲至耳門;子時足少陽膽經,自童子髎至竅陰;丑時足厥陰肝經,自大敦至期門而終。週而復始,與滴漏無差也。

正經十二,别絡走三百餘支。

十二經者,即手足三陰、三陽之正經也。别絡者,除十五絡,又有横絡、孫絡,不知其紀,散走於三百餘支脉也。

正側仰伏,氣血有六百餘候。

此言經絡或正或側,或仰或伏,而氣血循行孔穴,一周于身,榮行脉中三百餘侯,衛行脉外三百餘侯。

手足三陽,手走頭而頭走足;手足三陰,足走腹而胸走手。

此言經絡,陰升陽降,氣血出入之機,男女無以異。

要識迎隨,須明逆順。

迎隨者,要知榮衛之流注,經脉之往來也。明其陰陽之經,逆順而取之。迎者以針頭朝其源而逆之,隨者以針頭從其流而順之。是故逆之者爲瀉爲迎,順之者爲補爲隨。若能知迎知隨,令氣必和,和氣之方,必在陰陽升降上下,源流往來,逆順之道明矣。

況夫陰陽,氣血多少爲最。厥陰、太陽,少氣多血;太陰、少陰,少血多氣。而又氣多血少者,少陽之分;氣盛血多者,陽明之位。

此言三陰三陽、氣血多少之不同,取之必記,爲最要也。

先詳多少之宜,次察應至之氣。

凡用針者,先明上文氣血之多少,次觀針氣之來應。

輕滑慢而未來,沉澁緊而已至。

輕浮、滑虚、慢遲,入針之後值此三者,乃真氣之未到;沉重、澁滯、緊實,入針之後值此三者,是正氣之已來。

既至也,量寒熱而留疾;

留,住也;疾,速也。此言正氣既至,必審寒熱而施之。故經云:刺熱須至寒者,必留針,陰氣隆至,乃呼之,去徐,其穴不閉。刺寒須至熱者,陽氣隆至,針氣必熱,乃吸之,去疾,其穴急捫之。

未至也，據虚實而候氣。

氣之未至，或進或退，或按或提，導之引之，候氣至穴而方行補瀉。經曰：虚則推内進搓，以補其氣；實則循捫彈努，以引其氣。

氣之至也，如魚吞鈎餌之沉浮。氣未至也，如閑處幽堂之深邃。

氣既至，則針有澁緊，似魚吞鈎，或沉或浮而動。其氣不來，針自輕滑，如閑居静室之中，寂然無所聞也。

氣速至而速效，氣遲至而不治。

言下針若得氣來速，則病易痊，而效亦速也。氣若來遲，則病難愈，而有不治之憂。故賦云：氣速效速，氣遲效遲，候之不至，必死無疑矣。

觀夫九針之法，毫針最微，七星上應，衆穴主持。

言九針之妙，毫針最精，上應七星，又爲三百六十穴之針。

本形金也，有蠲邪扶正之道。

本形，言針也。針本出於金，古人以砭石，今人以鐵代之。蠲，除也。邪氣盛，針能除之。扶，輔也。正氣衰，針能輔之。

短長水也，有决凝開滯之機。

此言針有長短，猶水之長短；人之氣血凝滯而不通，猶水之凝滯而不通也。水之不通，决之使流於湖海；氣血不通，針之使周於經脉，故言針應水也。

定刺象木，或斜或正。

此言木有斜正，而用針亦有或斜或正之不同。刺陽經者，必斜卧其針，無傷其衛；刺陰分者，必正立其針，毋傷其榮，故言針應木也。

口藏比火，進陽補羸。

口藏，以針含於口也。氣之温，如火之温也。羸，瘦也。凡下針之時，必口内温針暖，使榮衛相接，進己之陽氣，補彼之瘦弱，故言針應火也。

循機捫而可塞以象土。

循者，用手上下循之，使氣血往來也。機捫者，針畢，以手捫閉其穴，如用土填塞之義，故言針應土也。

寔應五行而可知。

五行者，金、水、木、火、土也。此結上文，針能應五行之理也。

然是三寸六分，包含妙理。

言針雖但長三寸六分，能巧運神機之妙，中含水火，回倒陰陽，其理最玄妙也。

雖細楨於毫髮，同貫多岐。

楨，針之幹也。岐，氣血往來之路也。言針之幹，雖如毫髮之微小，能貫通諸經血氣之道路也。

可平五臟之寒熱，能調六腑之虚實。

平，治也。調，理也。言針能調治臟腑之疾，有寒則溫（温）之，熱則清之，虚則補之，實則瀉之。

拘攣閉塞，遣八邪而去矣；寒熱痺痛，開四關而已之。

拘攣者，筋脉之拘束。閉塞者，氣血之不通。八邪者，所以候八風之虚邪。言疾有攣閉，必驅散八風之邪也。寒者，身作顫而發寒也。熱者，身作潮而發熱也。四關者，六臟。六臟有十二原，出於四關，太衝、合谷是也。故太乙移宫之日，主八風之邪，令人寒熱疼痛，若能開四關者，兩手兩足，刺之而已。立春一日起艮，名曰天留宫，風從東北來爲順令；春分一日起震，名曰倉門宫，風從正東來爲順令；立夏一日起巽，名曰陰洛宫，風從東南來爲順令；夏至一日起離，名曰上天宫，風從正南來爲順令；立秋一日起坤，名曰玄委宫，風從西南來爲順令；秋分一日起兑，名曰倉果宫，風從正西來爲順令；立冬一日起乾，名曰新洛宫，風從西北來爲順令；冬至一日起坎，名曰叶蟄宫，風從正北來爲順令。其風着人，爽神氣，去沉痾。背逆謂之惡風毒氣，吹形骸即病，名曰時氣留伏。流入肌骨臟腑，雖不即患，後因風寒暑湿之重感，内緣饑飽勞慾之染着，發患曰内外兩感之痼疾，非刺針以調經絡，湯液引其榮衛，不能已也。中宫名曰招摇宫。共九宫焉。此八風之邪，得其正令，則人無疾；逆之，則有病也。

凡刺者，使本神朝而後入。既刺也，使本神定而氣隨。神不朝而勿刺，神已定而可施。

凡用針者，必使患者精神已朝，而後方可入針。既刺之，必使患者精神纔定，而後施針行氣。若氣不朝，其針爲輕滑，不知疼痛，如插豆腐者，莫與進之，必使之候，如神氣既至，針自緊澁，可與依法察虚實而施之。

定脚處，取氣血爲主意；

言欲下針之時，必取陰陽氣血多少爲主。詳見上文。

下手處，認水木是根基。

下手，亦言用針也。水者母也，木者子也，是水能生木也。是故濟母裨其不足，奪子平其有餘。此言用針，必先認子母相生之義。舉水木而不及土金火者，省文也。

天地人，三才也，湧泉同璇璣、百會；

百會一穴在頭，以應乎天；璇璣一穴在胸，以應乎人；湧泉一穴在足心，以應乎地，是謂三才也。

上中下，三部也，大包與天樞、地機。

大包二穴在乳後，爲上部；天樞二穴在臍旁，爲中部；地機二穴在足胻，爲下部，是謂三部也。

陽蹻、陽維并督帶，主肩背腰腿在表之病；

陽蹻脉起於足跟中，循外踝，上入風池，通足太陽膀胱經，申脉是也。陽維脉者，維持諸陽之會，通手少陽三焦經，外關是也。督脉者，起於下極之腧，並於脊裏，上行風府，過腦循額，至鼻入齗交，通手太陽小腸經，後谿是也。帶脉起于季脇，回身一周，如繫帶然，通足少陽膽經，臨泣是也。言此奇經四脉屬陽，主治肩背腰腿在表之病。

陰蹻、陰維、任衝脉，去心腹脇肋在裏之疑(疑者，疾也)。

陰蹻脉亦起於足跟中，循内踝，上行至咽喉，交貫衝脉，通足少陰腎經，照海是也。陰維脉者，維持諸陰之交，通手厥陰心包絡經，内關是也。任脉起於中極之下，循腹上至咽喉，通手太陰肺經,列缺是也。衝脉起于氣衝,並足少陰之經,俠臍上行至胸中而散,通足太陰脾經,公孫是也。言此奇經四脉屬陰,能治心腹脇肋在裏之疑。

二陵、二蹻、二交,似續而交五大;

二陵者,陰陵泉、陽陵泉也。二蹻者,陰蹻、陽蹻也。二交者,陰交、陽交也。續,接續也。五大者,五體也。言此六穴,遞相交接於兩手、兩足并頭也。

兩間、兩商、兩井,相依而别兩支。

兩間者,二間、三間也。兩商者,少商、商陽也。兩井者,天井、肩井也。言六穴相依,而分别於手之兩支也。

大抵取穴之法,必有分寸,先審自意,次觀肉分,

此言取量穴法,必以男左女右中指與大指相屈如環,取内側紋兩角爲一寸,各隨長短大小取之,此乃同身之寸。先審病者是何病,屬何經,用何穴,審於我意。次察病者瘦肥長短,大小肉分,骨節髮際之間,量度以取之。

或伸屈而得之,或平直而安定。

伸屈者,如取環跳之穴,必須伸下足,屈上足,以取之,乃得其穴。平直者,或平卧而取之,或正坐而取之,或正立而取之,自然安定,如承漿在唇下宛宛中之類也。

在陽部筋骨之側,陷下爲真。在陰分郄膕之間,動脉相應。

陽部者,諸陽之經也,如合谷、三里、陽陵泉等穴,必取俠骨側指陷中爲真也。陰分者,諸陰之經也,如手心、脚内、肚腹等穴,必

以筋骨郄膕動脉應指乃爲真穴也。

取五穴，用一穴而必端。取三經，用一經而可正。

此言取穴之法，必須點取五穴之中，而用一穴，則可爲端的矣。若用一經，必須取三經，而正一經之是非矣。

頭部與肩部詳分，督脉與任脉易定。

頭部與肩部，則穴繁多，但醫者以自意詳審大小肥瘦而分之。督、任二脉，直行背腹中，而有分寸，則易定也。

明標與本，論刺深刺淺之經；

標本者，非止一端也，有六經之標本，有天地陰陽之標本，有傳病之標本。以人身論之，則外爲標，内爲本；陽爲標，陰爲本；腑陽爲標，臟陰爲本；臟腑在内爲本，經絡在外爲標也。六經之標本者，足太陽之本在足跟上五寸，標在目；足少陽之本在竅陰，標在耳之類是也。更有人身之臟腑、陽氣陰血、經絡，各有標本。以病論之，先受病爲本，後傳流爲標。凡治病者，先治其本，後治其標，餘症皆除矣。謂如先生輕病，後滋生重病，亦先治其輕病也。若有中滿，無問標本，先治中滿爲急。若中滿、大小便不利，亦無標本，先利大小便，治中滿尤急也。除此三者之外，皆治其本，不可不慎也。從前來者實邪，從後來者虚邪，此子能令母實，母能令子虚也。治法虚則補其母，實則瀉其子。假令肝受心之邪，是從前來者，爲實邪也，當瀉其火；然直瀉火，十二經絡中，各有金、木、水、火、土也。當木之本，分其火也。故《標本論》云：本而標之，先治其本，後治其標。既肝受火之邪，先於肝經五穴瀉滎火行間也。以藥論，入肝經藥爲引，用瀉心藥爲君也。是治實邪病矣。又假令肝受腎邪,是爲從後來者,爲虚邪,當補其母。故《標本論》云:標而本之,先治其標,後治其本。肝木既受水邪,當先於腎經湧泉穴補木,是先治其標,後於肝經曲泉穴瀉水,是後治其本。此先治其標者,推其至理,亦是先治其本也。以藥論之,入腎經藥爲引,用補肝經藥爲君,是也。以得病之日爲本,傳病之日爲標,亦是。

住痛移疼,取相交相貫之逕。

此言用針之法,有住痛移疼之功者也。先以針左行左轉,而得九數,復以針右行右轉,而得六數,此乃陰陽交貫之道也。經脉亦有交貫,如手太陰肺之列缺交於陽明之路,足陽明胃之豐隆走於太陰之逕,此之類也。

豈不聞臟腑病,而求門、海、俞、募之微;

門、海者,如章門、氣海之類;俞者,五臟六腑之俞也,俱在背部二行。募者,臟腑之募,肺募中府,心募巨闕,肝募期門,脾募章門,腎募京門,胃募中脘,膽募日月,大腸募天樞,小腸募關元,三焦募石門,膀胱募中極。此言五臟六腑之有病,必取此門、海、俞、募之最微妙矣。

經絡滯,而求原、别、交、會之道?

原者,十二經之原也。别,陽别也。交,陰交也。會,八會也。夫十二原者,膽原丘墟,肝原太冲,小腸原腕骨,心原神門,胃原冲陽,脾原太白,大腸原合谷,肺原太淵,膀胱原京骨,腎原太谿,三焦原陽池,包絡原大陵。八會者,血會膈俞,氣會膻中,脉會太淵,筋會陽陵泉,骨會大杼,髓會絶骨,臟會章門,腑會中脘也。此言經絡血氣凝結不通者,必取此原、别、交、會之穴而刺之。

更窮四根、三結，依標本而刺無不痊；

根結者，十二經之根結也。《靈樞經》云：太陰根于隱白，結于大包也；少陰根于湧泉，結于廉泉也；厥陰根于大敦，結于玉堂也；太陽根于至陰，結于目也；陽明根于厲兑，結于鉗耳也；少陽根于竅陰，結于耳也；手太陽根于少澤，結于天窓、支正也；手少陽根于關冲，結于天牖、外關也；手陽明根于商陽，結于扶突、偏歷也。手三陰之經不載，不敢强注。又云：四根者，耳根、鼻根、乳根、脚根也。三結者，胸結、肢結、便結也。此言能究根結之理，依上文標本之法刺之，則疾無不愈也。

但用八法、五門，分主客而針無不效。

針之八法，一迎隨，二轉針，三手指，四針投，五虛實，六動摇，七提按，八呼吸。身之八法，奇經八脉“公孫、衝脉、胃心胸”八句是也。五門者，天干配合，分於五也，甲與己合、乙與庚合之類是也。主客者，公孫主、内關客之類是也。或以井滎俞經合爲五門，以邪氣爲賓客，正氣爲主人。先用八法，必以五門推時取穴，先主後客，而無不效之理。

八脉始終連八會，本是紀綱；十二經絡十二原，是爲樞要。

八脉者，奇經八脉也，督脉、任脉、衝脉、帶脉、陰維、陽維、陰蹻、陽蹻也。八會者，即上文血會膈俞等是也。此八穴通八脉起止，連及八會，本是人之綱領也，如網之有綱也。十二經、十五絡、十二原已注上文。樞要者，門户之樞紐也，言原出入十二經也。

一日取六十六穴之法，方見幽微。

六十六穴者，即子午流注井滎俞原經合也。陽于（干）注腑，三十六穴，陰干注臟，三十穴，共成六十六穴，具載五卷子午流注圖中。此言經絡一日一周于身，歷行十二經穴，當此之時，酌取流注之中一穴用之，以見幽微之理。

一時取一十二經之原，始知要妙。

十二經原，俱注上文。此言一時之中，當審此日是何經所主，當此之時，該取本日此經之原穴而刺之，則流注之法，玄妙始可知矣。

原夫補瀉之法，非呼吸而在手指。

此言補瀉之法，非但呼吸，而在乎手之指法也。法分十四者，循、捫、提、按、彈、撚搓、盤、推內、動摇、爪切、進、退、出、攝者是也。法則如斯，巧拙在人，詳備《金針賦》内。

速效之功，要交正而識本經。

交正者，如大腸與肺爲傳送之府，心與小腸爲受盛之官，脾與胃爲消化之官，肝與膽爲清净之位，膀胱合腎，陰陽相通，表裏相應也。本經者，受病之經，如心之病，必取小腸之穴兼之。餘倣此。言能識本經之病，又要認交經正經之理，則針之功必速矣。故曰寧失其穴，勿失其經；寧失其時，勿失其氣。

交經繆刺，左有病而右畔取。

繆刺者，刺絡脉也。右痛而刺左，左痛而刺右，此乃交經繆刺之理也。

瀉絡遠針，頭有病而脚上針。

三陽之經,從頭下足,故言頭有病,必取足穴而刺之。

巨刺與繆刺各異,

巨刺者,刺經脉也。痛在於左而右脉病者,則巨刺之,左痛刺右,右痛刺左,中其經也。繆刺者,刺絡脉也。身形有痛,九候無病,則繆刺之,右痛刺左,左痛刺右,中其絡也。此刺法之相同,但一中經、一中絡之異耳。

微針與妙刺相通。

微針者,刺之巧也。妙刺者,針之妙也。言二者之相通也。

觀部分而知經絡之虛實,

言針入肉分,以天、人、地三部而進,必察其得氣,則内外虛實可知矣。又云:察脉之三部,則知何經虛、何經實也。

視沉浮而辨臟腑之寒温。

言下針之後,看針氣緩急,可決臟腑之寒熱也。

且夫先令針耀,而慮針損;次藏口内,而欲針温。

言欲下針之時,必先令針光耀,看針莫有損壞;次將針含於口内,令針温暖,與榮衛相接,無相觸犯也。

目無外視,手如握虎。心無内慕,如待貴人。

此戒用針之士貴乎專心誠意而自重也。令目無他視,手如握虎,恐有傷也;心無他想,如待貴人,恐有責也。

左手重而多按,欲令氣散;右手輕而徐入,不痛之因。

下針之時，必先以左手大指爪甲於穴上切之，則令其氣散，以右手持針，輕輕徐入，此乃不痛之因也。

空心恐怯，直立側而多暈。

空心者，未食之前，此言無刺饑人，其氣血未定，則令人恐懼，有怕怯之心。或直立，或側卧，必有眩暈之咎也。

背目沉掐，坐卧平而没昏。

此言欲下針之時，必令患人莫視所針之處，以手爪甲重切其穴，或卧或坐，而無昏悶之患也。

推於十干、十變，知孔穴之開闔。

十干者，甲、乙、丙、丁、戊、己、庚、辛、壬、癸也。十變者，逐日臨時之變也。備載《靈龜八法》中。故得時謂之開，失時謂之闔。

論其五行、五臟，察日時之旺衰。

五行五臟，俱注上文。此言病于本日時之下，得五行生者旺，受五行尅者衰。知心之病，得甲乙之日時者生旺，遇壬癸之日時者尅衰。餘倣此。

伏如橫弩，應若發機。

此言用針刺穴，如弩之視正而發牙（矢），取其捷效，如射之中的也。

陰交陽別而定血暈，陰蹻陽維而下胎衣。

陰交穴有二，一在臍下一寸，一在足內踝上三寸，名三陰交也。言此二穴，能定婦人之血暈。又言照海、外關二穴，能下產婦之胎衣也。

痺厥偏枯,迎隨俾經絡接續。

痺厥者,四肢厥冷麻痺。偏枯者,中風半身不遂也。言治此症,必須接氣通經,更以迎隨之法,使血氣貫通,經絡接續也。

漏崩帶下,温補使氣血依歸。

漏崩帶下者,女子之疾也。言有此症,必須温針待暖以補之,使榮衛調和而歸依也。

静以久留,停針待之。

此言下針之後,必須静而久停之。

必准者,取照海治喉中之閉塞;端的處,用大鍾治心内之呆痴。大抵疼痛實瀉,癢麻虚補。

此言疼痛者,熱宜瀉之以涼;癢麻者,冷宜補之以暖。

體重節痛而俞居,心下痞滿而井主。

俞者,十二經中之俞。井者,十二經中之井也。

心脹咽痛,針太冲而必除;脾冷胃疼,瀉公孫而立愈。胸滿腹痛,刺内關;脇疼肋痛,針飛虎。

飛虎穴即支溝穴,以手於虎口一飛,中指盡處是穴也。

筋攣骨痛而補魂門,體熱勞嗽而瀉魄户。頭風頭痛,刺申脉與金門;眼癢眼疼,瀉光明於地五。瀉陰郄止盜汗,治小兒骨蒸;刺偏歷利小便,醫大人水蠱。中風環跳而宜刺,虚損天樞而可取。

地五者，即地五會也。

由是午前卯後，太陰生而疾温；離左酉南，月朔死而速冷。

此以月生死爲期。午前卯後者，辰、巳二時也。當此之時，太陰月之生也。是故月廓空無瀉，宜疾温之。離左酉南者，未、申二時也。當此時分，太陰月之死也。是故月廓盈無補，宜速冷之。將一月而比一日也。經云：月生一日一痏，二日二痏，至十五日十五痏，十六日十四痏，十七日十三痏，漸退至三十日二痏。月望已前謂之生，月望已後謂之死；午前謂之生，午後謂之死也。

循捫彈努，留吸母而堅長；

循者，用針之後，以手上下循之，使血氣往來也。捫者，出針之後，以手捫閉其穴，使氣不泄也。彈努者，以手輕彈而補虚也。留吸母者，虚則補其母，須待熱至之後，留吸而堅長也。

爪下伸提，疾呼子而嘘短。

爪下者，切而下針也。伸提者，施針輕浮豆許曰提。疾呼子者，實則瀉其子，務待寒至之後，去之速，而嘘且短矣。

動退空歇，迎奪右而瀉涼；推内進搓，隨濟左而補煖。

動退，以針摇動而退，如氣不行，將針伸提而已。空歇，撒手而停針。迎，以針逆而迎，奪即瀉其子也。如心之病，必瀉脾子。此言欲瀉必施此法也。推内進者，用針推内而入也。搓者，猶如搓線之狀，慢慢轉針，勿令太緊。隨，以針順而隨之；濟，則濟其母也。如心之病，必補肝母。此言欲補必用此法也。此乃遠刺寒熱之法。故凡病熱者，先使氣至病所，次微微提退豆許，以右旋奪之，得針下寒而止。凡病寒者，先使氣至病所，次徐徐進針，以左旋搓撞(提)和之，得針下熱而止。

慎之，大患危疾，色脉不順而莫針；

慎之者，戒之也。此言有危篤之疾，必觀其形色，更察其脉，若相反者，莫與用針，恐勞而無功，反獲罪也。

寒熱風陰，饑飽醉勞而切忌。

此言無針大寒、大熱、大風、大陰雨、大飢、大飽、大醉、大勞，凡此之類，决不可用針，實大忌也。

望不補而晦不瀉，弦不奪而朔不濟。

望，每月十五日也。晦，每月三十日也。弦有上、下弦，上弦或初七，或初八，下弦或廿二、廿三也。朔，每月初一日也。凡值此日，不可用針施法也。如暴急之疾，則不拘矣。

精其心而窮其法，無灸艾而壞其皮。

此言灸也。勉醫者宜專心究其穴法，無悮于着艾之功，庶免干犯於禁忌，而壞人之皮肉矣。

正其理而求其原，勉投針而失其位。

此言針也。勉學者要明其針道之理，察病之原，則用針不失其所也。

避灸處而加四肢，四十有九；禁刺處而除六腧，二十有二。

禁灸之穴四十五，更加四肢之井，共四十九也。禁針之穴二十二，外除六腑之腧也。

抑又聞：高皇抱疾未瘥，李氏刺巨闕而後甦；太子暴死爲厥，越人針維會而復醒。肩井、曲池，甄權刺臂痛而復射；懸鍾、環跳，華陀刺躄足而立行。秋夫針腰俞而鬼免沉痾，王纂針交俞而妖精立出。取肝俞與命門，使瞽士視秋毫之末；刺少陽與交別，俾聾夫聽夏蚋之聲。

此引先師用針有此立效之功，以勵學者用心之誠。

嗟夫！去聖逾遠，此道漸墜。或不得意而散其學，或愆其能而犯禁忌。愚庸智淺，難契於玄言；至道淵深，得之者有幾？偶述斯言，不敢示諸明達者焉，庶幾乎童蒙之心啓。

席弘賦　《針灸大全》

凡欲行針須審穴，要明補瀉迎隨訣。胸背左右不相同，呼吸陰陽男女别。氣刺兩乳求太淵，未應之時瀉列缺。

列缺頭痛及偏正，重瀉太淵無不應。耳聾氣否聽會針，迎香穴瀉功如神。誰知天突治喉風，虚喘須尋三里中。手連肩脊痛難忍，合谷針時要太衝。

曲池兩手不如意，合谷下針宜仔細。心疼手顫少海間，若要除根覓陰市。

但患傷寒兩耳聾，金門、聽會疾如風。五般肘痛尋尺澤，太淵針後却收功。

手足上下針三里，食癖氣塊憑此取。鳩尾能治五般癎，若下湧泉人不死。胃中有積刺璇璣，三里功多人不知。陰陵泉治心胸滿，針到承山飲食思。

大杼若連長强尋，小腸氣痛即行針。委中專治腰間痛，脚膝腫時尋至陰。

氣滯腰疼不能立，横骨、大都宜救急。氣海專能治五淋，更針三里隨呼吸。

期門穴主傷寒患，六日過經尤未汗。但向乳根二肋間，又治婦人生産難。

耳内蟬鳴腰欲折，膝下明存三里穴。若能補瀉五會間，且莫向人容易説。睛明治眼未效時，合谷、光明安可缺。

人中治癲功最高，十三鬼穴不須饒。水腫水分兼氣海，皮内隨針氣自消。冷嗽先宜補合谷，却須針瀉三陰交。牙疼腰痛并咽痺，二間、陽谿疾怎逃。更有三間、腎俞妙，善除肩背浮風勞。若針肩井須三里，不刺之時氣未調。最是陽陵泉一穴，膝間疼痛用針燒。委中腰痛脚攣急，取得其經血自調。脚痛膝腫針三里，懸鍾、二陵、三陰交。更向太衝須引氣，指頭麻木自輕飄。轉筋目眩針魚腹，承山、崑崙立便消。肚疼須是公孫妙，内關相應必然瘳。冷風冷痺疾難愈，環跳腰間針與燒。風府、風池尋得到，傷寒百病一時消。陽明二日尋風府，嘔吐還須上脘療。婦人心痛心俞穴，男子痃癖三里高。小便不禁關元好，大便閉澁大敦燒。髖骨腿疼三里瀉，復溜氣滯便離腰。

從來風府最難針，却用工夫度淺深。倘若膀胱氣未散，更宜三里穴中尋。若是七疝小腹痛，照海、陰交、曲泉針。又不應時求氣海，關元同瀉效如神。

小腸氣撮痛連臍，速瀉陰交莫在遲。良久湧泉針取氣，此中玄妙少人知。小兒脱肛患多時，先灸百會次鳩尾。久患傷寒肩背痛，但針中渚得其宜。

肩上痛連臍不休，手中三里便須求。下針麻重即須瀉，得氣之時不用留。

腰連胯痛急必大，便於三里攻其隘。下針一瀉三補之，氣上攻噎只管在。噎不在時氣海灸，定瀉一時立便瘥。

補自卯南轉針高，瀉從卯北莫辭勞。逼針瀉氣令須吸，若補隨呼氣自調。左右撚針尋子午，抽針行氣自迢迢。用針補瀉分明説，更用搜窮本與標。咽喉最急先百會，太衝、照海及陰交。學者潛心宜熟讀，席弘治病名最高。

金針賦　楊氏注解

觀夫針道，捷法最奇，須要明於補瀉，方可起於傾危。先分病之上下，次定穴之高低。頭有病而足取之，左有病而右取之。男子之氣，早在上而晚在下，取之必明其理；女子之氣，早在下而晚在上，用之必識其時。午前爲早屬陽，午後爲晚屬陰。男女上下，憑腰分之。手足三陽，手走頭而頭走足；手足三陰，足走腹而胸走手。陰升陽降，出入之機。逆之者爲瀉、爲迎，順之者爲補、爲隨。春夏刺淺者以瘦，秋冬刺深者以肥。更觀元氣厚薄，淺深之刺猶宜。

經曰：榮氣行於脉中，周身五十度，無分晝夜，至平旦與衛氣會於手太陰。衛氣行於脉外，晝行陽二十五度，夜行陰二十五度，平旦與榮氣會於手太陰。是則衛氣之行，但分晝夜，未聞分上下。男女臟腑經絡，氣血往來，未嘗不同也。今分早晚，何所據依？但此賦今人所尚，故録此以參其見。

原夫補瀉之法，妙在呼吸手指。男子者，大指進前左轉，呼之爲補，退後右轉，吸之爲瀉，提針爲熱，插針爲寒。女子者，大指退後右轉，吸之爲補，進前[左轉]呼之爲瀉，插針爲熱，提針爲寒。左與右各異，胸與背不同，午前者如此，午後者反之。是故爪而切之，下針之法；摇而退之，出針之法；動而進之，催針之法；循而攝之，行氣之法。搓而去病，彈則補虚，肚腹盤旋，捫爲穴閉。重沉豆許曰按，輕浮豆許曰提。一十四法，針要所備。補者一退三飛，真氣自歸；瀉者一飛三退，邪氣自避。補則補其不足，瀉則瀉其有餘。有餘者爲腫爲痛曰實，不足者爲癢爲麻曰虚。氣速效速，氣遲效遲。死生貴賤，針下皆知。賤者硬而貴者脆，生者澁而死者虚。候之衣(不)至，必死無疑。

此一段手法，詳注四卷。

且夫下針之先，須爪按重而切之，次令咳嗽一聲，隨咳下針。凡補者呼氣，初針刺至皮内，乃曰天才；少停進針，刺入肉内，是曰人才；又停進針，刺至筋骨之間，名曰地才。此爲極處，就當補之。再停良久，却須退針至人之分，待氣沉緊，倒針朝病，進退往來，飛經走氣，盡在其中矣。凡瀉者吸氣，初針至天，少停進針，直至於地，得氣瀉之，再停良久，即須退針，復至於人，待氣沉緊，倒針朝病，法同前矣。其或暈針者，神氣虚也，以針補之，口鼻氣回，熱湯與之，略停少頃，依前再施。

如刺肝經之穴，暈，即補肝之合穴，針入即甦。餘倣此。或有投針氣暈者，即補足三里，或補人中。大抵暈從心生，心不懼怕，暈從何生？如關公刮骨療毒而色不變可知。

及夫調氣之法，下針至地之後，復人之分，欲氣上行，將針右撚；欲氣下行，將針左撚；欲補，先呼後吸；欲瀉，先吸後呼。氣不至者，以手循攝，以爪切掐，以針摇動，進撚搓彈，直待氣至。以龍虎升騰之法，按之在前，使氣在後；按之在後，使氣在前。運氣走至疼痛之所，以納氣之法，扶針直插，復向下納，使氣不回。若關節阻澁，氣不過者，以龍虎龜鳳通經接氣，大段之法，驅而運之，仍以循攝爪切，無不應矣。此通仙之妙。

龍虎龜鳳等法，亦注四卷。

況夫出針之法，病勢既退，針氣微鬆，病未退者，針氣始根，推之不動，轉之不移，此爲邪氣吸拔其針，乃至氣真至，不可出之。出之者其病即復，再須補瀉，停以待之，直候微鬆，方可出針豆許，摇而停之。補者吸之去疾，其穴急捫；瀉者呼之去徐，其穴不閉。欲令凑密，然後吸氣。故曰下針貴遲，太急傷血；出針貴緩，太急傷氣。已上總要，於斯盡矣。

《醫經小學》云：出針不可猛出，必須作三四次，徐轉出之，則無血，若猛出必見血也。《素問·補遺篇》注云：動氣至而即出針，此猛出也。然與此不同。大抵經絡有凝血，欲大瀉者，當猛出。若尋常補瀉，當依此可也。亦不可不辨。

考夫治病，其法有八：一曰燒山火，治頑麻冷痺，先淺後深，凡九陽而三進三退，慢提緊按，熱至，緊閉插針，除寒之有準。二曰透天凉，治肌熱骨蒸，先深後淺，用六陰而三出三入，緊提慢按，徐徐舉針，退熱之可憑。皆細細搓之，去病準繩。三曰陽中隱陰，先寒後熱，淺而深，以九六之法，則先補後瀉也。四曰陰中隱陽，先熱後寒，深而淺，以六九之方，則先瀉後補也。補者直須熱至，瀉者務待寒侵，猶如搓線，慢慢轉針，法淺則用淺，法深則用深，二者不可兼而紊之也。五曰子午搗臼，水蠱膈氣，落穴之後，調氣均匀，針行上下，九入六出，左右轉之，千遭自平。六曰進氣之訣，腰背肘膝痛，渾身走注疼，刺九分，行九補，卧針五七吸，待上行。亦可龍虎交戰，左撚九而右撚六，是亦住痛之針。

七曰留氣之交(訣),痃癖癥瘕,刺土(七)分,用純陽,然後乃直插針,氣來深刺,提針再停。八曰抽添之訣,癱瘓瘡癩,取其要穴,使九陽得氣,提按搜尋,大要運氣週遍,扶針直插,復向下納,回陽倒陰,指下玄微,胸中活法,一有未應,反復再施。

若夫過關、過節、催運氣,以飛經走氣,其法有四:一曰青龍擺尾,如扶船舵,不進不退,一左一右,慢慢撥動。二曰白虎搖頭,似手搖鈴,退方進圓,兼之左右,搖而振之。三曰蒼龜探穴,如入土之象,一退三進,鑽剔四方。四曰赤鳳迎源,展翅之儀,入針至地,提針至天,候針自搖,復進其元,上下左右,四圍飛旋,病在上,吸而退之,病在下,呼而進之。

已上手法,乃大略也。其始末當參考四卷。

至夫久患偏枯,通經接氣之法,有定息寸數。手足三陽,上九而下十四,過經四寸;手足三陰,上七而下十二,過經五寸,在乎搖動出納,呼吸同法,驅運氣血,頃刻周流,上下通接,可使寒者煖而熱者涼,痛者止而脹者消。若開渠之決水,立時見功,何傾危之不起哉?雖然,病有三因,皆從氣血,針分八法,不離陰陽。蓋經脉晝夜之循環,呼吸往來之不息,和則身體康健,否則疾病競生。譬如天下國家地方,山海田園,江河谿谷,值歲時風雨均調,則水道疏利,民物安阜。其或一方一所,風雨不均,遭以旱澇,使水道湧竭不同,災憂遂至。人之氣血,受病三因,亦猶方所之於旱澇也。蓋針砭所以通經脉,均氣血,蠲邪扶正,故曰捷法,最奇者哉。

嗟夫!軒岐古遠,盧扁久亡,此道幽深,非一言而可盡。斯文細密,在久習而能通。豈世上之常辭,庸流之泛術,得之者若科之及第,而悦於心;用之者如射之發中,而應於目。述自先聖,傳之後學,用針之士,有志於斯,果能洞造玄微,而盡其精妙,則世之伏枕之痾,有緣者遇針,其病皆隨手而愈矣。

玉龍賦 《聚英》

夫參博以爲要,輯簡而舍煩,總玉龍以成賦,信金針以獲安。

原夫卒暴中風,頂門百會;脚氣連延,里絶三交。頭風鼻淵,上星可用;耳聾顋腫,聽會偏高。攢竹頭維,治目疼頭痛;乳根俞府,療嗽氣痰哮。風市陰市,驅腿脚之乏力;陰陵陽陵,除膝腫之難熬。二白醫痔漏,間使剿瘧疾;大敦去疝氣,膏肓補虚勞。天井治瘰癧癮疹,神門治呆痴笑咷。

咳嗽風痰,太淵、列缺宜刺;尪羸喘促,璇璣、氣海當知。期門、大敦,能治堅痃疝氣;勞宫、大陵,可療心悶瘡痍。心悸虚煩刺三里,時疫痎瘧尋後谿。絶骨、三里、陰交,脚氣宜此;睛明、太陽、魚尾,目症憑兹。老者便多,命門兼腎俞而着艾;婦人乳腫,少澤與太陽之可推。身柱蠲嗽,能除膂痛;至陽卻疸,善治神疲。長强、承山,灸痔最妙;豐隆、肺俞,痰嗽稱奇。風門主傷冒寒邪之嗽,天樞理感患脾泄之危。風池、絶骨,而療乎傴僂;人中、曲池,可治其痿傴。期門刺傷寒未解,經不再傳;鳩尾針癲癇已發,慎其妄施。陰交、水分、三里,蠱脹宜刺;商丘、解谿、丘墟,脚痛堪追。尺澤理筋急之不幸,腕骨療手腕之難移。肩脊痛兮,五樞兼于背縫;肘攣疼兮,尺澤合于曲池。風濕傳于兩肩,肩髃可療;壅熱盛乎三焦,關冲最宜。手臂紅腫,中渚、液門要辨;脾虚黄疸,腕骨、中脘何疑。傷寒無汗,攻復溜宜瀉;傷寒有汗,取合谷當隨。欲調飽滿之氣逆,三里可勝;要起六脉之沉匿,復溜稱神。照海、支溝,通大便之秘;内庭、臨泣,理小腹之䐜。天突、亶中醫喘嗽,地倉、頰車療口喎。迎香攻鼻室爲最,肩井除臂痛如拏。二間治牙疼,中魁理翻胃而即愈;百勞止虛汗,通里療心驚而即差。大小骨空,治眼爛能止冷淚;左右太陽,醫目疼善除血翳。心俞、腎俞,治腰腎虛乏之夢遺;人中、委中,除腰脊痛閃之難制。太谿、崑崙、申脉,最療足腫之迍;湧泉、關元、豐隆,爲治屍勞之例。印堂治其驚搐,神庭理乎頭風。大陵、人中頻瀉,口氣全除;帶脉、關元多灸,腎敗堪攻。腿脚重疼,針髖骨、膝關、膝眼;行步艱楚,刺三里、中封、太冲。取内關于照海,醫腹疾之塊;搐迎香於鼻内,消眼熱之紅。肚痛秘結,大陵合外關于支溝;腿風濕痛,居髎兼環跳於委中。上脘、中脘,治九種之心痛;赤帶、白帶,求中極之異同。又若心虛熱壅,少冲明于濟奪;目昏血溢,肝俞辨其實虛。當心傳之玄要,究手法之疾徐。或值坐閃疼痛之不足,此爲難擬定穴之可祛。輯管見以便誦讀,幸高明而無哂諸。

此賦總輯《玉龍歌》要旨爾。歌見三卷。

通玄指要賦 楊氏注解

必欲治病,莫如用針。

夫治病之法,有針灸,有藥餌。然藥餌或出於幽遠之方,有時缺少,而又有新陳之不等,真僞之不同,其何以奏膚功,起沉疴也?惟精於針,可以隨身帶用,以備緩急。

巧用神機之妙,

巧者,功之善也。運者,變之理也。神者,望而知之。機者,事之微也。妙者,治之應也。

工開聖理之深。

工者，治病之體。聖者，妙用之端。故《難經》云：問而知之謂之工，聞而知之謂之聖。夫醫者意也，默識心通，貫融神會，外感内傷，自然覺悟，豈不謂聖理之深也？

外取砭針，能蠲邪而扶正；

砭針者，砭石是也。此針出東海，中有一山，名曰高峰，其山有石，形如玉簪，生自圓長，磨之有鋒尖，可以爲針，治病瘵邪無不愈。

中含水火，善回陽而倒陰。

水火者，寒熱也。惟針之中，有寒邪補瀉之法，是進退水火之功也。回陽者，謂陽盛則極熱，故瀉其邪氣，其病自得清涼矣。倒陰者，謂陰盛則極寒，故補其虚寒，其病自得温和矣。此回陽倒陰之理，補瀉盛衰之功。

原夫絡别支殊，

别者，辨也。支者，絡之分派也。《素問》云：絡穴有一十五，於十二經中每經各有一絡。外有三絡：陽蹻絡，在足太陽經；陰蹻絡，在足少陰經；脾之大絡，在足太陰經。此是十五絡也，各有支殊之處，有積絡，有浮絡，故言絡别支殊。

經交錯綜，

交經者，十二經也。錯者，交錯也。綜者，總聚也。言足厥陰肝經，交出足太陰脾經之後；足太陰脾經，交出厥陰肝經之前。此是經絡交錯總聚之理也。

或溝池谿谷以岐異，

岐者，路也。其脉穴之中，有呼爲溝、池、谿、谷之名者，如岐路之各異也，若水溝、風池、後谿、合谷之類是也。一云《銅人經》乃分四穴：溝者水溝穴，池者天池穴，谿者太谿穴，谷者陽谷穴。所謂四穴同治，而分三路，皆皈於一原。

或山海丘陵而隙共，

隙者孔穴，或取山、海、丘、陵而爲名者，其孔穴之同共也，如承山、照海、商丘、陰陵之類是也。一云《銅人經》亦分四穴：山者承山穴，海者氣海穴，丘者丘墟穴，陵者陰陵穴。四經相應，包含萬化之衆也。

斯流派以難揆，在條綱而有統。

此言經絡貫通，如水流之分派，雖然難以揆度，在條目綱領之提挈，亦有統緒也。故書云若綱有條而不紊。一云經言井滎俞原經合，甲日起甲戌時，乃膽受病，竅陰所出爲井金，俠谿所溜爲滎水，臨泣所注爲俞木，丘墟所過爲原，陽輔所行爲經火，陽陵泉所入爲合土。凡此流注之道，須看日脚，陰日刺五穴，陽日刺六穴。

理繁而昧，縱補瀉以何功？

蓋聖人立意，垂法於後世，使其自曉也。若心無主持，則義理繁亂，而不能明解，縱依補瀉之法，亦有何效？或云：假如小腸實則瀉小海，虛則補後谿；大腸實則瀉二間，虛則補曲池；膽實則瀉陽輔，虛則補俠谿，此之謂也。中工治病已成之後，惟不知此理，不明虛實，妄投針藥，此乃醫之誤也。

法捷而明,曰迎隨而得用。

夫用針之法,要在識其通變,捷而能明,自然於迎隨之間,而得施爲之妙也。

且如行步難移,太衝最奇。人中除脊膂之强痛,神門去心性之呆痴。風傷項急,始求於風府;頭暈目眩,要覓於風池。耳閉須聽會而治也,眼痛則合谷以推之。胸結身黄,取湧泉而即可;腦昏目赤,瀉攢竹以偏宜。但見兩肘之拘攣,仗曲池而平掃;四肢之懈惰,憑照海以消除。牙齒痛,吕細堪治;頭項强,承漿可保。太白宣通於氣衝(太白,脾家真土也,能生肺金),陰陵開通於水道(陰陵泉,真水也,滋濟萬物)。腹膨而脹,奪内庭兮休遲;筋轉而疼,瀉承山而在早。大抵脚腕痛,崑崙解愈;股膝疼,陰市能醫。癇發癲狂兮,憑後谿而療理;瘧生寒熱兮,仗間使以扶持。期門罷胸滿血膨而可以,勞宫退胃翻心痛亦何疑!稽夫大敦去七疝之偏墜,王公謂此;三里却五勞之羸瘦,華陀(佗)言斯。固知腕骨祛黄,然骨寫腎,行間治膝腫目疾,尺澤去肘疼筋緊。目昏不見,二間宜取;鼻窒無聞,迎香可引。肩井除兩臂難任,絲竹療頭疼不忍。咳嗽寒痰,列缺堪治;眵𥌓冷淚,臨泣尤準(頭臨泣穴)。

髖骨將腿痛以祛殘,

髖骨二穴,在委中上三寸髀樞中,垂手取之,治腿足疼痛,針三分。一云:跨骨在膝臏上一寸,兩筋空處是穴,刺入五分,先補後瀉,其病自除,此即梁丘穴也。更治乳癰。按此兩解,俱與經外奇穴不同,並存以俟知者。

腎腧把腰疼而瀉盡。

以見越人治屍厥於維會,隨手而甦;

維會二穴，在足外踝上三寸，内應足少陽膽經。屍厥者，卒喪之症，其病口噤氣絶，狀如死，不識人。昔越人過虢，虢太子死未半日，越人診太子脉曰：太子之病爲屍厥也，脉亂故形如死，太子實未死也。乃使弟子子陽，礪針砥石，以取外三陽、五會，有間，太子甦，二旬而復。故天下盡以扁鵲能生死人。鵲聞之曰：此自當生者，吾能使之生耳。又云：乃玉泉穴，在臍下四寸是穴，手之三陽脉，維於玉泉，是足三陽脉會。治卒中屍厥，恍惚不省人事，血淋下瘕，小便赤澁，失精夢遺，臍腹疼痛，結如盆盃，男子陽氣虚憊，疝氣水腫，奔豚搶心，氣急而喘。經云：太子屍厥，越人刺維會而復甦。此即玉泉穴。真起死回生奇術。婦人血氣癥瘕堅積，臍下冷痛，子宫斷緒，四度刺有孕，使胞和暖，或産後惡露不止，月事不調，血結成塊，盡能治之。針八分，留五呼，得氣即瀉，更宜多灸爲妙。

文伯瀉死胎於陰交，應針而隕。

灸三壯，針三分。昔宋太子善醫術，出苑遊，逢一懷娠女人，太子胗之曰：是一女子。令徐文伯胗之，文伯曰：是一男一女。太子性暴，欲剖腹視之。文伯止曰：臣請針之，於是瀉足三陰交，補手陽明合谷，其胎應針而落，果如文伯之言。故今言姙婦不可針此穴。昔文伯見一婦人臨産症危，視之，乃子死在腹中，刺足三陰交二穴，又瀉足太衝二穴，其子隨手而下。此説與《銅人》之文又不相同。

聖人於是察麻與痛，分實與虚。

雖云諸疼痛皆以爲實，諸癢麻皆以爲虚，此大略也，未盡其善。其中有豐肥堅[硬]而得其疼痛之疾者,亦有虛羸氣弱而感其疼痛之病者。非執而斷之,仍要推其得病之原,别其内外之感,然後真知其虛實也。實者瀉之,虛者補之。

實則自外而入也,虛則自内而出歟。

夫冒風寒,中暑濕,此四時者,或因一時所感而受病者,謂實邪,此疾蓋是自外而入于内也。多憂慮,少心血,因内傷而致病者,謂虛邪,此疾蓋是自内而出於外也。此分虛實内外之理也。一云:夫療病之法,全在識見,癢麻爲虛,虛當補其母;疼痛爲實,實當瀉其子。且如肝實,瀉行間二穴,火乃肝木之子;肝虛,補曲泉二穴,水乃肝木之母。胃實,瀉厲兑二穴,金乃胃土之子;胃虛,補解谿二穴,火乃胃土之母。三焦實,瀉天井二穴;三焦虛,補中渚二穴。膀胱實,瀉束骨二穴;膀胱虛,補至陰二穴。故經云:虛羸癢麻,氣弱者補之;豐肥堅硬,疼痛腫滿者瀉之。凡刺之要,只就本經,取井滎俞原經合,行子母補瀉之法,乃爲樞要。深知血氣往來多少之道,取穴之法,各明其部分,即依本經而刺,無不效也。

故濟母而裨其不足,奪子而平其有餘。

裨者,補也。濟母者,蓋補其不足也。奪子者,奪去其有餘也。此補母瀉子之法。按補瀉,經云只非刺一經而已。假令肝木之病,實則瀉心火之子,虛則補腎水之母,其肝經自得安矣。五臟倣此。一云:虛當補其母,實當瀉其子。故知肝勝脾,肝有病必傳與脾,聖人治未病,當先實脾,使不受肝之賊邪。子母不許相傳,大概當實其母,正氣以增,邪氣必去,氣血往來無偏傷,傷則痾疾蜂起矣。

觀二十七之經絡，一一明辨；

經者，十二經也。絡者，十五絡也。共計二十七之經絡相隨，上下流行。觀之者，一一明辨也。

據四百四之疾症，件件皆除。

岐伯云：凡人稟乾坤而立身，隨陰陽而造化，按八節而榮，順四時而易，調神養氣，習性咽津，故得安和，四大舒緩。或一脉不調，則衆疾俱動，四大不和，百病皆生。凡人之一身，總計四百四病，不能一一具載，然變症雖多，但依經用法，件件皆除也。

故得夭枉都無，躋斯民於壽域；

躋者，登也。夭者，短也。枉者，悮傷其命也。夫醫之道，若能明此用針之理，除疼痛迅若手拈，破鬱結涣如冰釋。既得如此之妙，自此之後，並無夭枉之病，故斯民皆使登長壽之域矣。

幾微已判，彰往古之玄書。

幾微者，奥妙之理也。判，開也。彰，明也。玄，妙也。令奥妙之理，已焕然明著於前，使後學易曉。

抑又聞心胸病，求掌後之大陵；肩背患，責肘前之三里。冷痺腎敗，取足陽明之土；連臍腹痛，瀉足少陰之水。脊間心後者，針中渚而立痊；脇下肋邊者，刺陽陵而即止。頭項痛，擬後谿以安然；腰脚疼，在委中而已矣。夫用針之士，於此理苟能明焉，收祛邪之功，而在乎撚指。

夫用針之士，先要明其針法，次知形氣所在，經絡左右所起，血氣所行，逆順所會，補虚瀉實之法，去邪安正之道，方能除疼痛于目前，療疾病于指下也。

靈光賦 《針灸大全》

黄帝、岐伯針灸訣，依他經裏分明説。三陰、三陽十二經，更有兩經分八脉。靈光典、注極幽深，偏正頭疼瀉列缺。睛明治眼努肉攀，耳聾氣閉聽會間；兩鼻齆衄針禾髎，鼻窒不聞迎香間。治氣上壅足三里，天突宛中治喘痰；心疼手顫針少海，少澤應除心下寒。兩足拘攣覓陰市，五般腰痛委中安。脾俞不動瀉丘墟，復溜治腫如神醫。犢鼻治療風邪疼，住喘卻痛崑崙愈。後跟痛在僕參求，承山筋轉并久痔。足掌下去尋湧泉，此法千金莫妄傳；此穴多治婦人疾，男蠱女孕兩病痊。百會、鳩尾治痢疾，大、小腸俞大小便；氣海、血海療五淋，中脘、下脘治腹堅。傷寒過經期門愈，氣刺兩乳求太淵；大敦二穴主偏墜，水溝、間使治邪癲。吐血定喘補尺澤，地倉能止兩流涎；勞宫醫得身勞倦，水腫水分灸即安。五指不伸中渚取，頰車可灸牙齒愈；陰蹻、陽蹻兩踝邊，脚氣四穴先尋取；陰、陽陵泉亦主之，陰蹻、陽蹻與三里。諸穴一般治脚氣，在腰玄機宜正取。膏肓豈止治百病，灸則玄切病須愈。針灸一穴數病除，學者尤宜加仔細。悟得明師流注法，頭目有病針四肢。針有補瀉明呼吸，穴應五行順四時。悟得人身中造化，此歌依舊是筌蹄。

蘭江賦 楊氏書

擔截之中數幾何？有擔有截起沉痾。我今詠此蘭江賦，何用三車五輻歌。

先將此法爲定例,流注之中分次第。胸中之病内關擔,臍下公孫用法攔。頭部須還尋列缺,痰涎壅塞及咽乾。噤口咽風針照海,三稜出血刻時安。傷寒在表并頭痛,外關瀉動自然安。眼目之症諸疾苦,更須臨泣用針擔。後谿專治督脉病,癲狂此穴治還輕。申脉能除寒與熱,頭風偏正及心驚。耳鳴鼻衄胸中滿,好把金針此穴尋。但遇癢麻虚即補,如逢疼痛瀉而迎。更有傷寒真妙訣,三陰須要刺陽經。無汗更將合谷補,復溜穴瀉好施針。倘若汗多流不絶,合谷收補效如神。四日太陰宜細辨,公孫照海一同行。再用内關施絶法,七日期門妙用針。但治傷寒皆用瀉,要知《素問》坦然明。流注之中分造化,常將水火土金平。水數虧兮宜補肺,水之泛濫土能平。春夏井滎刺宜淺,秋冬經合更宜深。天地四時同此類,三才常用記心胸。天地人部次第入,仍調各部一般匀。夫弱婦强亦有尅,婦弱夫强亦有刑。皆在本經擔與截,瀉南補北亦須明。經絡明時知造化,不得師傳枉費心。不遇至人應莫度,天寶豈可付非人?按定氣血病人呼,撞搓數十把針扶。戰退摇起向上使,氣自流行病自無。

流注指微賦　竇氏

疾居榮衛,扶救者針。觀虚實于肥瘦,辨四時之淺深。是見取穴之法,但分陰陽而谿谷;迎隨逆順,須曉氣血而升沉。

原夫指微論中,賾義成賦。知本時之氣開,説經絡之流注。每披文而參其法,篇篇之旨審存;復按經而察其言,字字之功明諭。疑隱皆知,虚實總附。移疼住痛如有神,針下獲安;暴疾沉痾至危篤,刺之勿悮。

詳夫陰日血引,值陽氣留口温針;陽日氣引,逢陰血煖牢寒濡。深求諸經十二作數，絡脉十五爲周；陰俞六十臟主，陽穴七二腑收。刺陽經者，可卧針而取；奪血絡者，先俾指而柔。逆爲迎而順爲隨，呼則瀉而吸則補。淺恙新痾，用針之因；淹疾延患，着灸之由。燥煩藥餌而難拯，必取八會；癰腫奇經而畜邪，殲馘砭瘳。

況夫甲膽乙肝，丁火壬水，生我者號母，我生者名子。春井夏滎乃邪在，秋經冬合方刺矣。犯禁忌而病復，用日衰而難已。孫絡在于肉分，血行出于支裏。悶昏針暈，經虚補絡須然；痛實癢虚，瀉子隨母要指。

想夫先賢迅效，無出于針；今人愈疾，豈難於醫？徐文伯瀉孕於苑内，斯由甚速；范九思療咽於江夏，聞見言稀。

大抵古今遺跡，後世皆師。王纂針魅而立康，獺從彼出；秋夫療鬼而獲效，魂免傷悲。既而感指幽微，用針真訣，孔竅詳於筋骨肉分，刺要察於久新寒熱。接氣通經，短長依法，裏外之絶，羸盈必别。勿刺大勞，使人氣亂而神隳；慎妄呼吸，防他針昏而閉血。又以常尋古義，由有臧機，遇高賢真趣，則超然得悟；逢達人示教，則表我扶危。男女氣脉，行分時合度；養子時刻，注穴［必］須依。今詳定療病之宜，神針法式，廣搜《難》、《素》之秘密文辭，深考諸家之《肘》《函》妙臆，故稱廬江流注之指微，以爲後學之模規。

二卷終

針灸大成卷之三

五運主病歌 《醫經小學》

諸風掉眩乃肝木，痛癢瘡瘍心火屬。濕腫滿本脾土經，氣賁鬱痿肺金伏。寒之收引腎水鄉，五運主病樞要目。

六氣爲病歌

諸暴强直支痛，裹急筋縮腰戾。本足肝膽二經，厥陰風木之氣。

諸病喘嘔及吐酸，暴注下迫轉筋難。小便渾濁血溢泄，瘤氣結核瘍疹斑。癰疽吐下霍亂症，瞀鬱腫脹鼻塞乾。衄衊淋秘身發熱，惡寒戰慄驚惑間。笑悲譫妄衄衊汙，腹脹鼓之有聲和。少陰君火手二經，真心小腸氣之過。

痓與强直積飲滯，霍亂中滿諸膈痞。體重吐下胕腫痿，肉如泥之按不起。太陰濕土二足經，脾與從中胃之氣。

諸熱瞀瘛筋惕惕，悸動搐搦瘛瘲極。暴瘖冒昧躁擾狂，駡詈驚駭氣上逆。胕腫疼痠嚏嘔瘡，喉痺耳鳴聾欲閉。嘔痛溢食下不能，目昧不明瞤瘛翳。或禁慄之如喪神，暴病暴死暴注利。少陽相火手二經，心包絡與三焦氣。

諸澁枯涸閉，乾勁揭皴起。陽明之燥金，肺與大腸氣。

上下水液出澄冷，癥瘕癩疝堅痞病。腹滿急痛痢白清，食已不饑吐痢腥。屈伸不便與厥逆，厥逆禁固太陽經。腎與膀胱爲寒水，陰陽標本六氣裏。

百穴法歌《神應經》

手之太陰經屬肺，尺澤肘中約紋是。列缺側腕寸有半，經渠寸口陷脉記。太淵掌後横紋頭，魚際節後散脉裏。少商大指内側尋，爪甲如韮此爲的。

手陽明經屬大腸，食指内側號商陽。本節前取二間定，本節後勿三間忘。岐骨陷中尋合谷，陽谿腕中上側詳。三里、曲池下三寸，曲池曲肘外輔當。肩髃肩端兩骨覓，五分俠孔取迎香。

足陽明兮胃之經，頭維、本神寸五分。頰車耳下八分是，地倉俠吻四分臨。伏兔、陰市上三寸，陰市膝上三寸針。三里膝下三寸取，上廉里下三寸主。下廉上廉下三寸，觧谿腕上繫鞋處。衝陽陷谷上二寸，陷谷庭後二寸舉。内庭次指外間求，厲兑如韮足次指。

足之太陰經屬脾，隱白大指内角宜。大都節後白肉際，太白後一下一爲。公孫節後一寸得，商丘踝下前取之。内踝三寸陰交穴，陰陵膝内輔下施。

手少陰兮心之經，少海肘内節後明。通里掌後纔一寸，神門掌後鋭骨精。

手太陰兮小腸索，小指之端取少澤。前谷外側本節前，後谿節後仍外側。腕骨腕前起骨下，陽谷鋭下腕中得。小海肘端去五分，聽宫耳珠如菽側。

太陽膀胱何處看，睛明目眥内角畔。攢竹兩眉頭陷中，絡却後髮四寸半。肺俞三椎膈俞七，肝俞九椎之下按。腎俞十四椎下旁，膏肓四五三分筭。委中膝膕約紋中，承山腨下分肉斷。崑崙踝下後五分，金門踝下陷中撰。申脉踝下筋骨間，可容爪甲慎勿亂。

少陰腎兮安所覓？然谷踝前骨下識。太谿内踝後五分，照海踝下四分的。復溜内踝上二寸，向後五分太谿直。

手厥陰兮心包絡，曲澤肘内横紋作。間使掌後三寸求，内關二寸始無錯。大陵掌後兩筋間，中衝中指之端度。

手少陽兮三焦論，小次指間名液門。中渚次指本節後，陽池表腕有穴存。腕後二寸外關絡，支溝腕後三寸聞。天井肘上一寸許，角孫耳廓開口分。絲竹眉後陷中按，耳門耳缺非虚文。

足少陽膽取聽會，耳前陷中分明揣。目上入髮際五分，臨泣之穴於斯在。目窻泣上寸半存，風池髮後際中論。肩井骨前看寸半，帶脉肋下寸八分。環跳髀樞尋宛宛，風市髀外兩筋顯。陽陵膝下一寸求，陽輔踝上四寸遠。絶骨踝上三寸從，丘墟踝前有陷中。臨泣俠谿後寸半，俠谿小次岐骨縫。

厥陰肝經果何處？大敦拇指有毛聚。行間骨尖動脉中，太衝節後有脉據。中封一寸内踝前，曲泉紋頭兩筋著。章門臍上二寸量，横取六寸看兩傍。期門乳傍一寸半，直下寸半二肋詳。

督脉水溝鼻柱下，上星入髮一寸者。百會正在頂之巔，風府後髮一寸把。瘂門後髮際五分，大椎第一骨上存。腰俞二十一椎下，請君仔細詳經文。

任脉中行正居腹，關元臍下三寸録。氣海臍下一寸半，神闕臍中隨所欲。水分臍上一寸求，中脘臍上四寸取。膻中兩乳中間索，承漿宛宛唇下搜。

十二經脉歌 《聚英》

手太陰肺中焦生，下絡大腸出賁門。上膈屬肺從肺系，系横出腋臑中行。肘臂寸口上魚際，大指内側爪甲根。支絡還從腕後出，接次指屬陽明經。此經多氣而少血，是動則病喘與欬。肺脹膨膨缺盆痛，兩手交瞀爲臂厥。所生病者爲氣嗽，喘渴煩心胸滿結。臑臂之内前廉痛，小便頻數掌中熱。氣虚肩背痛而寒，氣盛亦疼風汗出。欠伸少氣不足息，遺矢無度溺色赤。

陽明之脉手大腸，次指内側起商陽。循指上連出合谷，兩筋岐骨循臂肪。入肘外廉循臑外，肩端前廉柱骨旁。從肩下入缺盆内，絡肺下膈屬大腸。支從缺盆直上頸，斜貫頰前下齒當。環出人中交左右，上俠鼻孔注迎香。此經氣盛血亦盛，是動頔腫并齒痛。所生病者爲鼽衄，目黄口乾喉痺生。大指次指難爲用，肩前臑外痛相仍。氣有餘兮脉熱腫，虚則寒慄病偏增。

胃足陽明交鼻起，下循鼻外下入齒。還出俠口繞承漿，頤後大迎頰車裏。耳前髮際至額顱，支下人迎缺盆底。下膈入胃絡脾宫，直者缺盆下乳内。一支幽門循腹中，下行直合氣衝逢。遂由髀關抵膝臏，胻跗中指内關同。一支下膝注三里，前出中指外關通。一支别走足跗指，大指之端經盡已。此經多氣復多血，是動欠伸面顔黑。悽悽惡寒畏見人，忽聞木音心驚惕。登高而歌棄衣走，甚則腹脹仍賁響。凡此諸疾皆骭厥，所生病者爲狂瘧。温淫汗出鼻流血，口喎唇裂又喉痺。膝臏疼痛腹脹結，氣膺伏兔胻外廉。足跗中指俱痛徹，有餘消穀溺色黄。不足身前寒振慄，胃房脹滿食不消，氣盛身前皆有熱。

太陰脾起足大指，上循内側白肉際。核骨之後内踝前，上臑循胻經膝裏。股内前廉入腹中，屬脾絡胃與膈通。俠喉連舌散舌下，支絡從胃注心宫。此經氣盛而血衰，是動其病氣所爲。食入即吐胃脘痛，更兼身體痛難移。腹脹善噫舌本强，得後與氣快然衰。所生病者舌亦痛，體重不食亦如之。煩心心下仍急痛，泄水溏瘕寒瘧隨。不卧强立股膝腫，疸發身黄大指痿。

手少陰脉起心中，下膈直與小腸通。支者還從肺系走，直上喉嚨繫目瞳。直者上肺出腋下，臑後肘内少海從。臂内後廉抵掌中，鋭骨之端注少衝。多氣少血屬此經，是動心脾痛難任。渴欲飲水咽乾燥，所生臑痛目如金。脇臂之内後廉痛，掌中有熱向經尋。

手太陽經小腸脉，小指之端起少澤。循手外廉出踝中，循臂骨出肘内側。上循臑外出後廉，直過肩解繞肩胛。交肩下入缺盆内，向腋絡心循咽嗌。下膈抵胃屬小腸，一支缺盆貫頸頰。至目鋭眥却入耳，復從耳前仍上頰。抵鼻升至目内眥，斜絡於顴别絡接。此經少氣還多血，是動則病痛咽嗌。頷下腫兮不可顧，肩如拔兮臑似折。所生病主肩臑痛，耳聾目黄腫腮頰。肘臂之外後廉痛，部分猶當細分别。

足太陽經膀胱脉，目内眥上起額尖。支者巔上至耳角，直者從巔腦後懸。絡腦還出别下項，仍循肩髆俠脊邊。抵腰膂腎膀胱内，一支下與後陰連。貫臀斜入委中穴，一支髆内左右别。貫胛俠脊過髀樞，臂内後廉膕中合。下貫腨内外踝後，京骨之下指外側。此經血多氣猶少，是動頭疼不可當。項如拔兮腰似折，髀樞痛徹脊中央。膕如結兮腨如裂，是爲踝厥筋乃傷。所生瘧痔小指廢，頭顖頂痛目色黄。腰尻膕脚疼連背，淚流鼻衄及癲狂。

足經腎脉屬少陰，小指斜趨湧泉心。然骨之下内踝後，别入跟中腨内侵。出膕内廉上股内，貫脊屬腎膀胱臨。直者屬腎貫肝膈，入肺循喉舌本尋。支者從肺絡心内,仍至胸中部分深。此經多氣而少血,是動病飢不欲食。喘嗽唾血喉中鳴,坐而欲起面如垢。目視䀮䀮氣不足,心懸如飢常惕惕。所生病者爲舌乾,口熱咽痛氣賁逼。股内後廉并脊疼,心腸煩痛疸而澼。痿厥嗜卧體怠惰,足下熱痛皆腎厥。

手厥陰心主起胸,屬包下膈三焦宫。支者循胸出脇下,脇下連腋三寸同。仍上抵腋循臑内,太陰少陰兩經中。指透中衝支者别,小指次指絡相通。此經少氣原多血,是動則病手心熱。肘臂攣急腋下腫,甚則胸脇支滿結。心中澹澹或大動,善笑目黄面赤色。所生病者爲煩心,心痛掌熱病之則。

手經少陽三焦脉,起自小指次指端。兩指岐骨手腕表,上出臂外兩骨間。肘後臑外循肩上,少陽之後交别傳。下入缺盆膻中分,散絡心包膈裹穿。支者膻中缺盆上,上項耳後耳角旋。屈下至頤仍注頰,一支出耳入耳前。却從上關交曲頰,至目内眥乃盡焉。此經少血還多氣,是動耳鳴喉腫痺。所生病者汗自出,耳後痛兼目鋭眥。肩臑肘臂外皆疼,小指次指亦如廢。

足脉少陽膽之經,始從兩目鋭眥生。抵頭循角下耳後,腦空風池次第行。手少陽前至肩上,交少陽右上缺盆。支者耳後貫耳内,出走耳前鋭眥循。一支鋭眥大迎下,合手少陽抵項根。下加頰車缺盆合,入胸貫膈絡肝經。屬膽仍從脇裹過,下入氣衝毛際縈。横入髀厭環跳内,直者缺盆下腋膺。過季脇下髀厭内,出膝外廉是陽陵。外輔絶骨踝前過,足跗小指次指分。一支别從大指去,三毛之際接肝經。此經多氣而少血,是動口苦善太息。心脇疼痛難轉移,面塵足熱體無澤。所生頭痛連鋭眥,缺盆腫痛並兩腋。馬刀挾癭生兩旁,汗出振寒痎瘧疾。胸脇髀膝至脛骨,絶骨踝痛及諸節。

厥陰足脉肝所終,大指之端毛際叢。足跗上廉太衝分,踝前一寸入中封。上踝交出太陰後，循膕内廉陰股衝。環繞陰器抵小腹，俠胃屬肝絡膽逢。上貫膈裏布脇肋，俠喉頏顙目繫同。脉上巔會督脉出，支者還生目系中。下絡頰裏環脣内，支者便從膈肺通。此經血多氣少焉，是動腰疼俛仰難。男疝女人小腹腫，面塵脱色及咽乾。所生病者爲胸滿，嘔吐洞泄小便難。或時遺溺并狐疝，臨症還須仔細看。

玉龍歌　楊氏注解

扁鵲授我玉龍歌，玉龍一試絶沉痾。玉龍之歌真罕得，流傳千載無差訛。我今歌此玉龍訣，玉龍一百二十穴。看者行針殊妙絶，但恐時人自差別。補瀉分明指下施，金針一刺顯明醫。傴者立伸僂者起，從此名揚天下知。

凡患傴者，補曲池，瀉人中。患僂者，補風池，瀉絶骨。

中風不語最難醫，髮際頂門穴要知。更向百會明補瀉，即時甦醒免災危。

頂門即顖會也，禁針，灸五壯。百會先補後瀉，灸七壯，艾如麥大。

鼻流清涕名鼻淵，先瀉後補疾可痊。若是頭風并眼痛，上星穴内刺無偏。

上星穴，流涕并不聞香臭者，瀉；俱得氣，補。

頭風嘔吐眼昏花，穴取神庭始不差。孩子慢驚何可治，印堂刺入艾還加。

神庭入三分，先補後瀉。印堂入一分，沿皮透左右攢竹，大哭效，不哭難，急驚瀉，慢驚補。

頭項强痛難回顧，牙疼并作一般看。先向承漿明補瀉，後針風府即時安。

承漿宜瀉，風府針不可深。

偏正頭風痛難醫，絲竹金針亦可施。沿皮向後透率谷，一針兩穴世間稀。

偏正頭風有兩般，有無痰飲細推觀。若然痰飲風池刺，倘無痰飲合谷安。

風池刺一寸半，透風府穴，此必横刺方透也。宜先補後瀉，灸十一壯。合谷穴針至勞宫，灸二七壯。

口眼喎斜最可嗟，地倉妙穴連頰車。喎左瀉右依師正，喎右瀉左莫令斜。

灸地倉之艾，如菉豆，針向頰車，頰車之針，向透地倉。

不聞香臭從何治，迎香兩穴可堪攻。先補後瀉分明效，一針未出氣先通。

耳聾氣閉痛難言，須刺翳風穴始痊。亦治項上生瘰癧，下針瀉動即安然。

耳聾之症不聞聲，痛癢蟬鳴不快情。紅腫生瘡須用瀉，宜從聽會用針行。

偶爾失音言語難，啞門一穴兩筋間。若知淺針莫深刺，言語音和照舊安。

眉間疼痛苦難當，攢竹沿皮刺不妨。若是眼昏皆可治，更針頭維即安康。

攢竹宜瀉，頭維入一分，沿皮透兩額角，疼瀉，眩暈補。

兩睛紅腫痛難熬，怕日羞明心自焦。只刺睛明魚尾穴，太陽出血自然消。

睛明針五分，後略向鼻中，魚尾針透魚腰，即童子髎，俱禁灸。如虚腫不宜去血。

眼痛忽然血貫睛，羞明更澁最難睁。須得太陽針血出，不用金刀疾自平。

心血炎上兩眼紅，迎香穴内刺爲通。若將毒血搐出後，目内清涼始見功。

内迎香二穴，在鼻孔中，用蘆葉或竹葉搐入鼻内，出血爲妙，不愈再針合谷。

强痛脊背瀉人中，挫閃腰痠亦可攻。更有委中之一穴，腰間諸疾任君攻。

委中禁灸，四畔紫脉上皆可出血，弱者慎之。

腎弱腰疼不可當，施爲行止甚非常。若知腎俞二穴處，艾火頻加體自康。

環跳能治腿股風，居髎二穴認真攻。委中毒血更出盡，愈見醫科神聖功。

居髎灸則筋縮。

膝腿無力身立難，原因風濕致傷殘。倘知二市穴能灸，步履悠然漸自安。

俱先補後瀉。二市者，風市、陰市也。

髖骨能醫兩腿疼，膝頭紅腫不能行。必針膝眼、膝關穴，功效須臾病不生。

膝關在膝蓋下、犢鼻内，横針透膝眼。

寒濕脚氣不可熬，先針三里及陰交。再將絶骨穴兼刺，腫痛登時立見消。

即三陰交也。

腫紅腿足草鞋風，須把崑崙二穴攻。申脉、太谿如再刺，神醫竗訣起疲癃。

外崑針透内吕。

脚背疼起丘墟穴，斜針出血即時輕。解谿再與商丘識，補瀉行針要辨明。

行步艱難疾轉加，太衝二穴效堪誇。更針三里、中封穴，去病如同用手爪。

膝蓋紅腫鶴膝風，陽陵二穴亦堪攻。陰陵針透尤收效，紅腫全消見異功。

腕中無力痛艱難，握物難移體不安。腕骨一針雖見效，莫將補瀉等閑看。

急疼兩臂氣攻胸，肩井分明穴可攻。此穴元來真氣聚，補多瀉少應其中。

此二穴針二寸效，乃五臟真氣所聚之處，倘或體弱針暈，補足三里。

肩背風氣連臂疼，背縫二穴用針明。五樞亦治腰間痛，得穴方知疾頓輕。

背縫二穴，在背肩端骨下，直腋縫尖，針二寸，灸七壯。

兩肘拘攣筋骨連，艱難動作欠安然。只將曲池針瀉動，尺澤兼行見聖傳。

尺澤宜瀉不灸。

肩端紅腫痛難當，寒濕相爭氣血狂。若向肩顒明補瀉，管君多灸自安康。

筋急不開手難伸，尺澤從來要認真。頭面縱有諸樣症，一針合谷效通神。

腹中氣塊痛難當，穴法宜向内關防。八法有名陰維穴，腹中之疾永安康。

先補後瀉，不灸。如大便不通，瀉之即通。

腹中疼痛亦難當，大陵、外關可消詳。若是脇疼并閉結，支溝奇妙效非常。

脾家之症最可憐，有寒有熱兩相煎。間使二穴針瀉動，熱瀉寒補病俱痊。

間使透針支溝，如脾寒可灸。

九種心痛及脾疼，上脘穴内用神針。若還脾敗中脘補，兩針神效免災侵。

痔漏之疾亦可憎，表裏急重最難禁。或痛或癢或下血，二白穴在掌中尋。

二白四穴在掌後，去横紋四寸，兩穴相對，一穴在大筋内，一穴大筋外，針五分。取穴用稻心從項後圍至結喉，取草摺齊，當掌中大指虎口紋，雙圍轉兩筋頭，點到掌後臂草盡處是，即間使後一寸，郄門穴也。灸二七壯，針宜瀉，如不愈，灸騎竹馬。

三焦熱氣壅上焦，口苦舌乾豈易調。針刺關衝出毒血，口生津液病俱消。

手臂紅腫連腕疼，液門穴内用針明。更將一穴名中渚，多瀉中間疾自輕。

液門沿皮針向後，透陽池。

中風之症症非輕，中衝二穴可安寧。先補後瀉如無應，再刺人中立便輕。

中衝禁灸，驚風灸之。

膽寒心虚病如何？少冲二穴最功多。刺入三分不着艾，金針用後自平和。

時行瘧疾最難禁，穴法由來未審明。若把後谿穴尋得，多加艾火即時輕。

熱瀉寒補。

牙疼陣陣苦相煎，穴在二間要得傳。若患翻胃并吐食，中魁奇穴莫教偏。

乳鵞之症少人醫，必用金針疾始除。如若少商出血後，即時安穩免災危。

三稜針刺之。

如今癮疹疾多般，好手醫人治亦難。天井二穴多着艾，縱生瘰癧灸皆安。

宜瀉七壯。

寒痰咳嗽更兼風，列缺二穴最可攻。先把太淵一穴瀉，多加艾火即收功。

列缺刺透太淵，擔穴也。

癡呆之症不堪親，不識尊卑枉罵人。神門獨治癡呆病，轉手骨開得穴真。

宜瀉灸。

連日虛煩面赤粧，心中驚悸亦難當。若須通里穴尋得，一用金針體便康。

驚恐補，虛煩瀉，針五分，不灸。

風眩目爛最堪憐，淚出汪汪不可言。大、小骨空皆妙穴，多加艾火疾應痊。

大、小骨空不針，俱灸七壯，吹之。

婦人吹乳痛難消，吐血風痰稠似膠。少澤穴内明補瀉，應時神效氣能調。

刺沿皮向後三分。

滿身發熱痛爲虚，盜汗淋淋漸損軀。須得百勞椎骨穴，金針一刺疾俱除。

忽然咳嗽腰背疼，身柱由來灸便輕。至陽亦治黄疸病，先補後瀉效分明。

針俱沿皮三分，灸二七壯。

腎敗腰虚小便頻，夜間起止苦勞神。命門若得金針助，腎俞艾灸起邅迍。

多灸不瀉。

九般痔漏最傷人，必刺承山效若神。更有長强一穴是，呻吟大痛穴爲真。

傷風不觧嗽頻頻，久不醫時勞便成。咳嗽須針肺俞穴，痰多宜向豐隆尋。

灸方效。

膏肓二穴治病强，此穴原來難度量。斯穴禁針多着艾，二十一壯亦無妨。

腠理不密咳嗽頻，鼻流清涕氣昏沉。須知噴嚏風門穴，咳嗽宜加艾火深。

針沿皮向外。

膽寒由是怕驚心，遺精白濁實難禁。夜夢鬼交心俞治，白環俞治一般針。

更加臍下氣海兩旁效。

肝家血少目昏花，宜補肝俞力便加。更把三里頻瀉動，還光益血自無差。

多補少瀉，灸。

脾家之症有多般，致成番胃吐食難。黄疸亦須尋腕骨，金針必定奪中脘。

無汗傷寒瀉復溜，汗多宜將合谷收。若然六脉皆微細，金針一補脉還浮。

針復溜入三分，沿皮向骨下一寸。

大便閉結不能通，照海分明在足中。更把支溝來瀉動，方知玅穴有神功。

小腹脹滿氣攻心，内庭二穴要先針。兩足有水臨泣瀉，無水方能病不侵。

針口用油，不閉其孔。

七般疝氣取大敦，穴法由來指側間。諸經具載三毛處，不遇師傳隔萬山。

傳屍勞病最難醫，湧泉出血免災危。痰多須向豐隆瀉，氣喘丹田亦可施。

渾身疼痛疾非常，不定穴中細審詳。有筋有骨須淺刺，灼艾臨時要度量。

不定穴即痛處。

勞宫穴在掌中尋，滿手生瘡痛不禁。心胸之病大陵瀉，氣攻胸腹一般針。

哮喘之症最難當，夜間不睡氣遑遑。天突玅穴宜尋得，亶（膻）中着艾便安康。

鳩尾獨治五般癇，此穴須當仔細觀。若然着艾宜七壯，多則傷人針亦難。

非高手毋輕下針。

氣喘急急不可眠，何當日夜苦憂煎。若得璇璣針瀉動，更取氣海自安然。

氣海先補後瀉。

豎（腎）强疝氣發甚頻，氣上攻心似死人。關元兼刺大敦穴，此法親傳始得真。

水病之疾最難熬，腹滿虚脹不肯消。先灸水分并水道，後針三里及陰交。

腎氣冲心得幾時，須用金針疾自除。若得關元并帶脉，四海誰不仰明醫。

赤白婦人帶下難，只因虚敗不能安。中極補多宜瀉少，灼艾還須着意看。

赤，瀉；白，補。

吼喘之症嗽痰多，若用金針疾自和。俞府、乳根一樣刺，氣喘風痰漸漸磨。

傷寒過經尤未解，須向期門穴上針。忽然氣喘攻胸膈，三里瀉多須用心。

期門先補後瀉。

脾泄之症别無他，天樞二穴刺休差。此是五臟脾虚疾，艾火多添病不加。

多灸宜補。

口臭之疾最可憎,勞心只爲苦多情。大陵穴内人中瀉,心得清涼氣自平。

穴法深淺在指中,治病須臾顯玅功。勸君要治諸般疾,何不當初記《玉龍》。

勝玉歌 楊氏

勝玉歌兮不虚言,此是楊家真秘傳。或針或灸依法語,補瀉迎隨隨手撚。頭痛眩暈百會好,心疼脾痛上脘先。後谿鳩尾及神門,治療五癇立便痊。

鳩尾穴禁灸,針三分,家傳灸七壯。

髀疼要針肩井穴,耳閉聽會莫遲延。

針一寸半,不宜停。經言禁灸,家傳灸七壯。

胃冷下脘却爲良,眼痛須覓清冷淵。

霍亂心疼吐痰涎,巨闕着艾便安然。脾疼背痛中渚瀉,頭風眼痛上星專。

頭項强急承漿保,牙腮疼緊大迎全。行間可治膝腫病,尺澤能醫筋拘攣。

若人行步苦艱難,中封、太衝針便痊。脚背痛時商丘刺,瘰癧少海、天井邊。筋疼閉結支溝穴,頷腫喉閉少商前。脾心痛急尋公孫,委中驅療脚風纏。

瀉却人中及頰車,治療中風口吐沫。五瘧寒多熱更多,間使、大杼真玅穴。經年或變勞怯者，痞滿臍旁章門決。噎氣吞酸食不投，膻中七壯除膈熱。目内紅痛苦皺眉，絲竹、攢竹亦堪醫。若是痰涎并咳嗽，治却須當灸肺俞。更有天突與筋縮，小兒吼閉自然疎。兩手痠疼難執物，曲池、合谷共肩顒。臂疼背痛針三里，頭風頭痛灸風池。腸鳴大便時泄瀉，臍旁兩寸灸天樞。諸般氣症從何治，氣海針之灸亦宜。小腸氣痛歸來治，腰痛中空穴最奇。

中空穴，從腎俞穴量下三寸，各開三寸是穴，灸十四壯，向外針一寸半，此即膀胱經之中髎也。

腿股轉痠難移步，玅穴説與後人知。環跳、風市及陰市，瀉却金針病自除。

陰市雖云禁灸，家傳亦灸七壯。

熱瘡臁内年年發，血海尋來可治之。兩膝無端腫如斗，膝眼、三里艾當施。兩股轉筋承山刺，脚氣復溜不須疑。踝跟骨痛灸崑崙，更有絶骨共丘墟。灸罷大敦除疝氣，陰交針入下胎衣。

遺精白濁心俞治，心熱口臭大陵驅。腹脹水分多得力，黄疸至陽便能離。肝血盛兮肝俞瀉，痔疾腸風長强欺。腎敗腰疼小便頻，督脉兩旁腎俞除。六十六穴施應驗，故成歌訣顯針奇。

雜病穴法歌　《醫學入門》

雜病隨症選雜穴，仍兼原合與八法。經絡原會别論詳，臟腑俞募當謹始。根結標本理玄微，四關三部識其處。

傷寒一日刺風府，陰陽分經次第取。

傷寒，一日太陽風府，二日陽明之滎，三日少陽之俞，四日太陰之井，五日少陰之俞，六日厥陰之經。在表刺三陽經穴，在裏刺三陰經穴。六日過經未汗，刺期門、三里，古法也。惟陰症灸關元穴爲妙。

汗、吐、下法非有他，合谷、内關、陰交杵。

汗，針合谷入二分，行九九數，搓數十次，男左搓，女右搓，得汗行瀉法，汗止身温出針；如汗不止，針陰市，補合谷。吐，針内關入三分，先補六次，瀉三次，行子午搗臼法三次，提氣上行，又推戰一次，病人多呼幾次，即吐；如吐不止，補九陽數，調匀呼吸，三十六度，吐止，徐出針，急捫穴；吐不止，補足三里。下，針三陰交入三分，男左女右，以針盤旋，右轉六陰數畢，用口鼻閉氣，吞鼓腹中，將瀉插一下，其人即泄，鼻吸手瀉三十六遍，方開口鼻之氣，插針即泄；如泄不止，針合谷，升九陽數。凡汗、吐、下，仍分陰陽補瀉，就流注穴行之尤妙。

一切風寒暑濕邪，頭疼發熱外關起。頭面耳目口鼻病，曲池、合谷爲之主。偏正頭疼左右針（左疼針右），列缺、太淵不用補。頭風目眩項捩强，申脉、金門、手三里。赤眼迎香出血奇，臨泣、太衝、合谷侣（眼腫血爛，瀉足臨泣）。耳聾臨泣（補足）與金門，合谷（俱瀉）針後聽人語。鼻塞鼻痔及鼻淵，合谷、太衝（俱瀉）隨手取。口噤喎斜流涎多，地倉、頰車仍可舉。口舌生瘡舌下竅，三稜刺血非粗鹵（舌下兩邊紫筋）。舌裂出血尋内關，太衝、陰交走上部。舌上生胎合谷當，手三里治舌風舞。牙風面腫頰車神，合谷（瀉足）、臨泣瀉不數。二陵、二蹻與二交，頭項手足互相與。兩井、兩商、二三間，手上諸風得其所。手指連肩相引疼，合谷、太衝能救苦。手三里治肩連臍，脊間心後稱中渚。冷嗽只宜補合谷，三陰交瀉即時住。霍亂中脘可入深，三里、内庭瀉幾許。心痛番胃刺勞宮(熱)，寒者少澤細手指(補)。心痛手戰少海求，若要除根陰市覩。太淵、列缺穴相連，能祛氣痛刺兩乳。脇痛只須陽陵泉，腹痛公孫、内關爾。瘧疾《素問》分各經，危氏刺指舌紅紫。

足太陽瘧，先寒後熱，汗出不已，刺金門。足少陽瘧，寒熱心惕，汗多，刺俠谿。足陽明瘧，寒久乃熱，汗出，喜見火光，刺衝陽。足太陰瘧，寒熱，善嘔，嘔已乃衰，刺公孫。足少陰瘧，嘔吐甚，欲閉户，刺大鍾。足厥陰瘧，少腹滿，小便不利，刺太衝。心瘧刺神門，肝瘧中封，脾瘧商丘，肺瘧列缺，腎瘧太谿，胃瘧厲兑。危氏刺手十指及舌下紫腫筋出血。

痢疾合谷、三里宜，甚者必須兼中膂(白痢合谷，赤痢小腸俞，赤白足三里、中膂)。心胸痞滿陰陵泉，針到承山飲食美。泄瀉肚腹諸般疾(足)，三里、内庭功無比。水腫水分與復溜，

俱瀉水分。先用小針，次用大針，以雞翎管透之，水出濁者死，清者生，急服緊皮丸斂之。此鄉村無藥，粗人體實者針之；若高人則禁針。取血法：先用針補入地部，少停瀉出人部，少停復補入地部，少停瀉出針，其瘀血自出。虚者只有黄水出。若脚上腫大，欲放水者，仍用此法，於復溜穴上取之。

脹滿中脘三里揣。

《内經》針腹，以布纏繳。針家另有盤法：先針入二寸五分，退出二寸，只留五分在内，盤之。如要取上焦包絡之病，用針頭迎向上，刺入二分補之，使氣攻上。若臍下有病，針頭向下，退出二分瀉之。此特備古法，初學不可輕用。

腰痛環跳、委中神，若連背痛崑崙武。腰連腿疼腕骨升，三里降下隨拜跪（補腕骨，瀉足三里）。腰連腳痛怎生醫（補）？環跳（瀉）、行間與風市。腳膝諸痛羨行間，三里、申脉、金門侈。腳若轉筋眼發花，然谷、承山法自古。兩足難移先懸鍾，條口後針能步履。兩足痠麻補太谿，僕參、内庭盤跟楚（腳盤痛瀉内庭，腳跟痛瀉僕參）。

腳連脇腋痛難當，環跳、陽陵泉内杵。冷風濕痺針環跳，陽陵、三里燒針尾（燒三五壯，知痛即止）。七疝大敦與太衝，五淋血海通男婦。大便虚秘補支溝，瀉足三里效可擬。熱秘氣秘先長强，大敦、陽陵堪調護。小便不通陰陵泉，三里瀉下溺如注。内傷食積針（手足）三里，璇璣相應塊亦消。脾病氣血先合谷，後刺三陰針用燒。一切内傷内關穴，痰火積塊退煩潮。吐血尺澤功無比，衄血上星與禾髎。喘急列缺、足三里，嘔噎陰交不可饒。勞宫能治五般癎，更刺湧泉疾若挑。神門專治心癡呆，人中、間使祛癲妖。尸厥百會一穴美，更針隱白效昭昭（外用筆管吹耳）。婦人通經瀉合谷，三里、至陰催孕妊（虚補合谷）。死胎陰交不可緩，胞衣照海、内關尋（俱瀉）。小兒驚風少商穴，人中、湧泉瀉莫深。癰疽初起審其穴，只刺陽經不刺陰。

陽經謂癰從背出者，當從太陽經至陰、通谷、束骨、崑崙、委中五穴選用。從鬢出者，當從少陽經竅陰、俠谿、臨泣、陽輔、陽陵泉五穴選用。從髭出者，當從陽明經厲兑、内庭、陷谷、衝陽、解谿五穴選用。從胸出者，則以絶骨一穴治之。凡癰疽已破，尻神朔望不忌。

傷寒流注分手足，太衝、内庭可浮沉。熟此筌蹄手要活，得後方可度金針。又有一言真秘訣，上補下瀉值千金。

雜病十一穴歌 《聚英》

攢竹、絲空主頭疼，偏正皆宜向此針。更去大都除瀉動，風池針刺三分深。曲池、合谷先針瀉，永與除痾病不侵。依此下針無不應，管教隨手便安寧。

頭風頭痛與牙疼，合谷、三間兩穴尋。更向大都針眼痛，太淵穴内用針行。牙疼三分針吕細，齒痛依前指上明。更推大都左之右，交互相迎仔細窮。

聽會兼之與聽宫，七分針瀉耳中聾。耳門又瀉三分許，更加七壯灸聽宫。大腸經内將針瀉，曲池、合谷七分中。醫者若能明此理，針下之時便見功。

肩背并和肩膊疼，曲池、合谷七分深。未愈尺澤加一寸，更於三間次第行。各入七分於穴内，少、風二府刺心經。穴内淺深依法用，當時蠲疾兩之輕。

咽喉以下至於臍，胃脘之中百病危。心氣痛時胸結硬，傷寒嘔噦悶涎隨。列缺下針三分許，三分針瀉到風池。二指三間并三里，中衝還刺五分依。

汗出難來到腕骨，五分針瀉要君知。魚際、經渠并通里，一分針瀉汗淋漓。二指三間及三里，大指各刺五分宜。汗至如若通遍體，有人明此是良醫。

四肢無力中邪風，眼澁難開百病攻。精神昏倦多不語，風池、合谷用針通。兩手三間隨後瀉，三里兼之與太衝。各入五分於穴内，迎隨得法有奇功。

風池手足指諸間，右痪偏風左曰癱。各刺五分隨後瀉，更灸七壯便身安。三里、陰交行氣瀉，一寸三分量病看。每穴又加三七壯，自然癱瘓即時安。

肘痛將針刺曲池，經渠、合谷共相宜。五分針刺於二穴，瘧病纏身便得離。未愈更加三間刺，五分深刺莫憂疑。又兼氣痛憎寒熱，間使行針莫用遲。

腿胯腰疼痞氣攻，髖骨穴内士（七）分窮。更針風市兼三里，一寸三分補瀉同。又去陰交瀉一寸，行間仍刺五分中。剛柔進退隨呼吸，去疾除病撚指功。

肘膝疼時刺曲池，進針一寸是相宜。左病針右右針左，依此三分瀉氣奇。膝痛三寸針犢鼻，三里、陰交要七吹（次）。但能仔細尋其理，刼（祛）病之功在片時。

長桑君天星秘訣歌　《乾坤生意》

天星秘訣少人知，此法專分前後施。若是胃中停宿食，後尋三里起璇璣。脾病血氣先合谷，後刺三陰交莫遲。如中鬼邪先間使，手臂攣痺取肩髃。脚若轉筋并眼花，先針承山次内踝。脚氣痠疼肩井先，次尋三里、陽陵泉。如是小腸連臍痛，先刺陰陵後湧泉。耳鳴腰痛先五會，次針耳門、三里内。小腸氣痛先長强，後刺大敦不要忙。足緩難行先絶骨，次尋條口及冲陽。牙疼頭痛兼喉痺，先刺二間後三里。胸膈痞滿先陰交，針到承山飲食喜。肚腹浮腫脹膨膨，先針水分瀉建里。傷寒過經不出汗，期門、通里先後看。寒瘧面腫及腸鳴，先取合谷後内庭。冷風濕痺針何處？先取環跳次陽陵。指痛攣急少商好，依法施之無不靈。此是桑君真口訣，時醫莫作等閑輕。

馬丹陽天星十二穴治雜病歌

三里、内庭穴,曲池合谷接。委中配承山,太衝、崑崙穴。環跳與陽陵,通里并列缺。合擔用法擔,合截用法截。三百六十穴,不出十二訣。治病如神靈,渾如湯潑雪。北斗降真機,金鎖教開徹。至人可傳授,匪人莫浪説。

其一

三里膝眼下,三寸兩筋間。能通心腹脹,善治胃中寒。腸鳴并泄瀉,腿腫膝胻痠。傷寒羸瘦損,氣蠱及諸般。年過三旬後。針灸眼便寬。取穴當審的,八分三壯安。

其二

内庭次指外,本屬足陽明。能治四肢厥,喜静惡聞聲。癮疹咽喉痛,數欠及牙疼。虚疾不能食,針着便惺惺(針三分,灸三壯)。

其三

曲池拱手取,屈指骨邊求。善治肘中痛,偏風手不收。挽弓開不得,筋緩莫梳頭。喉閉促欲死,發熱更無休。遍身風癬癩,針着即時瘳(針五分,灸三壯)。

其四

合谷在虎口,兩指岐骨間。頭疼并面腫,瘧病熱還寒。齒齲鼻衄血,口噤不開言。針入五分深,令人即便安(灸三壯)。

其五

委中曲脷裏，橫紋脉中央。腰痛不能舉，沉沉引脊梁。痠疼筋莫展，風痺復無常。膝頭難伸屈，針入即安康(針五分，禁灸)。

其六

承山名魚腹，腨腸分肉間。善治腰疼痛，痔疾大便難。脚氣并膝腫，展轉戰疼痠。霍亂及轉筋，穴中刺便安(針七分，禁(灸)五壯)。

其七

太衝足大指，節後二寸中。動脉知生死，能醫驚癇風。咽喉并心脹，兩足不能行。七疝偏墜腫，眼目似雲朦。亦能療腰痛，針下有神功(針三分，灸三壯)。

其八

崑崙足外踝，跟骨上邊尋。轉筋腰尻痛，暴喘滿中心。舉步行不得，一動即呻吟。若欲求安樂，須於此穴針(針五分，灸三壯)。

其九

環跳在髀樞，側卧屈足取。折腰莫能顧，冷風并濕痺。腿胯連腨痛，轉側重欷歔。若人針灸後，頃刻病消除(針二寸，灸五壯)。

其十

陽陵居膝下，外臁一寸中。膝腫并麻木，冷痺及偏風。舉足不能起，坐卧似衰翁。針入六分止，神功妙不同(灸三壯)。

其十一

通里腕側後,去腕一寸中。欲言聲不出,懊惱及怔忡。實則四肢重,頭腮面頰紅。虛則不能食,暴瘖面無容。毫針微微刺,方信有神功(針三分,灸三壯)。

其十二

列缺腕側上,次指手交叉。善療偏頭患,遍身風痺麻。痰涎頻壅上,口噤不開牙。若能明補瀉,應手即如拏(針三分,灸五壯)。

四總穴歌

肚腹三里留,腰背委中求,頭項尋列缺,面口合谷收。

肘後歌 《聚英》

頭面之疾針至陰,腿脚有疾風府尋。心胸有病少府瀉,臍腹有病曲泉針。肩背諸疾中渚下,腰膝强痛交信憑。脇肋腿叉後谿妙,股膝腫起瀉太衝。陰核發來如升大,百會妙穴真可駭。頂心頭痛眼不開,湧泉下針足安泰。鶴膝腫勞難移步,尺澤能舒筋骨疼。更有一穴曲池妙,根尋源流可調停。其患若要便安愈,加以風府可用針。更有手臂拘攣急,尺澤刺深去不仁。腰背若患攣急風,曲池一寸五分攻。五痔原因熱血作,承山須下病無踪。哮喘發來寢不得,豐隆刺入三寸深。狂言盜汗如見鬼,惺惺間使便下針。骨寒髓冷火來燒,靈道妙穴分明記。瘧疾寒熱真可畏,須知虛實可用意。間使宜透支溝中,大杼七壯合聖治。連日頻頻發不休,金門刺深七分是。瘧疾三日得一發,先寒後熱無他語。寒多熱少取復溜,熱多寒少用間使。或患傷寒熱未收,牙關風壅藥難投。項强反張目直視,金針用意列缺求。傷寒四肢厥逆冷,脉氣無時仔細尋。神奇妙穴真有二,復溜半寸順骨行。四肢回還脉氣浮,須曉陰陽倒换求。寒則須補絶骨是,熱則絶骨瀉無憂。脉若浮洪當瀉觧,沉細之時補便瘳。百合傷寒最難醫,妙法神針用意推。口禁眼合藥不下,合谷一針效甚奇。狐惑傷寒滿口瘡,須下黄連犀角湯。蟲在臟腑食肌肉,須要神針刺地倉。傷寒腹痛虫尋食,吐蚘烏梅可難攻。十日九日必定死,中脘回還胃氣通。傷寒痞氣結胸中,兩目昏黄汗不通。湧泉妙穴三分許,速使周身汗自通。傷寒痞結脇積痛,宜用期門見深功。當汗不汗合谷瀉,自汗發黄復溜憑。飛虎一穴通痞氣,祛風引氣使安寧。剛柔二痓最乖張,口禁眼合面紅粧。熱血流入心肺腑,須要金針刺少商。中滿如何去得根,陰包如刺效如神。不論老幼依法用,須教患者便擡身。打撲傷損破傷風,先於痛處下針攻。後向承山立作效,甄權留下意無窮。腰腿疼痛十年春,應針不了便惺惺。大都引氣探根本,服藥尋方枉費金。脚膝經年痛不休,内外踝邊用意求。穴號崑崙并吕細,應時消散即時瘳。風痺痿厥如何治?大杼、曲泉真是妙。兩足兩脇滿難伸,飛虎神灸七分到。腰軟如何去得根,神妙委中立見效。

回陽九針歌

啞門、勞宫、三陰交,湧泉、太谿、中脘接,環跳、三里、合谷并,此是回陽九針穴。

針内障秘歌　楊氏

内障由來十八般，精醫明哲用心看。分明一一知形狀，下手行針自入玄。察他冷熱虚和實，多驚先服鎮心丸。弱翳細針粗撥老，針形不可一般般。病虚新瘥懷娠月，針後應知將息難。不雨不風兼吉日，清齋三日在針前。安心定志存真氣，念佛親姻莫雜喧。患者向明盤膝坐，醫師全要静心田。有血莫驚須住手，裹封如舊勿頻看。若然頭痛不能忍，熱茶和服草烏煙。七月觧封方視物，花生水動莫開言。還睛圓散堅心服，百日冰輪澈九淵。

針内障要歌

内障金針針了時，醫師治法要精微。綿包黑豆如毬子，眼上安排慢熨之。頭邊鎮枕須平穩，仰卧三朝莫厭遲。封後或然微有痛，腦風搴動莫狐疑。或針或熨依前法，痛極仍將火熨宜。盐白梅含止咽吐，大小便起與扶持。高聲叫唤私人欲，驚動睛輪見雪飛。三七不須湯洗面，針痕濕着痛微微。五辛酒麵周年慎，出户升堂緩步移。雙眸瞭瞭康寧日，狂吝(客)嗔予泄聖機。

補瀉雪心歌　《聚英》

行針補瀉分寒熱，瀉寒補熱須分别。撚指向外瀉之方，撚指向内補之訣。瀉左須當大指前，瀉右大指當後拽。補左次指向前搓，補右大指往上拽。如何補瀉有兩般,蓋是經從兩邊發。補瀉又要識迎隨,隨則爲補迎爲瀉。古人補瀉左右分,今人乃爲男女别。男女經脉一般生,晝夜循環無暫歇。兩手陽經從上頭,陰經胸走手指輟。兩足陽經頭走足,陰經上走腹中結。隨則針頭隨經行,迎則針頭迎經奪。更有補瀉定吸呼,吸瀉呼補真奇絶。補則呼出却入針,囡聲(要知)針用三飛法。氣至出針吸氣入,疾而一退急捫穴。瀉則吸氣方入針,囡聲(要知)祖(阻)氣通身達。氣至出針呼氣出,徐而三退穴開捺。此訣出自梓桑君,我今受汝心已雪。正是補瀉玄中玄,莫向人前輕易説。

行針總要歌

黄帝金針法最奇,短長肥瘦在臨時。但將他手横紋處,分寸尋求審用之。身體心胸或是短,身體心胸或是長。求穴看紋還有理,醫工此理要推詳。定穴行針須細認,瘦肥短小豈同群。肥人針入三分半,瘦體須當用二分。不肥不瘦不相同,如此之人但着中。只在二三分内取,用之無失且收功。大飢大飽宜避忌,大風大雨亦須容。饑傷榮氣飽傷腑,更看人神俱避之。妙針之法世間稀,多少醫工不得知。寸寸人身皆是穴,但開筋骨莫狐疑。有筋有骨傍針去,無骨無筋須透之。見病行針須仔細,必明升降闔開時。邪入五臟須早遏,祟侵六脉浪翻飛。烏烏稷稷空中墮,静意冥冥起發機。先補真陽元氣足,次瀉餘邪九度嘘。同身逐穴歌中取,捷法昭然徑不迷。百會、三陽頂之中,五會、天滿名相同。前頂之上寸五取,百病能袪理中風。灸後火燥衝雙目,四畔刺血令宣通。井泉要洗原針穴,針刺無如灸有功。前頂寸五三陽前，甄權曾云一寸言。稜針出血頭風愈，鹽油揩根病自痊。顖會頂前寸五深，八歲兒童不可針。顖門未合那堪灸，二者須當記在心。上星會前一寸斟，神庭星前髮際尋。諸風灸庭爲最妙，庭、星宜灸不宜針。印堂穴並兩眉攢，素髎面正鼻柱端。動脉之中定禁灸，若燃此穴鼻鼾痠。水溝鼻下名人中，兑端張口上唇宫。齗交二齦中間取，承漿下唇宛内蹤。炷艾分半懸漿灸，大則陽明脉不隆。廉泉宛上定結喉，一名舌本立重樓。同身捷法須當記，他日聲名播九州。

行針指要歌

或針風，先向風府、百會中。或針水，水分俠臍上邊取。或針結，針着大腸泄水穴。或針勞，須向膏肓及百勞。或針虚，氣海、丹田、委中奇。或針氣，膻中一穴分明記。或針嗽，肺俞、風門須用灸。或針痰，先針中脘、三里間。或針吐，中脘、氣海、膻中補。番胃吐食一般醫，針中有妙少人知。

刺法啓玄歌　六言

十二陰陽氣血，凝滯全憑針焫(焫)。細推十干五行，謹按四時八節。出入要知先後，開闔慎毋妄别。左手按穴分明，右手持針親切。刺榮無傷衛氣，刺衛無傷榮血。循捫引導之因，呼吸調和寒熱。補即慢慢出針，瀉即徐徐閉穴。發明《難》《素》玄微，俯仰岐黄秘訣。若能勞心勞力，必定愈明愈哲。譬如閉户造車，端正出門合轍。倘逢志士細推，不是知音莫説。了卻箇中規模，便是醫中俊傑。

針法歌

先説平針法,含針口内温。按揉令氣散,掐穴故教深。持針安穴上,令他嗽一聲。隨嗽歸天部,停針再至人。再停歸地部,待氣候針沉。氣若不來至,指甲切其經。次提針向病,針退天地人。

補必隨經刺,令他吹氣頻。隨吹隨左轉,逐歸天地人。待氣停針久,三彈更熨温。出針口吸氣,急急閉其門。瀉欲迎經取,吸則内其針。吸時須右轉,依次進天人。轉針仍復吸,依法要停針。出針吹口氣,摇動大其門。

策 楊氏考卷

[諸家得失策]

問:人之一身,猶之天地,天地之氣,不能以恒順,而必待於範圍之功;人身之氣,不能以恒平,而必待於調攝之技。故其致病也,既有不同,而其治之,亦不容一律,故藥與針灸不可缺一者也。然針灸之技,昔之專門者固各有方書,若《素問》、《針灸圖》、《千金方》、《外臺秘要》,與夫補瀉灸刺諸法,以示來世矣。其果何者而爲之原歟?亦豈無得失去取於其間歟?諸生以是名家者,請詳言之!

對曰:天地之道,陰陽而已矣。夫人之身,亦陰陽而已矣。陰陽者,造化之樞紐,人類之根柢也,惟陰陽得其理則氣和,氣和則形亦以之和矣。如其拂而戾焉，則贊助調攝之功，自不容已矣。否則，在造化不能爲天地立心，而化工以之而息；在夫人不能爲生民立命，而何以臻壽考無疆之休哉？此固聖人贊化育之一端也，而可以醫家者流而小之耶？

愚嘗觀之《易》曰：大哉乾元，萬物資始；至哉坤元，萬物資生。是一元之氣，流行於天地之間，一闔一闢，往來不窮，行而爲陰陽，布而爲五行，流而爲四時，而萬物由之以化生，此則天地顯仁藏用之常，固無庸以贊助爲也。然陰陽之理也，不能以無愆；而雨暘寒者（暑），不能以時若，則範圍之功，不能無待于聖人也。故《易》曰：后以裁成天地之道，輔相天地之宜，以左右民，此其所以人無夭札，物無疵厲，而以之收立命之功矣。然而吾人同得天地之理以爲理，同得天地之氣以爲氣，則其元氣流行於一身之間，無異於一元之氣流行於天地之間也。夫何喜怒哀樂、心思嗜慾之汨（汩）於中，寒暑風雨、温凉燥濕之侵於外，於是有疾在腠理者焉，有疾在血脉者焉，有疾在腸胃者焉？然而疾在腸胃，非藥餌不能以濟；在血脉，非針刺不能以及；在腠理，非熨焫不能以達，是針灸藥者，醫家之不可缺一者也。夫何諸家之術惟以藥，而於針灸則併而棄之？斯何以保其元氣，以收聖人壽民之仁心哉？然是針與灸也，亦未易言也。孟子曰：離婁之明，不以規矩，不能成方圓；師曠之聰，不以六律，不能正五音。若古之方書，固離婁之規矩、師曠之六律也。故不遡其原，則無以得古人立法之意；不窮其流，則何以知後世變法之弊？今以古之方書言之，有《素問》、《難經》焉，有《靈樞》、《銅人圖》焉，有《千金方》、有《外臺秘要》焉，有《金蘭循經》、有《針灸雜集》焉。然《靈樞》之圖，或議其大繁而雜；於《金蘭循經》，或嫌其太簡而略；於《千金方》，或詆其不盡傷寒之數；於《外臺秘要》，或議其爲醫之蔽；於《針灸雜集》，或論其未盡針灸之妙。

遡而言之，則惟《素》《難》爲最要。蓋《素》《難》者，醫家之鼻祖，濟生之心法，垂之萬世而無弊者也。夫既由《素》《難》以遡其原，又由諸家以窮其流，探脉絡，索榮衛，診表裏，虚則補之，實則瀉之，熱則涼之，寒則温之，或通其氣血，或維其真元，以律天時，則春夏刺淺，秋冬刺深也。以襲水土，則濕致高原，熱處風涼也。以取諸人，肥則刺深，瘠則刺淺也。又由是而施之以動摇進退、搓彈攝按之法，示之以喜怒憂懼、思勞醉飽之忌，窮之以井榮俞經合之源，究之以主客標本之道、迎隨開闔之機。夫然後陰陽和，五氣順，榮衛固，脉絡綏，而凡腠理血脉，四體百骸，一氣流行，而無壅滯痿痺之患矣。不猶聖人之裁成輔相，而一元之氣，周流於天地之間乎？先儒曰：吾之心正，則天地之心亦正；吾之氣順，則天地之氣亦順。此固贊化育之極功也，而愚於醫之灸刺也亦云。

［頭多不灸策］

問：灸穴須按經取穴，其氣易連而其病易除，然人身三百六十五絡皆歸於頭，頭可多灸歟？灸良已，間有不發者，當用何法發之？

嘗謂穴之在人身也，有不一之名，而灸之在吾人也，有至一之會。蓋不知其名，則昏謬無措，無以得其周身之理；不觀其會，則散漫靡要，何以達其貫通之原。故名也者，所以盡乎周身之穴也，固不失之太繁；會也者，所以貫乎周身之穴也，亦不失之太簡。人而知乎此焉，則執簡可以御繁，觀會可以得要，而按經治疾之餘，尚何疾之有不愈，而不足以仁壽斯民也哉？

執事發策，而以求穴在乎按經，首陽不可多灸，及所以發灸之術，下詢承學,是誠究心於民瘼者。愚雖不敏,敢不掇(綴)述所聞以對。嘗觀吾人一身之氣,周流於百骸之間,而統之則有其宗,猶化工一元之氣,磅礴於乾坤之内,而會之則有其要。故仰觀於天,其星辰之奠麗,不知其幾也,而求其要,則惟以七宿爲經,二十四曜爲緯;俯察於地,其山川之流峙,不知其幾也,而求其要,則惟以五嶽爲宗,四瀆爲委,而其他咸弗之求也。天地且然,而況人之一身? 内而五臟六腑,外而四體百形,表裏相應,脉絡相通,其所以生息不窮而肖形於天地者,寧無所綱維統紀于其間耶! 故三百六十五絡,所以言其煩也,而非要也;十二經穴,所以言其法也,而非會也。總而會之,則人身之氣有陰陽,而陰陽之運有經絡,循其經而按之,則氣有連屬,而穴無不正,疾無不除。譬之庖丁解牛,會則其湊,通則其虚,無假斤斲之勞,而頃刻無全牛焉。何也? 彼固得其要也。故不得其要,雖取穴之多,亦無以濟人;苟得其要,則雖會通之簡,亦足以成功,惟在善灸者加之意焉耳。自今觀之,如灸風而取諸風池、百會,灸勞而取諸膏肓、百勞,灸氣而取諸氣海,灸水而取諸水分。欲去腹中之病,則灸三里;欲治頭目之疾,則灸合谷;欲愈腰腿,則取環跳、風市;欲拯手臂,則取肩髃、曲池;其他病以人殊,治以疾異,所以得之心而應之手者,罔不昭然有經絡在焉。而得之則爲良醫,失之則爲粗工,凡以辨諸此也。至於首爲諸陽之會,百脉之宗,人之受病固多,而吾之施灸宜别,若不察其機而多灸之,其能免夫頭目旋眩、還視不明之咎乎? 不審其地而併灸之,其能免夫氣血滯絶、肌肉單薄之忌乎? 是百脉之皆歸於頭,而頭之不可多灸,尤按經取穴者之所當究心也。若夫灸之宜發,或發之有速而有遲,固雖係於人之强弱不同,而吾所以治之者,可不爲之所耶? 觀東垣灸三里七壯不發,而復灸以五壯即發,秋夫灸中脘九壯不發,而漬以露水,熨以熱履,熯以赤葱,即萬無不發之理,此其見之《圖經》、《玉樞》諸書,蓋班班具載,可考而知者。吾能按經以求其原,而又多方以致其發,自無患乎氣之不連,疾之不療,而于灼艾之理,斯過半矣。

抑愚又有説焉。按經者法也,而所以神明之者心也。蘇子有言:一人飲食起居,無異於常人,而愀然不樂,問其所苦,且不能自言,此庸醫之所謂無足憂,而扁鵲、倉公之所望而驚焉者。彼驚之者何也?病無顯情,而心有默識,誠非常人思慮所能測者。今之人徒曰:吾能按經,吾能取穴。而不干心焉求之,譬諸刻舟而求劍,膠柱而鼓瑟,其療人之所不能療者,吾見亦罕矣。然則善灸者奈何?静養以虛此心,觀變以運此心,旁求博采以擴此心,使吾心與造化相通,而於病之隱顯,昭然無遁情焉。則由是而求孔穴之開闔,由是而察氣候之疾徐,由是而明呼吸補瀉之宜,由是而達迎隨出入之機,由是而酌從衛取氣、從榮置氣之要,不將從手應心,得魚兔而忘筌蹄也哉!此又岐黄之秘術,所謂百尺竿頭進一步者,不識執事以爲何如?

[穴有奇正策]

問:九針之法,始於岐伯,其數必有取矣,而灸法獨無數焉,乃至定穴,均一審慎,所謂奇穴,又皆不可不知也。試言以考術業之專工。

嘗謂針灸之療疾也,有數有法,而惟精於數法之原者,斯足以窺先聖之心。聖人之定穴也,有奇有正,而惟通於奇正之外者,斯足以神濟世之術。何也?法者,針灸所立之規,而數也者,所以紀其法以運用於不窮者也。穴者,針灸所定之方,而奇也者,所以翊夫正以旁通於不測者也。數法肇於聖人,固精蘊之所寓,而定穴兼夫奇正,尤智巧之所存。善業醫者,果能因法以詳其數,緣正以通其奇,而於聖神心學之要，所以默藴於數法奇正之中者，又皆神而明之焉，尚何術之有不精，而不足以康濟斯民也哉？

執事發策，而以針灸之數法奇穴，下詢承學，蓋以術業之專工者望諸生也。而愚豈其人哉？雖然，一介之士，苟存心於愛物，於人必有所濟，愚固非工於醫業者，而一念濟物之心，特惓惓焉。矧以明問所及，敢無一言以對？夫針灸之法，果何所昉乎？粤稽上古之民，太朴未散，元醇未漓，與草木蓁蓁然，與鹿豕柸柸然，方將相忘於渾噩之天，而何有於疾，又何有于針灸之施也？自羲、農以還，人漸流於不古，而朴者散，醇者漓，内焉傷於七情之動，外焉感於六氣之侵，而衆疾胥此乎交作矣。岐伯氏有憂之，於是量其虚實，視其寒温，酌其補瀉，而制之以針刺之法焉，繼之以灸火之方焉。至于定穴，則自正穴之外，又益之以奇穴焉。非故爲此紛紛也，民之受疾不同，故所施之術或異，而要之非得已也，勢也，勢之所趨，雖聖人亦不能不爲之所也已。然針固有法矣，而數必取於九者，何也？蓋天地之數，陽主生，陰主殺，而九爲老陽之數，則期以生人，而不至於殺人者，固聖人取數之意也。今以九針言之，燥熱侵頭身，則法乎天，以爲鑱針，頭大而未（末）鋭馬（焉）。氣滿於肉分，則法乎地，以爲圓針，身圓而末鋒焉。鋒如黍米之鋭者爲鍉針，主按脉取氣，法乎人也。刃有三隅之象者爲鋒針，主瀉導癰血，法四時也。鈹針以法音，而末如劍鋒者，非所以破癰膿乎？利針以法律，而支似毫毛者，非所以調陰陽乎？法乎星則爲毫針，尖如蚊虻，可以和經絡，却諸疾也。法乎風則爲長針，形體鋒利，可以去深邪，療痺痿也。至於燔針之刺，則其尖如挺，而所以主取大氣不出關節者，要亦取法於野而已矣。所謂九針之數，此非其可考者耶！然灸亦有法矣，而獨不詳其數者，何也？蓋人之肌膚，有厚薄，有深淺，而火不可以概施，則隨時變化而不泥於成數者，固聖人望人之心也。今以灸法言之，有手太陰之少商焉，灸不可過多，多則不免有肌肉單薄之忌。有足厥陰之章門焉，灸不可不及，不及則不免有氣血壅滯之嫌。至於任之承漿也，督之脊中也，手之少冲，足之湧泉也，是皆由之少商焉，而灸之過多，則致傷矣。脊背之膏肓也，腹中之中脘也，足之三里，手之曲池也，是皆猶之章門焉，而灸之愈多，則愈善矣。所謂灸法之數，此非其彷彿者耶！夫有針灸則必有會數法之全，有數法則必有所定之穴，而奇穴者，則又旁通于正穴之外，以隨時療症者也。而其數維何？吾嘗考之《圖經》，而知其七十有九焉，以鼻孔則有迎香，以鼻柱則有鼻準，以耳上則有耳尖，以舌下則有金津、玉液，以眉間則有魚腰，以眉後則有太陽，以手大指則有骨空，以手中指則有中魁。至於八邪、八風之穴，十宣、五虎之處，二白、肘尖、内陰、囊底、鬼眼、髖骨、四縫、中泉、四關，凡此皆奇穴之所在，而九針之所刺者，刺以此也；灸法之所施者，施以此也。苟能即此以審慎之，而臨症定穴之餘，有不各得其當者乎？雖然，此皆迹也，而非所以論於數法奇正之外也。聖人之情，因數以示，而非數之所能拘；因法以顯，而非法之所能泥；用定穴以垂教，而非奇正之所能盡；神而明之，亦存乎其人焉耳。故善業醫者，苟能旁通其數法之原，冥會其奇正之奥，時可以針而針，時可以灸而灸，時可以補而補，時可以瀉而瀉，或針灸可並舉則並舉之，或補瀉可並行則並行之，治法因乎人，不因乎數，變通隨乎症，不隨乎法，定穴主乎心，不主乎奇正之陳迹。譬如老將用兵，運籌攻守，坐作進退，皆運一心之神以爲之。而凡鳥占雲祲、金版六韜之書，其所具載方略，咸有所不拘焉。則兵惟不動，動必克敵；醫惟不施，施必療疾。如是雖謂之無法可也，無數可也，無奇無正亦可也，而有不足以稱神醫於天下也哉！管見如斯，惟執事進而教之！

［針有淺深策］

問：病有先寒後熱者，先熱後寒者，然病固有不同，而針刺之法，其亦有異乎？請試言之！

對曰：病之在天人也，有寒熱先後之殊，而治之在吾人也，有同異後先之辨。蓋不究夫寒熱之先後，則謬焉無措，而何以得其受病之源？不知同異之後先，則漫焉無要，而何以達其因病之治？此寒熱之症，得之有先後者，感於不正之氣，而適投於腠理之中；治寒熱之症，得之有後先者，乘其所致之由，而隨加以補瀉之法。此則以寒不失之慘，以熱則不過於灼，而疾以之而愈矣。是於人也，寧不有濟矣乎？請以一得之愚，以對揚明問之萬一，何如？

蓋嘗求夫人物之所以生也，本之於太極，分之爲二氣，其静而陰也，而復有陽以藏於其中；其動而陽也，而復有陰以根於其内。惟陰而根乎陽也，則往來不窮，而化生有體；惟陽而根乎陰也，則顯藏有本，而化生有用。然而氣之運行也，不能無愆和之異，而人之罹之也，不能無寒熱之殊，是故有先寒後熱者，有先熱後寒者。先寒後熱者，是陽隱於陰也，苟徒以陰治之則偏於陰，而熱以之益熾矣。其先熱後寒者，是陰隱於陽也，使一以陽治之則偏於陽，而寒以之益慘矣。夫熱而益熾，則變而爲三陽之症，未可知也。夫寒而益慘，則傳而爲三陰之症，未可知也。而治之法，當何如哉？吾嘗考之《圖經》，受之父師，而先寒後熱者，須施以陽中隱陰之法焉。于用針之時，先入五分，使行九陽之數，如覺稍熱，更進針令入一寸，方行六陰之數，以得氣爲應。夫如是，則先寒後熱之病可除矣。其先熱後寒者，用以陰中隱陽之法焉。於用針之時，先入一寸，使行六陰之數，如覺微凉，即退針，漸出五分，却行九陽之數,亦以得氣爲應。夫如是,則先熱後寒之疾瘳矣。夫曰先曰後者,而所中有榮有衛之殊;曰寒曰熱者,而所感有陽經陰經之異。使先熱後寒者不行陰中隱陽之法,則失夫病之由來矣,是何以得其先後之宜乎?如先寒後熱者不行陽中隱陰之法,則不達夫疾之所致矣,其何以得夫化裁之妙乎?抑論寒熱之原,非天之傷人,乃人之自傷耳。經曰:邪之所凑,其氣必虚。自人之蕩真於情竇也,而真者危;喪志於外華也,而醇者漓;眩心於物牽也,而萃者涣;汩(汨)情於食色也,而完者缺;勞神於形役也,而堅者瑕。元陽喪,正氣亡,寒毒之氣,乘虚而襲。苟能養靈泉於山下,出泉之時,契玅道於日落,萬川之中,嗜慾淺而天機深,太極自然之體立矣。寒熱之毒雖威,將無隙之可投也。譬如牆壁固,賊人烏得而肆其虐哉?故先賢有言曰:夫人與其治病於已病之後,孰若治病於未病之先。其寒熱之謂歟?

三卷終

針灸大成卷之四

仰人尺寸圖

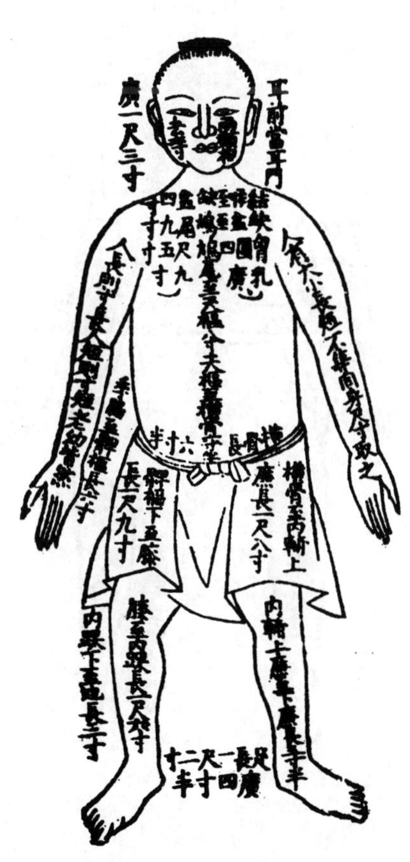

伏人尺寸圖

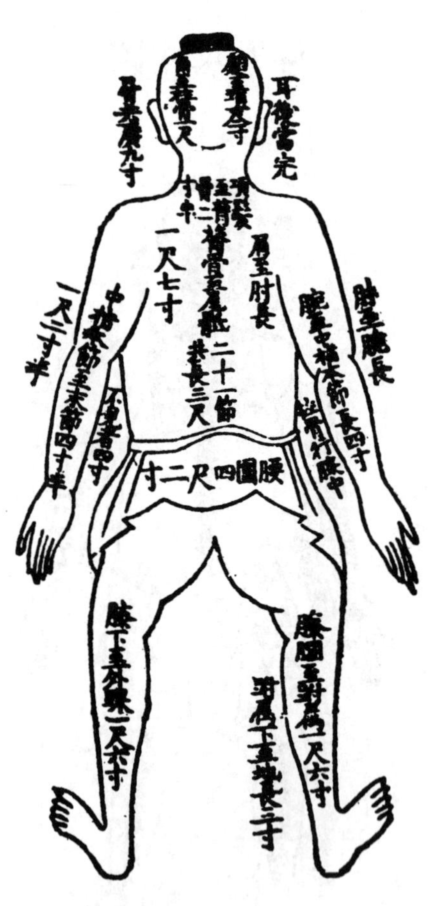

背部穴圖

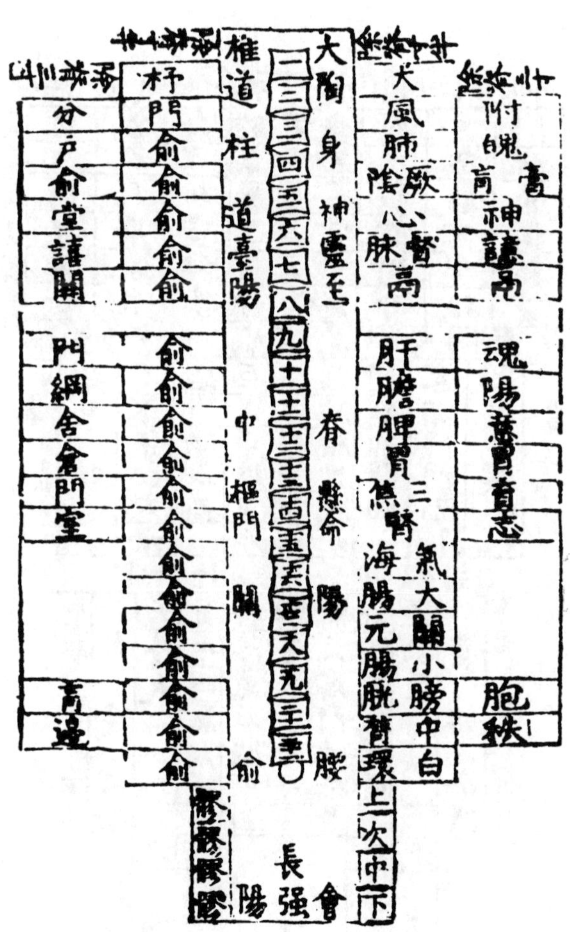

腹部穴圖

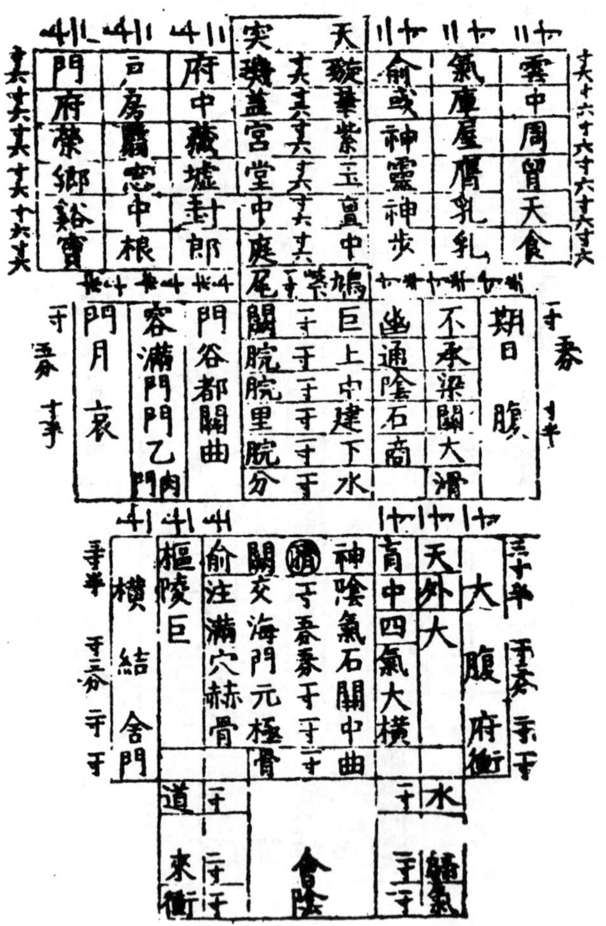

背部穴俞歌 《醫統》

二節大椎，風門肺俞，厥陰心督，肝鬲膽脾，胃俞三焦，腎俞氣海，大腸關元，小腸膀俞，中膂白環，上次中下，膏肓患門，四花六穴，腰俞命門，穴皆可徹。

腹部中穴歌

天突、璇璣，華蓋、紫宫，玉堂、膻中，中庭、鳩尾，巨闕、上脘，中脘、建里，下脘、水分，神闕、交海，石門、關元，中極、曲骨，膀門二寸，俠臍天樞，期、章二門，不可不知。

［中指取寸］

頭部

前髮際至後髮際，折作十二節，爲一尺二寸。前髮際不明者，取眉心直上行三寸。後髮際不明者，取大椎上行三寸。前後俱不明者，折作一尺八寸。頭部直寸，並依此法取。眼内眥角至外眥角爲一寸，頭部横穴，並依此穴寸法取。

神庭穴至曲差穴、曲差穴至本神穴、本神穴至頭維穴，各一寸半。自神庭至頭維，共四寸半。

背部

大椎穴至尾骶骨穴,共計二十一椎,通作三尺,故謂人爲三尺之軀者,此也。

上七椎,每椎一寸四分一釐,共九寸八分七釐。

中七椎,每椎一寸六分一釐,共一尺一寸二分七釐。

下七椎,每椎一寸二分六釐,共八寸八分二釐。

第二行,俠脊各一寸半,除脊一寸,共折作四寸,分兩旁。

第三行,俠脊各三寸,除脊一寸,共折作七寸,分兩旁。

腹部

膺部腹部横寸,並用對乳間,横折作八寸。膺腹横寸取穴,悉依上法。直寸取穴,依中行心蔽骨下至臍,共折八寸。人無蔽骨者,取岐骨,下至臍心,共折九寸取之。臍下至毛際横骨,折作五寸。天突至膻中,折作八寸。下行一寸六分爲中庭,上取天突,下至中庭,共折九寸六分。

手足部,并背部横寸,並用中指寸取之。

中指同身寸圖

男左女右手,中指第二節内廷,兩横紋頭相去爲一寸。取稻稈心量,或用薄篾量,皆易折而不伸縮爲準。用繩則伸縮不便,故多不準。

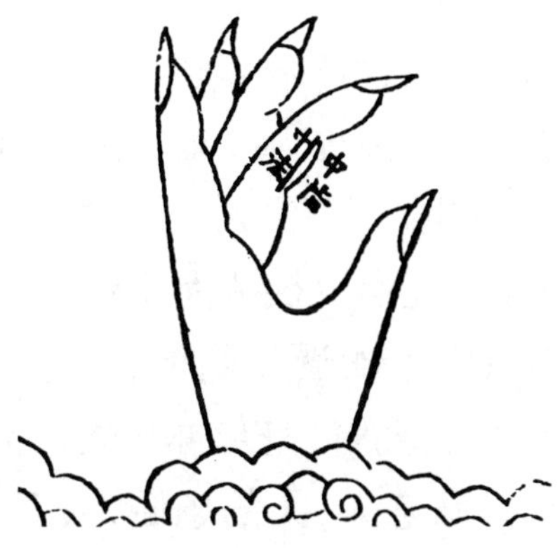

《素問》九針論

岐伯曰：聖人之起天地之數也，一而九之，故以主九野，九而九之，九九八十一，以起黄鐘數焉。以針應九數也。何以言之？一者，天也。天者，陽也。五臟之應天者肺。肺者，五臟六腑之華蓋也；皮者，肺之合也，人之陽也。故爲之治針，必大其頭而鋭其末，令毋得深入而陽氣出。二者，地也。人之所以應土者肉也。故爲之治針，必箭其身而圓其末，令毋得傷肉分，傷則氣得竭。三者，人也。人之所以成生者血脉也。故爲之治針，必大其身而圓其末，令可以按脉勿陷，以致其氣，令邪氣獨出。四者，時也。時者，四時八風之客於經絡中爲瘤病者也。故爲之治針，必箭其身而鋒其末，令可以瀉熱出血而痼病竭。五者，音也。音者，冬夏之分，分於子午，陰與陽别，寒與熱争，兩氣相搏，合爲癰膿者。故爲之治針，必令其末如劍鋒，可以取大膿。六者，律也。律者，調陰陽四時而合十二經脉，虚邪客於經絡，而爲暴痺者也。故爲之治針，必令尖如氂，且圓且鋭，中身微大，以取暴氣。七者，星也。星者，人之七竅，邪之所客於經爲痛痺，舍於經絡者也。故爲之治針，令尖如蚊虻喙,静以徐往,微以久留,正氣因之,真邪俱往,出針而癢者也。八者,風也。風者,人之股肱八節也。八正之虚風,八風傷人,内舍於骨解腰脊節腠之間爲深痺也。故爲之治針,必長其身,鋒其末,可以取深邪遠痺。九者,野也。野者,人之節解皮膚之間也。淫邪流溢於身,如風水之狀而溜,不能過於機關大節者也。故爲之治針,令尖如挺,其鋒微圓,以取大氣之不能過於關節者也。一天、二地、三人、四時、五音、六律、七星、八風、九野,身形亦應之。針有所宜,故曰九針。人皮應天,人肉應地,人脉應人,人筋應時,人聲應音,人陰陽合氣應律,人齒面目應星,人出入氣應風,人九竅三百六十五絡應野。故一針皮,二針肉,三針脉,四針五臟筋,五針骨,六針調陰陽,七針應精,八針除風,九針通九竅,除三百六十五節氣。此之謂有所主也。

九針式

帝曰:針之長短有數乎?岐伯對曰:一曰鑱針,取法于巾,針頭大末鋭,末平半寸,卒鋭之,長一寸六分。二曰圓針,取法于絮,針箭其身而卵其鋒,針如卵形,圓其末,長一寸六分。三曰鍉針(鍉音低),取法于黍粟之鋭,長三寸半。四曰鋒針,取法于絮,針箭其身鋒其末,刃三隅,長一寸六分。五曰鈹針,取法于劍,鋒末如劍,廣二寸半,長四寸。六曰圓利針,取法于氂,針且圓且鋭,微大其末,反小其身,又曰中身微大,長一寸六分。七曰毫針,取法于毫毛,尖如蚊虻喙,長三寸六分。八曰長針,取法于綦,針鋒利身薄,長七寸。九曰火針,取法于鋒,針尖如挺,其鋒微圓,長四寸。此九針之長短也。

九針圖

鑱針　平半寸,長一寸六分,頭大末鋭,病在皮膚,刺熱者用此,今之名箭頭針是也。

圓針　其身圓，鋒如卵形，長一寸六分，揩摩分肉用此。

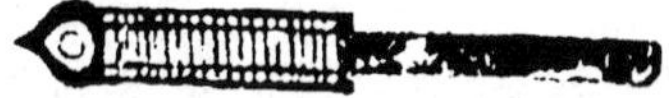

鍉針　其鋒如黍粟之鋭，長三寸五分，脉氣虚少用此。

鋒針　其刃三隅，長一寸六分，發痼疾刺大者用此，今之所謂三稜針是也。

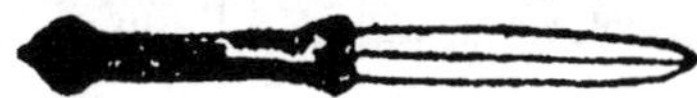

鈹針　一名鈹針。末如劒鋒，廣二寸半，長四寸，破癰腫出濃，今名劒針是也。

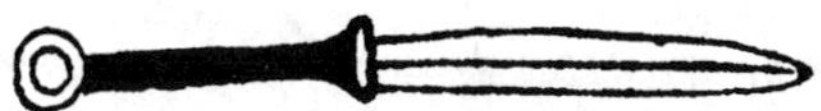

圓利針　尖如氂，且圓且利，其末微大，長一寸六分，取暴痺刺小者用此。

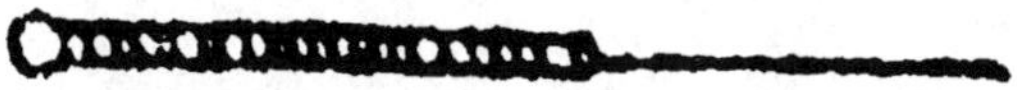

毫針　法象毫，尖如蚊虻喙，長三寸六分，取痛痺刺寒者用此。

長針　鋒如利，長七寸，痺深居骨解腰脊節膝之間者用此，今之名跳針是也。

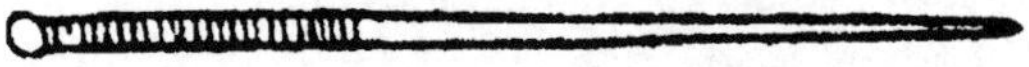

火針　一名燔針，長四寸，風虚腫毒，解肌排毒用此。

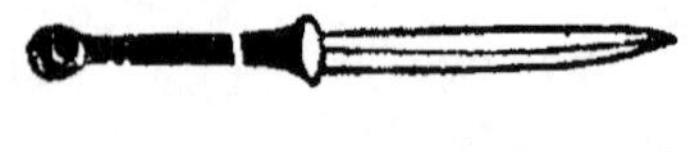

製針法

《本草》云：馬銜鐵無毒。《日華子》云：古舊鋌者好，或作醫工針。

按《本草》柔鐵即熟鐵，有毒，故用馬銜則無毒。以馬屬午，屬火，火尅金，解鐵毒，故用以作針。古曰"金針"者，貴之也。又金爲總名，銅、鐵、金銀之屬皆是也。若用金針更佳。

煮針法

先將鐵絲於火中煆紅，次截之，或二寸，或三寸，或五寸，長短不拘。次以蟾酥塗針上，仍入火中微煆，不可令紅，取起，照前塗酥煆三次，至第三次，乘熱插入臈肉皮之裹、肉之外，將後藥先以水三碗煎沸，次入針肉在内，煮至水乾，傾於水中，待冷，將針取出，於黄土中插百餘下，色明方佳，以去火毒，次以銅絲纏上，其針尖要磨圓，不可用尖刃。

麝香(五分)　膽礬　石斛(各一錢)　川山甲　當歸尾　硃砂　没藥　鬱金　川芎　細辛(各三錢)　甘草節　沉香(各五錢)　磁石(一兩，能引諸藥入鐵内)

又法：用烏頭、巴豆各一兩，硫黄、麻黄各五錢，木鱉子、烏梅各十箇，同針入水，用磁罐内煮一日，洗擇之，再用止痛没藥、乳香、當歸、花乳石各半兩，又如前水煮一日，取出，用皂角水洗，再於犬肉内煮一日，仍用瓦屑打磨净，端直，用松子油塗之，常近人氣爲妙。

煖針

《素問》遺篇注云：用圓利針、長針，未刺之時，先口内温針，煖而用之。又曰:毫針於人近體,煖針至温方刺。

按口體温針,欲針入經絡,氣得温而易行也。今或投針於熱湯中,亦此意耳。口温與體温微有不同,口温者針頭雖熱而柄尚寒,不若着身温之,則針通身皆熱矣。

火針

火針即焠針,頻以麻油蘸其針,燈上燒令通紅,用方有功。若不紅,不能去病,反損於人。燒時令針頭低下,恐油熱傷手。先令他人燒針,醫者臨時用之,以免手熱。先以墨點記穴道,使針時無差。火針甚難,須有臨陣之將心,方可行針。先以左手按穴,右手用針,切忌太深,恐傷經絡,太淺,不能去病,惟消息取中耳。凡行火針,必先安慰病人,令勿驚懼,較之與灸一般,灸則疼久,針則所疼不久,一針之後,速便出針,不可久留,即以左手速按針孔,則能止疼。人身諸處皆可行火針,惟面上忌之。火針不宜針脚氣,反加腫痛,宜破癰疽發背,潰膿在内,外面皮無頭者,但按毒上軟處以潰膿,其闊太(大)者,按頭尾及中以墨點記,宜下三針,决破出膿,一針腫上,不可按之,即以手指從兩旁捺之,令膿隨手而出,或腫大膿多,針時須側身回避,恐膿射出汙身也。

温針

王節齋曰:近有爲温針者,乃楚人之法。其法,針穴上,以香白芷作圓餅,套針上,以艾灸之,多以取效。然古者針則不灸,灸則不針。夫針而加灸,灸而且針,此後人俗法。此法行於山野貧賤之人,經絡受風寒致病者或有效,只是温針通氣而已。於血宜衍,於疾無與也。古針法最妙，但今無傳，恐不得精高之人，誤用之則危拙出於頃刻。惟灸得穴，有益無害，允宜行之。近見衰弱之人，針灸並用，亦無妨。

治折針法

一用磁石（即吸鐵石）引其肉中，針即出。

一用象牙屑碾細，水和塗上即出。

一用車脂成膏子，攤紙上如錢大，日換三五次，即出。

一用烏翎三五枝，火炙焦爲末，好醋調成膏，塗上，紙蓋一二次，其針自出。

一用膓姑腦子，搗爛塗上即出。

一用硫黄研細，調塗上，以紙花貼定，覺癢時，針即出。

一用雙杏仁搗爛，以鮮脂調勻，貼針瘡上，針自出。倘經絡有傷，膿血不止，用黄芪、當歸、肉桂、木香、乳香、沉香，別研菉豆粉糊丸，每五十丸，熱水服之。

《内經》補瀉

帝曰：余聞刺法，有餘者瀉之，不足者補之。岐伯曰：百病之生，皆有虛實，而補瀉行焉。瀉虛補實，神去其室，致邪失正，真不可定，粗之所敗，謂之夭命。補虛瀉實，神歸其室，久塞其空，謂之良工。

凡用針者，隨而濟之，迎而奪之，虛則實之，滿則瀉之，菀陳則除之，邪盛則虛之。徐而疾則實，疾而徐則虛。言實與虛，若有若無。察後與先，若存若亡。爲虛與實，若得若失。虛實之要，九針最妙。補瀉之時，以針爲之。瀉曰迎之，必持内之，放而出之，排陽得針，邪氣得泄。按而引針，是謂内温，血不得散，氣不得出也。補曰隨之，隨之之意，若忘若行，若按如蚊虻，止如留還，去如絃絶，令左屬右，其氣故止。外門已閉，中氣乃實，必無留血，必取誅之。刺之而氣不至，無問其數。刺之而氣至，乃去之勿復針。

針有懸布天下者五：一曰治神，二曰知養身，三曰知毒藥，四曰制砭石大小，五曰知五臟血氣之診。五法俱立，各有所先。今末世之刺也，虚者實之，滿者泄之，此皆衆工所共知也。若夫法天則地，隨應而動，和之者若響，隨之者若影，道無鬼神，獨來獨往。帝曰：願聞其道。岐伯曰：凡刺之真，必先治神，五臟已定，九候已備，後乃存針。衆脉不見，衆凶弗聞，外内相得，無以形先，可玩往來，乃施於人。人有虚實，五虚勿近，五實勿遠。至其當發，間不容瞚。手動若務，針耀而匀，静意視義，觀適之變，是謂冥冥，莫知其形。見其烏烏，見其稷稷，從見其飛，不知其誰？伏如横弩，起如發機。

刺虚者須其實，刺實者須其虚，經氣已至，慎守勿失，淺深在志，遠近若一，如臨深淵，手如握虎，神無營於衆物，義無邪下，必正其神。小針之要，易陳而難入。粗守形，上守神，神乎神客在門。未覩其疾，惡知其原？刺之微，在速遲。粗守關，上守機，機之動，不離其空。空中之機，清净而微。其來不可逢，其往不可追。知機之道者，不可掛以髮。不知機道，扣之不發。知其往來，要與之期。粗之闇乎！妙哉，工獨有之。往者爲逆，來者爲順，明知逆順，正行無問，迎而奪之，惡得無虚？隨而濟之，惡得無實？迎之隨之，以意和之，針道畢矣。

凡用針者，虚則實之，滿則泄之，菀陳則除之，邪盛則虚之。大要曰：持針之道，堅者爲實，正指直刺，無針左右。神在秋毫，屬意病者。審視血脉，刺之無殆。方刺之時，必在懸陽，及與兩衛。神屬勿去，知病存亡。血脉者在腧横居，視之獨澄，切之獨堅。

刺虚則實之者，針下熱也，氣實乃熱也。滿則泄之者，針下寒也。

菀陳則除之者，出惡血也。邪盛則虚之者，出針勿接（按）也。徐而疾則實者，徐出針而疾按之也。疾而徐則虚者，疾出針而徐按之也。言實與虚者，察血氣多少也。若有若無者，疾不可知也。察後與先者，知病先後也。若存若亡者，脉時有無也。爲虚與實者，工勿失其法也。若得若失者，離其法也。虚實之要，九針最妙者，謂其各有所宜也。補瀉之時者，與氣開闔相合也。九針之名各不同形者，針窮其所當補瀉也。刺實須其虚者，留針陰氣隆至，乃去針也。刺虚須其實者，陽氣隆至，針下熱，乃去針也。經氣已至，慎守勿失者，勿變更也。淺深在志者，知病之内外也。遠近如一者，淺深其候等也。如臨深淵者，不敢墮也。手如握虎者，欲其壯也。神無營於衆物者，静志觀病人，無左右視也。義無邪下者，欲端以正也。必正其神者，欲瞻病人目，制其神，令氣易行也。

所謂易陳者，易言也。難入者，難著于人也。粗守形者，守刺法也。上守神者，守人之血氣有餘不足，可補瀉也。神客者，正邪共會也。神者，正氣也。客者，邪氣也。在門者，邪循正氣之所出入也。未覩其疾者，先知邪正何經之疾也。惡知其原者，先知何經之病，所取之處也。刺之微在速遲者，徐疾之意也。粗守關者，守四肢而不知血氣正邪之往來也。上守機者，知守氣也。機之動不離其空者，知氣之虚實，用針之徐疾也。空中之機清净而微者，針以得氣，密意守氣勿失也。其來不可逢者，氣盛不可補也。其往不可追者，氣虚不可瀉也。不可掛以髮者，言氣易失也。扣之不發者，言不知補瀉之義。血氣已盡，而氣不下也。知其往來者，知氣之逆順盛虚也。要與之期者，知氣之可取之時也。粗之闇者，冥冥不知氣之微密也。妙哉，工獨有之者，盡知針意也。

往者爲逆者，言氣之虚而小，小者逆也。來者爲順者，言形氣之平，平者順也。明知逆順正行無問者，言知所取之處也。逆而奪之者，瀉也。隨而濟之者，補也。所謂虚則實之者，氣口虚而當補之也。滿則泄之者，氣口盛而當瀉之也。菀陳則除之者，去血脉也。邪盛則虚之者，言諸經有盛者，皆瀉其邪也。徐而疾則實者，言徐内而疾出也。疾而徐則虚者，言疾内而徐出也。言實與虚，若有若無者，言實者有氣，虚者無氣也。察後與先，若存若亡者，言氣之虚實，補瀉之先後，察其氣之已下與常存也。爲虚與實，若得若失者，言補者佖然若有得也，瀉者怳然若有失也。是故工之用誠（針）也，知氣之所在，而守其門户，明於調氣補瀉所在，徐疾之義，所取之處。瀉必用圓，切而轉之，其氣乃行；疾而徐出，邪氣乃出；伸而逆之，摇大其穴，氣出乃疾。補必用方，外引其皮，令當其門，左引其樞，右推其膚，微旋而徐推之，必端以正，安以静，堅心無觧，欲微以留氣而疾出之，推其皮，蓋其外門，神氣乃存，用針之要，無忘其神。○瀉必用方者，以氣方盛也，以月方滿也，以日方温也，以身方定也，以息方吸而内針，乃復候其方吸而轉針，乃復候其方呼而徐引針，故曰瀉。補必用圓者，圓者行也，行者移也。刺必中其榮，復以吸排針也，故圓與方非針也。瀉實者，氣盛乃内針，針與氣俱内，以開其門，如利其户，針與氣俱出，精氣不傷，邪氣乃下，外門不閉，以出其實，摇大其道，如利其路，是謂大瀉。必切而出，大氣乃屈，持針勿置，以定其意，候呼内針，氣出針入，針孔四塞，精無從出，方實而疾出針，氣入針出，熱不得還，閉塞其門，邪氣布散，精氣乃得存，動氣候時，近氣不失，遠氣乃來，是謂追之。

吸則内針，無令氣忤。静以久留，無令邪布。吸則轉針，以得氣爲故，候呼引針，呼盡乃出，大氣皆出，故命曰瀉。捫而循之，切而散之，推而按之，彈而努之，爪而下之，通而取之，外引其門，以閉其神，呼盡内針，静以久留，以氣至爲故，如待所貴，不知日暮，其氣已至，適而自護，候吸引針，氣不得出，各在所處，推闔其門，令神氣存，大氣留止，故命曰補。補瀉弗失，與天地一。經氣已至，慎守勿失，淺深在志，遠近如一，如臨深淵，手如握虎，神無營於衆物。持針之道，欲端以正，安以静，先知虚實，而行疾徐，左手執骨，右手循之，無與肉裹。瀉欲端以正，補必閉膚，輔針導氣，邪得淫泆，真氣得居。帝曰：捍皮開腠理奈何？岐伯曰：因其分肉，左別其膚，微内而徐端之，適神不散，邪氣得出。知其氣所在，先得其道，稀而疎之，稍深以留，故能徐入之。大熱在上，推而下之，上者引而去之，視先痛者常先取之。大寒在外，留而補之。入于中者，從合瀉之。上氣不足，推而揚之。下氣不足，積而從之。寒入于中，推而行之。

夫實者，氣入也。虚者，氣出也。氣實者，熱也。氣虚者，寒也。入實者，左手開針孔也。入虚者，右手閉針孔也。

形氣不足，病氣有餘，是邪盛也，急瀉之。形氣有餘，病氣不足，此陰陽俱不足也，不可刺；刺之則重不足，不足則陰陽俱竭，血氣皆盡，五臟空虚，筋骨髓枯，老者絶滅，壯者不復矣。形氣有餘，病氣有餘，此謂陰陽俱有餘也，急瀉其邪，調其虚實。故曰有餘者瀉之，不足者補之，此之謂也。故曰刺不知逆順，真邪相搏，滿而補之，則陰陽四溢，腸胃充郭，肝肺内䐜，陰陽相錯；虚而瀉之，則經脉空虚，血氣竭枯，腸胃聶辟，皮膚薄著，毛腠夭焦，予知死期。

凡用針之類，在於調氣。氣積於胃，以通榮衛，各行其道，宗氣留於海。其下者，經於氣衝。其直者，走於息道。故厥在於足，宗氣不下，脉中之血，流而不止，弗之大調，弗能取之。散氣可收，聚氣可布，深居静處，占神往來，閉户塞牖，魂魄不散，專意一神，精氣之分，毋聞人聲，以收其精，必一其神，令志在針。淺而留之，微而浮之，以移其神，氣至乃休。男内女外，堅拒勿出，謹守勿内，是謂得氣。刺之而氣不至，無問其數。刺之而氣至，乃去之，勿復針。針各有所宜，各不同形，各任其所爲刺之。要氣至而有效，效之信，若風之吹雲，明乎若見蒼天，刺之道畢矣。

用針者，必先察其經絡之虚實，切而循之，按而彈之，視其應動者，乃復取之而下之。六經調者謂之不病，雖病謂之自已。一經上實下虚而不通者，此必有横絡盛加于大經，令之不通，視而瀉之，此所謂解結也。土（上）寒下熱，先刺其項太陽，久留之，已刺即熨項與肩胛，令熱下合乃止，此所謂推而上之者也。上熱下寒，視其脉虚而陷下於經者取之，氣下乃止，此所謂引而下之者也。大熱徧身，狂而妄見、妄聞、妄語，視足陽明及大絡取之，虚者補之，血而實者瀉之。因其偃卧，居其頭前，以兩手四指俠按頭動脉，久持之，捲而切推，下至缺盆中而復止如前，熱去乃止，此所謂推而散之者也。

帝曰：余聞刺法言曰：有餘者瀉之，不足者補之。何謂有餘？何謂不足？岐伯曰：有餘有五，不足亦有五，帝欲何問？帝曰：願盡聞之。岐伯曰：神有有餘，有不足；氣有有餘，有不足；血有有餘，有不足；形有有餘，有不足；志有有餘，有不足。凡此十者，其氣不等也。帝曰：人有精氣津液，四肢九竅，五臟十六部，三百六十五節，乃生百病。百病之生，皆有虚實。今夫子乃言有餘有五，不足亦有五，何以生之乎？岐伯曰：皆生於五臟也。夫心藏神，肺藏氣，肝藏血，脾藏肉，腎藏志，而此成形。志意通，内連骨髓而成形五臟。五臟之道，皆出於經隧，以行血氣。血氣不和，百病乃變化而生，是故守經隧焉。帝曰：神有餘不足何如？岐伯曰：神有餘則笑不休，神不足則悲。血氣未并，五臟安定，邪客於形，洒淅起於毫毛，未入於經絡也，故命曰神之微。帝曰：補瀉奈何？岐伯曰：神有餘則瀉其小絡之穴出血，勿之深斥，無中其大經，神氣乃平。神不足者，視其虚絡，按而致之，刺而利之，無出其血，無泄其氣,以通其經,神氣乃平。帝曰:刺微奈何?岐伯曰:按摩勿釋,着針勿斥,移氣於不足,神氣乃得復。帝曰:氣有餘不足奈何?岐伯曰:氣有餘則喘欬上氣,不足則息利少氣,血氣未并,五臟安定,皮膚微病,命曰白氣微泄。帝曰:補瀉奈何?岐伯曰:氣有餘則瀉其經隧,無傷其經,無出其血,無泄其氣。不足則補其經隧,無出其氣。帝曰:刺微奈何?岐伯曰:按摩勿釋,出針視之曰:我將深之,適人必革,精氣自伏,邪氣散亂,無所休息,氣泄腠理,真氣乃相得。帝曰:血有餘不足奈何?岐伯曰:血有餘則怒,不足則恐,血氣未并,五臟安定,孫絡水溢,則經有留血。帝曰:補瀉奈何?岐伯曰:血有餘則瀉其盛經,出其血;不足則補其虚經,内針其脉中,久留而視,脉大疾出其針,無令血泄。帝曰:刺留血奈何?岐伯曰:視其血絡,刺出其血,無令惡血得入於經,以成其疾。帝曰:形有餘不足奈何?岐伯曰:形有餘則腹脹,涇溲不利;不足則四肢不用,血氣未并,五臟安定,肌肉蠕動,命曰微風。帝曰:補瀉奈何?岐伯曰:形有餘則瀉其陽經,不足則補其陽絡。帝曰:刺微奈何?岐伯曰:取分肉間,無中其經,無傷其絡,衛氣得復,邪氣乃索。帝曰:志有餘不足奈何?岐伯曰:志有餘則腹脹飧泄,不足則厥,血氣未并,五臟安定,骨節有動。帝曰:補瀉奈何?岐伯曰:志有餘則瀉然骨之前出血,不足則補其復溜。帝曰:刺未并奈何?岐伯曰:即取之,無中其經,邪乃立虚。血清氣滑,疾瀉之則氣易竭。血濁氣濇,疾瀉之則經可通。

《難經》補瀉

經言虚者補之,實者瀉之,不虚不實,以經取之,何謂也?然。虚者補其母,實者瀉其子,當先補之,然後瀉之。不虚不實,以經取之者,是正經自生病,不中他邪也,當自取其經,故言以經取之。

經言春夏刺淺,秋冬刺深者,何謂也?然。春夏者,陽氣在上,人氣亦在上,故當淺取之。秋冬者,陽氣在下,人氣亦在下,故當深取之。

春夏各致一陰,秋冬各致一陽者,何謂也?然。春夏温,必致一陰者,初下針,沉之,至腎肝之部,得氣引持之陰也。秋冬寒,必致一陽者,初内針,淺而浮之,至心肺之部,得氣推内之陽也。是謂春夏必致一陰,秋冬必致一陽。

經言刺榮無傷衛,刺衛無傷榮,何謂也?然。刺陽者,卧針而刺之;刺陰者,先以左手攝按所針滎俞之處,氣散乃内針,是謂刺榮無傷衛,刺衛無傷榮也。

經言能知迎隨之氣,可令調之;調氣之方,必在陰陽,何謂也?然。所謂迎隨者,知榮衛之流行,經脉之往來,隨其逆順而取之,故曰迎隨。調氣之方,必在陰陽者,知其内外表裏,隨其陰陽而調之,故曰調氣之方,必在陰陽。

諸井者,肌肉淺薄,氣少不足使也。刺之奈何?然。諸井者木也,滎者火也。火者木之子,當刺井者,以滎瀉之。故經言補者,不可以爲瀉;瀉者,不可以爲補,此之謂也。

經言東方實,西方虚,瀉南方,補北方,何謂也?然。金木水火土,當更相平。東方木也,西方金也。木欲實,金當平之。火欲實,水當平之。土欲實,木當平之。金欲實,火當平之。水欲實,土當平之。東方肝也,則知肝實。西方肺也,則知肺虚。瀉南方火,補北方水。南方火,火者木之子也。北方水,水者木之母也。水勝火,子能令母實,母能令子虚,故瀉火補水,欲令金不得平木也。經曰不能治其虚,何問其餘,此之謂也。

金不得"不"字疑衍。謂瀉火以抑木,補水以濟金,欲令金得平木。一云:瀉火補水,而旁治之,不得徑以金平木。

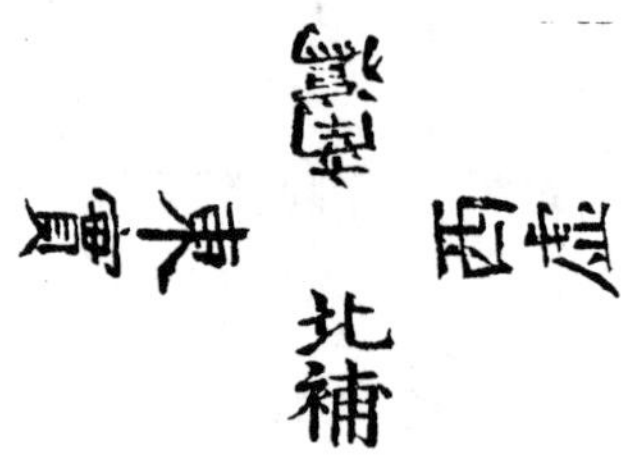

補水瀉火之圖

火者木之子,子能令母實,謂子有餘則不食於母。今瀉南方者,奪子之氣,使之食其母也。金者水之母,母能令子虛,謂母不足則不能蔭其子。今補北方者,益子之氣,則不至食其母也。此與《八十一難》義正相發。其曰:不能治其虛,安問其餘,則隱然實實虛虛之意也。

經言上工治未病,中工治已病,何謂也?然。所謂治未病者,見肝之病,則知肝當傳之於脾,故先實其脾氣,無令得受肝之邪,故曰治未病焉。中工見肝之病,不曉相傳,但一心治肝,故曰治已病也。

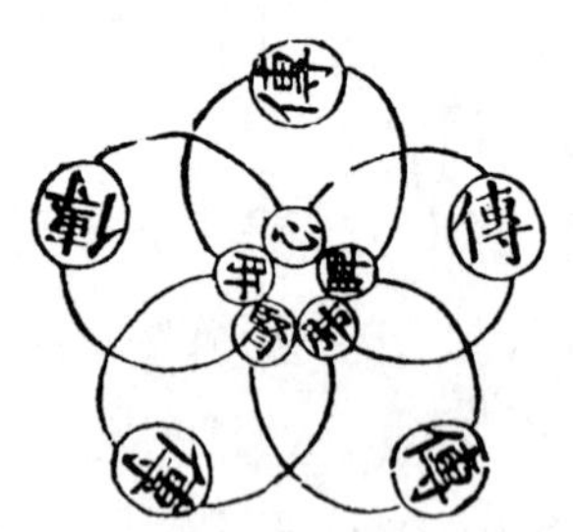

五臟傳病之圖

心病傳肺,肺傳肝,肝傳脾,脾傳腎,腎傳心,心復傳肺。七傳者死,謂傳其所勝也。

心病傳脾，脾傳肺，肺傳腎，腎傳肝，肝傳心。間臟者生，謂傳其子也。

何謂補瀉？當補之時，何所取氣？當瀉之時，何所置氣？然。當補之時，從衛取氣。當瀉之時，從榮置氣。其陽氣不足，陰氣有餘，當先補其陽，而後瀉其陰。陰氣不足，陽氣有餘，當先補其陰，而後瀉其陽。榮衛通行，此其要也。

針有補瀉，何謂也？然。補瀉之法，非必呼吸出内針也。知爲針者信其左，不知爲針者信其右。當刺之時，先以左手壓按所針滎俞之處，彈而努之，爪而下之，其氣之來，如動脉之狀，順針而刺之，得氣推而内之，是謂補；動而伸之，是謂瀉。不得氣，乃與男外女内。不得氣，是謂十死不治也。

信其左，謂善針者信用左手，不知針法者自左手起也。

經言迎而奪之，惡得無虚；隨而濟之，惡得無實；虚之與實，若得若失；實之與虚，若有若無，何謂也？然。迎而奪之者，瀉其子也。隨而濟之者，補其母也。假令心病瀉手心主俞，是謂迎而奪之者也。補手心主井，是謂隨而濟之者也。所謂實之與虚者，牢濡之意也。氣來實牢者爲得，濡虚者爲失，故曰若得若失也。

經言有見如入，有見如出者，何謂也？然。所謂有見如入者，謂左手見氣來至乃内針，針入見氣盡乃出針，是謂有見如入，有見如出也。

經言無實實虚虚，損不足而益有餘。是寸口脉耶？將病自有虚實耶？其損益奈何？然。是病非謂寸口脉也，謂病自有虚實也。假令肝實而肺虚，肝者木也，肺者金也，金木當更相平，當知金平木；假令肺實而肝虚微少氣，用針不補其肝，而反重實其肺，故曰實實虚虚，損不足而益有餘，此者中工之所害也。

《神應經》補瀉

瀉訣直説

宏綱陳氏曰:取穴既正,左手大指掐其穴,右手置針於穴上,令患人咳嗽一聲,隨咳内針至分寸,候數穴針畢,停少時,用右手大指及食指持針,細細動摇,進退搓撚其針,如手顫之狀,謂之催氣。約行五六次,覺針下氣緊,却用瀉法。如針左邊,用右手大指、食指持針,以大指向前,食指向後,以針頭輕提往左轉。如有數針,俱依此法。俱轉畢,仍用右手大指、食指持針,却用食指連搓三下(謂之飛)。仍輕提往左轉,略退針半分許,謂之三飛一退。依此法行至五六次,覺針下沉緊,是氣至極矣,再輕提往左轉一二次。如針右邊,以左手大指、食指持針,以大指向前,食指向後,依前法連搓三下,輕提針頭向右轉,是針右邊瀉法。欲出針時,令病人咳嗽一聲,隨咳出針,此之謂瀉法也。

補訣直説

凡人有疾,皆邪氣所湊,雖病人瘦弱,不可專行補法。經曰:邪之所湊,其氣必虚。如患赤目等疾,明見其爲邪熱所致,可專行瀉法,其餘諸疾,只宜平補平瀉,須先瀉後補,謂之先瀉邪氣,後補真氣,此乃先師不傳之秘訣也。如人有疾,依前用手法催氣取氣,瀉之既畢,却行補法,令病人吸氣一口,隨吸轉針。如針左邊,撚針頭轉向右邊,以我之右手大指、食指持針,以食指向前,大指向後,仍撚針深入一二分,使真氣深入肌肉之分。如針右邊,撚針頭轉向左邊,以我之左手大指、食指持針,以食指向前,大指向後,仍撚針深入一二分。如有數穴,依此法行之。既畢,停少時,却用手指於針頭上輕彈三下,如此三次,仍用我左手大指、食指持針,以大指連搓三下(謂之飛),將針深進一二分,以針頭向左邊,謂之一進三飛。依此法行至五六次,覺針下沉緊,或針下氣熱,是氣至足矣。令病人吸氣一口,隨吸出針,急以手按其穴,此謂之補法也。

凡針背腹兩邊穴,分陰陽經補瀉。針男子背上中行,左轉爲補,右轉爲瀉。腹上中行,右轉爲補,左轉爲瀉。女人背中行,右轉爲補,左轉爲瀉。腹中行,左轉爲補,右轉爲瀉。蓋男子背陽腹陰,女子背陰腹陽故也。

南豐李氏補瀉

《圖注難經》云:手三陽,從手至頭,針芒從外,往上爲隨;針芒從内,往下爲迎。足三陽,從頭至足,針芒從内,往下爲隨;針芒從外,往上爲迎。足三陰,從足至腹,針芒從外,往上爲隨;針芒從内,往下爲迎。手三陰,從腦至手,針芒從内,往下爲隨;針芒從外,往上爲迎。大要以子午爲主,左爲陽(從子至午,左行爲補),右爲陰(從午至子,右行爲瀉,陽主進,陰主退),手爲陽(左手爲純陽),足爲陰(右足爲純陰)。左手陽經,爲陽中之陽;左手陰經,爲陽中之陰。右手陽經,爲陰中之陽;右手陰經,爲陽中之陰。右足陰經,爲陰中之陰;右足陽經,爲陰中之陽。左足陰經,爲陽中之陰;左足陽經,爲陰中之陽。今細分之,病者左手陽經,以醫者右手大指進前(𥪡指退後)呼之爲隨(午後又以大指退後爲隨。進前即經之從外,退後即經之從内),退後吸之爲迎。病者左手陰經,以醫者右手大指退後吸之爲隨,進前呼之爲迎。病者右手陽經,以醫者右手大指退後吸之爲隨,進前呼之爲迎。病人右手陰經,以醫者右手大指進前呼之爲隨,退後吸之爲迎。病者右足陽經,以醫者右手大指進前呼之爲隨,退後吸之爲迎。病者右足陰經,以醫者右手大指退後吸之爲隨,進前呼之爲迎。病者左足陽經,以醫者右手大指退後吸之爲隨,進前呼之爲迎。病者左足陰經,以醫者右手大指進前呼之爲隨,退後吸爲之〔之爲〕迎。男子午前皆然,午後與女人反之。

手上陽進陰退,足上陽退陰進,合六經起止故也。凡針起穴,針芒向上,氣順行之道。凡針止穴,針芒向下,氣所止之處。左外右内,令氣上行。右外左内,令氣下行。或問午前補瀉與午後相反,男子補瀉與女人相反,蓋以男子之氣,早在上而晚在下,女人之氣,早在下而晚在上,男女上下,平腰分之故也。至於呼吸,男女人我皆同,何亦有陰陽之分耶?蓋有自然之呼吸,有使然之呼吸。入針出針,使然之呼吸也。轉針如待貴人,如握虎尾,候其自然呼吸。若左手足候其呼而先轉,則右手足必候其吸而後轉之;若右手足候其吸而先轉,則左手足必候其呼而後轉之,真陰陽一升一降之消息也。故男子陽經午前以呼爲補,吸爲瀉;陰經以吸爲補,呼爲瀉,午後反之。女人陽經午前以吸爲補,呼爲瀉;陰經以呼爲補,吸爲瀉,午後亦反之。或者又曰:補瀉必資呼吸,假令尸厥中風,不能使之呼吸者,奈何?曰:候其自然之呼吸而轉針,若當吸不轉,令人以手掩其口鼻,鼓動其氣可也。噫!補瀉提插,分男女早晚,其理深微,原爲奇經,不拘十二經常度,故參互錯綜如是。若流注穴,但分左右陰陽可也。嘗愛《雪心歌》云:如何補瀉有兩般,蓋是經從兩邊發。古人補瀉左右分,今人乃爲男女别。男女經脉一般生,晝夜循環無暫歇。此訣出自梓桑君,我今授汝心已雪。此子午兼八法而後全也。

然補瀉之法,非必呼吸出内針也。有以淺深言者,經言春夏宜淺,秋冬宜深。有以榮衛言者,經言從衛取氣,從榮置氣。

補則從衛取氣,宜輕淺而針,從其衛氣隨之於後,而濟益其虚也。瀉則從榮棄置其氣,宜重深而刺,取其榮氣迎之于前,而瀉奪其實也。然補之不可使太實,瀉之不可使反虚,皆欲以平爲期耳。又男子輕按其穴,而淺刺之,以候衛氣之分。女子重按其穴,而深刺之,以候榮氣之分。

有以虚實言者,經言虚則補其母,實則瀉其子。此迎隨之概也。

凡針逆而迎奪,即瀉其子也。如心之熱病,必瀉于脾胃之分。針順而隨濟,即補其母也。如心之虚病,必補于肝膽之分。

飛經走氣,亦不外于子午迎隨。

凡言九者,即子陽也;六者,即午陰也。但九六數有多少不同,補瀉提插皆然。言初九數者,即一九也,少停又行一九,少停又行一九,三次共二十七數,或四九三十六數。言少陽數者,七七四十九數,亦每次七數,略停。老陽數者,九九八十一數,每次二十七數,少停,共行三次。言初六數者,即一六也,少停又行一六,少停又行一六,三次共一十八數。言少陰數者,六六三十六數,每次一十八數,略停,再行一次。言老陰數者,八八六十四數,每次八數,略停。或云:子後宜九數補陽,午後宜六數補陰。陰日刺陽經,多用六數補陰。陽日刺陰經,多用九數補陽。此正理也。但見熱症即瀉,見冷症即補,權也,活法也。

經言:知爲針者信其左,不知爲針者信其右。

當刺之時,先將同身寸法比穴,以墨點記,後令患人飲食端坐,或偃卧。緩病必待天氣温晴,則氣易行。急病如遇大雷雨,亦不敢針。夜晚非急病,亦不敢針,若空心立針必暈。

必先以左手,壓按所針滎俞之處,

陽穴,以骨側陷處,按之痠麻者爲真。陰穴,按之有動脉應手者爲真。

切而散之,爪而下之,

切者,以手爪掐按其所針之穴,上下四旁,令氣血散。爪者,先以左手大指爪,重掐穴上,亦令氣血散耳。然後用右手鹽指頂住針尾,以中指、大指緊執針腰,以無名指略扶針頭,却令患人咳嗽一聲,隨咳下針,刺入皮内,撒手停針十息,號曰天才。少時再進針,刺入肉内,停針十息,號曰人才。少時再進針,至筋骨之間,停針十息,號曰地才。此爲極處,再停良久,却令患人吸氣一口,隨吸退至人部,審其氣至未。如針下沉重緊滿者,爲氣已至。若患人覺痛則爲實,覺痠則爲虚。如針下輕浮虚活者,氣猶未至,用後彈努循捫引之,引之氣猶不至,針如插豆腐者死。凡除寒熱病,宜于天部行氣;經絡病,宜于人部行氣;麻痺疼痛,宜于地部行氣。

彈而努之,捫而循之,

彈者補也,以大指與次指爪,相交而叠,病在上,大指爪輕彈向上;病在下,次指爪輕彈向下,使氣速行,則氣易至也。努者,以大指次指撚針,連搓三下,如手顫之狀,謂之飛,補者入針飛之,令患人閉氣一口,着力努之;瀉者提針飛之,令患人呼之,不必着力,一法二用,氣自至者,不必用此彈努。捫者摩也,如痛處未除,即於痛處捫摩,使痛散也。復以飛針引之,除其痛也。又起針之時,以手按其穴,亦曰捫。循者,用手於所針部分,隨經絡上下循按之,使氣往來,推之則行,引之則至是也。

動而伸之,推而按之,

動者轉動也,推者推轉也,凡轉針太急則痛,太慢則不去疾,所謂推動,即分陰陽左轉右轉之法也。伸者提也,按者插也,如補瀉不覺氣行,將針提起空如豆許,或再彈二三下以補之。緊戰者,連用飛法三下,如覺針下緊滿,其氣易行,即用通法。若邪盛氣滯,却用提插,先去病邪,而後通其真氣。提者自地部提至人部天部,插者自天部插至人部地部。病輕提插初九數,病重者或少陽數、老陽數,愈多愈好。或問:治病全在提插,既云急提慢按如冰冷,慢提急按火燒身,又云男子午前提針爲熱,插針爲寒,午後提針爲寒,插針爲熱,女人反之,其故何耶?蓋提插補瀉,無非順陰陽也。午前順陽性,提至天部則熱;午後順陰性,插至地部則熱。《奇效良方》,有詩最明。

補瀉提插活法:凡補針先淺入而後深入,瀉針先深入而後淺。凡提插急提慢按如冰冷,瀉也;慢提急按火燒身,補也。或先提插而後補瀉,或先補瀉而後提插,可也。或補瀉提插同用,亦可也。如治久患癱瘓,頑麻冷痺,遍身走痛及癩風寒瘧,一切冷症,先淺入針,而後漸深入針,俱補老陽數,氣行針下緊滿,其身覺熱帶補,慢提急按老陽數,或三九而二十七數,即用通法,扳倒針頭,令患人吸氣五口,使氣上行,陽回陰退,名曰進氣法,又曰燒山火。

治風痰壅盛，中風，喉風，癲狂，瘧疾，單熱，一切熱症，先深入針，而後漸淺退針，俱瀉少陰數，得氣覺涼帶瀉，急提慢按初六數，或三六一十八數，再瀉再提，即用通法，徐徐提之，病除乃止，名曰透天涼。

治瘧疾先寒後熱，一切上盛下虛等症，先淺入針，行四九三十六數，氣行覺熱，深入行三六一十八數。如瘧疾先熱後寒，一切半虛半實等症，先深入針，行六陰數，氣行覺涼漸退針，行九陽數，此龍虎交戰法，俾陽中有陰，陰中有陽也。蓋邪氣常隨正氣而行，不交戰，則邪不退而正不勝，其病復起。

治痃癖癥瘕氣塊，先針入七分，行老陽數，氣行便深入一寸，微伸提之，却退至原處，不得氣，依前法再施，名曰留氣法。

治水蠱膈氣脹滿，落穴之後，補瀉調氣均勻，針行上下，九入六出，左右轉之，千遭自平，名曰子午搗臼。

治損逆赤眼，癰腫初起，先以大指進前撚入左，後以大指退後撚入右，一左一右，三九二十七數，得氣向前，推轉內入，以大指彈其針尾，引其陽氣，按而提之，其氣自行，未應再施，此龍虎交騰法也。

雜病單針一穴，即於得氣後行之，起針際行之亦可。

通而取之，

通者通其氣也，提插之後用之。如病人左手陽經，以醫者右手大指進前九數，却扳倒針頭，帶補以大指努力，針嘴朝向病處，或上或下，或左或右，執住，直待病人覺熱方停。若氣又不通，以龍虎龜鳳、飛經接氣之法，驅而運之。如病人左手陰經，以醫者右手大指退後九數，却扳倒針頭，帶補以大指努力，針嘴朝病，執住，直待病人覺熱方停。右手陽經,與左手陰經同法。右手陰經,與左手陽經同法。左足陽經,與右手陽經同法。左足陰經,與右手陰經同法。右足陽經,與左手陽經同法。右足陰經,與左手陰經同法。如退潮,每一次先補六,後瀉九,不拘次數,直待潮退爲度。止痛同此法。

癢麻虚補,疼痛實瀉,此皆先正推衍《内經》通氣之法,更有取氣、鬬氣、接氣之法。取者,左取右,右取左,手取足,足取頭,頭取手足三陽,胸腹取手足三陰,以不病者爲主,病者爲應。如兩手蹺攣,則以兩足爲應;兩足蹺攣,則以兩手爲應。先下主針,後下應針,主針氣已行,而後針應針,左邊左手左足同手法,右邊亦然。先鬬氣、接氣,而後取氣,手補足瀉,足補手瀉,如搓索然。久患偏枯蹺攣甚者,必用此法于提插之後。

徐氏曰:通氣、接氣之法,已有定息寸數,手足三陽,上九而下十四,過經四寸。手足三陰,上七而下十二,過經五寸。在乎摇動出納,呼吸同法,上下通接,立時見功。所謂定息寸數者,手三陰經,從胸走手,長三尺五寸;手三陽經,從手走頭,長五尺;足三陽經,從頭走足,長八尺;足三陰經,從足走腹,長六尺五寸;陰陽兩蹻,從足走目,長七尺五寸;督脉長四尺五寸;任脉長四尺五寸。人一呼,氣行三寸,一吸,氣行三寸,一呼一吸,謂之一息。針下隨其經脉長短,以息計之,取其氣到病所爲度。

一曰青龍擺尾:以兩指扳倒針頭朝病,如扶舡舵,執之不轉,一左一右,慢慢撥動九數,或三九二十七數,其氣遍體交流。

二曰白虎摇頭:以兩指扶起針尾,以肉内針頭輕轉,如下水舡中之艣,振摇六數或三六一十八數,如欲氣前行,按之在後,欲氣後行,按之在前。二法輕病亦可行之,擺動血氣。蓋龍爲氣,虎爲血，陽日先行龍而後虎，陰日先行虎而後龍。

三曰蒼龜探穴：以兩指扳倒針頭，一退三進，向上鑽剔一下，向下鑽剔一下，向左鑽剔一下，向右鑽剔一下，先上而下，自左而右，如入土之象。

四曰赤鳳迎源：以兩指扶起針，插入地部，復提至天部，候針自摇，復進至人部，上下左右，四圍飛旋，如展翅之狀。病在上，吸而退之；病在下，呼而進之。又將大指爪從針尾刮至針腰，此刮法也。能移不忍痛，可散積年風，午後又從針腰刮至針尾。又云：病在上刮向上，病在下刮向下。有攣急者，頻宜刮切、循攝二法，須連行三五次，氣血各循經絡，飛走之妙，全在此處，病邪從此退矣。放針停半時辰久，扶起針頭，審看針下十分沉緊，則瀉九補六；如不甚緊，則瀉六補九，補瀉後針活，即摇而出之。

攝者，用大指隨經絡上下切之，其氣自得通行。

摇而出之。外引其門，以閉其神。

摇者，退也。以兩指拏針尾，向上下左右各摇振五七下，提二七下，能散諸風，出針直待微鬆，方可出針豆許。如病邪吸針，正氣未復，再須補瀉停待；如再難，頻加刮切，刮後連瀉三下；次用搜法，不論數横搜，如龍虎交騰，一左一右，但手更快耳，直搜一上一下，如撚法而不轉，瀉刮同前；次用盤法，左轉九次，右轉六次，瀉刮同前；次用子午搗臼，子後慢提，午後略快些，緩緩提插，摇出應針，次出主針。補者吸之，急出其針，便以左手大指按其針穴及穴外之皮，令針穴門户不開，神氣内守，亦不致出血也；瀉者呼之，慢出其針，勿令氣泄，不用按穴。凡針起速，及針不停久待暮者，其病即復。

一、凡針暈者,神氣虚也,不可起針,急以別針補之,用袖掩病人口鼻回氣,内與熱湯飲之,即甦,良久再針。甚者,針手膊上側,筋骨陷中,即蝦蟇肉上惺惺穴,或足三里穴,即甦。若起針,壞人。

二、凡針痛者,只是手粗,宜以左手扶住針腰,右手從容補瀉。如又痛者,不可起針,令病人吸氣一口,隨吸將針撚活,伸起一豆即不痛。如伸起又痛,再伸起又痛,須索入針,便住痛。

三、凡斷針者,再將原針穴邊復下一針,補之即出,或用磁石引針出,或用藥塗之。

嗟夫!神針肇自上古,在昔岐伯已嘆失其傳矣,況後世乎?尚賴竇、徐二氏,能因遺文以究其意,俾來學有所悟,而識其梗概。括爲四段,聊爲初學開關救危之用,尚期四方智者裁之(此補瀉一段。其雜病穴法一段,見三卷。十四經穴歌一段,見六、七卷。治病要穴一段,見七卷)!

補瀉一段,乃廬陵歐陽之後所授,與今時師不同。但考《素問》,不曰針法,而曰針道,言針當順氣血往來之道也。又曰:凡刺者,必別陰陽。再考《難經圖注》及徐氏云:左與右不同,胸與背有異,然後知其源流有自。蓋左爲陽,爲升、爲呼、爲出、爲提、爲午前、爲男子之背;右爲陰,爲降、爲吸、爲入、爲插、爲午後、爲男子之腹。所以女人反此者,女屬陰,男屬陽,女人背陰腹陽,男子背陽腹陰,天地男女陰陽之妙,自然如此。

四明高氏補瀉

《素問·補腎俞》注云:用圓利針,臨刺時呪曰:五帝上真,六甲玄靈,氣符至陰,百邪閉理。念三遍,先刺二分,留六呼,次入針至三分,動氣至而徐徐出針，以手捫之，令患人咽氣三次，又可定神魂。《瀉脾》俞注云，欲下針時咒曰：帝扶天形，護命成靈。誦三遍，刺三分，留七呼，動氣至而急出針。

按：呪法非《素問》意，但針工念呪則一心在針。

《拔萃》云：瀉法先以左手揣按得穴，以右手置針於穴上，令病人咳嗽一聲，撚針入腠理，令病人吸氣一口，針至六分，覺針沉澀，復退至三分，再覺沉澀，更退針一豆許，仰手轉針頭向病所，以手循經絡，捫循至病所，以合手迴針，引氣直過針所三寸，隨呼徐徐出針，勿閉其穴，命之曰瀉。

補法先以左手揣按得穴，以右手置針於穴上，令病人咳嗽一聲，撚針入腠理，令病人呼氣一口，納針至八分，覺針沉緊，復退一分，更覺沉緊，仰手轉針頭向病所，依前循捫其病所，氣至病已，隨吸而走出針，速按其穴，命之曰補。

《明堂》注云：寒熱補瀉，假令補冷，先令病人咳嗽一聲，得入腠理，復令吹氣一口，隨吹下針至六七分，漸進腎肝之部，停針徐徐，良久復退針一豆許，乃撚針問病人覺熱否，然後針至三四分，及心肺之部，又令病人吸氣，先内撚針，使氣下行至病所，却外撚針，使氣上行，直過所針穴一二寸，乃吸而外撚針出，以手速按其穴，此爲補。

病熱者治之以寒，何如？須其寒者，先刺入陽之分，候得氣，推内至陰之分，後令病人地氣入而天氣出，謹按生成之息數足，其病人自覺清凉矣。

病惡寒者治之以熱，何如？須其熱者，先刺入陰之分，候得氣，徐引針至陽之分，後令病人天氣入而地氣出，亦謹按生成之息數足，其病人自覺和煖矣。

呼吸

《素問》注云：按經之旨，先補真氣，乃瀉其邪也。何以言之？補法，呼則内針，静以久留；瀉法，吸則内針，又静以久留。然呼則次其吸，吸則不兼呼，内針之候既同，久留之理復一，先補之義，昭然可知。

《拔萃》云：呼不過三，吸不過五。

《明堂》云：當補之時，候氣至病所，更用生成之息數，令病人鼻中吸氣，口中呼氣，内自覺熱矣。當瀉之時，使氣至病所，更用生成之息數，令病人鼻中出氣，口中吸氣，按所病臟腑之處，内自覺清涼矣。

神針八法

心無内慕，如待貴賓，心爲神也。醫者之心，病者之心，與針相隨上下，先慮針損，次將針尖含在口内，而令其温，又以左手按摩受疾之穴，如握虎之狀，右手撚針，如持無力之刃，是用針之一法也。左撚九而右撚六，此乃住痛之二法也。進針之時，令病人咳嗽而針進，進針之三法也。針沉良久，待内不脹，氣不行，照前施之，如氣來裹針不下，乃實也，宜左撚而瀉其實，如不散，令病人呼氣三口，醫者用手抓針自散；如針進無滯無脹，乃氣虚也，令病人吸氣，針宜右撚而補其虚，此補瀉之四法也。其瀉者有鳳凰展翅，用右手大指、食指撚針頭，如飛騰之象，一撚一放，此瀉之五法也。其補者有餓馬摇鈴，用右手大指、食指撚針頭，如餓馬無力之狀，緩緩前進則長，後退則短，此補之六法也。如病人暈針，用袖掩之，熱湯飲之即醒，補之七法也。如針至深處，而進不能，退不能，其皮上四圍起皺紋，其針如生在内，此氣實之極也，有蒼蠅叢咬之狀，四圍飛延，用右手食指，向皺紋皮處，離針不遠四圍前進三下，後退其一，乃瀉之八法也。出針時，即捫其穴，此補之要訣。

三衢楊氏補瀉

十二字分次第手法及歌

一爪切者:凡下針,用左手大指爪甲重切其針之穴,令氣血宣散,然後下針,不傷於榮衛也。取穴先將爪切深,須教毋外慕其心,致令榮衛無傷礙,醫者方堪入妙針。

二指持者:凡下針,以右手持針,於穴上着力旋插,直至腠理,吸氣三口,提於天部,依前口氣,徐徐而用。正謂持針者手如握虎,勢若擒龍,心無他慕,若待貴人之説也。持針之士要心雄,勢如握虎與擒龍。欲識機關三部奧,須將此理再推窮。

三口温者:凡下針,入口中必須温熱,方可與刺,使血氣調和,冷熱不相争鬬也。温針一理最爲良,口内調和納穴場。毋令冷熱相争搏,榮衛宣通始得祥。

四進針者:凡下針,要病人神氣定,息數匀,醫者亦如之,切不可太忙。又須審穴在何部分,如在陽部,必取筋骨之間陷下爲真;如在陰分,郄膕之内,動脉相應,以爪重切經絡,少待方可下手。進針理法取關機,失經失穴豈堪施。陽經取陷陰經脉,三思已定再思之。

五指循者:凡下針,若氣不至,用指於所屬部分經絡之路,上下左右循之,使氣血往來,上下均匀,針下自然氣至沉緊,得氣即瀉之故也。循其部分理何明,只爲針頭不緊沉。推則行之引則止,調和血氣兩來臨。

六爪攝者:凡下針,如針下邪氣滯澀不行者,隨經絡上下,用大指爪甲切之,其氣自通行也。攝法應知氣滯經,須令爪切勿交輕。上下通行隨經絡,故教學者要窮精。

七針退者:凡退針,必在六陰之數分明,三部之用斟酌,不可不誠心着意,溷亂差訛,以瀉爲補,以補爲瀉,欲退之際,一部一部,以針緩緩而退也。退針手法理誰知,三才訣内總玄機。一部六陰三氣吸,須臾疾病愈如飛。

八指搓者:凡轉針如搓線之狀,勿轉太緊,隨其氣而用之。若轉太緊,令人肉纏針,則有大痛之患。若氣滯澁,即以第六攝法切之,方可施也。搓針泄氣最爲奇,氣至針纏莫急移。渾如搓線攸攸轉,急轉纏針肉不離。

九指撚者:凡下針之際,治上大指向外撚,治下大指向内撚。外撚者,令氣向上而治病;内撚者,令氣至下而治病。如出至人部,内撚者爲之補,轉針頭向病所,令取真氣以至病所。如出至人部,外撚者爲之瀉,轉針頭向病所,令俠邪氣退至針下出也。此乃針中之秘旨也。撚針指法不相同,一般在手兩般窮。内外轉移行上下,邪氣逢之疾豈容。

十指留者:如出針至於天部之際,須在皮膚之間留一豆許,少時方出針也。留針取氣候沉浮,出容一豆入容侔。致令榮衛縱横散,巧玅玄機在指頭。

十一針摇者:凡出針三部,欲瀉之際,每一部摇一次,計六摇而已。以指捻針,如扶人頭摇之狀,庶使孔穴開大也。摇針三部六摇之,依次推排指上施。孔穴大開無窒礙,致令邪氣出如飛。

十二指拔者:凡持針欲出之時,待針下氣緩不沉緊,便覺輕滑,用指捻針,如拔虎尾之狀也。拔針一法最爲良,浮沉濇滑任推詳。勢猶取虎身中尾,此訣誰知藴錦囊。

總歌曰:針法玄機口訣多,手法雖多亦不過。切穴持針温口内,進針循攝退針搓。指撚瀉氣針留豆,摇令穴大拔如梭。醫師穴法叮嚀説,記此便爲十二歌。

口訣　**燒山火**○能除寒,三進一退熱湧湧,鼻吸氣一口,呵五口。

燒山之火能除寒,一退三飛病自安。始是五分終一寸,三番出入慢提看。

凡用針之時,須撚運入五分之中,行九陽之數,其一寸者,即先淺後深也。若得氣,便行運針之道。運者男左女右,漸漸運入一寸之内,三出三入,慢提緊按,若覺針頭沉緊,其針插之時,熱氣復生,冷氣自除;未效,依前再施也。

四肢似水最難禁,增(憎)寒不住便來臨。醫師運起燒山火,患人時下得安寧。

口訣　**透天凉**○能除熱,三退一進冷冰冰,口吸氣一口,鼻出五口。

凡用針時,進一寸内,行六陰之數,其五分者,即先深後淺也。若得氣,便退而伸之,退至五分之中,三入三出,緊提慢按,覺針頭沉緊,徐徐舉之,則涼氣自生,熱病自除;如不效,依前法再施。

一身渾似火來燒,不住之時熱上潮。若能加入清涼法,須臾熱毒自然消。

口訣　**陽中隱陰**○能治先寒後熱,淺而深。

陽中隱箇陰,先寒後熱人。五分陽九數,一寸六陰行。

凡用針之時,先運入五分,乃行九陽之數,如覺微熱,便運一寸之内,却行六陰之數以得氣。此乃陽中隱陰,可治先寒後熱之症,先補後瀉也。

先寒後熱身如瘧,醫師不曉實和弱。叮嚀針要陰陽刺,祛除寒熱免災惡。

口訣　**陰中隱陽**○能治先熱後寒,深而淺。

凡用針之時，先運一寸，乃行六陰之數，如覺病微涼，即退至五分之中，却行九陽之數以得氣。此乃陰中隱陽，可治先熱後寒之症，先瀉後補也。

先熱後寒如瘧疾，先陰後陽號通天。針師運起雲雨澤，榮衛調和病自痊。

補者直須熱至，瀉者直待寒侵，猶如搓線，慢慢轉針，法在淺則當淺，法在深則當深，二者不可兼而紊亂也。

口訣　**留氣法**○能破氣，伸九提六。

留氣運針先七分，純陰得氣十分深。伸時用九提時六，癥瘕消溶氣塊匀。

凡用針之時，先運入七分之中，行純陽之數，若得氣，便深刺一寸中，微伸提之，却退至原處；若未得氣，依前法再行，可治癥瘕氣塊之疾。

痃癖癥瘕疾宜休，却在醫師志意求。指頭手法爲留氣，身除疾痛再無憂。

口訣　**運氣法**○能瀉，先直後卧。

運氣用純陰，氣來便倒針。令人吸五口，疼痛病除根。

凡用針之時，先行純陰之數，若覺針下氣滿，便倒其針，令患人吸氣五口，使針力至病所，此乃運氣之法，可治疼痛之病。

運氣行針好用工，遍身疼痛忽無蹤。此法密傳堪濟世，論金宜值萬千鍾。

口訣　**提氣法**○提氣從陰微撚提，冷麻之症一時除。

凡用針之時，先從陰數，以覺氣至，微撚輕提其針，使針下經絡氣聚，可治冷麻之症。

提氣從陰六數同，堪除頑痺有奇功。欲知奧妙先師訣，取次機關一掌中。

口訣　**中氣法**○能除積，先直後卧，瀉之。

凡用針之時，先行運氣之法，或陽或陰，便卧其針，向外至痛疼，立起其針，不與内氣回也。

中氣須知運氣同，一般造化兩般功。手中運氣叮嚀使，玅理玄機起疲癃。

若關節阻澁，氣不通者，以龍虎大段之法，通經接氣，驅而運之，仍以循攝切摩，無不應矣。又按捫摩屈伸，導引之法而行。

口訣　**蒼龍擺尾手法**○補。

蒼龍擺尾行關節，回撥將針慢慢扶。一似江中舡上舵，週身遍體氣流普。

或用補法而就得氣，則純補；補法而未得氣，則用瀉，此亦人之活變也。

凡欲下針之時，飛氣至關節去處，便使回撥者，將針慢慢扶之，如舡之舵，左右隨其氣而撥之，其氣自然交感，左右慢慢撥動，週身遍體，奪流不失其所矣。

蒼龍擺尾氣交流，氣血奪來遍體週。任君體有千般症，一插須交疾病休。

口訣　**赤鳳摇頭手法**○瀉。

凡下針得氣，如要使之上，須關其下；要下，須關其上，連連進針，從辰至巳，退針，從巳至午，撥左而左點，撥右而右點，其實只在左右動，似手摇鈴，退方進圓，兼之左右，摇而振之。

針似舡中之櫓，猶如赤鳳摇頭。辨别迎隨逆順，不可違理胡求。

口訣　**龍虎交戰手法**○三部俱一補一瀉。

龍虎交争戰，虎龍左右施。陰陽互相隱，九六住疼時。

凡用針時，先行左龍則左撚，凡得九數，陽奇零也；却行右虎則右撚，凡得六數，陰偶對也。乃先龍後虎而戰之，以得氣補之，故陽中隱陰，陰中隱陽，左撚九而右撚六，是亦住痛之針，乃得返復之道，號曰龍虎交戰，以得邪盡，方知其所，此乃進退陰陽也。

青龍左轉九陽宫，白虎右旋六陰通。返復玄機隨法取，消息陰陽九六中。

口訣　**龍虎升降手法**

凡用針之法，先以右手大指向前，撚之入穴後，以左手大指向前撚，經絡得氣行，轉其針向左向右，引起陽氣，按而提之，其氣自行，如氣未滿，更依前法再施。

龍虎升騰撚玅法，氣行上下合交遷。依師口訣分明説，目下交君疾病痊。

口訣　**五臟交經**

五臟交經須氣溢，候他氣血散宣時。蒼龍擺尾東西撥，定穴五行君記之。

凡下針之時，氣行至溢，須要候氣血宣散，乃施蒼龍左右撥之可也。

五行定穴分經絡，如船觧纜自通亨。必在針頭分造化，須交氣血自縱横。

口訣　**通關交經**○通關交經，蒼龍擺尾，赤鳳摇頭，補瀉得理。

先用蒼龍擺尾，後用赤鳳摇頭，運入關節之中，後以補則用補中手法，瀉則用瀉中手法，使氣於其經便交。

先用蒼龍來擺尾，後用赤鳳以摇頭，再行上下八指法，關節宣通氣自流。

口訣　**膈角交經**○膈角交經，相尅相生。

凡用針之時，欲得氣相生相尅者，或先補後瀉，或先瀉後補，隨其疾之虛實，病之寒熱，其邪氣自瀉除，真氣自補生。

膈角要相生，水火在君能。有症直任取，無病手中行。仰卧須停隱，法得氣調均。飛經療入角，便是一提金。

口訣　**關節交經**○關節交經，氣至關節，立起針來，施中氣法。

凡下針之時，走氣至關節去處，立起針，與施中氣法納之可也。

關節交經莫大功，必令氣走納經中。手法運之三五度，須知其氣自然通。

口訣　**子午補瀉總歌**○補則須彈針，爪甲切宜輕，瀉時甚切忌，休交疾再侵。

凡用針者，若刺針時，先用口温針，次用左手壓穴，其下針之處，彈而努之，爪而下之，捫而循之，通而取之，却令病人咳嗽一聲，右手持針而刺之，春夏二十四息，秋冬三十六息，徐出徐入，氣來如動脉之狀，針下微緊，留待氣至後，宜用補瀉之法，若前也。

動與摇一例，其中不一般。動爲補之氣，摇之瀉即安。

口訣　**子午搗臼法**○水蠱膈氣。

子午搗臼，土下針行，九入六出，左右不停。

且如下針之時，調氣得均，以針行上下，九入六出，左右轉之不已，必按陰陽之道，其症即愈。

子午搗臼是神機，九入六出會者稀。萬病自然合大數，要交患者笑嘻嘻。

口訣　**子午前後交經換氣歌**○子後要知寒與熱，左轉爲補右爲瀉，提針爲熱插針寒，女人反此要分别；午後要知寒與熱，右轉爲補左爲瀉，順則爲左逆爲右，此是神仙真竗訣。

口訣　**子午補瀉歌**○每日午前皮上揭，有似滚湯煎冷雪。若要寒時皮内尋，不枉交君皮破裂。陰陽返復怎生知？虚實辨别臨時訣（决）。針頭如弩似發機，等閑休與非人説。

口訣　**子午傾針**○子午傾針，要識脉經，病在何臟，補瀉法行。

凡欲下針之時，先取六指之訣，須知經絡，病在何臟，用針依前補瀉，出入内外，如有不應者何也？答曰：一日之内，有陰有陽，有陽中隱陰，有陰中隱陽，有日爲陽，夜爲陰，子一刻一陽生，午一刻一陰生，從子至午，故曰子午之法也。

左轉爲男補之氣，右轉却爲瀉之記。女人返此不爲真，此是陰陽補瀉義。熱病不瘥瀉之須，冷病纏身補是奇。哮吼氣來爲補瀉，氣不至時莫急施。

補：隨其經脉，納而按之，左手閉針穴，徐出針而疾按之。

瀉：迎其經脉，動而伸之，左手開針穴，疾出針，而徐入之。經曰：隨而濟之，是爲之補。迎而奪之，是爲之瀉。《素問》云：刺實須其虚者，留針待陰氣至，乃去針也。刺虚須其實者，留針待陽氣備，乃去針也。

口訣　十二經絡之病，欲針之時，實則瀉之，虚則補之，熱則疾之，寒則留之，陷則灸之，不虚不實，以經取之。經云：虚則補其母而不足，實則瀉其子而有餘，當先補而後瀉。假令人氣在足太陽膀胱經，虚則補其陽，所出爲井，屬金，下針得氣，隨而濟之，右手取針，徐出而疾捫之，是謂補也。實則瀉其陽，所注爲俞，屬木，下針得氣，迎而奪之，左手開針穴，疾出針而徐捫之，是謂之瀉也。

臟腑陰陽，呼吸内外，撚針補瀉手法○外撚隨呼補臟虚，吸來裏轉瀉實肥。六腑病加顛倒用，但依呼吸病還除。女人補虚呵内轉，吸來外轉瀉實肥。依經三度調病氣，但令呼吸莫令疎。

男子補虚呵外轉੭，吸來内轉瀉實肥◎，女人補虚呵内轉◎，吸來外轉瀉實肥⑨。

進火，瀉。初進針一分，呼氣一口，退三退，進三進，令病人鼻中吸氣，口中呼氣三次，把針搖動，自然熱矣。如不應，依前導引。

進水，瀉。初進針一分，吸氣一口，進三進，退三退，令病人鼻中出氣，口中吸氣三次，把針搖動，自然冷矣。如不應，依前導引之；再不應，依生成息數，按所病臟腑之數，自覺冷熱應手。

下手八法口訣

揣　揣而尋之。凡點穴，以手揣摸其處，在陽部筋骨之側，陷者爲真；在陰部郄膕之間，動脉相應。其肉厚薄，或伸或屈，或平或直，以法取之，按而正之，以大指爪切掐其穴，於中庶得，進退方有準也。《難經》曰：刺榮毋傷衛，刺衛毋傷榮。又曰：刺榮無傷衛者，乃掐按其穴，令氣散，以針而刺，是不傷其衛氣也。刺衛無傷榮者，乃撮起其穴，以針卧而刺之，是不傷其榮血也。此乃陰陽補瀉之大法也。

爪　爪而下之。此則《針賦》曰：左手重而切按，欲令氣血得以宣散，是不傷於榮衛也。右手輕而徐入，欲不痛之因，此乃下針之秘法也。

搓　搓而轉者，如搓線之貌，勿轉太緊，轉者左補右瀉，以大指次指相合，大指往上，進爲之左，大指往下，退爲之右，此則迎隨之法也。故經曰：迎奪右而瀉涼，隨濟左而補煖。此則左右補瀉之大法也。

彈　彈而努之。此則先彈針頭，待氣至，却退一豆許，先淺而後深，自外推内，補針之法也。

搖　搖而伸之。此乃先搖動針頭，待氣至，却退一豆許，乃先深而後淺，自内引外，瀉針之法也。故曰針頭補瀉。

捫　捫而閉之。經曰：凡補必捫而出之。故補，欲出針時，就捫閉其穴，不令氣出，使血氣不泄，乃爲真補。

循　循而通之。經曰：凡瀉針，必以手指於穴上四傍循之，使令氣血宣散，方可下針，故出針時，不閉其穴，乃爲真瀉。此提按補瀉之法，男女補瀉，左右反用。

撚　撚者，治上大指向外撚，治下大指向内撚。外撚者令氣向上而治病，内撚者令氣向下而治病。如出針，内撚者令氣行至病所，外撚者令邪氣至針下而出也。

此下手八法口訣也。

生成數 《聚英》

天一生水，地六成之。地二生火，天七成之。天三生木，地八成之。地四生金，天九成之。天五生土，地十成之。

問經脉有奇經八脉設爲問答 楊氏

《難經》云脉有奇經八脉者，不拘於十二經。何謂也？然。有陽維、有陰維、有陽蹻、有陰蹻、有衝、有任、有督、有帶之脉，凡此八脉，皆不拘於經，故曰奇經八脉也。經有十二，絡有十五，凡二十七，氣相隨上下，何獨不拘於經也？然。聖人圖設溝渠，通利水道，以備不然，天雨降下，溝渠溢滿，當此之時，雱霈妄行，聖人不能復圖也。此絡脉滿溢，諸經不能復拘也。

問迎隨之法

經曰：隨而濟之是爲補，迎而奪之是爲瀉。夫行針者，當刺之時，用皮錢擦熱針,復以口温針熱,先以左手爪,按其所刺滎俞之穴,彈而努之,爪而下之,捫而循之,通而取之,人(令)病人咳嗽一聲,右手持針而刺之。春夏二十四息,先深後淺(其淺深之故,注《標幽賦》内);秋冬三十六息,先淺後深,徐徐而入,氣來如動脉之狀,針下輕滑。未得氣者,若魚之未吞鉤,既吞得氣,宜用補瀉。補,隨其經脉,推而按内之,停針一二時,稍久,凡起針,左手閉針穴,徐出針而疾按之。瀉,迎其經脉,提而動伸之,停針稍久,凡起針,左手開針穴,疾出針而徐按之。補針左轉,大指努出;瀉針右轉,大指收入。補者先呼後吸,瀉者先吸後呼。疼痛即瀉,癢麻即補。

問補針之要法

答曰:補針之法,左手重切十字縫紋,右手持針於穴上,次令病人咳嗽一聲,隨咳進針,長呼氣一口,刺入皮三分。針手經絡者,效春夏停二十四息。針足經絡者,效秋冬停三十六息。催氣針沉,行九陽之數,撚九撅九,號曰天才。少停呼氣二口,徐徐刺入肉三分,如前息數足,又覺針沉緊,以生數行之,號曰人才。少停呼氣三口,徐徐又插至筋骨之間三分,又如前息數足,復覺針下沉澁,再以生數行之,號曰地才。再推進一豆,謂之按,爲截、爲隨也。此爲極處,静以久留,却須退針至人部,又待氣沉緊時,轉針頭向病所,自覺針下熱,虚羸癢麻,病勢各散。針下微沉後,轉針頭向上,插進針一豆許,動而停之,吸之乃去,徐入徐出,其穴急捫之。岐伯曰:下針貴遲,太急傷血;出針貴緩,太急傷氣,正謂針之不傷於榮衛也。是則進退往來,飛經走氣,盡於斯矣。

問瀉針之要法

凡瀉針之法,左手重切十字縱紋三次,右手持針於穴上,次令病人咳嗽一聲，隨咳進針，插入三分，刺入天部，少停直入地部，提退一豆，得氣沉緊，搓撚不動，如前息數盡，行六陰之數，撚六撅六，吸氣三口，回針，提出至人部，號曰地才。又待氣至針沉，如前息數足，以成數行之，吸氣二口，回針提出至天部，號曰人才。又待氣至針沉，如前息數足，以成數行之，吸氣回針，提出至皮間，號曰天才。退針一豆，謂之提，爲擔、爲迎也。此爲極處，静以久留，仍推進人部，待針沉緊氣至，轉針頭向病所，自覺針下冷，寒熱痛癢病勢各退，針下微鬆，提針一豆許，摇而停之，呼之乃去，疾入徐出，其穴不閉也。

問經絡

答曰：經脉十二，絡脉十五，外布一身，爲血氣之道路也。其源内根於腎，乃生命之本也。根在内而布散於外，猶樹木之有根本，若傷其根本，則枝葉亦病矣。苟邪氣自外侵之，傷其枝葉，則亦累其根本矣。或病發内生，則其勢必然，故言五臟之道，皆出經隧，以行血氣，經爲正經，絡爲支絡，血氣不和，百病乃生。但一經精氣不足，便不和矣。故經曰：邪中於陽，則溜於經；自面與頸，則下陽明；自項與背，則下太陽，自頰與脇，則下少陽。邪中於陰，則溜於腑，自四末臂胻始，而入三陰，臟氣實而不能容，故還之於腑。腑者，謂膽、胃、膀胱、太（大）小腸也，故刺各有其道焉。針下察其邪正虚實，以補瀉之，隨其經脉榮衛以迎隨之，其道皆不有違也。凡中外之病，始自皮膚，血脉相傳，内連腑臟，則四肢九竅壅塞不通，内因之病，令氣盛衰，外連經絡，則榮衛傾移，上下左右，虚實生矣。經云：風寒傷形，憂恐忿怒傷氣；氣傷臟，乃病臟；寒傷形，乃應形；風傷筋，乃應筋。此形氣内外之相應也。

外具陰陽（筋骨爲陰，皮膚爲陽），内具陰陽（五臟爲陰，六腑爲陽）。

問子午補瀉

答曰:此乃宣行榮衛之法也。故左轉從子,能外行諸陽,右轉從午,能内行諸陰,人身則陽氣受於四末,陰氣受於五臟,亦外陽而内陰也。左轉從外則象天,右轉從内則象地,中提從中則象人,一左一右一提,則能使陰陽内外之氣出入,與上下相參往來,而榮衛自流通矣。男子生於寅,寅,陽也,以陽爲主,故左轉順陽爲之補,右轉逆陽爲之瀉。女子生於申,申,陰也,以陰爲主,故右轉順陰爲之補,左轉逆陰爲之瀉,此常法也。然病有陰陽寒熱之不同,則轉針取用出入,當適其所宜。假令病熱,則刺陽之經,以右爲瀉,以左爲補;病寒,則刺陰之經,以右爲補,左爲瀉。此蓋用陰和陽,用陽和陰,通變之法也。大凡轉針逆順之道,當明於斯。

子合穴(尺盛補之,順其入也),午滎穴(寸盛瀉之,順其出也)。

問針頭補瀉何如

答曰:此乃補瀉之常法也。非呼吸而在手指,當刺之時,必先以左手壓按其所針滎俞之處,彈而努之,爪而下之。其氣之來,如動脉之狀,順針而刺之,得氣推而内之,是謂補;動而伸之,是謂瀉。夫實者氣入也,虚者氣出也。以陽生於外故入,陰生於内故出,此乃陰陽水火出入之氣所不同也,宜詳察之。

此外有補針導氣之法。所謂捫而循之者,是於所刺經絡部分,上下循之,故令氣血舒緩,易得往來也。切而散之者,是用大指爪甲,左右于穴切之,腠理開舒,然後針也。推而按之者,是用右指撚針按住,近氣不失,則遠氣乃來也。彈而努之者,是用指甲彈針,令脉氣膹滿,而得疾行至於病所也。爪而下之者,是用左手指爪連甲,按定針穴,乃使氣散而刺榮,使血散而刺衛,則置針各有準也。通而取之者,是持針進退,或轉或停,以使血氣往來,遠近相通,而後病可取也。外引其門以閉其神者,是先用左指收合針孔,乃放針,則經氣不泄也。故曰知爲針者信其左。

問候氣之法何如

答曰:用針之法,候氣爲先,須用左指,閉其穴門,心無内慕,如待貴人,伏如横弩,起若發機,若氣不至,或雖至如慢,然後轉針取之。轉針之法,令患人吸氣,先左轉針,不至,左右一提也。更不至者,用男内女外之法,男即輕手按穴,謹守勿内;女即重手按穴,堅拒勿出。所以然者,持針居内是陰部,持針居外是陽部,淺深不同,左手按穴,是要分明。只以得氣爲度,如此而終不至者,不可治也。若針下氣至,當察其邪正,分其虚實。經言:邪氣來者緊而疾,穀氣來者徐而和,但濡虚者即是虚,但牢實者即是實。此其訣也。

問呼吸之理

答曰:此乃調和陰陽法也。故經言:呼者因陽出,吸者隨陰入。雖此呼吸分陰陽,實由一氣而爲體,其氣内歷於五臟,外隨於三焦,周布一身,循環經絡,流注孔穴,順其形氣之方圓,然後爲用不同耳。是故五臟之出入,以應四時;三焦之升降,而爲榮衛;經脉之循環,以合天度。然則呼吸出入,乃造化之樞紐,人身之關捷(楗),針家所必用也。諸陽淺在經絡,諸陰深在臟腑,補瀉皆取呼吸,出内其針。蓋呼則出其氣,吸則入其氣。欲補之時,氣出針入,氣入針出。欲瀉之時,氣入入針,氣出出針。呼而不過三口,是外隨三焦之陽。吸而不過五口,是内迎五臟之陰。先呼而後吸者,爲陽中之陰;先吸而後呼者,爲陰中之陽,乃各隨其病氣陰陽寒熱而用之,是爲活法,不可誤用也。

三陰之經(先吸後呼),三陽之經(先呼後吸)。

問迎隨之理何如

答曰:此乃針下予奪之機也。

第一要知榮衛之流行。所謂諸陽之經,行於脉外,諸陽之絡,行於脉内;諸陰之經,行於脉内,諸陰之絡,行於脉外,各有淺深。立針以一分爲榮,二分爲衛,交互停針,以候其氣,見氣方至,速便退針引之,即是迎。見氣已過,然後進針追之,即是隨。故《刺法》云:動退空歇,迎奪右而瀉涼;推内進搓,隨濟左而補煖。

第二要知經脉之往來。所謂足之三陽,從頭走足;足之三陰,從足走腹;手之三陰,從胸走手;手之三陽,從手走頭。得氣,以針頭逆其經脉之所來,動而伸之,即是迎。以針頭順其經脉之所往,推而内之,即是隨。故經云:實者絶而止之,虚者引而起之。

凡下針之法,先用左手,揣穴爪按,令血氣開舒,乃可内針。若欲出血,勿以爪按。右手持針於穴上,令患人咳嗽一聲,撚之,一左一右,透入於腠理,此即是陽部奇分。《刺要》云:一分爲榮。又云:方刺之時,必在懸陽,然後用其呼吸,徐徐推之,至於肌肉,以及分寸,此二者,即是陰部偶分。《刺要》又云:二分爲衛。方刺之時,必在懸陽,及與兩衛,神屬勿去,知病存亡。却以左手按穴,令定象地而不動;右手持針,法天之運轉。若得其氣,左手按穴可重五兩以來,右手存意捻針而行補瀉。惟血脉在俞横居,視之獨澄,切之獨堅。凡刺脉者,隨其順逆,不出血,則發針,疾按之。凡刺淺深,驚針則止。凡行補瀉,穀氣而已。

問疾徐之理

答曰:此乃持針出入之法也。故經言:刺虛實者,徐而疾則實,疾而徐則虛。然此經有兩解:所謂徐而疾者,一作徐内而疾出,一作徐出針而疾按之。所謂疾而徐者,一作疾内而徐出,一作疾出針而徐按之(兩説皆通)。蓋疾徐二字,一解作緩急之義,一解作久速之義。若夫不虛不實,出針入針之法,則亦不疾不徐,配乎其中可也。

問補瀉得宜

答曰:大略補瀉無逾三法。

一則診其脉之動静。假令脉急者,深内而久留之;脉緩者,淺内而疾發針;脉大者,微出其氣;脉滑者,疾發針而淺内之;脉濇者,必得其脉,隨其逆順久留之,必先按而循之,已發針疾按其穴,勿出其血;脉小者,飲之以藥。

二則隨其病之寒熱。假令惡寒者,先令得陽氣入陰之分,次乃轉針退到陽分,令患人鼻吸口呼,謹按生成氣息數足,陰氣隆至,針下覺寒,其人自清涼矣。又有病道遠者,必先使氣直到病所,寒即進針少許,熱即退針少許,然後却用生成息數治之。

三則隨其診之虛實。假令形有肥有瘦,身有痛有麻癢,病作有盛有衰,穴下有牢有濡,皆虛實之診也。若在病所,用别法取之,轉針向上氣自上,轉針向下氣自下,轉針向左氣自左,轉針向右氣自右,徐推其針氣自往,微引其針氣自來,所謂推之則前,引之則止,徐往微來以除之,是皆欲攻其邪氣而已矣。

問自取其經

答曰:刺虚刺實,當用迎隨,補其母而瀉其子,若不虚不實者,則當以經取,謂其正經自得病,不中他邪,故自取其經也。其法右手存意持針,左手候其穴中之氣,若氣來至如動脉狀,乃内針,要續續而入,徐徐而撞入榮至衛,至若得氣如鮪魚食鈎,即是病之氣也,則隨本經氣血多少,酌量取之,略待少許,見氣盡乃出針。如未盡,留針在門,然後出針。經曰有見如入,有見如出,此之謂也。

問補者從衛取氣瀉者從榮置氣

答曰:十二經脉,皆以榮爲根本,衛爲枝葉,故欲治經脉,須調榮衛;欲調榮衛,須假呼吸。經曰:衛者陽也,榮者陰也。呼者陽也,吸者陰也。呼盡内針,静以久留,以氣至爲故者,即是取氣於衛。吸則内針,以得氣爲故者,即是置氣於榮也。

問皮肉筋骨脉病

答曰:百病所起,皆始於榮衛,然後淫於皮肉筋脉。故經言:是動脉者氣也,所生病者血也,先爲是動,而後所生病也。由此推之,則知皮肉經脉,亦是後所生之病耳。是以刺法中但舉榮衛,蓋取榮衛逆順,則皮骨肉筋之治在其中矣。以此思之,至於部分有淺深之不同,却要下針無過不及爲妙也。

一曰皮膚,二曰肌肉,三曰筋骨。

問刺有久速

答曰:此乃量病輕重而行,輕者一補一瀉足矣,重者至再至三也。

假令得病氣而補瀉之,其病未盡,仍復停針,候氣再至,又行補瀉。經言:刺虚須其實,刺實須其虚也。

問諸家刺齊異同

答曰:《靈樞》所言:始刺淺之,以逐邪氣,而來血氣(謂絶皮以出陽邪也)。後刺深之,以致陰氣之邪(謂陰邪出者少,益深絶皮,致肌肉未入分肉間也)。最後取刺極深之,以下穀氣(謂已入分肉之間,則穀氣出矣),此其旨也。余讀《難經》,常見針師丁德用所注,乃言人之肌肉,皆有厚薄之處,但皮膚之上,爲心肺之部,陽氣所行,肌肉之下,爲肝腎之部,陰氣所行也。是説所以發揮《靈樞》之旨,却甚詳明。至於孫氏《千金方》所言:針入一分,則知天地之氣(亦與始刺淺之,而來血氣意合);針入二分,則知呼吸出入,上下水火之氣(亦與後刺深之,以致陰氣意合);針入三分,則知四時五行,五臟六腑逆順之氣(亦與最後極深以下谷(穀)氣意合,乃根本也)。《玄珠密語》言:入皮三分,心肺之部,陽氣所行;入皮五分,腎肝之部,陰氣所行(取象三天兩地之數)。此説可謂詳明矣。及夫後賢所著,則又有自一分而累至於十分之説,此法益詳且密矣。大抵博約不同,其理無異,互相發明,皆不必廢。

問陰陽居易之理

答曰:此則陰陽相乘之意也。以其陽入陰分,陰出陽分,相易而居,成其病也。推原所由,或因榮氣衰少,而衛氣内伐;或因衛氣衰少,而榮氣外溢。故令血氣不守其位,一方氣聚,則爲一方實;一方氣散,則爲一方虚。其實者爲痛,其虚者爲癢。痛者陰也,痛而以手按之不得者亦陰也,法當深刺之。癢則陽也,法當淺刺之。病在上者陽也,在下者陰也。病先起於陰者,法當先治其陰,而後治其陽也。病先起於陽者,法當先治其陽,而後治其陰也。

問順逆相反之由

答曰:此謂衛氣獨不得循於常道也。其名曰厥,爲病不同,刺法當别。故經言:刺熱厥者,若留針反爲寒。刺寒厥者,若留針反爲熱。蓋被逆氣使然。由是言之,刺熱厥者,宜三刺陰,一刺陽;刺寒厥者,宜二(三)刺陽,一刺陰。惟其久病之人,則邪氣入深,却當深入而久留,須間日而復刺之,必先調其左右,去其血脉。

問虚實寒熱之治

答曰:先診人迎氣口,以知陰陽有餘不足,以審上下經絡,循其部分之寒熱,切其九候之變易,按其經絡之所動,視其血脉之色狀,無過則同,有過則異,脉急以行,脉大以弱,則欲要静,筋力無勞。凡氣有餘於上者,導而下之;不足於上者,推而揚之。經云:稽留不到者,因而迎之,氣不足者,積而從之;大熱在上者,推而下之,從下止者,引而去之;大寒在外者,留而補之,入於中者,從而瀉之;上寒下熱者,推而上之;上熱下寒者,引而下之;寒與熱争者,導而行之;菀陳而血結者,刺而去之。

問補者從衛取氣瀉者從榮置氣

衛氣者,浮氣也,專主於表。榮氣者,精氣也,專主於裏。故經言:榮者水穀之精也,血氣調和於五臟,洒陳於六腑,乃能入脉,循上下,貫五臟,絡六腑也。衛者水穀之生也,悍疾滑利,不能入脉,故循皮膚之中,分肉之間,薰於肓膜,散於胸腹,逆其氣則病,從其氣則愈。如是則榮衛爲中外之主,不亦大乎!安得不求其補瀉焉?

問刺陽者卧針而刺之刺陰者按令陽散乃内針

答曰:刺陽部者,從其淺也,係屬心肺之分。刺陰部者,從其深也,係屬腎肝之分。凡欲行陽,淺卧下針,循而捫之,令舒緩,彈而努之,令氣隆盛,而後轉針,其氣自張布矣,以陽部主動故也。凡欲行陰,必先按爪,令陽氣散,直深内針,得氣則伸提之,其氣自調暢矣,以陰部主静故也。

問能知迎隨之氣可令調之

答曰:迎隨之法,因其中外上下、病道遥遠而設也。是故當知榮衛内外之出入,經脉上下之往來,乃可行之。夫榮衛者,陰陽也。經言:陽受氣於四末,陰受氣於五臟。故瀉者先深而後淺,從内引持而出之。補者先淺而後深,從外推内而入之。乃是因其陰陽内外而進退針耳。至於經脉爲流行之道,手三陽經,從手上頭;手三陰經,從胸至手;足三陽經,從頭下足;足三陰經,從足入腹。故手三陽瀉者針芒望外,逆而迎之;補者針芒望内,順而追之,餘皆倣此。乃是因其氣血往來而順逆行針也。大率言榮衛者,是内外之氣出入;言經脉者,是上下之氣往來,各隨所在順逆而爲刺也,故曰迎隨耳。

問補瀉之時與氣開闔相應否

答曰:此法非止推於十干之穴,但凡針入皮膚間,當陽氣舒發之分謂之開;針至肉分間,當陰氣封固之分謂之闔。然開中有闔,闔中有開,一開一闔之機不離孔中,交互停針,察其氣以爲補瀉,故《千金》言:衛外爲陽部,榮内爲陰部。

問方刺之時必在懸陽及與兩衛神屬勿去知病存亡

答曰:懸陽,謂當腠理間朝針之氣也。兩衛,謂迎隨呼吸出入之氣也。神屬不去,知病存亡,謂左手占候,以爲補瀉也。此古人立法,言多玅處。

問容針空豆許

此法正爲迎隨而設也。是以氣至針下,必先提退空歇,容豆許,候氣至然後迎之、隨之。經言:近氣不失,遠氣乃來。

問刺有大小

答曰:有平補平瀉,謂其陰陽不平而後平也。陽下之曰補,陰上之曰瀉,但得内外之氣調則已。有大補大瀉,惟其陰陽俱有盛衰,内針於天地部内,俱補俱瀉,必使經氣内外相通,上下相接,盛氣乃衰,此名調陰换陽,一名接氣通經,一名從本引末。審按其道以予之,徐往徐來以去之,其實一義也。

問穴在骨所

答曰:初下針入腠理,得穴之時,隨吸内針,乃可深知之。不然,氣與針忤,不能進。又凡肥人内虚,要先補後瀉;瘦人内實,要先瀉後補。

問補瀉得宜

答曰:凡病在一方,中外相襲,用子午法補瀉,左右轉針是也。病在三陰三陽,用流注法補瀉,滎俞呼吸出納是也。二者不同。至於彈爪提按之類,無不同者,要明氣血何如耳。

問迎奪隨濟固言補瀉其義何如

答曰:迎者,迎其氣之方來,如寅時氣來注於肺,卯時氣來注於大腸,此時肺大腸氣方盛,而奪瀉之也。隨者,隨其氣之方去,如卯時氣去注大腸,辰時氣去注於胃,肺與大腸,此時正虚,而濟補之也。餘倣此。

問針入幾分留幾呼

答曰:不如是之相拘。蓋肌肉有淺深,病去有遲速,若肌肉厚實處則可深,淺薄處則宜淺。病去則速出針,病滯則久留針,爲可耳。

問補瀉有不在井滎俞經合者多如何

答曰:如睛明、瞳子髎治目疼,聽宫、絲竹空、聽會治耳聾,迎香治鼻,地倉治口喎,風池、頭維治頭項,古人亦有不係井滎俞經合者如此,蓋以其病在上,取之上也。

問經穴流注按時補瀉今病在各經絡按時能去病否

答曰:病著於經,其經自有虚實耳。補虚瀉實,亦自中病也。病有一針而愈,有數針始愈。蓋病有新痼淺深,而新淺者一針可愈,若深痼者必屢針可除。丹溪、東垣有一劑愈者,有至數十劑而愈者。今人用一針不愈,則不再針矣。且病非獨出於一經一絡者,其發必有六氣之兼感,標本之差殊,或一針以愈其標,而本未盡除;或獨取其本,而標復尚作,必數針方絶其病之鄰也。

問針形至微何能補瀉

答曰:如氣毬然,方其未有氣也,則儽塌不堪蹴踢,及從竅吹之,則氣滿起胖，此虚則補之之義也。去其竅之所塞，則氣從竅出，復懨塌矣，此實則瀉之之義也。

問《内經》治病湯藥少而針灸多何也

答曰：《内經》，上古書也。上古之人，勞不至倦，逸不至流，食不肥鮮，以戕其内，衣不蘊熱，以傷其外，起居有節，寒暑知避，恬澹虚無，精神内守，病安從生？雖有賊風虚邪，莫能深入，不過湊於皮膚，經滯氣欝而已。以針行氣，以灸散欝，則病隨已，何待於湯液耶？

當今之世，道德日衰，以酒爲漿，以妄爲常，縱慾以竭其精，多慮以散其真，不知持滿，不解御神，務快其心，過於逸樂，起居無節，寒暑不避，故病多從内生，外邪亦易中也。經曰：針刺治其外，湯液治其内。病既屬内，非湯液又不能濟也。此和、緩以後，方藥盛行，而針灸兼用，固由世不古若，人非昔比，亦業針法之不精，傳授之不得其訣耳；非古用針灸之多，今用針灸之少，亦非湯液之宜於今而不宜於古耶。學者當究心焉。

問八法流注之要訣何如

答曰：口訣固多，未能悉録，今先撮其最要者而言之。

上古流傳真口訣，八法原行只八穴。口吸生數熱變寒，口呼成數寒變熱。先呼後吸補自真，先吸後呼瀉自捷。徐進疾退曰瀉寒，疾進徐退曰補熱。緊提慢按似冰寒，慢提緊按如火熱。脉外陽行是衛氣，脉内陰行是榮血。虚者徐而進之機，實者疾而退之説。補其母者隨而濟，瀉其子者迎奪挈。但分迎奪與濟隨，實瀉虚補不妄説。天部皮膚肌肉人，地部筋骨分三截。衛氣逆行榮順轉，夏淺冬深肥瘦别。毋傷筋膜用意求，行針猶當辨骨節。拇指前進左補虚，拇指後退右瀉實。

牢濡得失定浮沉，牢者爲得濡爲失。瀉用方而補爲圓，自然榮衛相交接。右瀉先吸退針呼，左補先呼出針吸。莫將此法作尋常，彈努循捫指按切。分筋離骨陷中來，却將機關都漏泄。行人載道欲宣揚，湍水風林没休歇。感謝三皇萬世恩，闡盡針經真口訣。

禁針穴歌

腦户、顖會及神庭，玉枕、絡却到承靈。顱息、角孫、承泣穴，神道、靈臺、膻中明。水分、神闕、會陰上，横骨、氣衝針莫行。箕門、承筋、手五里，三陽絡穴到青靈。孕婦不宜針合谷，三陰交内亦通論。石門針灸應須忌，女子終身孕不成。外有雲門并鳩尾，缺盆主客深暈生。肩井深時亦暈倒，急補三里人還平。刺中五臟膽皆死，衝陽血出投幽冥。海泉、顴髎乳頭上，脊間中髓傴僂形。手魚腹陷陰股内，膝臏筋會及腎經。腋股之下各三寸，目眶關節皆通評。

禁灸穴歌

啞門、風府、天柱擎，承光、臨泣、頭維平。絲竹、攢竹、睛明穴，素髎、禾髎迎香程。顴髎、下關、人迎去，天牖、天府到周榮。淵液、乳中、鳩尾下，腹哀臂後尋肩貞。陽池、中冲、少商穴，魚際、經渠一順行。地五、陽關、脊中主，隱白、漏谷通陰陵。條口、犢鼻上陰市，伏兔、髀關、申脉迎。委中、殷門、承扶上，白環、心俞同一經。灸而勿針針勿灸，針經爲此嘗叮嚀。庸醫針灸一齊用，徒施患者炮烙刑。

太乙九宫圖

其法:從冬至、立春數起,至立冬、中宫止,復從冬至起。

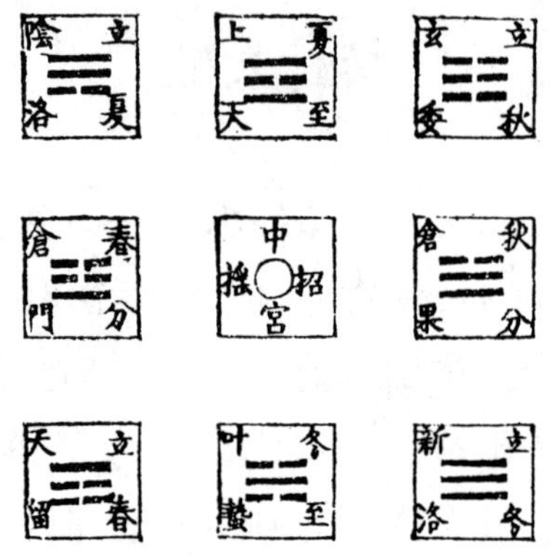

太乙歌

立春艮上起天留,戊寅己丑左足求。春分左脇倉門震,乙卯日見定爲讎。立夏戊辰己巳巽,陰洛宫中左手愁。夏至上天丙午日,正直應喉離首頭。立秋玄委宫右手,戊申己未坤上遊。秋分倉果西方兑,辛酉還從右脇謀。立冬右足加新洛,戊戌己亥乾位收。冬至坎方臨叶蟄,壬子腰尻下竅流。五臟六腑并臍腹,招搖戊巳在中州。潰治癰疽當須避,犯其天忌疾難瘳。

按《難經》太乙日遊,以冬至日居叶蟄宫,數所在從一處,至九日復反,如是無已,終而復始。

九宫尻神禁忌圖

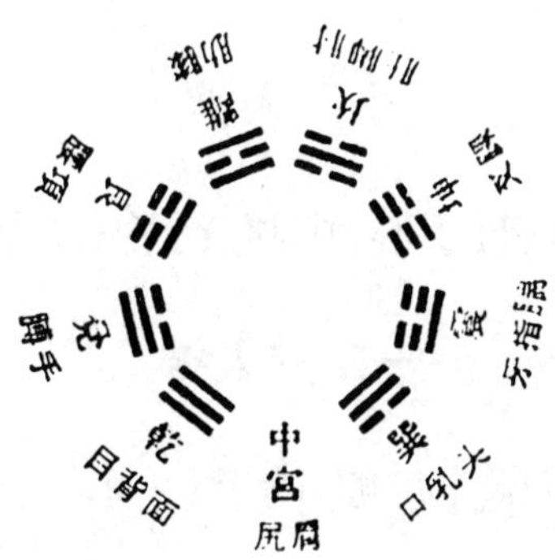

坤踝震腨指牙上，巽屬頭兮乳口中。面背目乾手膊兑，項腰艮膝肋離從。坎肘脚肚輪流數，惟有肩尻在中宫。

此神農所製。其法：一歲起坤，二歲起震，逐年順飛九宫，週而復始，行年到處，所主傷體，切忌針灸。若誤犯之，輕發癰疽，重則喪命。戒之戒之！

九部人神禁忌歌

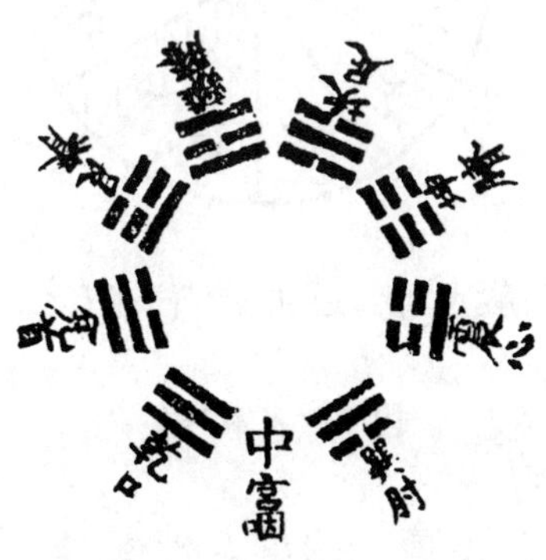

一臍二心三到肘，四咽五口六在首，七脊八膝九在足，輪流順數忌針灸。

此法：一歲起臍，二歲起心，週而復始，順數。

十干人神

甲不治頭，乙喉，丙肩，丁心，戊腹，己脾，庚腰，辛膝，壬腎，癸足。

十二支人神

子目，丑耳，寅胸，卯齒，辰腰，巳手，午心，未足，申頭，酉膝，戌陰，亥頸。

十二部人神禁忌歌

一心二喉三到頭，四肩五背六腰求，七腹八項九足（十）膝，十一陰（十二）股是一週。

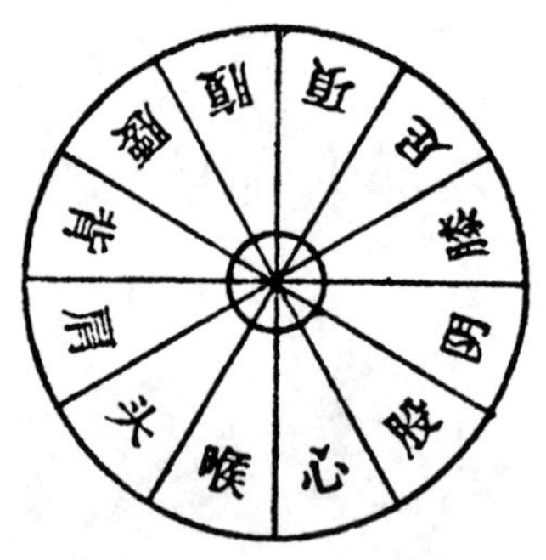

其法：一歲起心，二歲起喉，週而復始，數之。

四季人神歌

春秋左右脇，冬夏在腰臍。四季人神處，針灸莫妄施。

逐日人神歌

初一十一廿一起，足拇鼻柱手小指。初二十二二十二，外踝髮際外踝位。初三十三二十三，股内牙齒足及肝。初四十四廿四又，腰間胃脘陽明手。初五十五廿五并，口内遍身足陽明。初六十六廿六同，手掌胸前又在胸。初七十七二十七，内踝氣衝及在膝。初八十八廿八辰，腕内股内又在陰。初九十九二十九，在尻在足膝脛後。初十二十三十日，腰背内踝足跗覓。

逐時人神

子時踝，丑時腰，寅時目，卯時面，辰時頭，巳手。

午時胸，未時腹，申時心，酉時背，戌時項，亥股。

逐月血忌歌

行針須要明血忌，正丑二寅三之未。四申五卯六酉宫，七辰八戌九居巳。十亥十一月午當，臘子更加逢日閉。

逐月血支歌

血支針灸仍須忌，正丑二寅三卯位。四辰五巳六午中，七未八申九酉部。十月在戌十一亥，十二月於子上議。

四季避忌日

春甲乙，夏丙丁，四季戊己，秋庚辛，冬壬癸。

男避忌日

壬辰,甲辰,乙巳,丙午,丁未,辛未,除日,戌日。

女避忌日

甲寅,乙卯,乙酉,乙巳,丁巳,辛未,破日,亥日。

針灸服藥吉日

丁卯,庚午,甲戌,丙子,壬午,甲申,丁亥,辛卯,壬辰,丙申,戊戌,己亥,己未,庚子,辛丑,甲辰,乙巳,丙午,戊申,壬子,癸丑,乙卯,丙辰,壬戌,丙戌,開日,天醫,要安。

針灸忌日

辛未,乃扁鵲死日;白虎,月厭,月殺,月刑。

十干日不治病

甲不治頭,乙不治喉,丙不治肩,丁不治心,戊己日不治腹,庚不治腰,辛不治膝,壬不治脛,癸不治足。

按以上避忌俱不合《素問》,乃後世術家之説。惟四季避忌與《素問》相同。惟避此及尻神、逐日人神,可耳。若急病,人、尻神亦不可避也。

四卷終

針灸大成卷之五

十二經井穴圖 楊氏

手太陰井

人病膨脹,喘咳,缺盆痛,心煩,掌熱,肩背疼,咽痛,喉腫。斯迺以脉循上膈肺中,横過腋關,穿過尺澤,入少商,故邪客於手太陰之絡,而生是病。

可刺手太陰肺經井穴,少商也,手大指側。刺同身寸之一分,行六陰之數各一痏,左取右,右取左,如食頃已。灸三壯。

手陽明井

人病氣滿,胸中緊痛,煩熱,喘而不已息。斯迺以其脉自肩端入缺盆,絡肺;其支别者,從缺盆中直而上頸,故邪客於手陽明之絡,而有是病。

可刺手陽明大腸井穴,商陽也,在手大指次指爪甲角。刺入一分,行六陰之數,左取右,右取左,如食頃已。灸三壯。

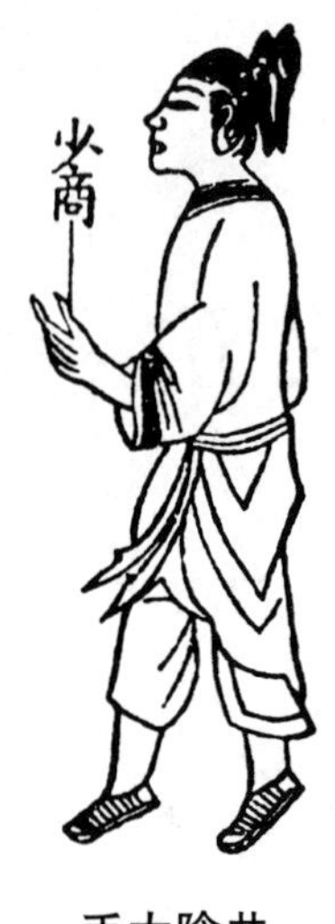

手太陰井

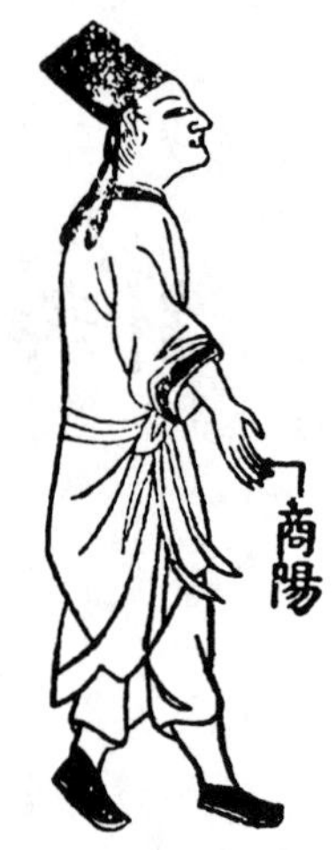

手陽明井

足陽明井

人病腹心悶，惡人火，聞嚮（響）心惕，鼻衄唇喎，瘧狂，足痛，氣蠱，瘡疥，齒寒。迺脉起於鼻交頞中，下循鼻外，入上齒中，還出俠口環唇，下交承漿。却循頤後下廉，出大迎，循頰車，上耳前，故邪客於足陽明之絡，而有是病。

可刺足陽明胃經井厲兑，足次指爪甲上與肉交者韭許。刺一分，行六陰數，左取右，食頃已。

足太陰井

人病尸厥暴死，脉猶如常人而動，然陰盛於上，則邪氣重上，而邪氣逆，陽氣亂，五絡閉塞，結而不通，故狀若尸厥，身脉動，不知人事，邪客手足少陰、太陰、足陽明絡，此五絡，命所關。

可初刺足太陰脾（隱白），二刺足少陰腎（湧泉），三刺足陽明胃（厲兑），四刺手太陰肺(少商),五刺手少陰心,少冲、五井穴各二分,左右皆六陰數。不愈,刺神門;不愈,以竹管吹兩耳,以指掩管口,勿泄氣,必須極吹蹙,纔脉絡通,每極三度。甚者灸維會三壯。針前後各二分,瀉二度,後再灸。

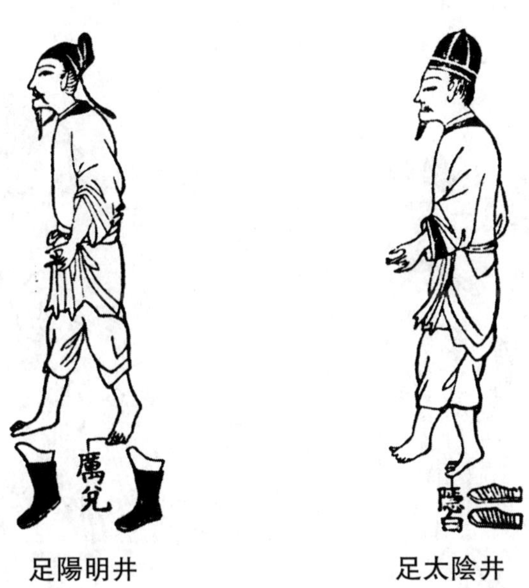

足陽明井　　足太陰井

手少陰井

人病心痛煩渴,臂厥,脇肋疼,心中熱悶,呆癡忘事,顛狂。斯迺以其脉起於心,支從心系俠喉嚨,出向後腕骨之下,直從肺,行腋下臑内,循廉肘内通臂,循廉衹(抵)腕,直過神門脉,入少衝。

可刺手心經井少衝,手小指内側交肉者如韭葉。刺一分,行六陰數,右取左。若灸三炷,如麥大。不已,復刺神門穴。

手太陽井

人病頷腫,項强難顧,肩似拔,臑似折,肘臂疼,外廉痛。斯迺以其脉起小指，自少澤過前谷，上循臂内至肩，入缺盆，向腋，絡心間，循咽下膈，抵胃；支從缺盆上頸頰，至目鋭眥入耳，復循頰入鼻頞，斜貫於顴，故邪客於太陽絡，生是病。

可刺手小腸井少澤，小指外側與肉相交如韮葉。刺一分，六陰數各一痏，左病右取。若灸如小麥炷，三壯止。

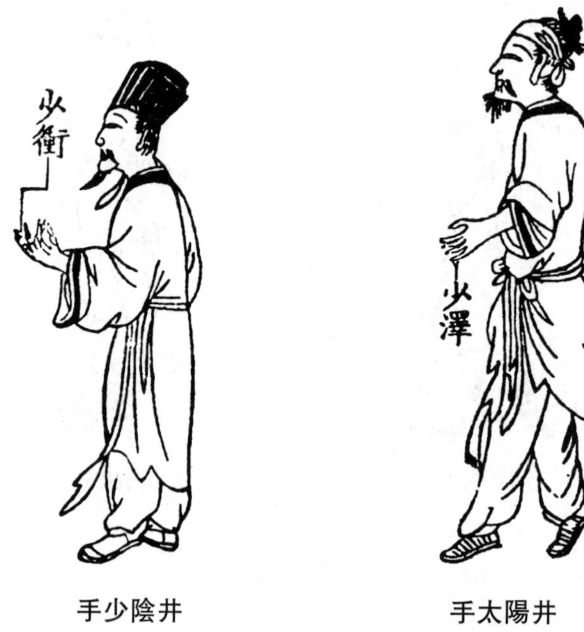

手少陰井　　手太陽井

足太陽井

人病頭項肩背腰目疼，脊痛，痔，瘧，顛狂，目黄淚出，鼻流血。斯迺經之正者，從腦出，别下項；支别者，從膞内左右别下，又其絡從上行，循眥上額，故邪客於足太陽絡，而有是病。

可刺足太陽膀胱井至陰，小指外側韮葉，行六陰數；不已，刺金門五分，三壯；不已，刺申脉一寸三分，如人行十里愈。有所墜，瘀血留腹内，滿脹不得行，先以利藥，次刺然谷前脉，出血立已。不已，刺冲陽三分(胃之原)及大敦見血(肝之井)。

足少陰井

人病卒心痛，暴脹，胸脇支滿。斯迺脉上貫肝膈，走於心内，故邪客於足少陰之絡，而有是病。

可刺足少陰腎井湧泉，足心中。刺三分，行六陰數，見血出，令人立飢欲食，左取右。素有此病，新發，刺五日愈，灸三壯。

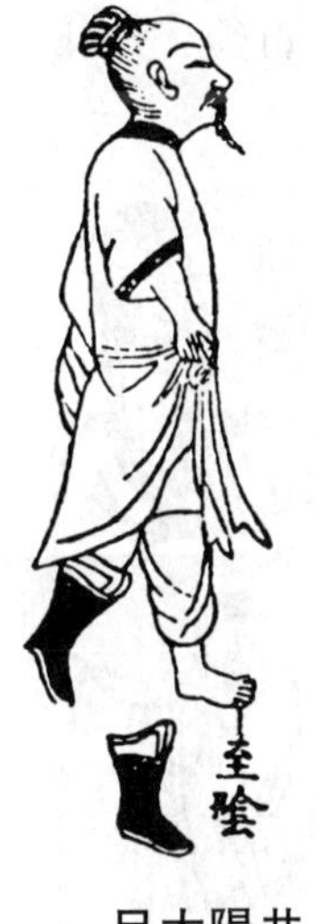

足太陽井

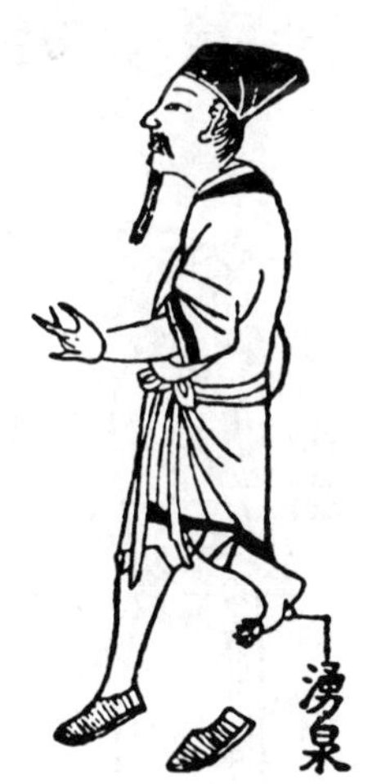

足少陰井

手厥陰井

人病卒然心痛，掌中熱，胸滿膨，手攣臂痛，不能伸屈，腋下腫平，面赤目黄，善笑，心胸熱，耳聾響。斯迺以其包絡之脉，循脇過腋下，通臑内，至間使，入勞宫，循經直入中衝；支別從掌循小指，過次指關衝，故邪客於手厥陰絡，生是病。

可刺手厥陰心包井中衝，中指内端去甲韮葉。刺一分，行六陰數，左取右，如食頃已。若灸，可三壯，如小麥炷。

手少陽井

人病耳聾痛，渾渾，目疼，肘痛，脊間心後疼甚。斯迺以其脉上臂，貫臑外，循肩上，交出少陽缺盆、膻中、膈内；支出頸項耳後，直入耳中，循遍目内眥，故邪氣客於少陽之絡，生是病。

可刺手少陽三焦井穴，關衝也，手小指次指去爪甲與肉交者如韮葉許。刺一分，各一痏，右取左，如食頃已。如灸，三壯。不已，復刺少陽俞中渚穴。

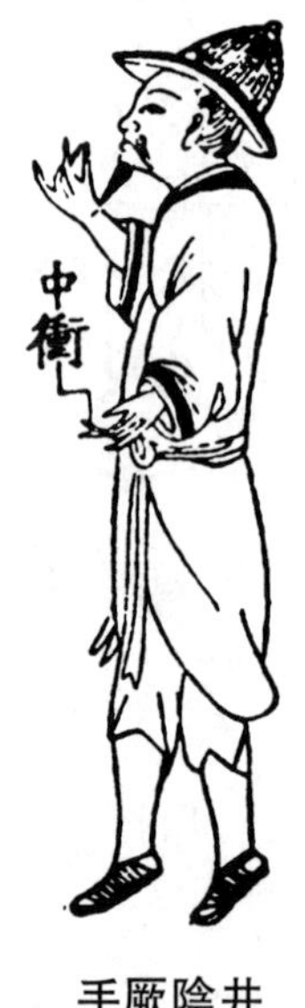

手厥陰井

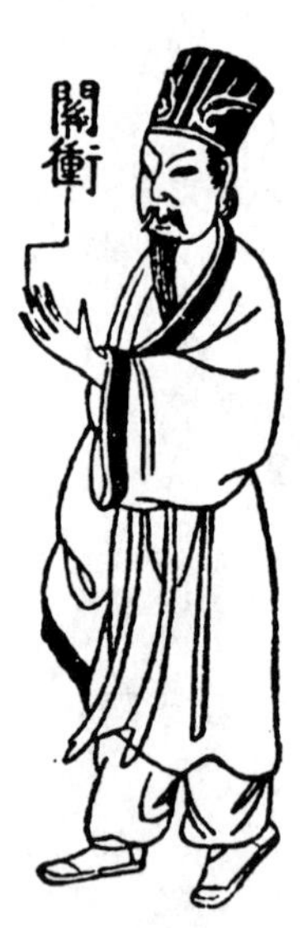

手少陽井

足少陽井

人病胸脇足痛，面滯，頭目疼，缺盆腋腫汗多，頸項癭瘤强硬，瘧生寒熱。迺脉支别者,從目鋭下大迎,合手少陽,抵項,下頰車,下頸合缺盆以下胸,交中貫膈,絡肝膽,循脇,故邪客於足少陽之絡,而有是病。

可刺足少陽膽井竅陰,在次指與肉交者,如韭葉許。刺一分,行六陰數,各一痏,左病右取,如食頃已。灸可三壯。

足厥陰井

人病卒疝暴痛,及腹繞臍上下急痛。斯迺肝絡去内踝上五寸,别走少陽;其支别者,循脛上睾,結於莖,故邪客於足厥陰之絡,而有是病。

可刺足厥陰肝經井大敦,大指端。行六陰數,左取右。素有此病,再發,刺之三日已。若灸者,可五壯止。

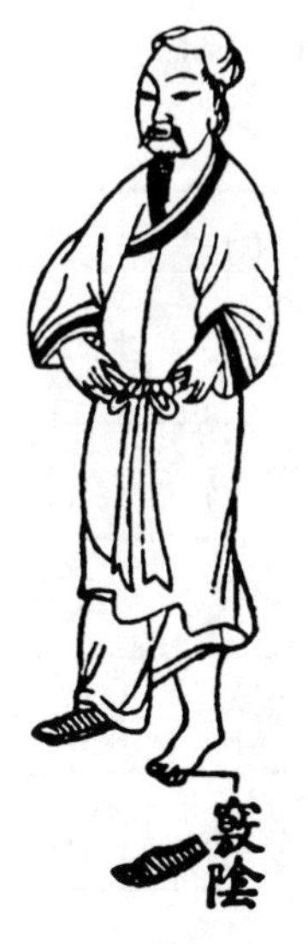

足少陽井

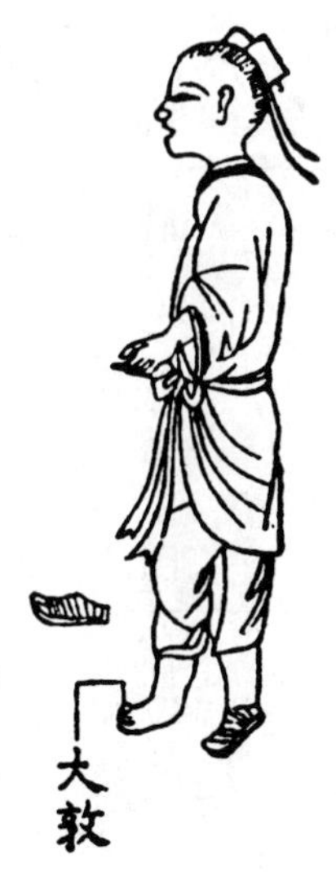

足厥陰井

井滎俞原經合歌 《醫經小學》

少商、魚際與太淵，經渠、尺澤肺相連。商陽二三間合谷，陽谿、曲池大腸牽。隱白、大都、太白脾，商丘、陰陵泉要知。厲兑、内庭陷谷胃，衝陽、解谿、三里隨。少衝、少府屬于心，神門、靈道、少海尋。少澤、前谷、後谿腕，陽谷、小海、小腸經。湧泉、然谷與太谿，復溜、陰谷腎所宜。至陰、通谷、束京骨，崑崙、委中膀胱知。中衝、勞宫心包絡，大陵、間使傳曲澤。關衝、液門、中渚焦，陽池、支溝、天井索。大敦、行間、太衝看，中封、曲泉屬于肝。竅陰、俠谿、臨泣膽，丘墟、陽輔、陽陵泉。

井滎俞原經合横圖 《聚英》

	肺	脾	心	腎	包絡	肝	
井（木）	少商	隱白	少衝	湧泉	中衝	大敦	春刺
滎（火）	魚際	大都	少府	然谷	勞宫	行間	夏刺
俞（土）	太淵	太白	神門	太谿	大陵	太衝	季夏刺
經（金）	經渠	商丘	靈道	復溜	間使	中封	秋刺
合（水）	尺澤	陰陵泉	少海	陰谷	曲澤	曲泉	冬刺

	大腸	胃	小腸	膀胱	三焦	膽	
井(金)	商陽	厲兑	少澤	至陰	關衝	竅陰	所出
滎(水)	二間	内庭	前谷	通谷	液門	俠谿	所溜
俞(木)	三間	陷谷	後谿	束骨	中渚	臨泣	所注
原	合谷	衝陽	腕骨	京骨	陽池	丘墟	所過
經(火)	陽谿	解谿	陽谷	崑崙	支溝	陽輔	所行
合(土)	曲池	三里	小海	委中	天井	陽陵泉	所入

項氏曰:所出爲井,井象水之泉。所溜爲滎,滎象水之陂。所注爲俞,俞象水之窬。所行爲經,經象水之流。所入爲合,合象水之歸。皆取水義也。

又曰:春刺井,井者東方春也,萬物之始生,故言井。冬刺合,合者北方冬也,陽氣入藏,故言合;舉始終而言,滎、俞、經在其中矣。又曰:諸井肌肉淺薄,瀉井當瀉滎。滑氏曰:補井當補合。

岐伯曰:春刺井者,邪在肝。夏刺滎者,邪在心。季夏刺俞者,邪在脾。秋刺經者,邪在肺。冬刺合者,邪在腎,故也。帝曰:五臟而繫於四時,何以知之?岐伯曰:五臟,一病輒有五驗,假如肝病,色青者肝也,臊臭者肝也,喜酸者肝也,喜呼者肝也,喜泣者肝也。其病衆多,不可盡言也。四臟有驗,並繫于四時者也。針之要妙,在於秋毫。

四明陳氏曰:春氣在毛,夏氣在皮,秋氣在分肉,冬氣在骨髓,是淺深之應也。

徐氏子午流注逐日按時定穴歌

甲日戌時膽竅陰，丙子時中前谷滎。戊寅陷谷陽明俞，返本丘墟木在寅。庚辰經注陽谿穴，壬午膀胱委中尋。甲申時納三焦水，滎合天干取液門。

乙日酉時肝大敦，丁亥時滎少府心。己丑太白、太冲穴，辛卯經渠是肺經。癸巳腎宫陰谷合，乙未勞宫火穴滎。

丙日申時少澤當，戊戌内庭治脹康。庚子時在三間俞，本原腕骨可祛黄。壬寅經火崑崙上，甲辰陽陵泉合長。丙午時受三焦木，中渚之中仔細詳。

丁日未時心少冲，己酉大都脾土逢。辛亥太淵、神門穴，癸丑復溜腎水通。乙卯肝經曲泉合，丁巳包絡大陵中。

戊日午時厲兑先，庚申滎穴二間遷。壬戌膀胱尋束骨，冲陽土穴必還原。甲子膽經陽輔是，丙寅小海穴安然。戊辰氣納三焦脉，經穴支溝刺必痊。

己日巳時隱白始，辛未時中魚際取。癸酉太谿、太白原，乙亥中封内踝比。丁丑時合少海心，己卯間使包絡止。

庚日辰時商陽居，壬午膀胱通谷之。甲申臨泣爲俞木，合谷金原返本歸。丙戌小腸陽谷火，戊子時居三里宜。庚寅氣納三焦合，天井之中不用疑。

辛日卯時少商本，癸巳然谷何須忖。乙未太冲原太淵，丁酉心經靈道引。己亥脾合陰陵泉，辛丑曲澤包絡準。

壬日寅時起至陰，甲辰膽脉俠谿滎。丙午小腸後谿俞，返求京骨本原尋。三焦寄有陽池穴，返本還原似的親。戊申時注解谿胃，大腸庚戌曲池真。壬子氣納三焦寄,井穴關冲一片金。關冲屬金壬屬水,子母相生恩義深。

癸日亥時井湧泉,乙丑行間穴必然。丁卯俞穴神門是,本尋腎水太谿原。包絡大陵原并過,己巳商丘内踝邊。辛未肺經合尺澤,癸酉中冲包絡連。子午截時安定穴,留傳後學莫忘言。

十二經納天干歌

甲膽乙肝丙小腸,丁心戊胃己脾鄉。庚屬大腸辛屬肺,壬屬膀胱癸腎藏。三焦亦向壬中寄,包絡同歸入癸方。

十二經納地支歌

肺寅大卯胃辰宫,脾巳心午小未中。申胱酉腎心包戌,亥焦子膽丑肝通。

脚不過膝手不過肘歌

陽日陽時氣在前,血在後兮脉在邊。陰日陰時血在前,氣在後兮脉歸原。陽日陽時針左轉,先取陽經腑病看。陰日陰時針右轉,行屬陰經臟府痊。

流注圖

足少陽膽之經,甲主,與己合,膽引氣行。

甲日　　甲戌時，開膽爲井金。

　　　　丙子時，小腸，滎水。

　　　　戊寅時，胃，俞木，并過膽原丘墟，木原在寅。

　　　　庚辰時，大腸，經火。

　　　　壬午時，膀胱，合土。

　　　　甲申時，氣納三焦之滎水，甲屬木，是以水生木，子母相生。

足厥陰肝之經，乙主，與庚合，肝引血行。

乙日　　乙酉時，開肝爲井木。

　　　　丁亥時，心，滎火。

　　　　己丑時，脾，俞土，并過肝原。

　　　　辛卯時，肺，經金。

　　　　癸巳時，腎，合水。

　　　　乙未時，血納包絡之滎火，乙屬木，是以木生火也。

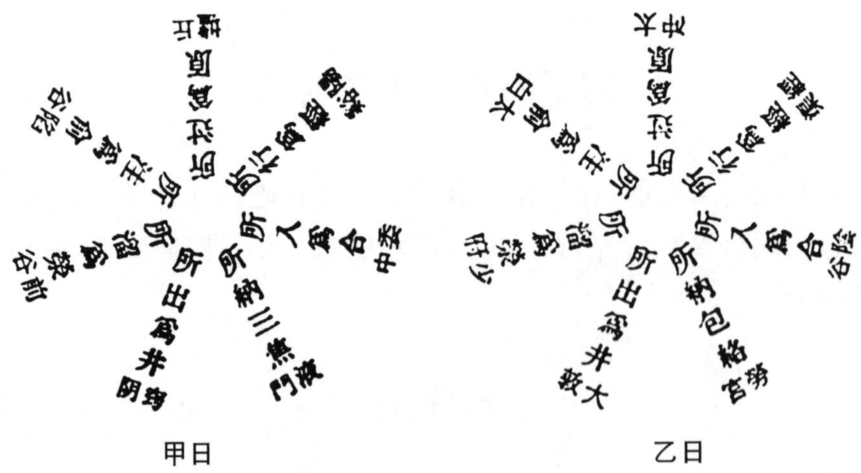

甲日　　　　乙日

手太陽小腸經，丙主，與辛合，小腸引氣行。

丙日　　丙申時，開小腸井金。

戊戌時，胃，滎水。

庚子時，大腸，俞木，并過小腸原。

壬寅時，膀胱經火。

甲辰時，膽，合土。

丙午時，氣納三焦之俞木，丙屬火，是以木生火也。

手少陰心之經，丁主，與壬合，心引血行。

丁日　　丁未時，開心爲井木。

己酉時，脾，滎火。

辛亥時，肺，俞土，并過心原。

癸丑時，腎，經金。

乙卯時，肝，合水。

丁巳時，血納包絡之俞土，丁屬火，是以火生土也。

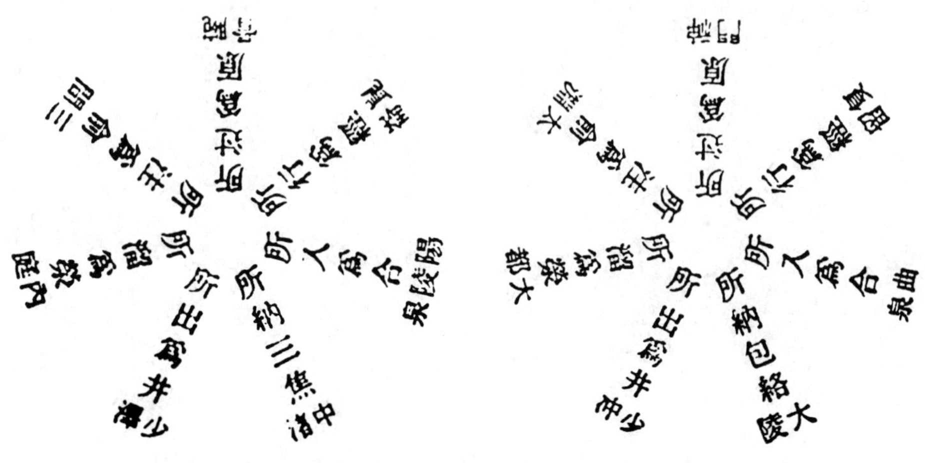

丙日　　丁日

足陽明胃之經，戊主，與癸合，胃引氣行。

戊日　戊午時，開胃爲井金。

　　庚申時，大腸，滎水。

　　壬戌時，膀胱，俞木，并過胃原。

　　甲子時，膽，經火。

　　丙寅時，小腸，合土。

　　戊辰時，氣納三焦之經火，戊屬土，是以火生土也。

足太陰脾之經，己主，與甲合，脾引血行。

己日　己巳時，開脾爲井木。

　　辛未時，肺，滎火。

　　癸酉時，腎，俞土，并過脾原。

　　乙亥時，肝，經金。

　　丁丑時，心，合水。

　　己卯時，血納包絡之經金，己屬土，是以土生金也。

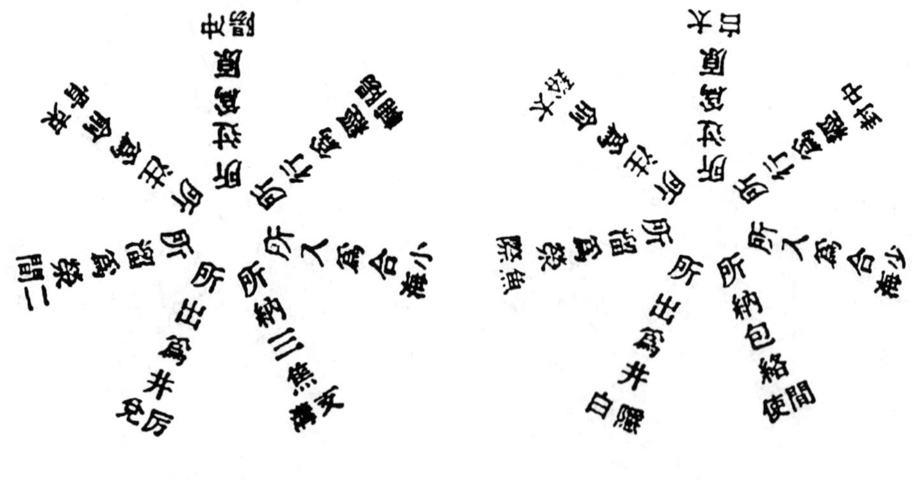

戊日　　己日

手陽明大腸經，庚主，與乙合，大腸引氣行。

庚日　　庚辰時，開大腸井金。

壬午時，膀胱，滎水。

甲申時，膽，俞木，并過大腸原。

丙戌時，小腸，經火。

戊子時，胃，合土。

庚寅時，氣納三焦之合土，庚屬金，是以主（土）生金也。

手太陰肺之經，辛主，與丙合，肺引血行。

辛日　　辛卯時，開肺爲井木。

癸巳時，腎，滎火。

乙未時，肝，俞土，并過肺原。

丁酉時，心，經金。

己亥時，脾，合水。

辛丑時，血納包絡之合水，辛屬金，是以金生水也。

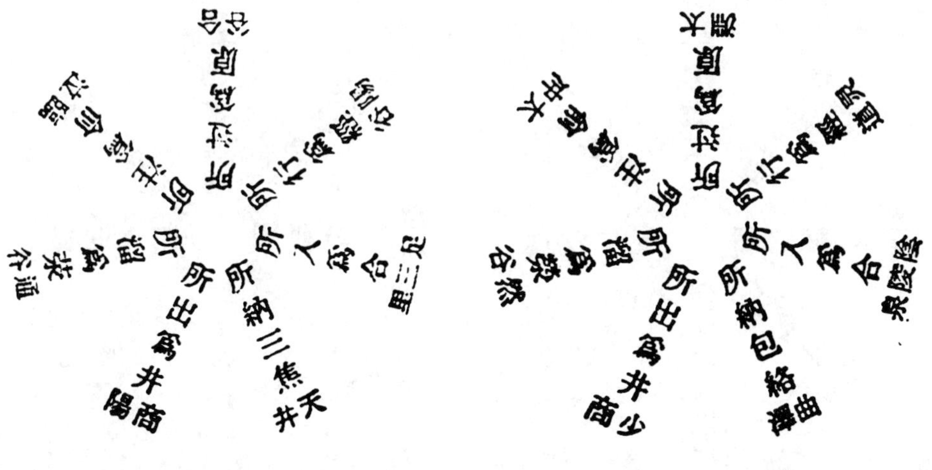

庚日　　辛日

足太陽膀胱經，壬主，與丁合，膀胱引氣行。

壬日　壬寅時，開膀胱井金。

甲辰時，膽，滎水。

丙午時，小腸，俞木。所過本原京骨，木原在午，水入火鄉，故壬丙子午相交也，兼過三焦之原陽池。

戊申時，胃，經火。

庚戌時，大腸，合土。

壬子時，氣納三焦井金。

足少陰腎之經，癸主，與戊合，腎引血行。

癸日　癸亥時，開腎爲井木。

乙丑時，肝，滎火。

丁卯時，心，俞土，并過腎原太谿，又過包絡原大陵。

己巳時，脾，經金。

辛未時，肺，合水。

癸酉時，血納包絡之井木，謂水生木也。

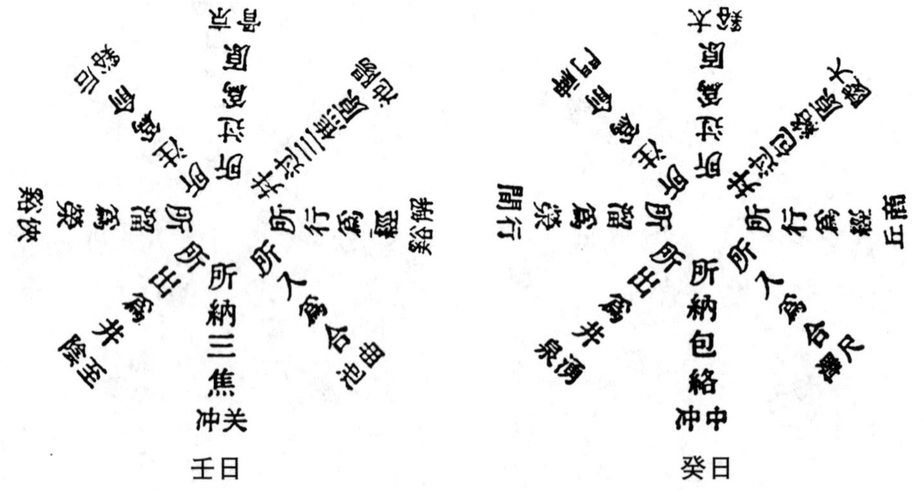

壬日　　癸日

論子午流注法 徐氏

子午流注者,謂剛柔相配,陰陽相合,氣血循環,時穴開闔也。何以子午言之?曰:子時一刻,乃一陽之生;至午時一刻,乃一陰之生,故以子午分之而得乎中也。流者,往也。注者,住也。天干有十,經有十二:甲膽、乙肝、丙小腸、丁心、戊胃、己脾、庚大腸、辛肺、壬膀胱、癸腎,餘兩經三焦、包絡也。三焦乃陽氣之父,包絡乃陰血之母,此二經雖寄于壬癸,亦分派于十干。每經之中,有井、滎、俞、經、合,以配金、水、木、火、土,是故陰井木而陽井金,陰滎火而陽滎水,陰俞土而陽俞木,陰經金而陽經火,陰合水而陽合土。經中有返本還元者,乃十二經出入之門也。陽經有原,遇俞穴并過之;陰經無原,以俞穴即代之。是以甲出丘墟,乙太冲之例。又按《千金》云:六陰經亦有原穴,乙中都,丁通里,己公孫,辛列缺,癸水泉,包絡内關是也。故陽日氣先行,而血後隨也;陰日血先行,而氣後隨也。得時爲之開,失時爲之闔。陽干注腑,甲、丙、戊、庚、壬,而重見者氣納于三焦;陰干注臟,乙、丁、己、辛、癸,而重見者血納包絡。如甲日甲戌時以開膽井,至戊寅時正當胃俞,而又并過膽原,重見甲申時氣納三焦,滎穴屬水,甲屬木,是以水生木,謂甲合還元化本。又如乙日乙酉時以開肝井,至己丑時當脾之俞,并過肝原,重見乙未時血納包絡,滎穴屬火,乙屬木,是以木生火也。餘倣此。俱以子午相生,陰陽相濟也。陽日無陰時,陰日無陽時,故甲與己合,乙與庚合,丙與辛合,丁與壬合,戊與癸合也。何謂甲與己合?曰:中央戊己屬土,畏東方甲乙之木所尅,戊乃陽爲兄,己屬陰爲妹,戊兄遂將己妹嫁與木家,與甲爲妻,庶得陰陽和合而不相傷,所以甲與己合。餘皆然。子午之法,盡于此矣。

流注開闔　《醫學入門》

人每日一身，週流六十六穴，每時週流五穴（除六原穴，乃過經之所）。相生相合者爲開，則刺之。相尅者爲闔，則不刺。陽生陰死，陰生陽死。如甲木死于午，生于亥。乙木死于亥，生于午。丙火生于寅，死于酉。丁火生于酉，死于寅。戊土生于寅，死于酉。己土生于酉，死于寅。庚金生于巳，死于子。辛金生于子，死于巳。壬水生于申，死于卯。癸水生于卯，死于申。凡值生我我生及相合者，乃氣血生旺之時，故可辨虛實刺之。尅我我尅及闔閉時穴，氣血正直衰絶，非氣行未至，則氣行已過，誤刺妄引邪氣，壞亂真氣，實實虛虛，其害非小。

流注時日

陽日陽時陽穴，陰日陰時陰穴，陽以陰爲闔，陰以陽爲闔，闔者閉也。閉則以本時天干，與某穴相合者針之。

陽日遇陰時，陰日遇陽時，則前穴已閉，取其合穴針之。合者，甲與己合化土，乙與庚合化金，丙與辛合化水，丁與壬合化木，戊與癸合化火，五門十變，此之謂也。

其所以然者，陽日注腑，則氣先至而後血行；陰日注臟，則血先至而氣後行。順陰陽者，所以順氣血也。

陽日六腑值日者引氣，陰日六臟值日者引血。

或曰:陽日陽時已過,陰日陰時已過,遇有急疾奈何?曰:夫妻子母互用,必適其病爲貴耳。

妻閉則針其夫,夫閉則針其妻,子閉針其母,母閉針其子,必穴與病相宜,乃可針也。

噫!用穴則先主而後客,用時則弃主而從賓。

假如甲日膽經爲主,他穴爲客,針必先主後客。其甲戌等時主穴不開,則針客穴。

按日起時,循經尋穴,時上有穴,穴上有時,分明實落,不必數上衍數,此所以寧守子午,而舍尔靈龜也。

靈龜八法,專爲奇經八穴而設,其圖具後。但子午法,其理易明,其穴亦肘膝内穴,豈能逃子午之流注哉!

臟腑井滎俞經合主治　《聚英》

假令得弦脉,病人善潔(膽爲清净之府,故耳),面青善怒,此膽病也。若心下滿,當刺竅陰(井),身熱當刺俠谿(滎),體重節痛刺臨泣(俞),喘嗽寒熱刺陽輔(經),逆氣而泄刺陽陵泉(合),又總刺丘墟(原)。

假令得弦脉,病人淋溲,便難,轉筋,四肢滿閉,臍左有動氣,此肝病也。若心下滿,刺大敦(井),身熱刺行間(滎),體重節痛刺太冲(俞),喘嗽寒熱刺中封(經),逆氣而泄刺曲泉(合)。

假令得浮洪脉,病人面赤,口乾喜笑,此小腸病也。若心下滿,刺少澤(井),身熱刺前谷(滎),體重節痛刺後谿(俞),喘嗽寒熱刺陽谷(經),逆氣而泄刺小海(合),又總刺腕骨(原)。

假令得浮洪脉，病人煩心，心痛，掌中熱而啘，臍上有動氣，此心病也。若心下滿，刺少冲（井），身熱刺少府（滎），體重節痛刺神門（俞），喘嗽寒熱刺靈道（經），逆氣而泄刺少海（合）。

假令得浮緩脉，病人面黄，善噫，善思，善詠，此胃病也。若心下滿，刺厲兑（井），身熱刺内庭（滎），體重節痛刺陷谷（俞），喘嗽寒熱刺解谿（經），逆氣而泄刺三里（合），又總刺冲陽（原）。

假令得浮緩脉，病人腹脹滿，食不消，體重節痛，怠惰嗜卧，四肢不收，當臍有動氣，按之牢若痛，此脾病也。若心下滿，刺隱白（井），身熱刺大都（滎），體重節痛刺太白（俞），喘嗽寒熱刺商丘（經），逆氣而泄刺陰陵泉（合）。

假令得浮脉，病人面白，善嚏，悲愁不樂欲哭，此大腸病也。若心下滿，刺商陽（井），身熱刺二間（滎），體重節痛刺三間（俞），喘嗽寒熱刺陽谿（經），逆氣而泄刺曲池（合），又總刺合谷（原）。

假令得浮脉，病人喘嗽，洒淅寒熱，臍右有動氣，按之牢痛，此肺病也。若心下滿，刺少商（井），身熱刺魚際（滎），體重節痛刺太淵（俞），喘嗽寒熱刺經渠（經），逆氣而泄刺尺澤（合）。

假令得沉遲脉，病人面黑，善恐欠，此膀胱病也。若心下滿，刺至陰（井），身熱刺通谷（滎），體重節痛刺束骨（俞），喘嗽寒熱刺崑崙（經），逆氣而泄刺委中（合），又總刺京骨（原）。

假令得沉遲脉，病人逆氣，小腹急痛，泄如下重，足脛寒而逆，臍下有動氣，按之牢若痛，此腎病也。若心下滿，刺湧泉（井），身熱刺然谷（滎），體重節痛刺太谿（俞），喘嗽寒熱刺復溜（經），逆氣而泄刺陰谷（合）。

總論

紀氏曰：井之所治，不以五臟六腑，皆主心下滿。滎之所治，不以五臟六腑,皆主身熱。俞之所治,不以五臟六腑,皆主體重節痛。經之所治,不以五臟六腑,皆主喘嗽寒熱。合之所治,不以五臟六腑,皆主逆氣而泄。

十二經是動所生病補瀉迎隨 《聚英》

《内經》曰:十二經病,盛則瀉之,虛則補之,熱則疾之,寒則留之,不盛不虛,以經取之。又曰:迎而奪之,隨而濟之。又曰:虛則補其母,實則瀉其子。《難經》曰:經脉行血氣,通陰陽,以榮於其身者也。其始(平旦)從中焦,注手太陰(肺寅)、陽明(大腸卯),陽明注足陽明(胃辰)、太陰(脾巳),太陰注手少陰(心午)、太陽(小腸未),太陽注足太陽(膀胱申)、少陰(腎酉),少陰注手厥陰(包絡戌)、少陽(三焦亥),少陽注足少陽(膽子)、厥陰(肝丑),厥陰復注於手太陰(明日寅時),如環無端,轉相灌溉。

又曰:迎隨者,知榮衛流行,經脉往來,隨其順逆而取之也。

十二經之原歌

甲出丘墟乙太衝,丙居腕骨是原中。丁出神門原内過,戊胃衝陽氣可通。己出太白庚合谷,辛原本出太淵同。壬歸京骨、陽池穴,癸出太谿、大陵中。

三焦行于諸陽,故置一俞曰原。又曰:三焦者,水谷之道路,原氣之别使也。主通行三氣,經歷五臟六腑。原者三焦之尊號,故所止輒爲原也。

按《難經》云：五臟六腑之有病者，皆取其原。王海藏曰：假令補肝經，於本經原穴補一針(太衝穴是)；如瀉肝經，于本經原穴亦瀉一針。餘倣此。

十二經病井滎俞經合補虛瀉實

手太陰肺經，屬辛金。起中府，終少商，多氣少血，寅時注此。

是動病(邪在氣，氣留而不行，爲是動病)：肺脹膨膨而喘咳，缺盆中痛，甚則交兩手而瞀，是謂臂厥。

所生病(邪在血，血壅而不濡，爲所生病)：咳嗽上氣，喘渴煩心，胸滿，臑臂内前廉痛，掌中熱。氣盛有餘，則肩背痛，風寒(疑寒字衍)汗出中風，小便數而欠，寸口大三倍于人迎。虛則肩背痛寒，少氣不足以息，溺色變，卒遺矢無度，寸口反小于人迎也。

補(虛則補之)　用卯時(隨而濟之)，太淵，爲俞土，土生金，爲母。經曰：虛則補其母。

瀉(盛則瀉之)　用寅時(迎而奪之)，尺澤，爲合水，金生水，爲子，實則瀉其子。

手陽明大腸經，爲庚金。起商陽，終迎香，氣血俱多，卯時氣血注此。

是動病：齒痛，頔腫。是主津。

所生病：目黄，口乾，鼽衄，喉痺，肩前臑痛，大指次指不用。氣有餘則當脉所過者熱腫，人迎大三倍于寸口；虛則寒慄不復，人迎反小于寸口也。

補　用辰時,曲池,爲合土,土生金,虚則補其母。

瀉　用卯時,二間,爲滎水,金生水,實則瀉其子。

足陽明胃經,屬戊土。起頭維,終厲兑,氣血俱多,辰時注此。

是動病:洒洒然振寒,善呻數欠,顔黑。病至惡人與火,聞木音則惕然而驚,心動,欲獨閉户牖而處。甚則欲登高而歌,棄衣而走,賁嚮腹脹,是謂骭厥。主血。

所生病:狂瘧,温淫汗出,鼽衄,口喎,唇裂,喉痺,大腹水腫,膝臏腫痛。循胸乳、氣膺、伏兔、胻外廉、足跗上皆痛。中指不用。氣盛則身已前皆熱,其有餘于胃,則消谷善飢,溺色黄,人迎大三倍于寸口。氣不足,則身已前皆寒慄,胃中寒則脹滿,人迎反小於寸口也。

補　用巳時,解谿,爲經火,火生土,虚則補其母。

瀉　用辰時,厲兑,爲井金,土生金,實則瀉其子。

足太陰脾經,屬己土。起隱白,終大包,多氣少血,巳時注此。

是動病:舌本强,食則嘔,胃脘痛,腹脹善噫,得後出與氣則快然如衰,身體皆重。是主痺。

所生病:舌本痛,體不能動摇,食不下,煩心,心下急痛,寒瘧,溏瘕泄水,身黄疸不能卧,强立,股膝内腫厥,足大指不用。盛者,寸口大三倍于人迎。虚者,寸口小三倍于人迎也。

補　用午時,大都,爲滎火,火生土,虚則補其母。

瀉　用巳時,商丘,爲經金,土生金,實則瀉其子。

手少陰心經,屬丁火。起極泉,終少冲,多氣少血,午時注此。

是動病:咽乾心痛,渴而欲飲,是爲臂厥。主心。

所生病:目黄脇痛,臑臂内後廉痛、厥,掌中熱。盛者,寸口大再倍于人迎。虚者,寸口反小於人迎也。

補　用未時,少冲,爲井木,木生火,虚則補其母。

瀉　用午時,神門,爲俞土,火生土,實則瀉其子。

手太陽小腸經,屬丙火。起少澤,終聽宫,多血少氣,未時注此。

是動病:嗌痛,頷腫,不可回顧,肩似拔,臑似折。是主液。

所生病:耳聾目黄,頰腫,頸、頷、肩、臑、肘、臂外後廉痛。盛者,人迎大再倍于寸口。虚者,人迎反小于寸口也。

補　用申時,後谿,爲俞木,木生火,虚則補其母。

瀉　用未時,小海,爲合土,火生土,實則瀉其子。

足太陽膀胱經,屬壬水。起睛明,終至陰,多血少氣,申時注此。

是動病:頭痛似脱,項似拔,脊痛,腰似折,髀不可以曲,膕如結,腨似裂,是爲踝厥。是主筋。

所生病:痔,瘧,狂,癲,頭顖項痛,目黄淚出,鼽衄,項、背、腰、尻、膕、腨、脚皆痛,小指不用。盛者,人迎大再倍于氣口。虚者,人迎反小于氣口也。

補　用酉時,至陰,爲井金,金生水,虚則補其母。

瀉　用申時,束骨,爲俞木,水生木,實則瀉其子。

足少陰腎經,屬癸水。起湧泉,終俞府。多氣少血,酉時注此。

是動病:飢不欲食,面黑如炭色,欬唾則有血,喝喝而喘,坐而欲起,目𥆨𥆨然如無所見,心懸如飢狀,氣不足則善恐,心惕然如人將捕之,是謂骨厥。是主腎。

所生病:口熱,舌乾,咽腫,上氣,嗌乾及痛,煩心,心痛,黄疸,腸澼，脊、股内後廉痛，痿厥嗜卧，足下熱而痛。盛者，寸口大再倍于人迎。虚者，寸口反小于人迎也。

補　用戍時，復溜，爲經金，金生水，虚則補其母。

瀉　用酉時，湧泉，爲井木，水生木，實則瀉其子。

手厥陰心包絡經，配腎（屬相火）。**起天池，終中冲，多血少氣，戌時注此。**

是動病：手心熱，肘臂攣痛，腋下腫。甚則胸脇支滿，心中澹澹，或大動，面赤，目黄，善笑不休。是主心包絡。

所生病：煩心，心痛，掌中熱。盛者，寸口大三倍于人迎。虚者，寸口反小於人迎也。

補　用亥時，中冲，爲井木，木生火，虚則補其母。

瀉　用戌時，大陵，爲俞土，火生土，實則瀉其子。

手少陽三焦經，配心包絡（屬相火）。**起關冲，終耳門，多氣少血，亥時注此。**

是動病：耳聾，渾渾焞焞，咽腫喉痺。是主氣。

所生病：汗出，目鋭眥痛，頰痛，耳後、肩、臑、肘、臂外皆痛，小指次指不用。盛者，人迎大一倍于寸口。虚者，人迎反小于寸口也。

補　用子時，中渚，爲俞木，木生火，虚則補其母。

瀉　用亥時，天井，爲合土，火生土，實則瀉其子。

足少陽膽經，屬甲木。起童子髎，終竅陰，多氣少血，子時注此。

是動病：口苦，善太息，心脇痛，不能轉側，甚則面微有塵，體無膏澤，足外反熱，是爲陽厥。是主骨。

所生病：頭角頷痛，目鋭眥痛，缺盆中腫痛，腋下腫，馬刀挾瘻，汗出振寒，瘧，胸中、脇、肋、髀、膝外至脛絶骨、外踝前及諸節皆痛，小指次指不用。盛者，人迎大三倍于寸口。虛者，人迎反小于寸口也。

補　用丑時，俠谿，爲滎水，水生木，虛則補其母。丘墟爲原，皆取之。

瀉　用子時，陽輔，爲經火，木生火，實則瀉其子。

足厥陰肝經，屬乙木。起大敦，終期門，多血少氣，丑時注此。

是動病：腰痛不可俛仰，丈夫㿗疝，婦人小腹腫，甚則咽乾，面塵脱色。是主肝。

所生病：胸滿，嘔逆，洞泄，狐疝，遺溺，癃閉。盛者，寸口脉大一倍于人迎。虛者，寸口脉反小于人迎也。

補　用寅時，曲泉，爲合水，水生木，虛則補其母。

瀉　用丑時，行間，爲滎火，木生火，實則瀉其子。

十二經氣血多少歌

多氣多血經須記，大腸手經足經胃。少血多氣有六經，三焦、膽、腎、心、脾、肺。多血少氣心包絡，膀胱、小腸、肝所異。

十二經治症主客原絡圖　楊氏

肺之主大腸客

太陰多氣而少血，心胸氣脹掌發熱。喘咳缺盆痛莫禁，咽腫喉乾身汗越。肩内前廉兩乳疼，痰結膈中氣如缺。所生病者何穴求，太淵、偏歷與君説。

可刺手太陰肺經原(原者,太淵穴,肺脉所過爲原。掌後内側横文頭,動脉相應寸口是),復刺手陽明大腸絡(絡者,偏歷穴,去腕三寸,别走太陰)。

大腸主肺之客

陽明大腸俠鼻孔,面痛齒疼顒頰腫。生疾目黄口亦乾,鼻流清涕及血湧。喉痺肩前痛莫當,大指次指爲一統。合谷、列缺取爲奇,二穴針之居病總。

可刺手陽明大腸原(原者,合谷穴,大腸脉所過爲原,岐骨間),復刺手太陰肺經絡(絡者,列缺穴,去腕側上寸半,交叉鹽指盡是,别走陽明)。

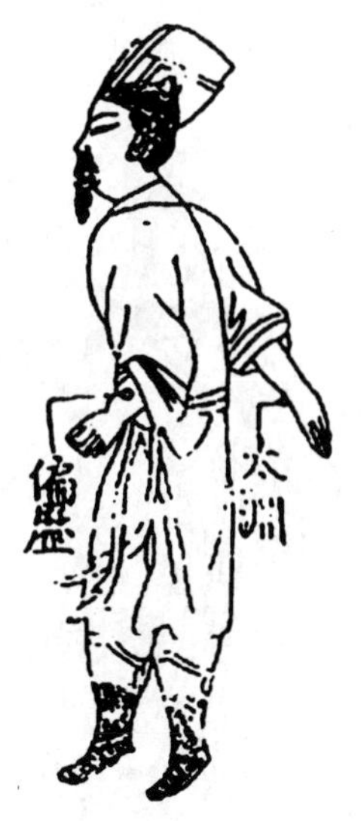

肺之主大腸客

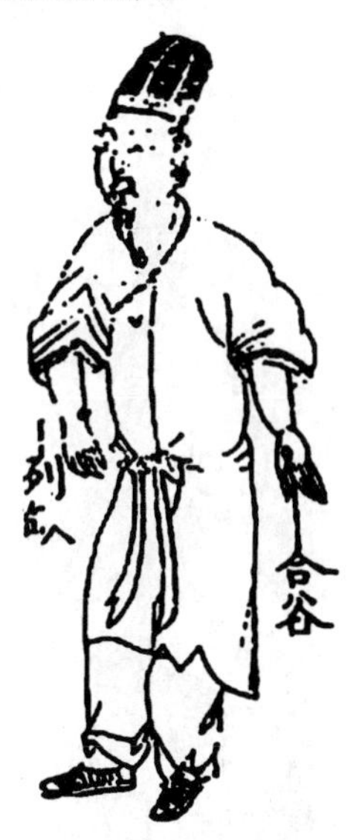

大腸主肺之客

脾主胃客

脾經爲病舌本强,嘔吐胃翻疼腹臟。陰氣上衝噫難瘳,體重脾摇心事妄。瘧生振慄兼體羸，祕結疸黄手執杖。股膝内腫厥而疼，太白豐隆取爲尚。

可刺足太陰脾經原（原者，太白穴，脾脉所過爲原，足大指内踝前，核骨下陷中），復刺足陽明胃經絡（絡者，豐隆穴，去踝八寸，别走太陰）。

胃主脾客

腹填心悶意悽愴，惡人惡火惡燈光。耳聞響動心中惕，鼻衄唇喎瘧又傷。棄衣驟步身中熱，痰多足痛與瘡瘍。氣蠱胸腿疼難止，衝陽、公孫一刺康。

可刺足陽明胃經原（原者，衝陽穴，胃脉所過爲原，足跗上五寸，骨間動脉），復刺足太陰脾經絡（絡者，公孫穴，去足大指本節後一寸，内踝前，别走陽明）。

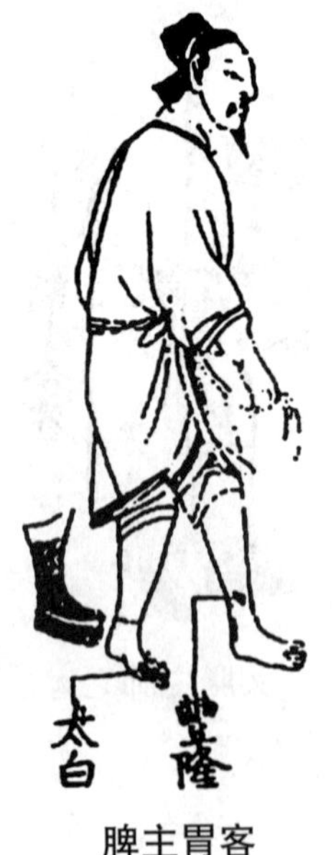

脾主胃客

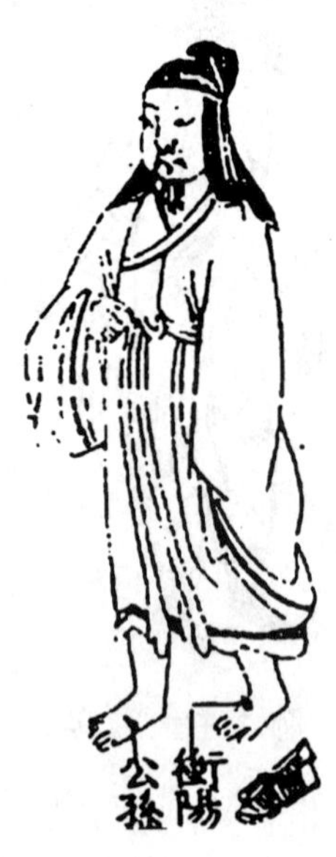

胃主脾客

真心主小腸客

少陰心痛并乾嗌，渴欲飲兮爲臂厥。生病目黄口亦乾，脇臂疼兮掌發熱。若人欲治勿差求，專在醫人心審察。驚悸嘔血及怔忡，神門、支正何堪缺。

可刺手少陰心經原（原者，神門穴，心脉所過爲原，手掌後鋭骨端陷中），復刺手太陽小腸絡（絡者，支正穴，腕上五寸，别走少陰）。

小腸主真心客

小腸之病豈爲良，頰腫肩疼兩臂旁。項頸强疼難轉側，嗌頷腫痛甚非常。肩似拔兮臑似折，生病耳聾及目黄。臑肘臂外後廉痛，腕骨、通里取爲詳。

可刺手太陽小腸原（原者，腕骨穴，小腸脉所過爲原，手外側腕前起骨下陷中），復刺手少陰心經絡（絡者，通里穴，去腕一寸，别走太陽）。

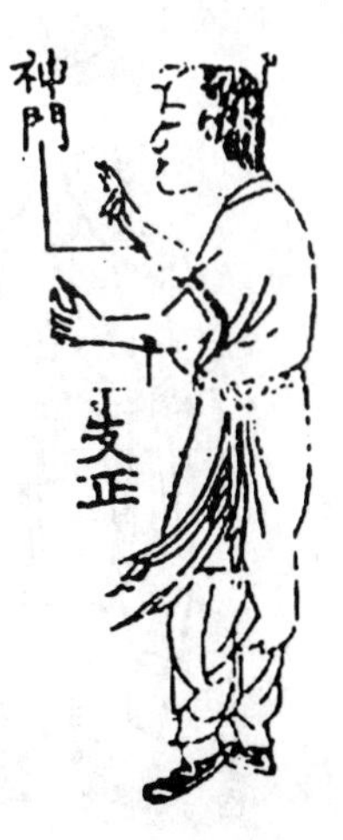

真心主小腸客

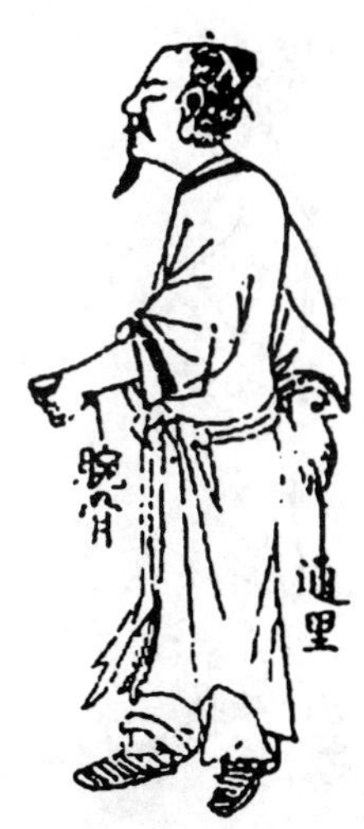

小腸主真心客

腎之主膀胱客

臉黑嗜卧不欲糧，目不明兮發熱狂。腰痛足疼步難履，若人捕獲難躲藏。心膽戰兢氣不足，更兼胸結與身黄。若欲除之無更法，太谿、飛揚取最良。

可刺足少陰腎經原(原者，太谿穴，腎脉所過爲原，内踝下後跟骨上，動脉陷中，屈五指乃得穴)，復刺足太陽膀胱絡(絡者，飛揚穴，外踝上七寸，别走少陰)。

膀胱主腎之客

膀胱頸病目中疼，項腰足腿痛難行。痢瘧狂顛心膽熱，背弓反手額眉稜。鼻衄目黄筋骨縮，脱肛痔漏腹心膨。若要除之無别法，京骨、大鍾任顯能。

可刺足太陽膀胱原(原者，京骨穴，膀胱脉所過爲原，足小指大骨下，赤白肉際陷中)，復刺足少陰腎經絡(絡者，大鍾穴，當踝後繞跟，别走太陽)。

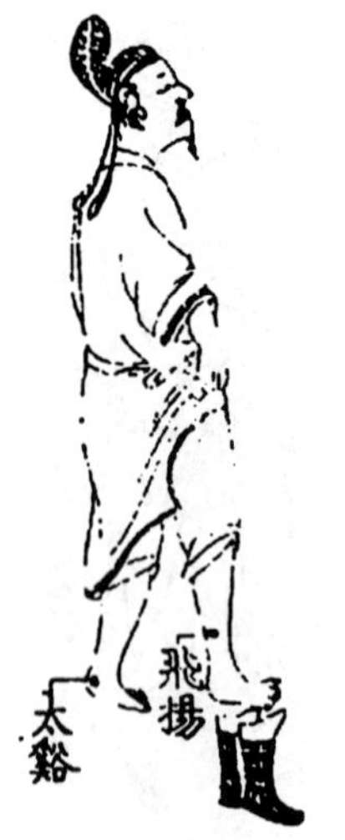

腎之主膀胱客

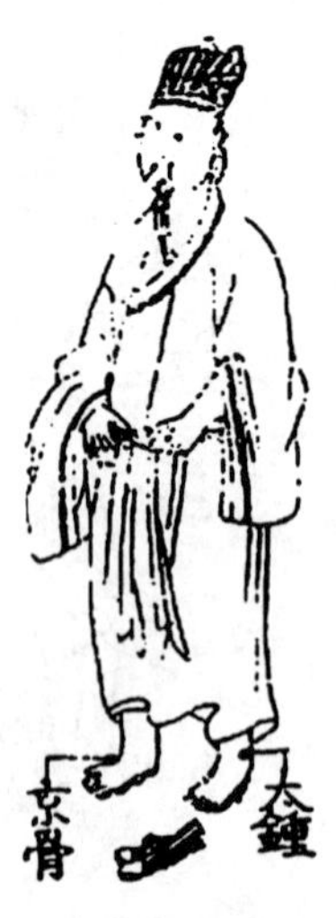

膀胱主腎之客

三焦主包絡客

三焦爲病耳中聾,喉痺咽乾目腫紅。耳後肘疼并出汗,脊間心後痛相從。肩背風生連膊肘,大便堅閉及遺癃。前病治之何穴愈?陽池、内關法理同。

可刺手少陽三焦經原(原者,陽池穴,三焦脉所過爲原,手表腕上横斷處陷中),復刺手厥陰心包經絡(絡者,内關穴,去掌二寸兩筋間,别走少陽)。

包絡主三焦客

包絡爲病手攣急,臂不能伸痛如屈。胸膺脇滿腋腫平,心中淡淡面色赤。目黄善笑不肯休,心煩心痛掌熱極。良醫達士細推詳,大陵、外關病消釋。

可刺手厥陰心包經原(原者,大陵穴,包絡脉所過爲原,掌後横紋中),復刺手少陽三焦經絡(絡者,外關穴,去腕二寸,别走厥陰)。

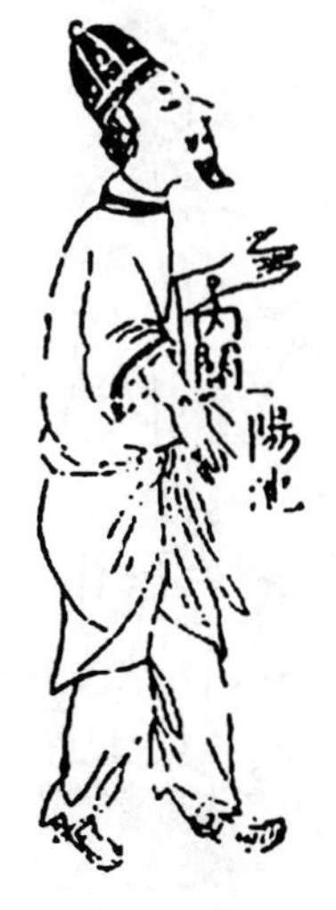

三焦主包絡客

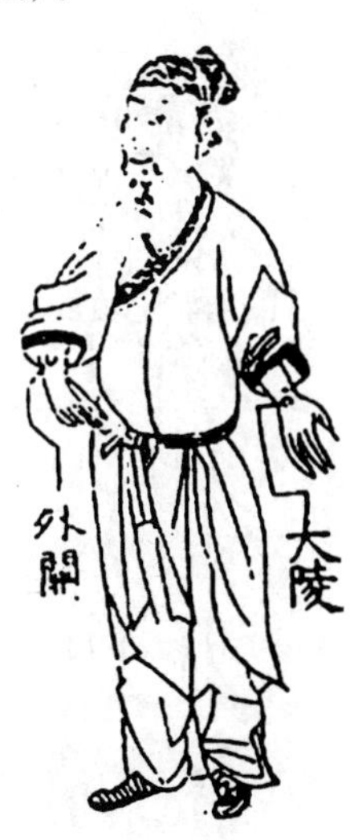

包絡主三焦客

肝主膽客

氣少血多肝之經，丈夫潰散苦腰疼。婦人腹膨小腹腫，甚則嗌乾面脱塵。所生病者胸滿嘔，腹中泄瀉痛無停。癃閉遺溺疝瘕痛，太、光二穴即安寧。

可刺足厥陰肝經原(原者，太衝穴，肝脉所過爲原，足大指節後二寸，動脉陷是)，復刺足少陽膽經絡(絡者，光明穴，去外踝三寸，别走厥陰)。

膽主肝客

膽經之穴何病主？胸脇肋疼足不舉。面體不澤頭目疼，缺盆腋腫汗如雨。頸項癭瘤堅似鐵，瘧生寒熱連骨髓。已上病症欲除之，須向丘墟、蠡溝取。

可刺足少陽膽經原(原者，丘墟穴，膽脉所過爲原，足外踝下從前陷中，去臨泣三寸)，復刺足厥陰肝經絡(絡者，蠡溝穴，去内踝五寸，别走少陽)。

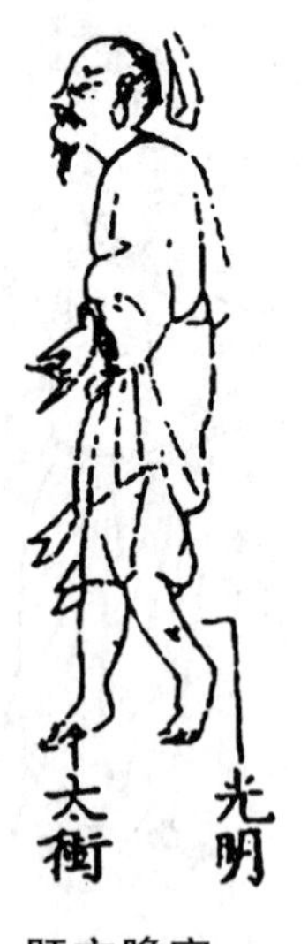

肝主膽客

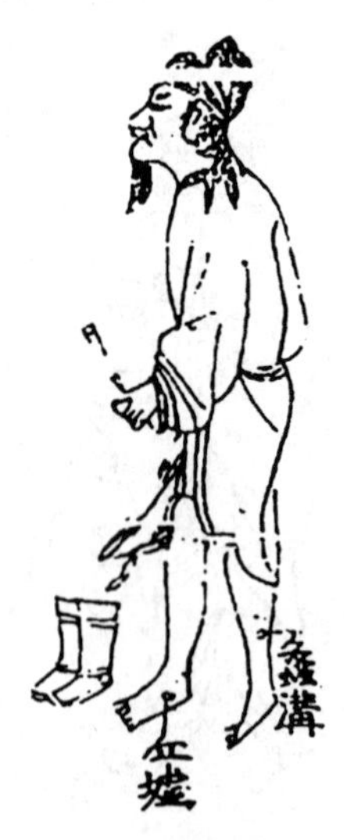

膽主肝客

靈龜取法飛騰針圖　徐氏

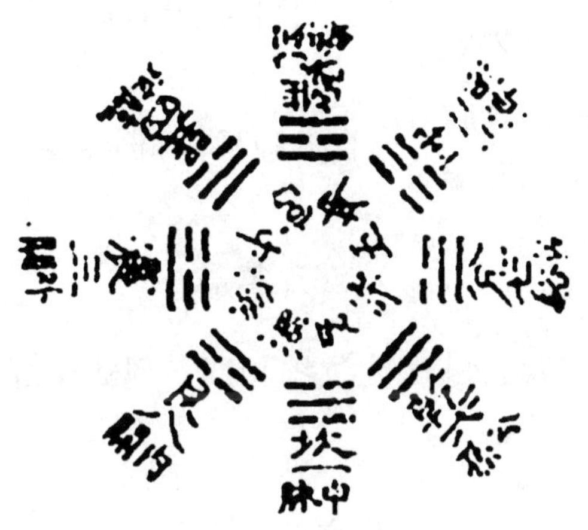

九宫圖

戴九履一，左三右七，二四爲肩，八六爲足，五木（十）居中，寄於坤局。

八法歌

坎一聯申脉，照海坤二五。震三屬外關，巽四臨泣數。乾六是公孫，兑七後谿府。艮八繫内關，離九列缺主。

按靈龜飛騰圖有二，人莫適從，今取其效驗者録之耳。

八法交會八脉

<table>
<tr><td>公孫二穴，父，通衝脉</td><td rowspan="2">合於心、胸、胃。</td></tr>
<tr><td>内關二穴，母，通陰維脉</td></tr>
</table>

後谿二穴，夫，通督脉
申脉二穴，妻，通陽蹻脉
合於目内眥、頸項、耳、肩膊、小腸、膀胱。

臨泣二穴，男，通帶脉
外關二穴，女，通陽維脉
合於目鋭眥、耳後、頰、頸、肩。

列缺二穴，主，通任脉
照海二穴，客，通陰蹻脉
合於肺系、咽喉、胸膈。

八法交會歌

内關相應是公孫，外關、臨泣總相同。列缺交經通照海，後谿、申脉亦相從。

八脉交會八穴歌

公孫衝脉胃心胸，内關陰維下總同。臨泣膽經連帶脉，陽維目鋭外關逢。後谿督脉内眥頸，申脉陽蹻絡亦通。列缺任脉行肺系，陰蹻照海膈喉嚨。

八脉配八卦歌

乾屬公孫艮内關，巽臨震位外關還。離居列缺坤照海，後谿兑坎申脉聯。補瀉浮沉分逆順，隨時呼吸不爲難。仙傳秘訣神針法，萬病如拈立便安。

八穴配合歌

公孫偏與内關合，列缺能消照海痾。臨泣、外關分主客，後谿、申脉正相和。左針右病知高下，以意通經廣按摩。補瀉迎隨分逆順，五門八法是真科。

刺法啓玄歌　五言

八法神針妙，飛騰法最奇。砭針行内外，水火就中推。上下交經走，疾如應手驅。往來依進退，補瀉逐迎隨。用似船推舵，應如弩發機。氣聚時間散，身疼指下移。這般玄妙訣，料得少人知。

八法五虎建元日時歌

甲己之辰起丙寅，乙庚之日戊寅行。丙辛便起庚寅始，丁壬壬寅亦順尋。戊癸甲寅定時候，五門得合是元因。

八法逐日干支歌

甲己辰戌丑未十，乙庚申酉九爲期。丁壬寅卯八成數，戊癸巳午七相宜。丙辛亥子亦七數，逐日支干即得知。

八法臨時干支歌

甲己子午九宜用，乙庚丑未八無疑。丙辛寅申七作數，丁壬卯酉六順知。戊癸辰戌各有五，巳亥單加四共齊。陽日除九陰除六，不及零餘穴下推。

其法如：甲丙戊庚壬爲陽日，乙丁己辛癸爲陰日，以日時干支筭計何數，陽日除九數，陰日除六數。陽日多，或一九、二九、三九、四九；陰日多，或二六、三六、四六、五六，剩下若干，同配卦數日時，得何卦，即知何穴開矣。

假如甲子日、戊辰時，以日上甲得十數，子得七數，以時上戊得五數，辰得五數，共成二十七數，此是陽日。以九除去，二九一十八，餘有九數，合離卦，即列缺穴開也。

假如乙丑日、壬午時，以日上乙爲九，丑爲十，以時上壬爲六，午爲九，共成三十四數，此是陰日。以六除去，五六三十數，零下四數，合巽四，即臨泣穴開也。餘倣此。

推定六十甲子日時穴開圖例

甲子日	丙寅臨卯照 戊辰列巳外 庚午後未照 壬申外酉申	乙丑日	戊寅申卯臨 庚辰照巳公 壬午臨未照 甲申照酉外	丙寅日	庚寅外卯申 壬辰内巳公 甲午公未臨 丙申照酉列	丁卯日	壬寅照卯外 甲辰公巳臨 丙午照未公 戊申臨酉申
戊辰日	甲寅公卯臨 丙辰照巳列 戊午臨未後 庚申照酉外	己巳日	丙寅申卯照 戊辰外巳公 庚午臨未照 壬申公酉臨	庚午日	戊寅申卯臨 庚辰照巳列 壬午臨未照 甲申照酉外	辛未日	庚寅照卯公 壬辰臨巳照 甲午照未外 丙申申酉照
壬申日	壬寅外卯申 甲辰臨巳照 丙午公未臨 戊申照酉照	癸酉日	甲寅照卯公 丙辰臨巳照 戊午公未外 庚申申酉照	甲戌日	丙寅後卯照 戊辰外巳公 庚午申未内 壬申公酉臨	乙亥日	戊寅臨卯申 庚辰照巳外 壬午申未照 甲申照酉公
丙子日	庚寅照卯列 壬辰後巳照 甲午照未外 丙申申酉内	丁丑日	壬寅申卯照 甲辰照巳公 丙午臨未照 戊申公酉外	戊寅日	甲寅臨卯照 丙辰列巳後 戊午照未照 庚申外酉申	己卯日	丙寅照卯公 戊辰臨巳申 庚午照未外 壬申申酉照

（續表）

<table>
<tr><td>庚辰日</td><td>戊寅臨卯後
庚辰照巳外
壬午後未照
甲申內酉公</td><td>辛巳日</td><td>庚寅照卯外
壬辰申巳照
甲午照未公
丙申照酉照</td><td>壬午日</td><td>壬寅申卯內
甲辰照巳列
丙午臨未照
戊申列酉外</td><td>癸未日</td><td>甲寅外卯申
丙辰照巳外
戊午申未臨
庚申照酉公</td></tr>
<tr><td>甲申日</td><td>丙寅公卯臨
戊辰照巳照
庚午列未後
壬申照酉外</td><td>乙酉日</td><td>戊寅公卯外
庚辰申巳照
壬午外未申
甲申臨酉照</td><td>丙戌日</td><td>庚寅照卯外
壬辰申巳後
甲午內未公
丙申臨酉照</td><td>丁亥日</td><td>壬寅臨卯照
甲辰照巳外
丙午申未照
戊申外酉公</td></tr>
<tr><td>戊子日</td><td>甲寅外卯申
丙辰內巳公
戊午申未臨
庚申照酉列</td><td>己丑日</td><td>丙寅臨卯照
戊辰公巳外
庚午臨未照
壬申外酉申</td><td>庚寅日</td><td>戊寅照卯照
庚辰外巳申
壬午照未外
甲申公酉臨</td><td>辛卯日</td><td>庚寅公卯臨
壬辰照巳公
甲午外未申
丙申照酉外</td></tr>
<tr><td>壬辰日</td><td>壬寅照卯照
甲辰照巳外
丙午後未照
戊申甲酉公</td><td>癸巳日</td><td>甲寅公卯臨
丙辰照巳公
戊午臨未申
庚申照酉外</td><td>甲午日</td><td>丙寅臨卯照
戊辰列巳外
庚午照未臨
壬申外酉申</td><td>乙未日</td><td>戊寅申卯臨
庚辰照巳公
壬午臨未照
甲申照酉外</td></tr>
<tr><td>丙申日</td><td>庚寅臨卯照
壬辰列巳後
甲午後未照
丙申外酉申</td><td>丁酉日</td><td>壬寅公卯臨
甲辰申巳照
丙午外未申
戊申照酉照</td><td>戊戌日</td><td>甲寅公卯臨
丙辰照巳列
戊午臨未後
庚申照酉外</td><td>己亥日</td><td>丙寅申卯照
戊辰外巳公
庚午臨未照
壬申公酉臨</td></tr>
<tr><td>庚子日</td><td>戊寅申卯臨
庚辰照巳列
壬午臨未照
甲申照酉外</td><td>辛丑日</td><td>庚寅照卯公
壬辰臨巳照
甲午照未外
丙申申酉照</td><td>壬寅日</td><td>壬寅照卯列
甲辰外巳申
丙午照未外
戊申申酉臨</td><td>癸卯日</td><td>甲寅申卯照
丙辰外巳申
戊午照未照
庚申公酉臨</td></tr>
</table>

（續表）

甲辰日	丙寅後卯照 戊辰外巳公 庚午申未内 壬申公酉臨	乙巳日	戊寅臨卯申 庚辰照巳外 壬午申未照 甲申照酉公	丙午日	庚寅照卯列 壬辰後巳照 甲午照未外 丙申申酉内	丁未日	壬寅申卯照 甲辰照巳公 丙午臨未照 戊申公酉外
戊申日	甲寅照卯外 丙辰申巳内 戊午外未公 庚申臨酉照	己酉日	丙寅外卯申 戊辰照巳照 庚午公未臨 壬申照酉公	庚戌日	戊寅臨卯後 庚辰照巳外 壬午後未照 甲申内酉公	辛亥日	庚寅照卯外 壬辰申巳照 甲午照未公 丙申臨酉照
壬子日	壬寅申卯内 甲辰照巳列 丙午臨未照 戊申列酉外	癸丑日	甲寅外卯申 丙辰照巳外 戊午申未臨 庚申照酉公	甲寅日	丙寅照卯外 戊辰申巳臨 庚午内未公 壬申臨酉照	乙卯日	戊寅照卯照 庚辰公巳臨 壬午照未公 甲申外酉申
丙辰日	庚寅照卯外 壬辰申巳内 甲午内未公 丙申臨酉照	丁巳日	壬寅臨卯照 甲辰照巳外 丙午申未照 戊申外酉公	戊午日	甲寅外卯申 丙辰内巳公 戊午申未臨 庚申照酉列	己未日	丙寅臨卯照 戊辰公巳外 庚午後未照 壬申外酉申
庚申日	戊寅外卯公 庚辰臨巳照 壬午公未臨 甲申後酉照	辛酉日	庚寅申卯照 壬辰外巳申 甲午臨未照 丙申公酉臨	壬戌日	壬寅臨卯照 甲辰照巳外 丙午後未照 戊申外酉公	癸亥日	申(甲)寅公卯臨 丙辰照巳公 戊午臨未申 庚申照酉外

右圖乃預先推定六十甲子，逐日逐時某穴所開，以便用針，庶臨時倉卒之際，不致有差訛之失也。

［八脉圖並治症穴］

衝脉

考穴:公孫二穴,脾經。足大指内側,本節後一寸陷中,舉足,兩足掌相對取之。針一寸,主心腹五臟病,與内關主客相應。

治病:【西江月】九種心疼延悶,結胸番胃難停,酒食積聚胃腸鳴,水食氣疾膈病。臍痛腹疼脇脹,腸風瘧疾心疼,胎衣不下血迷心,泄瀉公孫立應。

凡治後症,必先取公孫爲主,次取各穴應之　徐氏

九種心疼,一切冷氣:大陵　中脘　隱白

痰膈涎悶,胸中隱痛:勞宫　膻中　間使

氣膈五噎,飲食不下:膻中　三里　太白

臍腹脹滿,食不消化:天樞　水分　内庭

脇肋下痛,起止艱難:支溝　章門　陽陵泉

泄瀉不止,裏急後重:下脘　天樞　照海

胸中刺痛,隱隱不樂:内關　大陵　彧中

兩脇脹滿,氣攻疼痛:絶骨　章門　陽陵泉

中滿不快,翻胃吐食:中脘　太白　中魁

胃脘停痰,口吐清水:巨闕　中脘　厲兑

胃脘停食,疼刺不已:中脘　三里　解谿

嘔吐痰涎,眩暈不已:膻中　中魁　豐隆

心瘧,令人心内怔忡:神門　心俞　百勞

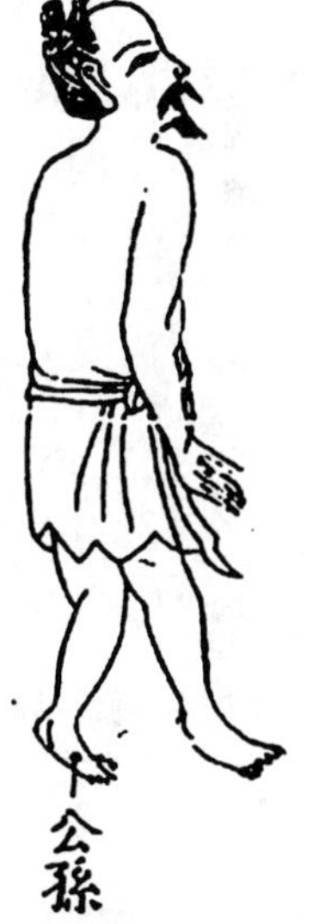

衝脉

脾瘧，令人怕寒腹痛：商丘　脾俞　三里

肝瘧，令人氣色蒼，惡寒發熱：中封　肝俞　絶骨

肺瘧，令人心寒怕驚：列缺　肺俞　合谷

腎瘧，令人洒熱，腰脊强痛：大鍾　腎俞　申脉

瘧疾，大熱不退：間使　百勞　絶骨

瘧疾，先寒後熱：後谿　曲池　勞宫

瘧疾，先熱後寒：曲池　百勞　絶骨

瘧疾，心胸疼痛：内關　上脘　大陵

瘧疾，頭痛眩暈，吐痰不已：合谷　中脘　列缺

瘧疾，骨節痠痛：魄户　百勞　然谷

瘧疾，口渴不已：關冲　人中　間使

胃瘧，令人善饑，不能食：厲兑　胃俞　大都

膽瘧，令人惡寒怕驚，睡卧不安：臨泣　膽俞　期門

黄疸，四肢俱腫，汗出染衣：至陽　百勞　腕骨　中脘　三里

黄疸，遍身皮膚、面目、小便俱黄：脾俞　隱白　百勞　至陽　三里　腕骨

穀疸，食畢則心眩，心中拂鬱，遍體發黄：胃俞　内庭　至陽　三里　腕骨　陰谷

酒疸，身目俱黄，心中痛，面發赤斑，小便赤黄：膽俞　至陽　委中　腕骨

女癆疸，身目俱黄，發熱惡寒，小便不利：關元　腎俞　至陽　然谷

楊氏治症：

月事不調：關元　氣海　天樞　三陰交

胸中滿痛：勞宫　通里　大陵　膻中

痰熱結胸:列缺　大陵　湧泉

四肢風痛:曲池　風市　外關　陽陵泉　三陰交　手三里

咽喉閉塞:少商　風池　照海　頰車

陰維脉

考穴:内關二穴,心包經。去掌二寸兩筋間,緊握拳取之。針一寸二分,主心膽脾胃之病,與公孫二穴,主客相應。

治病:【西江月】中滿心胸痞脹,腸鳴泄瀉脱肛,食難下膈酒來傷,積塊堅横脇搶。婦女脇疼心痛,結胸裹急難當,傷寒不解結胸膛,瘧疾内關獨當。

凡治後症,必先取内關爲主,次取各穴應之　徐氏

中滿不快,胃脘傷寒:中脘　大陵　三里　膻中

中焦痞滿,兩脇刺痛:支溝　章門　膻中

脾胃虚冷,嘔吐不已:内庭　中脘　氣海　公孫

脾胃氣虚,心腹脹滿:太白　三里　氣海　水分

脇肋下疼,心脘刺痛:氣海　行間　陽陵泉

痞塊不散,心中悶痛:大陵　中脘　三陰交

食癥不散,人漸羸瘦:腕骨　脾俞　公孫

食積血瘕,腹中隱痛:胃俞　行間　氣海

五積氣塊,血積血癖:膈俞　肝俞　大敦　照海

臟腑虚冷,兩脇痛疼:支溝　通里　章門　陽陵泉

風壅氣滯,心腹刺痛:風門　膻中　勞宫　三里

大腸虚冷,脱肛不收:百會　命門　長强　承山

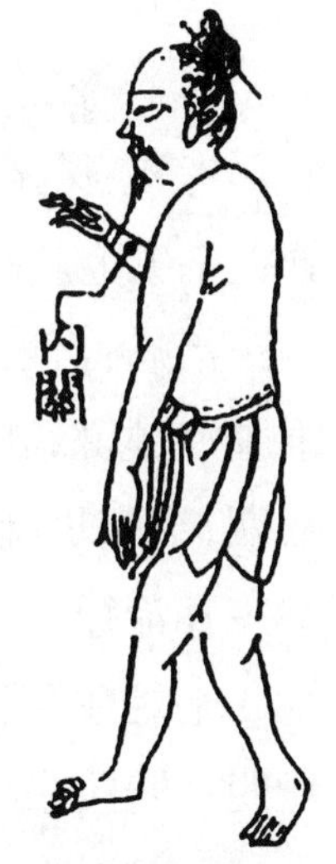

陰維脉

大便艱難，用力脱肛：照海　百會　支溝
臟毒腫痛，便血不止：承山　肝俞　膈俞　長强
五種痔疾，攻痛不已：合陽　長强　承山
五癇等症，口中吐沫：後谿　神門　心俞　鬼眼
心性呆痴，悲泣不已：通里　後谿　神門　大鍾
心驚發狂，不識親疏：少冲　心俞　中脘　十宣
健忘易失，言語不紀：心俞　通里　少冲
心氣虚損，或歌或笑：靈道　心俞　通里
心中驚悸，言語錯亂：少海　少府　心俞　後谿
心中虚惕，神思不安：乳根　通里　膽俞　心俞
心驚中風，不省人事：中冲　百會　大敦
心臟諸虚，怔忡驚悸：陰郄　心俞　通里
心虚膽寒，四體顫掉：膽俞　通里　臨泣

督脉

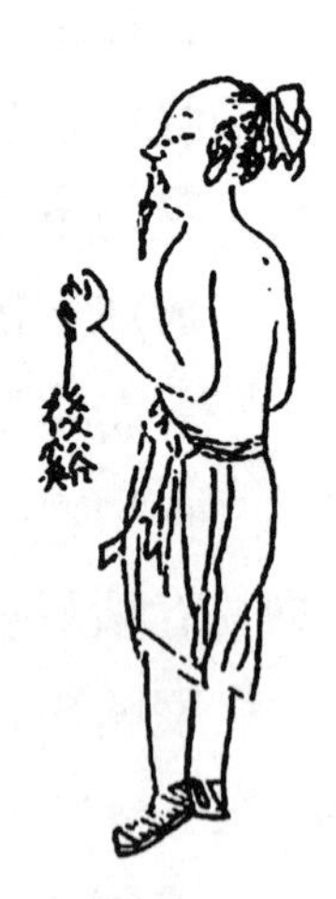

督脉

考穴：後谿二穴，小腸經。小指本節後，外側骨縫中，緊握拳尖上。針一寸，主頭面項頸病，與申脉主客相應。

治病：【西江月】手足拘攣戰掉，中風不語癇癲，頭疼眼腫淚漣漣，腿膝背腰痛遍。項强傷寒不解，牙齒顋腫喉咽，手麻足麻破傷牽，盜汗後谿先砭。

凡治後症，必先取後谿爲主，次取各穴應之　徐氏

手足攣急，屈伸艱難：三里　曲池　尺澤　合谷　行間　陽陵泉

手足俱顫，不能行步握物：陽谿　曲池　腕骨　太衝　絶骨　公孫　陽陵泉

頸項强痛,不能回顧:承漿　風池　風府

兩顳頬痛紅腫:大迎　頬車　合谷

咽喉閉塞,水粒不下:天突　商陽　照海　十宣

雙蛾風,喉閉不通:少商　金津　玉液　十宣

單蛾風,喉中腫痛:關衝　天突　合谷

偏正頭風,及兩額角痛:列缺　合谷　太陽紫脉　頭臨泣　絲竹空

兩眉角痛不已:攢竹　陽白　印堂　合谷　頭維

頭目昏沉,太陽痛:合谷　太陽紫脉　頭縫

頭項拘急,引肩背痛:承漿　百會　肩井　中渚

醉頭風,嘔吐不止,惡聞人言:湧泉　列缺　百勞　合谷

眼赤腫,衝風淚下不已:攢竹　合谷　小骨空　臨泣

破傷風,因他事搐發,渾身發熱,顛强:大敦　合谷　行間　十宣　太陽紫脉(宜鋒針出血)

楊氏治症:

咳嗽寒痰:列缺　湧泉　申脉　肺俞　天突　絲竹空

頭目眩暈:風池　命門　合谷

頭項强硬:承漿　風府　風池　合谷

牙齒疼痛:列缺　人中　頬車　吕細　太淵　合谷

耳不聞聲:聽會　商陽　少衝　中衝

破傷風症:承漿　合谷　八邪　後谿　外關　四關

陽蹻脉

考穴:申脉二穴,膀胱經。足外踝下陷中,赤白肉際,直立取之。針一寸,主四肢風邪及癰毒病,與後谿主客相應。

治病:【西江月】腰背屈强腿腫,惡風自汗頭疼,雷頭赤目痛眉棱,手足麻攣臂冷。吹乳耳聾鼻衄,癎癲肢節煩憎,遍身腫滿汗頭淋,申脉先針有應。

凡治後症,必先取申脉爲主,次取各穴應之　徐氏

腰背强,不可俛仰:腰俞　膏肓　委中(刺紫脉出血)

肢節煩痛,牽引腰脚疼:肩髃　曲池　崑崙　陽陵

中風不省人事:中衝　百會　大敦　印堂　合谷

中風不語:少商　前頂　人中　膻中　合谷　啞門

中風半身癱瘓:手三里　腕骨　合谷　絶骨　行間　風市　三陰交

中風偏枯,疼痛無時:絶骨　太淵　曲池　肩髃　三里　崑崙

中風四肢麻痺不仁:肘髎　上廉　魚際　風市　膝關　三陰交

中風手足搔癢,不能握物:臑會　腕骨　合谷　行間　風市　陽陵泉

中風口眼喎斜,牽連不已:人中　合谷　太淵　十宣　童子髎　頰車(此穴針入一分,沿皮向下透地倉穴。喎左瀉右,喎右瀉左,可灸二七壯)

中風角弓反張,眼目盲視:百會　百勞　合谷　曲池　行間　十宣　陽陵泉

陽蹻脉

中風口禁不開,言語蹇澁:地倉(宜針透)　頰車　人中　合谷

腰脊項背疼痛:腎俞　人中　肩井　委中

腰痛,起止艱難:然谷　膏肓　委中　腎俞

足背生毒,名曰發背:内庭　俠谿　行間　委中

手背生毒，名附筋發背：液門　中渚　合谷　外關

手臂背生毒，名曰附骨疽：天府　曲池　委中

楊氏治症：

背胛生癰：委中　俠谿　十宣　曲池　液門　内關　外關

遍體疼痛：太淵　三里　曲池

鬢髭發毒：太陽　申脉　太谿　合谷　外關

項腦攻瘡：百勞　合谷　申脉　强間　委中

頭痛難低：申脉　金門　承漿

頸項難轉：後谿　合谷　承漿

帶脉

考穴：臨泣二穴，膽經。足小指次指外側，本節中筋骨縫内，去一寸是。針五分，放水隨皮過一寸。主四肢病，與外關主客相應。

治病：【西江月】手足中風不舉，痛麻發熱拘攣，頭風痛腫項顋連，眼腫赤疼頭旋。齒痛耳聾咽腫，浮風搔癢筋牽，腿疼脇脹肋肢偏，臨泣針時有驗。

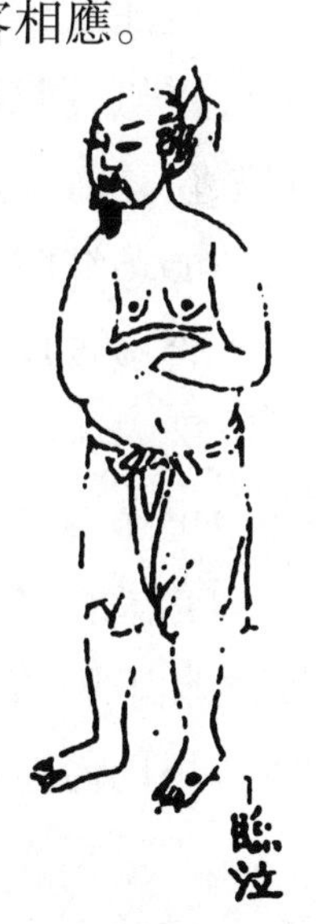

帶脉

凡治後症，必先取臨泣爲主，次取各穴應之　徐氏

足跗腫痛，久不能消：行間　申脉

手足麻痺，不知癢痛：太衝　曲池　大陵　合谷　三里　中渚

兩足顫掉，不能移步：太衝　崑崙　陽陵泉

兩手顫掉，不能握物：曲澤　腕骨　合谷　中渚

足指拘攣，筋緊不開：足十指節　握拳指尖（小麥炷，灸五壯）　丘墟　公孫　陽陵泉

手指拘攣，伸縮疼痛：手十指節　握拳指尖（小麥炷，

灸五壯）尺澤　陽谿　中渚　五虎

足底發熱，名曰濕熱：湧泉　京骨　合谷

足外踝紅腫，名曰穿踝風：崑崙　丘墟　照海

足跗發熱，五指節痛：衝陽　俠谿　足十宣

兩手發熱，五指疼痛：陽池　液門　合谷

兩膝紅腫疼痛，名曰鶴膝風：膝關　行間　風市　陽陵泉

手腕起骨痛，名曰遶踝風：太淵　腕骨　大陵

腰胯疼痛，名曰寒疝：五樞　委中　三陰交

臂膊痛連肩背：肩井　曲池　中渚

腿胯疼痛，名曰腿叉風：環跳　委中　陽陵泉

白虎歷節風，疼痛：肩井　三里　曲池　委中　合谷　行間　天應（遇痛處針，强針出血）

走注風遊走，四肢疼痛：天應　曲池　三里　委中

浮風，渾身搔癢：百會　百勞　命門　太陽紫脉　風市　絶骨　水分　氣海　血海　委中　曲池

頭項紅腫强痛：承漿　風池　肩井　風府

腎虚腰痛，興動艱難：腎俞　脊中　委中

閃挫腰痛，起止艱難：脊中　腰俞　腎俞　委中

虚損濕滯腰痛，行動無力：脊中　腰俞　腎俞　委中

諸虚百損，四肢無力：百勞　心俞　三里　關元　膏肓

脇下肝積，氣塊刺痛：章門　支溝　中脘　大陵　陽陵泉

楊氏治症：

手足拘攣：中渚　尺澤　絶骨　八邪　陽谿　陽陵泉

四肢走注：三里　委中　命門　天應　曲池　外關

膝脛痠痛：行間　絶骨　太衝　膝眼　三里　陽陵泉

腿寒痺痛:四關　絶骨　風市　環跳　三陰交

臂冷痺痛:肩井　曲池　外關　三里

百節痠痛:魂門　絶骨　命門　外關

陽維脉

考穴:外關二穴,三焦經。掌背去腕二寸,骨縫兩筋陷中,伏手取之。針一寸二分,主風寒經絡皮膚病,與臨泣主客相應。

治病:【西江月】肢節腫疼膝冷,四肢不遂頭風,背胯内外骨筋攻,頭項眉稜皆痛。手足熱麻盗汗,破傷眼腫睛紅,傷寒自汗表烘烘,獨會外關爲重。

凡治後症,必先取外關爲主,次取各穴應之　徐氏

臂膊紅腫,肢節疼痛:肘髎　肩髃　腕骨

足内踝紅腫痛,名曰遶踝風:太谿　丘墟　臨泣　崑崙

手指節痛,不能伸屈:陽谷　五虎　腕骨　合谷

足指節痛,不能行步:内庭　太衝　崑崙

五臟結熱,吐血不已,取五臟俞穴,并血會治之:心俞　肺俞　脾俞　肝俞　腎俞　膈俞

六腑結熱,血妄行不已,取六腑俞,并血會治之:膽俞　胃俞　小腸俞　大腸俞　膀胱俞　三焦俞　膈俞

鼻衄不止,名血妄行:少澤　心俞　膈俞　湧泉

吐血昏暈,不省人事:肝俞　膈俞　通里　大敦

虚損氣逆,吐血不已:膏肓　膈俞　丹田　肝俞

吐血衄血,陽乘於陰,血熱妄行:中冲　肝俞　膈俞　三里　三陰交

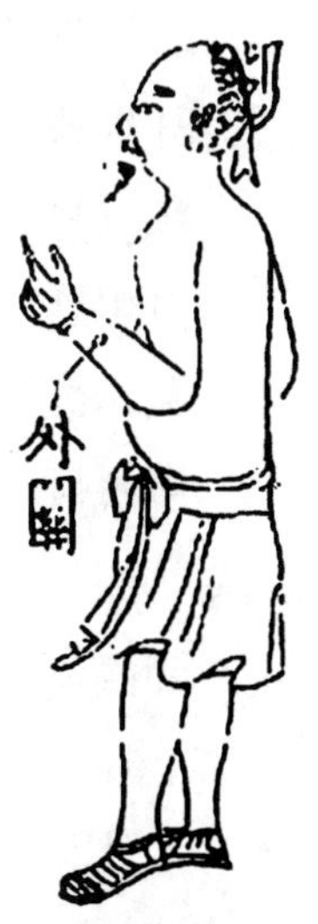

陽維脉

血寒亦吐，陰乘於陽，名心肺二經嘔血：少商　心俞　神門　肺俞　膈俞　三陰交

舌强難言，及生白胎：關冲　中冲　承漿　聚泉

重舌腫脹，熱極難言：十宣　海泉　金津　玉液

口内生瘡，名枯曹風：兑端　支溝　承漿　十宣

舌吐不收，名曰陽强：湧泉　兑端　少冲　神門

舌縮難言，名曰陰强：心俞　膻中　海泉

唇吻裂破，血出乾痛：承漿　少商　關冲

項生瘰癧，遶頸起核，名曰蟠蛇癧：天井　風池　肘尖　缺盆　十宣

瘰癧延生胸前，連腋下者，名曰瓜藤癧：肩井　膻中　大陵　支溝　陽陵泉

左耳根腫核者，名曰惠袋癧：翳風　後谿　肘尖

右耳根腫核者，名曰蜂窩癧：翳風　頰車　後谿　合谷

耳根紅腫痛：合谷　翳風　頰車

頸項紅腫不消，名曰項疽：風府　肩井　承漿

目生翳膜，隱澁難開：睛明　合谷　肝俞　魚尾

風沿爛眼，迎風冷淚：攢竹　絲竹　二間　小骨空

目風腫痛，努肉攀睛：和髎　睛明　攢竹　肝俞　委中　合谷　肘尖　照海　列缺　十宣

牙齒兩頷腫痛：人中　合谷　吕細

上片牙痛，及牙關不開：太淵　頰車　合谷　吕細

下片牙疼，頰項紅腫痛：陽谿　承漿　頰車　太谿

耳聾，氣痞疼痛：聽會　腎俞　三里　翳風

耳内或鳴或癢或痛：客主人　合谷　聽會

雷頭風暈,嘔吐痰涎:百會　中脘　太淵　風門

腎虚頭痛,頭重不舉:腎俞　百會　太谿　列缺

痰厥頭暈,頭目昏沉:大敦　肝俞　百會

頭頂痛,名曰正頭風:上星　百會　腦空　湧泉　合谷

目暴,赤腫疼痛:攢竹　合谷　迎香

楊氏治症:

中風拘攣:中渚　陽池　曲池　八邪

任脉

考穴:列缺二穴,肺經。手腕内側一寸五分,手交叉鹽指盡處骨間是。針八分,主心腹脇肋五臟病,與照海主客相應。

治病:【西江月】痔瘧便腫泄痢,唾紅溺血咳痰,牙疼喉腫小便難,心胸腹疼噎嚥。産後發强不語,腰痛血疾臍寒,死胎不下膈中寒,列缺乳癰多散。

凡治後症,必先取列缺爲主,次取各穴應之

徐氏

鼻流涕臭,名曰鼻淵:曲差　上星　百會　風門　迎香

鼻生瘜肉,閉塞不通:印堂　迎香　上星　風門

傷風面赤,發熱頭痛:通里　曲池　絶骨　合谷

傷風感寒,咳嗽咳滿:膻中　風門　合谷　風府

傷風,四肢煩熱,頭痛:經渠　曲池　合谷　委中

腹中腸痛,下利不已:内庭　天樞　三陰交

赤白痢疾,腹中冷痛:水道　氣海　外陵　天樞　三陰交　三里

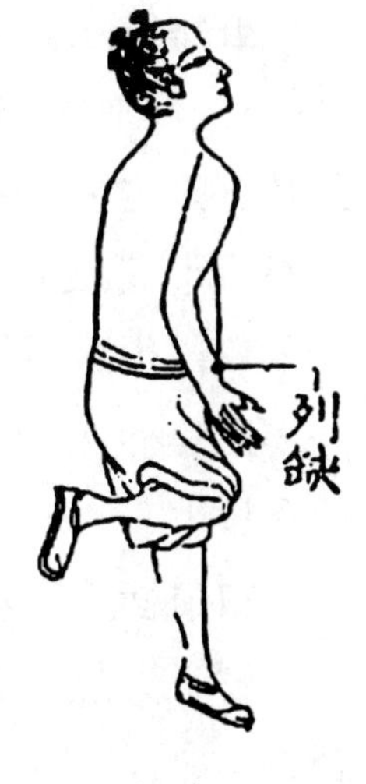

任脉

胸前兩乳紅腫痛：少澤　大陵　膻中

乳癰腫痛，小兒吹乳：中府　膻中　少澤　大敦

腹中寒痛，泄瀉不止：天樞　中脘　關元　三陰交

婦血積痛，敗血不止：肝俞　腎俞　膈俞　三陰交

咳嗽寒痰，胸膈閉痛：肺俞　膻中　三里

久嗽不愈，咳唾血痰：風門　太淵　膻中

哮喘氣促，痰氣壅盛：豐隆　俞府　膻中　三里

吼喘胸膈急痛：彧中　天突　肺俞　三里

吼喘氣滿，肺脹不得卧：俞府　風門　太淵　中府　三里　膻中

鼻塞不知香臭：迎香　上星　風門

鼻流清涕，腠理不密，噴嚏不止：神庭　肺俞　太淵　三里

婦人血瀝，乳汁不通：少澤　大陵　膻中　關衝

乳頭生瘡，名曰妬乳：乳根　少澤　肩井　膻中

胸中噎塞痛：大陵　内關　膻中　三里

五癭等症。項癭之症有五，一曰石癭，如石之硬；二曰氣癭，如綿之軟；三曰血癭，如赤脉細絲；四曰筋癭，乃無骨；五曰肉癭，如袋之狀，此乃五癭之形也：扶突　天突　天窻　缺盆　俞府　膺俞（喉上）　膻中　合谷　十宣（出血）

口内生瘡，臭穢不可近：十宣　人中　金津　玉液　承漿　合谷

三焦極熱，舌上生瘡：關衝　外關　人中　迎香　金津　玉液　地倉

口氣衝人，臭不可近：少衝　通里　人中　十宣　金津　玉液

冒暑大熱，霍亂吐瀉：委中　百勞　中脘　曲池　十宣　三里　合谷

中暑自熱，小便不利：陰谷　百勞　中脘　委中　氣海　陰陵泉

小兒急驚風，手足搐搦：印堂　百會　人中　中衝　大敦　太衝　合谷

小兒慢脾風，目直視，手足搐，口吐沫：大敦　脾俞　百會　上星　人中

消渴等症。三消其症不同，消脾、消中、消腎。《素問》云：胃府虚，食斗不能充饑；腎臟渴，飲百杯不能止渴；及房勞不稱心意，此爲三消也。乃土燥承渴，不能克化，故成此病：人中　公孫　脾俞　中脘　關衝　照海（治飲不止渴）　太谿（治房不稱心）　三里（治食不充饑）

黑痧，腹痛頭疼，發熱惡寒，腰背强痛，不得睡卧：百勞　天府　委中　十宣

白痧，腹痛吐瀉，四肢厥冷，十指甲黑，不得睡卧：大陵　百勞　大敦　十宣

黑白痧，頭疼發汗，口渴，大腸泄瀉，惡寒，四肢厥冷，不得睡卧，名曰絞腸痧。或腸鳴腹響：委中　膻中　百會　丹田　大敦　竅陰　十宣

楊氏治症：

血迷血暈：人中

胸膈痞結：湧泉　少商　膻中　内關

臍腹疼痛：膻中　大敦　中府　少澤　太淵　三陰交

心中煩悶：陰陵　内關

耳内蟬鳴：少衝　聽會　中衝　商陽

鼻流濁污：上星　内關　列缺　曲池　合谷

傷寒發熱：曲差　内關　列缺　經渠　合谷

陰蹻脉

考穴:照海二穴,腎經。足内踝下陷中,令人穩坐,兩足底相合取之。針一寸二分,主臟腑病,與列缺主客相應。

治病:【西江月】喉塞小便淋澁,膀胱氣痛腸鳴,食黄酒積腹臍并,嘔瀉胃番便緊。難産昏迷積塊,腸風下血常頻,膈中怏氣氣核侵,照海有功必定。

凡治後症,必先取照海爲主,次取各穴應之　徐氏

小便淋澁不通:陰陵泉　三陰交　關衝　合谷

小腹冷痛,小便頻數:氣海　關元　腎俞　三陰交

膀胱七疝、奔豚等症:大敦　蘭門　丹田　三陰交　湧泉　章門　大陵

偏墜水腎,腫大如升:大敦　曲泉　然谷　三陰交　歸來　蘭門　膀胱俞　腎俞(横紋可灸七壯)

乳絃疝氣,發時衝心痛:帶脉　湧泉　太谿　大敦

小便淋血不止,陰器痛:陰谷　湧泉　三陰交

遺精白濁,小便頻數:關元　白環俞　太谿　三陰交

夜夢鬼交,遺精不禁:中極　膏肓　心俞　然谷　腎俞

婦人難産,子掬母心不能下,胎衣不去:巨闕　合谷　三陰交　至陰(灸效)

女人大便不通:申脉　陰陵泉　三陰交　太谿

婦人産後臍腹痛,惡露不已:水分　關元　膏肓　三陰交

婦人脾氣、血蠱、水蠱、氣蠱、石蠱:膻中　水分(治水)

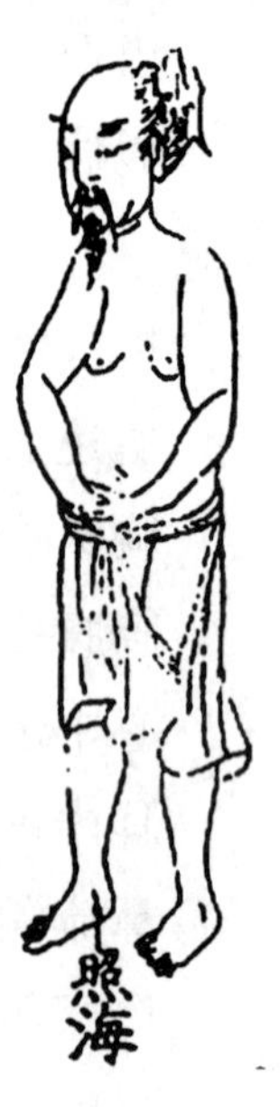

陰蹻脉

關元　氣海　三里　行間(治血)　公孫(治氣)　内庭(治石)　支溝　三陰交

女人血分,單腹氣喘:下脘　膻中　氣海　三里　行間

女人血氣勞倦,五心煩熱,肢體皆痛,頭目昏沉:腎俞　百會　膏肓　曲池　合谷　絶骨

老人虚損,手足轉筋,不能舉動:承山　陽陵泉　臨泣　太衝　尺澤　合谷

霍亂吐瀉,手足轉筋:京骨　三里　承山　曲池　腕骨　尺澤　陽陵泉

寒濕脚氣,發熱大痛:太衝　委中　三陰交

腎虚脚氣紅腫,大熱不退:氣衝　太谿　公孫　三陰交　血海　委中

乾脚氣,膝頭并内踝及五指疼痛:膝關　崑崙　絶骨　委中　陽陵泉　三陰交

渾身脹滿,浮腫生水:氣海　三里　曲池　合谷　内庭　行間　三陰交

單腹蠱脹,氣喘不息:膻中　氣海　水分　三里　行間　三陰交

心腹脹大如盆:中脘　膻中　水分　三陰交

四肢、面目浮腫大不退:人中　合谷　三里　臨泣　曲池　三陰交

婦人虚損形瘦,赤白帶下:百勞　腎俞　關元　三陰交

女人子宫久冷,不受胎孕:中極　三陰交　子宫

女人經水正行,頭暈,小腹痛:陽交　内庭　合谷

室女月水不調,臍腹疼痛:腎俞　三陰交　關元

婦人産難,不能分娩:合谷　三陰交　獨陰

楊氏治症：

氣血兩蠱：行間　關元　水分　公孫　氣海　臨泣

五心煩熱：内關　湧泉　十宣　大陵　合谷　四花

氣攻胸痛：通里　大陵

心内怔忡：心俞　内關　神門

咽喉閉塞：少商　風池　照海

虚陽自脱：心俞　然谷　腎俞　中極　三陰交

右八法，先刺主症之穴，隨病左右上下所在，取諸應穴，仍循捫導引，按法祛除。如病未已，必求合穴，須要停針待氣，使上下相接，快然無所苦，而後出針。或用艾灸亦可。在乎臨時機變，不可專拘於針也。

八法手訣歌　《聚英》

春夏先深而後淺，秋冬先淺而後深。隨處按之呼吸輕，迎而吸之尋内關。補虚瀉實公孫是，列缺次當照海深。臨泣、外關和上下，後谿、申脉用金針。先深後淺行陰數，前三後二卻是陰。先淺後深陽數法，前二後三陽數定。臨泣、公孫腸中病，脊頭腰背申脉攻。照海咽喉并小腹，内關行處治心疼。後谿前上外肩背，列缺針時脉氣通。急按慢提陰氣升，急提慢按陽氣降。取陽取陰皆六數，達人刺處有奇功。

五卷終

針灸大成卷之六

臟腑之圖

五臟:臟者,藏也。心藏神,肺藏魄,肝藏魂,脾藏意與智,腎藏精與志,故爲五臟。

六腑:腑者,府也。膽、胃、大腸、小腸、三焦、膀胱,受五臟濁氣,名傳化之府,故爲六腑。

五臟藏精而不瀉,故滿而不實;六腑輸瀉而不藏,故實而不滿。如水穀入口,則胃實而腸虛;食下,則腸實而胃虛。故曰實而不滿。

肺重三斤三兩,六葉兩耳,四垂如蓋,附脊第三椎,中有二十四孔,行列分布諸臟清濁之氣,爲五臟華蓋云。

心重十二兩,七孔三毛,形如未敷蓮花,居肺下鬲上,附脊第五椎。

心包絡,在心下横膜之上,豎膜之下,與横膜相粘而黄脂幔裹者,心也。外有細筋膜如絲,與心肺相連者,包絡也。

三焦者,水穀之道路,氣之所終始也。上焦在心下、胃上,其治在膻中,直兩乳間陷中者。中焦在胃中脘,當臍上四寸,其治在臍旁。下焦當膀胱上際,其治在臍下一寸。

肝重二斤四兩,左三葉,右四葉,其治在左,其臟在右脇、右腎之前,並胃,附脊第九椎。

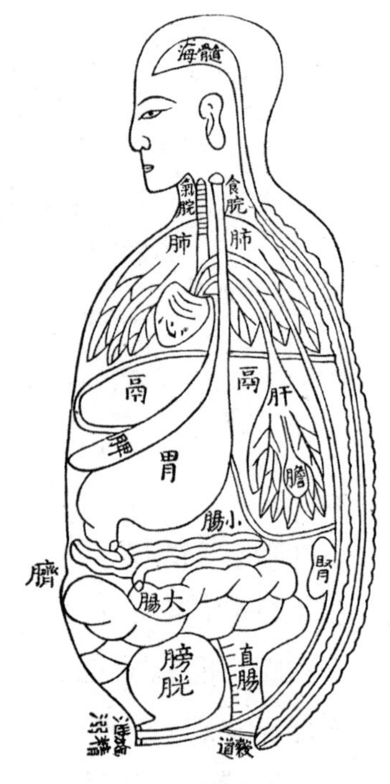

臟腑之圖

膽在肝之短葉間，重三兩三銖，包精汁三合。

膈膜前齊鳩尾，後齊十一椎，周圍着脊，以遮隔濁氣，不使上薰心肺也。

脾重二斤三兩，廣三寸，長五寸，掩乎太倉，附脊十一椎。

胃重二斤一兩，大一尺五寸，徑五寸，紆曲屈伸，長二尺六寸。

小腸重二斤十四兩，長三丈二尺，左回疊積十六曲。小腸上口，即胃之下口，在臍上二寸；復下一寸水分穴，爲小腸下口，至是而泌別清濁，水液入膀胱，滓穢入大腸。

大腸重二斤十二兩，長二丈一尺，廣四寸，右回疊十六曲，當臍中心。大腸上口，即小腸下口也。

腎有兩枚，重一斤一兩，狀如石卵，色黄紫，當腎下兩旁，入脊膂，附脊十四椎，前與臍平。

膀胱重九兩二銖，廣九寸，居腎下之前，大腸之側，膀胱上際，即小腸下口，水液由是滲入焉。

脊骨二十一節，取穴之法，以平肩爲大椎，即百勞穴也。

臟腑十二經穴起止歌

手肺少商、中府起，大腸商陽、迎香二。足胃頭維、厲兑三，脾部隱白、大包四。手心極泉、少衝來，小腸少澤、聽宫去。膀胱睛明、至陰間，腎經湧泉、俞府位。心包天池、中衝隨，三焦關衝、耳門繼。膽家童子髎、竅陰，厥肝大敦、期門至。十二經穴始終歌，學者銘于肺腑記。

肺臟圖

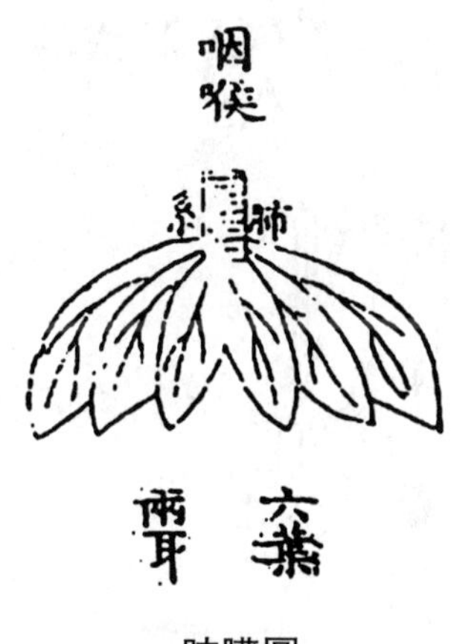

肺臟圖

手太陰肺經

《内經》曰：肺者，相傅之官，治節出焉。

肺者，氣之本，魄之處也。其華在毛，其充在皮，爲陰中之少陰，通于秋氣。

西方白色，入通于肺，開竅于鼻，藏精于肺，故病在背。其味辛，其類金，其畜馬，其穀稻，其應四時，上爲太白星，是以知病之在皮毛也。其音商，其數九，其臭腥，其液涕。

西方生燥，燥生金，金生辛，辛生肺，肺生皮毛，皮毛生腎。肺主鼻，其在天爲燥，在地爲金，在體爲皮毛，在臟爲肺，在聲爲哭，爲（在）

變動爲咳，在志爲憂。憂傷肺，喜勝憂，熱傷皮毛，寒勝熱，辛傷皮毛，苦勝辛。

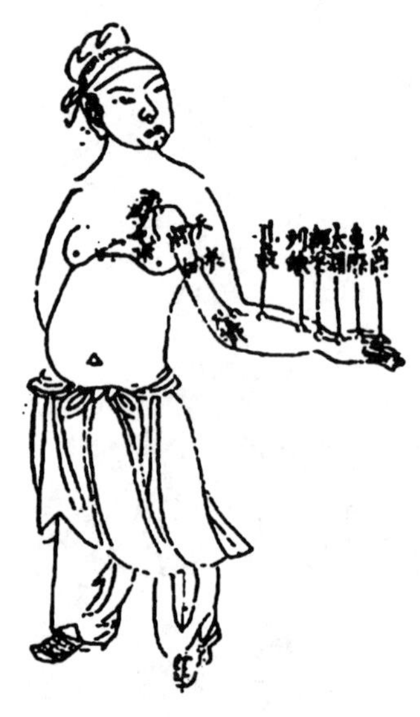

手太陰肺經

手太陰肺經穴歌 《醫學入門》

手太陰肺十一穴，中府雲門天府訣。夾白尺澤孔最存，列缺經渠太淵涉。魚際少商如韭葉(左右二十二穴)。

此一經起于中府，終於少商，取少商、魚際、太淵、經渠、尺澤與井滎俞經合也。

脉起中焦，下絡大腸，還循胃口，上膈屬肺。從肺系橫出腋下，循臑内行少陰心主之前，下肘中，循臂内上骨下廉，入寸口，上魚，循魚際出大指端。其支者，從腕後列缺穴，直出次指内廉出其端，交手陽明也。多氣少血，寅時住此。

辛金之臟,脉居右寸,實則脉實,上熱氣粗兼鼻壅,瀉必辛涼;虚則脉虚,少氣不足息低微,補須酸熱。橘甘下痰氣之神方,薑陳去氣嗽之聖藥。七情鬱結因而喘,沉香烏藥參檳;胸痞喘急徹而痛,半夏瓜蔞桔梗。鼻塞不通,丸荆穗澄茄薄荷;鼻淵不止,末龍腦蒼芷辛夷。百花却去紅痰,二母偏除熱嗽。黄連赤茯阿膠,抑心火而清肺臟;柯子杏仁通草,利久嗽以出喉音。流注疼痛因痰飲,半夏倍於朴硝;癮疹癢痛爲風熱,苦參少於皂莢。哮嗽齁齁,兜苓蟬蜕杏(除尖)砒霜(少入);熱壅咽喉,鷄蘇荆芥桔防風。參牛甘草消酒疸,輕粉硫黄去鼻痔。白礬甘遂白砒霜性情實重,入豆豉偏治呴喘;百草霜氣味雖輕,和海鹽却消舌腫。甜葶藶良治肺癰,苦雄膽寒塗腸痔。瓊玉膏理嗽調元,流金丹清痰降火。人參非大劑不補,少則凝滯,大則流通;黄芩非枯薄不瀉,細則涼腸,枯則清金。升麻白芷,東垣曾云報使;葱白麻黄,仲景常用引經。紫苑(菀)五味能補斂,桑白防風實開通。寒熱温涼,名方選辨;輕重緩急,指下詳明。更參一字之秘,價值千金之重。會得其中旨,草木總皆空。

導引本經:肺爲五臟之華蓋,聲音之所從出,皮膚賴之而潤澤者也。人惟内傷七情,外感六淫,而呼吸出入不定,肺金於是乎不清矣。然欲清金,必先調息,息調則動患不生,而心火自静。一者下着安心,二者寬中體,三者想氣遍毛孔出入,通用無障,而細其心,令息微微,此爲真息也。蓋息從心起,心静息調,息息歸根,金丹之母。《心印經》曰:回風混合,百日通靈。《内經》曰:秋三月,此謂容平。天氣以急,地氣以明,夜卧早起,與鷄俱興,使志安寧,以緩秋形,收斂神氣,使秋氣平,無外其志,使肺氣清。逆之則傷肺,若過食瓜果,宜微利一行,静息二日,以薤白粥加羊腎,空心補之;如無羊腎,以猪腰代之,勝服補劑。秋當温足涼頭,其時清肅之氣,與體收斂也。自夏至以來,陰氣漸旺,當薄衽席,以培壽基。其或夏傷於暑,至秋發爲痎瘧,陽上陰下,交争爲寒;陽下陰上,交争爲熱;寒熱交争,皆肺之受病。如二少陽脉微弦,即是夏食生冷,積滯留中,至秋變爲痢疾。如足陽明、太陰微弦濡而緊,乃反時之脉,病恐危急。然秋脉當如毫毛,治法詳後與前也。《素問》云:秋傷於濕,冬生咳嗽,純陽歸空。《秘法》云:行住坐卧常噤口,呼吸調息定音聲,甘津玉液頻頻嚥,無非潤肺,使邪火下降,而清肺金也。

考正穴法

中府(一名膺俞):雲門下一寸六分,乳上三肋間,動脉應手陷中,去胸中行各六寸。肺之募(募猶結募也,言經氣聚此),手足太陰二脉之會。針三分,留五呼,灸五壯。

主腹脹,四肢腫,食不下,喘氣胸滿,肩背痛,嘔啘,欬逆上氣,肺系急,肺寒熱,胸悚悚,膽熱嘔逆,欬唾濁涕,風汗出,皮痛面腫,少氣不得卧,傷寒胸中熱,飛尸遁疰,癭瘤。

雲門:巨骨下,俠氣户旁二寸陷中,動脉應手,舉臂取之,去胸中行各六寸。《素注》針七分,《銅人》針三分,灸五壯。

主傷寒,四肢熱不已,欬逆,喘不得息,胸脇短氣,氣上冲心,胸中煩滿,脇徹背痛,喉痺,肩痛臂不舉,癭氣。

天府:腋下三寸,肘腕上五寸,動脉中,用鼻尖點墨,到處是穴。禁灸,針四分,留七呼。

主暴痺,口鼻衄血,中風邪,泣出,喜忘,飛尸惡疰,鬼語,喘息,寒熱瘧,目眩,遠視𥆧𥆧,癭氣。

夾(俠)白:天府下,去肘王(五)寸動脉中。針三分,灸五壯。主心痛,短氣,乾嘔逆,煩滿。

尺澤:肘中約紋上,動脉中,屈肘横紋,筋骨罅陷中。手太陰肺脉所入爲合水，肺實瀉之。針三分，留三呼，灸五壯。主肩臂痛，汗出中風，小便數，善嚏，悲哭，寒熱風痺，臑肘攣，手臂不舉，喉痺，上氣嘔吐，口乾，欬嗽唾濁，痎瘧，四肢腹腫，心疼臂寒，短氣，肺膨脹，心煩悶，少氣，勞熱，喘滿，腰脊强痛，小兒慢驚風。

孔最：去腕上七寸，側取之。灸五壯，針三分。主熱病汗不出，欬逆，肘臂厥痛，屈伸難，手不及頭，指不握，吐血，失音，咽腫頭痛。

列缺：手太陰絡，别走陽明。去腕側上一寸五分，以兩手交叉，食指盡處，兩筋骨罅中。針二分，留王（五）呼，瀉五吸，灸七壯。主偏風，口面喎斜，手腕無力，半身不遂，掌中熱，口噤不開，寒熱瘧，嘔沫，欬嗽，善笑，縱唇口，健忘，溺血精出，陰莖痛，小便熱，癇驚妄見，面目四肢癰腫，肩痺，胸背寒慄，少氣不足以息，尸厥寒熱，交兩手而瞀。實則胸背熱，汗出，四肢暴腫；虚則胸背寒慄，少氣不足以息。

《素問》曰：實則手鋭掌熱，瀉之。虚則欠故，則便遺數，補之。直行者謂之經，旁出者謂之絡。手太陰之支，從腕後直出次指内廉出其端，是列缺爲太陰别走陽明之路。人或有寸、關、尺三部脉不見，自列缺至陽谿脉見者，俗謂之反關脉。此經脉虚而絡脉滿，《千金翼》謂陽脉逆，反大於寸口三倍。惜叔和尚未之及，而況高陽生哉。

經渠：寸口動脉陷中。肺脉所行爲經金。針入二分，留三呼，禁灸，灸傷神明。主瘧寒熱，胸背拘急，胸滿膨，喉痺，掌中熱，欬逆上氣，傷寒，熱病汗不出，暴痺喘促，心痛嘔吐。

太淵（一名太泉，避唐祖諱）：掌後内側横紋頭，動脉中。肺脉所注爲俞土。肺虚補之。《難經》曰：脉會太淵。疏曰：脉病治此。平旦寅時，氣血從此始，故曰寸口者，脉之大要會手太陰之動脉也。灸三壯，針二分，留三呼。主胸痺逆氣，善噦嘔，飲水欬嗽，煩悶不得眠，肺脹膨，臂內廉痛，目生白翳，眼痛赤，乍寒乍熱，缺盆中引痛，掌中熱，數欠，肩背痛寒，喘不得息，噫氣上逆，心痛，脉濇，咳血嘔血，振寒，咽乾，狂言口噼，溺色變，卒遺矢無度。

魚際：大指本節後，内側白肉際陷中。又云：散脉中。肺脉所溜爲滎火。針二分，留二呼，禁灸。主酒病，惡風寒，虚熱，舌上黄，身熱頭痛，欬嗽噦，傷寒汗不出，痺走胸背痛不得息，目眩，心煩少氣，腹痛不下食，肘攣肢滿，喉中乾燥，寒慄鼓頷，欬引尻痛，溺出，嘔血，心痺，悲恐，乳癰。東垣曰：胃氣下溜，五臟氣亂，皆在於肺者，取之手太陰魚際，足少陰俞。

少商：大指内側，去爪甲角如韮葉。肺脉所出爲井木。宜以三稜針刺之，微出血，泄諸臟熱凑，不宜灸。

主頷腫喉閉，煩心善噦，心下滿，汗出而寒，欬逆，痎瘧振寒，腹滿，唾沫，唇乾引飲，食不下膨膨，手攣指痛，掌熱，寒慄鼓頷，喉中鳴，小兒乳鵝。

唐刺史成君綽忽頷腫，大如升，喉中閉塞，水粒不下三日。甄權以三稜針刺之，微出血，立愈，瀉臟熱也。

《素注》留一呼，《明堂》灸三壯，《甲乙》灸一壯。

大腸腑圖

大腸上口，即小腸下口。

大腸下接直腸，直腸下爲肛門，穀道也。

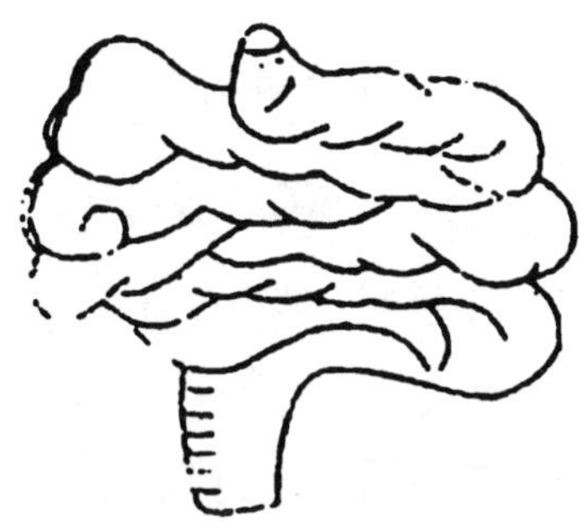

大腸腑圖

手陽明大腸經穴圖

《内經》曰:大腸者,傳道之官,變化出焉。又云:大腸爲白腸。

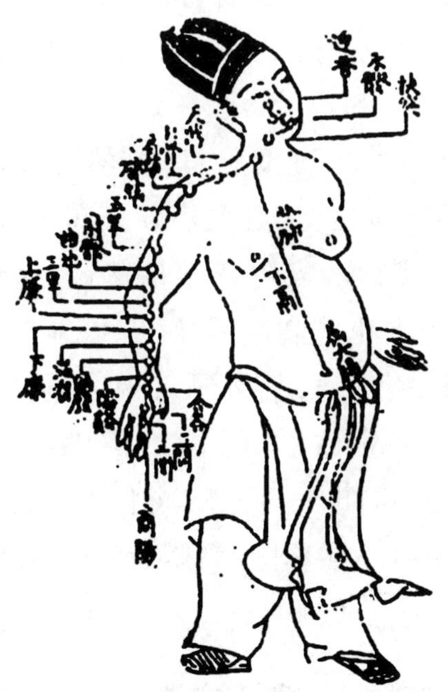

手陽明大腸經穴圖

手陽明大腸經穴歌

手陽明穴起商陽,二間、三間、合谷藏,陽谿、偏歷、温溜長。下廉、上廉、手三里,曲池、肘髎、五里近,臂臑、肩顒、巨骨當。天鼎、扶突、禾髎接,鼻旁五分號迎香(左右四十穴)。

此一經起於商陽,終於迎香,取商陽、二間、三間、合谷、陽谿、曲池,與井滎俞原經合也。

其脉起於大指次指之端,循指上廉出合谷兩骨之間,上入兩筋之中,循臂上廉,入肘外廉,上循臑外前廉,上肩,出髃骨之前廉,上出柱骨之會上,下入缺盆,絡肺,下膈,屬大腸。其支者,從缺盆上頸,貫頰,入下齒縫中,還出俠口,交人中左之右,右之左,上俠鼻孔,循禾髎、迎香而終,以交於足陽明也。是經氣血俱多,卯時氣血注此,受手太陰之交。

庚金之腑,脉詳右寸。實則脉實,傷熱而腸滿不通,辛温可瀉。虚則脉虚,傷寒而腸鳴泄痛,補必酸涼。蒸黄連而解酒毒,炒厚朴而止便紅。腸風妙川烏荆芥,臟毒奇卷柏黄芪。痢中六神丸,宜調則調;帶下百中散,可止則止。潤腸通秘,麻仁丸果有神效;行滯推堅,六磨湯豈無奇功?痔瘡熱痛,腦麝研入蝸牛,膽冰磨敷井水;痢疾腹疼,薑茶煎治出坡仙,梅蜜飲方書登父。腸内生癰,返魂湯而加減隨宜,十宣散去增適可。嘗聞食石飲水,可作充腸之饌;餌松食柏,亦成清腑之方。是以療饑者不在珍饈,調腸者何煩異術?能窮針裏陰陽,自獲殊常效驗。

考正穴法

商陽(一名絶陽):手大指次指内側,去爪甲角如韭葉。手陽明大腸脉所出爲井金。《銅人》灸三壯，針一分，留一呼。

主胸中氣滿，喘欬，支腫，熱病汗不出，耳鳴聾，寒熱痎瘧，口乾，頤頷腫，齒痛，惡寒，肩背急相引缺盆中痛，目青盲。灸三壯，左取右，右取左，如食頃立已。

二間（一名間谷）：食指本節前内側陷中。手陽明大腸脉所溜爲滎水。大腸實瀉之。《銅人》針三分，留六呼，灸三壯。

主喉痺，頷腫，肩背痛，振寒，鼻鼽衄血，多驚，齒痛，目黄，口乾口喎，急食不通，傷寒水結。

三間（一名少谷）：食指本節後，内側陷中。手陽明大腸脉所注爲俞木。《銅人》針三分，留三呼，灸三壯。

主喉痺，咽中如梗，下齒齲痛，嗜卧，胸腹滿，腸鳴洞泄，寒熱瘧，唇焦口乾，氣喘，目眥急痛，吐舌，戾頸，喜驚多唾，急食不通，傷寒氣熱，身寒結水。

東垣曰：氣在於臂［足］取之，先去血脉，後深取手陽明之滎俞二間、三間。

合谷（一名虎口）：手大指次指岐骨間陷中。手陽明大腸脉所過爲原，虚實皆拔之。《銅人》針三分，留六呼，灸三壯。

主傷寒大渴，脉浮在表，發熱惡寒，頭痛脊强，無汗，寒熱瘧，鼻衄不止，熱病汗不出，目視不明，生白翳，頭痛，下齒齲，耳聾，喉痺，面腫，唇吻不收，瘖不能言，口噤不開，偏風，風疹，痂疥，偏正頭痛，腰脊内引痛，小兒單乳鵝。

按：合谷，婦人妊娠可瀉不可補，補即墮胎。詳見足太陰脾經三陰交下。

陽谿（一名中魁）：腕中上側兩筋間陷中。手陽明大腸脉所行爲經火。《銅人》針三分，留七呼，灸三壯。

主狂言喜笑，見鬼，熱病煩心，目風赤爛有翳，厥逆頭痛，胸滿不得息，寒熱瘧疾，寒嗽嘔沫，喉痺，耳鳴，耳聾，驚掣肘，臂不舉，痂疥。

偏歷：腕中後三寸，手陽明絡脉，别走太陰。《銅人》針三分，留七呼，灸三壯。《明下》灸五壯。

主肩膊肘腕痠疼，瞇目䀮䀮，齒痛，鼻衄，寒熱瘧，癲疾多言，咽喉乾，喉痺，耳鳴，風汗不出，利小便。實則齲聾，瀉之，虚則齒寒痺鬲，補之。

温溜（一名逆注，一名池頭）：腕後大士五寸，小士六寸。《明堂》在腕後五寸、六寸間。《銅人》針三分，灸三壯。

主腸鳴腹痛，傷寒噦逆噫，鬲（膈）中氣閉。寒熱頭痛，喜笑，狂言見鬼，吐涎沫，風逆四肢腫，吐舌口舌痛，喉痺。

下廉：輔骨下，去上廉一寸，輔鋭肉分外。《銅人》斜針五分，留五呼，灸三壯。

主飧泄，勞瘵，小腹滿，小便黄，便血，狂言，偏風熱風，冷痺不遂，風濕痺，小腸氣不足，面無顔色，痃癖，腹痛若刀刺不可忍，腹脇痛滿，狂走，俠臍痛，食不化，喘息不能行，唇乾涎出，乳癰。

上廉：三里下一寸，其分獨抵陽明之會外。《銅人》斜針五分，灸五壯。

主小便難、黄赤，腸鳴，胸痛，偏風半身不遂，骨髓冷，手足不仁，喘息，大腸氣，腦風頭痛。

三里（一名手三里）：曲池下二寸，按之肉起，鋭肉之端。《銅人》灸三壯，針二分。

主霍亂遺矢，失音氣，齒痛，頰頷腫，瘰癧，手臂不仁，肘攣不伸，中風口噼，手足不隨。

曲池：肘外輔骨，屈肘横紋頭陷中，以手拱胸取之。手陽明大腸脉所入爲合土。《素注》針五分,留七呼。《銅人》針七分,得氣先瀉後補,灸三壯。《明堂》日灸七壯,至二百壯,且停十餘日,更灸止二百壯。

主繞踝風,手臂紅腫,肘中痛,偏風半身不遂,惡風邪氣,泣出喜忘,風癮疹,喉痹不能言,胸中煩滿,臂膊疼痛,筋緩捉物不得,挽弓不開,屈伸難,風痺,肘細無力,傷寒餘熱不盡,皮膚乾燥,瘈瘲癲疾,舉體痛癢如虫嚙,皮脱作瘡,皮膚痂疥,婦人經脉不通。

肘髎:大骨外廉陷中。《銅人》灸三壯,針三分。

主風勞嗜卧,肘節風痺,臂痛不舉,屈伸攣急,麻木不仁。

五里:肘上三寸,行向裏大脉中央。《銅人》灸十壯。《素問》大禁針。

主風勞驚恐,吐血欬嗽,肘臂痛,嗜卧,四肢不得動,心下脹滿,上氣,身黄,時有微熱,瘰癧,目視䀮䀮,痎瘧。

臂臑:肘上七寸,䐃肉端,肩髃下一寸,兩筋兩骨罅陷宛宛中,舉臂取之。手陽明絡,手足太陽、陽維之會。《銅人》灸三壯,針三分。《明堂》宜灸不宜針,日灸七壯,至二百壯。若針,不得過三五分。

主寒熱臂痛,不得舉,瘰癧,頸項拘急。

肩髃(一名中肩井,一名偏肩):膊骨頭肩端上,兩骨罅間陷者宛宛中,舉臂取之有空。手陽明、陽蹻之會。《銅人》灸七壯,至二七壯,以差(瘥)爲度;若灸偏風,灸七七壯,不宜多,恐手臂細。若風病,筋骨無力,久不差〔瘥〕,灸不畏細;刺即泄肩臂熱氣。《明堂》針八分,留三呼,瀉五吸,灸不及針。以平手取其穴,灸七壯,增至二七壯。《素注》針一寸,灸五壯。又云:針六分,留六呼。

主中風手足不隨,偏風,風痪,風痿,風病,半身不遂,熱風肩中熱,頭不可回顧,肩臂疼痛,臂無力,手不能向頭,攣急,風熱癮疹,顔色枯焦,勞氣泄精,傷寒熱不已,四肢熱,諸癭氣。

唐魯州刺史庫狄嵚風痺,不能挽弓。甄權針肩髃,針進即可射。

巨骨:肩尖端上行,兩叉骨罅間陷中。手陽明、陽蹻之會。《銅人》灸五壯,針一寸半。《明堂》灸三壯,至七壯。《素注》禁針。針則倒懸,一食頃,乃得下針,針四分,瀉之勿補,針出始得正卧。《明堂》灸三壯。

主驚癇,破心吐血,臂膊痛,胸中有瘀血,肩臂不得屈伸。

天鼎:頸缺盆上,直扶突後一寸。《素注》針四分。《銅人》灸三壯,針三分。《明堂》灸七壯。

主暴瘖氣哽,喉痺嗌腫,不得息,飲食不下,喉中鳴。

扶突(一名水穴):氣舍上一寸五分,在頸當曲頰下一寸,人迎後一寸五分,仰而取之。《銅人》灸三壯,針三分。《素注》針四分。

[主]咳嗽多唾,上氣,咽引喘息,喉中如水雞聲,暴瘖氣哽。

禾髎(一名長頗):鼻孔下,俠水溝旁五分。手陽明脉氣所發。《銅人》針三分,禁灸。

主尸厥及口不可開,鼻瘡息肉,鼻塞不聞香臭,鼽衄不止。

迎香:禾髎上一寸,鼻下孔旁五分。手足陽明之會。針三分,留三呼,禁灸。

主鼻塞不聞香臭,偏風口喎,面癢浮腫,風動葉落,狀如虫行,唇腫痛,喘息不利,鼻喎多涕,鼽衄骨瘡,鼻有息肉。

胃腑圖

胃下口,小腸上口。

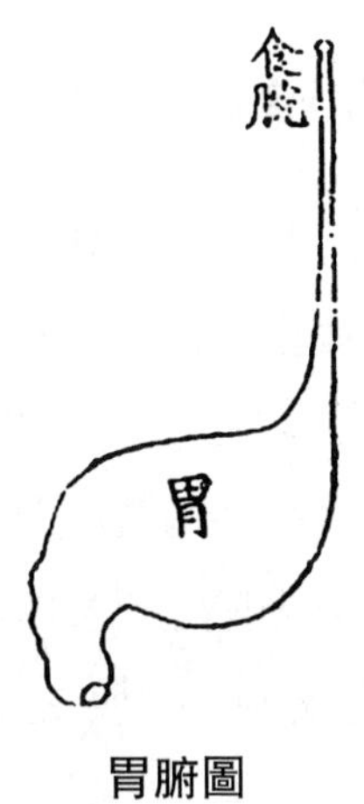

胃腑圖

足陽明胃經

《内經》曰：胃者，倉廩之官，五味出焉。又曰：胃爲黄腸。

五味入口，藏於胃，以養五臟氣。胃者，水穀之海，六腑之大原也。是以五臟六腑之氣味，皆出於胃。

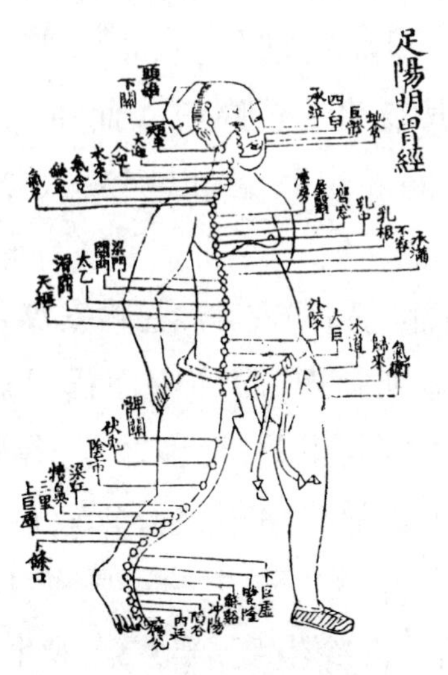

足陽明胃經

足陽明胃經穴歌

四十五穴足陽明，頭維、下關、頰車停，承泣、四白、巨髎經，地倉、大迎對人迎，水突、氣舍連缺盆，氣户、庫房、屋翳屯，膺窻、乳中延乳根，不容、承滿、梁門起，關門、太乙、滑肉門，天樞、外陵、大巨存，水道、歸來、氣衝次，髀關、伏兔走陰市，梁丘、犢鼻、足三里，上巨虛連條口位，下巨虛跳上豐隆，解谿、衝陽陷谷中，内庭、厲兑經穴終(左右九十穴)。

此一經起於頭維，終於厲兑，取厲兑、内庭、陷谷、衝陽、解谿、三里，與井滎俞原經合也。

脉起於鼻交頞中，旁約大陽之脉，下循鼻外，上入齒中，還出俠口，環脣，下交承漿，卻循頤後下廉，出大迎，循頰車，上耳前，過客主人，循髮際至額顱。

其支別者，從大迎前下人迎，循喉嚨入缺盆，下膈，屬胃，絡脾。其直行者，從缺盆下乳内廉，俠臍入氣衝中。其支者，起胃下口，循腹裏，下至氣衝而合，以下髀關，抵伏兔，下入膝臏中，下循胻外廉，下足跗，入中指外間。其支者，下膝三寸而别，以下入中指外間。其支者，别跗上，入大指間。出其端，以交於太陰也。多血多氣，巳時氣血注此。

戊土之腑，脉右關部。胃氣平調，五臟安堵。實則脉實，脣口乾而腋下腫疼，宜瀉胃土；虛則脉虛，腹痛鳴而面目虛浮，藥行温補。驗實熱兮，必口内壅乾，瀉黄散而得效；審虛寒兮，須骨節皆痛，人參散而最奇。橘皮竹茹湯，治熱渴而頻頻嘔噦；烏藥沉香散，療寒痛而日日攢眉。人參治翻胃之良，豆蔻消積氣之冷。粥藥不停，藿葉人參橘皮；心脾刺痛，砂仁香附烏沉。胃冷生痰，半夏薑煎生附子；中寒停水，麯丸蒼术久陳皮。芫花消癥癖，丸共硃砂；黄芪治消渴，煎同甘草。硫汞結成砂子，吐逆立痊；參茱煎用棗薑，酸咽即可。霍亂轉筋肢逆冷，木瓜鹽炒吴茱萸；食瘕酒癖脇胸疼，逢术芫稜同醋煮。胃虚咳逆，人參甘草倍陳皮；胃實痰喘，藿葉丁皮增半夏。補虚降火，竹茹甘草橘紅皮，或加枳术；扶弱驅寒，橘皮良薑丁半夏，參草薑苓。抑聞上部有脉、下部無脉者爲食寒，點鹽湯探吐寬舒；倘或三部俱急，人迎帶數者號内壅，服靈丸瀉利便宜。調脾助胃之藥最難，熱則消於肌肉，須用中和飲子；變通加減之法不易，寒則減於飲食，要施仁義丹頭。如心不在焉，食而不知其味，正心爲劑；口不謹兮，飲而不中其節，緘口良方。須知病後能服藥，孰若病前能自防。

考正穴法

頭維：額角入髮際，本神旁一寸五分，神庭旁四寸五分。足陽明、少陽二脉之會。《銅人》針三分。《素注》針五分，禁灸。

主頭痛如破，目痛如脱，目瞤，目風淚出，偏風，視物不明。

下關：客主人下，耳前動脉下廉，合口有空，開口則閉，側卧閉口取之。足陽明、少陽之會。《素注》針三分，留七呼，灸三壯。《銅人》針四分，得氣即瀉，禁灸。

主聤耳有膿汁出，偏風口目喎，牙車脱臼。牙齦腫處，張口以三稜針出膿血，多含鹽湯，即不畏風。

頰車(一名機關，一名曲牙)：耳下八分，曲頰端近前陷中，側卧開口有空取之。《銅人》針四分，得氣即瀉，日灸七壯，止七七壯，炷如麥大。《明堂》灸三壯。《素注》針三分。

主中風牙關不開，口噤不語，失音，牙車疼痛，頷頰腫，牙不可嚼物，頸强不得回顧，口眼喎。

承泣：目下七分，直瞳子陷中。足陽明、陽蹻脉、任脉之會。《銅人》灸三壯，禁針，針之令人目烏色。《明堂》針四分半，不宜灸，灸後令人目下大如拳，息肉日加如桃，至三十日定不見物。《資生》云：當不灸不針。

東垣曰：魏邦彦夫人目翳緑色，從下侵上者，自陽明來也。

主目冷淚出，上觀，瞳子癢，遠視䀮䀮，昏夜無見，目瞤動與項口相引，口眼喎斜，口不能言，面葉葉牽動，眼赤痛，耳鳴耳聾。

四白：目下一寸，直瞳子，令病人正視取之。《素注》針四分。《甲乙》、《銅人》針三分，灸七壯。凡用針穩當，方可下針，刺太深，令人目烏色。

主頭痛，目眩，目赤痛，僻淚不明，目癢，目膚翳，口眼喎僻不能言。

巨髎：俠鼻孔旁八分，直瞳子，平水溝。手足陽明、陽蹻脉之會。《銅人》針三分，得氣即瀉，灸七壯。《明堂》灸七七壯。

主瘈瘲，唇頰腫痛，口喎僻，目障無見，青盲無見，遠視䀮䀮，淫膚白膜，翳覆瞳子，面風鼻䪼腫癰痛，招摇視瞻，脚氣膝腫。

地倉：俠口吻旁四分外如近下，有脉微動。手足陽明、陽蹻脉之會。《銅人》針三分。《明堂》針三分半，留五呼，得氣即瀉。日可灸二七壯，重者七七壯，炷如粗釵股脚大，艾炷若大，口轉喎，却灸承漿七七壯，即愈。

主偏風口喎，目不得閉，脚腫，失音不語，飲水不收，水漿漏落，眼瞤動不止，瞳子癢，遠視䀮䀮，昏夜無見。病左治右，病右治左，宜頻針灸，以取盡風氣。口眼喎斜者，以正爲度。

大迎：曲頷前一寸二分，骨陷中動脉。又以口下當兩肩是穴。《素注》針三分，留七呼，灸三壯。

主風痙，口噤不開，唇吻瞤動，頰腫牙疼，寒熱頸痛，瘰癧，口喎齒齲痛，數欠氣惡寒，舌强不能言，風壅面浮腫，目痛不得閉。

人迎(一名五會)：頸大脉動應手，俠結喉兩旁一寸五分，仰而取之，以候五臟氣。足陽明、少陽之會。滑氏曰：古以俠喉兩旁爲氣口、人迎，至晉王叔和直以左右手寸口爲人迎、氣口。《銅人》禁針。《明堂》針四分。《素注》刺過深殺人。

主吐逆霍亂，胸中滿，喘呼不得息，咽喉癰腫，瘰癧。

水突(一名水門)：頸大筋前，直人迎下，氣舍上。《銅人》針三分，灸三壯。

主欬逆上氣，咽喉癰腫，呼吸短氣，喘息不得卧。

氣舍：頸直人迎下，俠天突陷中。《銅人》灸三壯，針三分。

主欬逆上氣，頸項强不得回顧，喉痺哽噎，咽腫不消，癭瘤。

缺盆(一名天蓋)：肩下横骨陷中。《銅人》灸三壯，針三分。《素注》針三分，留七呼，不宜太深，深則使人逆息。《素問》刺缺[盆]中内陷，氣泄令人喘欬。

主息奔，胸滿，喘急，水腫，瘰癧，喉痺，汗出寒熱，缺盆中腫，外潰則生，胸中熱滿，傷寒胸熱不已。

氣户：巨骨下，俞府兩旁各二寸陷中，去中行各四寸，仰而取之。《銅人》針三分，灸五壯。

主欬逆上氣，胸背痛，欬不得息，不知味，胸脇支滿，喘急。

庫房：氣户下一寸六分陷中，去中[行]各四寸。《銅人》灸五壯，針三分。

主胸脇滿，欬逆上氣，呼吸不至息，唾膿血濁沫。

屋翳：庫房下一寸六分陷中，去中[行]各四寸，仰而取之。《素注》針四分。《銅人》灸五壯，針三分。

主欬逆上氣，唾血多濁沫膿血，痰飲，身體腫、皮膚痛不可近衣，淫濼，瘈瘲不仁。

膺窗:屋翳下一寸六分陷中,去中[行]各四寸。《銅人》針四分,灸五壯。

主胸滿短氣,唇腫,腸鳴注泄,乳癰寒熱,卧不安。

乳中:當乳中是。《銅人》微刺三分,禁灸,灸則生蝕瘡,瘡中有膿血清汁可治;瘡中有息肉若蝕瘡者死。

《素問》云:刺乳上,中乳房爲腫根蝕。丹溪曰:乳房陽明胃所經,乳頭厥陰肝所屬。乳(去聲)子之母,不知調養,忿怒所逆,欝悶所遏,厚味所釀,以致厥陰之氣不行,竅不得通,汁不得出,陽明之血沸騰,熱甚化膿。亦有所乳之子,膈有滯痰,口氣焮熱,含乳而睡,熱氣所吹,遂生結核。初起時,便須忍痛,揉令梢(稍)軟,吮令汁透,自可消散。失此不治,必成癰癤。若加以艾火兩三壯,其效尤捷。粗工便用針刀,卒惹拙病。若不得夫與舅姑憂怒欝悶,脾氣消沮,肝氣横逆,遂成結核如棊子,不痛不癢,十數年後爲瘡陷,名曰奶岩。以瘡形如嵌凹,似岩穴也,不可治矣。若於始生之際,能消息病根,使心清神安,然後醫治,庶有可安之理。

乳根:乳中下一寸六分陷中,去中各四寸,仰而取之。《銅人》灸五壯,針三分。《素注》針四分,灸三壯。

主胸下滿悶,胸痛鬲(膈)氣,不下食,噎病,臂痛腫,乳痛,乳癰,悽慘寒痛,不可按抑,欬逆,霍亂轉筋,四厥。

不容:幽門旁相去各一寸五分,去中行各三寸。《銅人》灸五壯。《明堂》灸三壯,針五分。《素注》針八分。

主腹滿痃癖,吐血,肩脇痛,口乾,心痛,胸背相引痛,喘欬,不嗜食,腹虚鳴,嘔吐,痰癖,疝瘕。

承滿:不容下一寸,去中行各三寸。《銅人》針三分,灸五壯。《明堂》三壯。

主腸鳴腹脹，上氣喘逆，食飲不下，肩息唾血。

梁門：承滿下一寸，去中行各三寸。《銅人》針三分，灸五壯。

主脇下積氣，食飲不思，大腸滑泄，完穀不化。

關門：梁門下一寸，去中行各三寸。《銅人》針八分，灸五壯。

主善滿積氣，腸鳴卒痛，泄利，不欲食，腹中氣走，俠臍急痛，身腫，痰瘧振寒，遺溺。

太乙：關門下一寸，去中行各三寸。《銅人》灸五壯，針八分。

主癲疾狂走，心煩吐舌。

滑肉門：太乙下一寸，去中行各三寸。《銅人》灸五壯，針八分。

主癲狂，嘔逆，吐舌，舌强。

天樞（一名長谿，一名穀門）：去肓俞一寸，俠臍中兩旁各二寸陷中，乃大腸之募。《銅人》灸百壯，針五分，留十呼。《千金》云：魂魄之舍，不可針。《素注》針五分，留一呼。

主奔豚，泄瀉，脹疝，赤白痢、水痢不止，食不下，水腫脹腹腸鳴，上氣冲胸，不能久立，久積冷氣，繞臍切痛，時上冲心，煩滿嘔吐，霍亂，冬月感寒泄利，瘧寒熱，狂言，傷寒飲水過多，腹脹氣喘，婦人女子癥瘕，血結成塊，漏下赤白，月事不時。

外陵：天樞下一寸，去中行各二寸。《銅人》灸五壯，針三分。

主腹痛，心下如懸，下引臍痛。

大巨：外陵下一寸，去中行各二寸。《銅人》針五分，灸五壯。《素注》針八分。

主小腹脹滿，煩渴，小便難，㿉疝，偏枯，四肢不收，驚悸不眠。

水道：大巨下三寸，去中行各二寸。《銅人》灸五壯，針三分半。《素注》針二分半。

主腰背强急，膀胱有寒，三焦結熱，婦人小腹脹滿，痛引陰中，胞中瘕，子門寒，大小便不通。

歸來：水道下二寸，去中行各二寸。《銅人》灸五壯，針五分。《素注》針八分。

主小腹奔豚，卵上入腹，引莖中痛，七疝，婦人血臟積冷。

氣衝(一名氣街)：歸來下一寸，去中行各二寸，動脉應手宛宛中，衝脉所起。《銅人》灸七壯，炷如大麥，禁針。《素問》刺中脉，血不出，爲腫鼠僕。《明堂》針三分，留七呼，氣至即瀉，灸三壯。

主腹滿不得正卧，㿉疝，大腸中熱，身熱腹痛，大氣石水，陰痿莖痛，兩丸騫痛，小腹奔豚，腹有逆氣上攻心，腹脹滿，上搶心，痛不得息，腰痛不得俛仰，淫濼，傷寒胃中熱；婦人無子，小腸痛，月水不利，妊娠子上衝心，生難，胞衣不出。

東垣曰：脾胃虛弱，感濕成痿，汗大泄，妨食，三里、氣街以三稜針出血。又曰：吐血多不愈，以三稜針於氣街出血，立愈。

髀關：伏兔後交叉中。《銅人》針六分，灸三壯。

主腰痛，足麻木，膝寒不仁，痿痹，股內筋絡急，不屈伸，小腹引喉痛。

伏兔：膝上六寸起肉，正跪坐而取之。以左右各三指按捺，上有肉起如兔之狀，因以此名。

《此事難知》：定癰疽死地分有九，伏兔居一。劉宗厚曰：脉絡所會也。主膝冷不得溫，風勞痹逆，狂邪，手攣縮，身癮疹，腹脹少氣，頭重脚氣，婦人八部諸疾。《銅人》針五分，禁灸。

陰市(一名陰鼎)：膝上三寸，伏兔下陷中，拜而取之。《銅人》針三分，禁灸。

主腰脚如冷水，膝寒，痿痹不仁，不屈伸，卒寒疝，力痿少氣，小腹痛，脹滿，脚氣，脚以下伏兔上寒，消渴。

梁丘:膝上二寸,兩筋間。《銅人》灸三壯,針三分。《明堂》針五分。

主膝脚腰痛,冷痺不仁,跪難屈伸,足寒,大驚,乳腫痛。

犢鼻:膝臏下,胻骨上,俠解大筋陷中,形如牛鼻,故名。《素注》針六分。《銅人》針三分,灸三壯。《素問》刺犢鼻出液爲跛。

主膝中痛不仁,難跪起,脚氣,膝臏腫潰者不可治,不潰者可治。若犢鼻堅硬,勿便攻,先洗熨,微刺之,愈。

三里:膝下三寸,胻骨外廉大筋内宛宛中,兩筋肉分間,舉足取之,極重按之,則跗上動脉止矣。足陽明胃脉所入爲合土。《素注》刺一寸,灸三壯。《銅人》灸三壯,針五分。《明堂》針八分,留十呼,瀉七吸,日灸七壯,止百壯。《千金》灸五百壯。少亦一二百壯。

主胃中寒,心腹脹滿,腸鳴,臟氣虚憊,真氣不足,腹痛食不下,大便不通,心悶不已,卒心痛,腹有逆氣上攻,腰痛不得俛仰,小腸氣,水氣蠱毒,鬼擊,痃癖,四肢滿,膝胻痠痛,目不明,産婦血暈。

秦承祖云:諸病皆治。華佗云:主五勞羸瘦,七傷虚乏,胸中瘀血,乳癰。《千金翼》云:主腹中寒脹滿,腸中雷鳴,氣上冲胸,喘不能久立,腹痛,胸腹中瘀血,小腸脹皮腫,陰氣不足,小腹堅,傷寒熱不已,熱病汗不出,喜嘔,口苦,壯熱,身反折,口噤鼓頷,腫痛不可回顧。口噼,乳腫,喉痺不能言,胃氣不足,久泄利,食不化,脇下支滿,不能久立,膝痿寒熱,中消穀苦饑,腹熱身煩狂言,乳癰,喜噫,惡聞食臭,狂歌妄笑,恐怒大罵,霍亂,遺尿失氣,陽厥,悽悽惡寒,頭痃,小便不利,喜噦,脚氣。《外臺秘要》云:人年三十已上,若不灸三里,令人氣上冲目。東垣曰:飲食失節,及勞役形質,陰火乘於坤土之中,致穀氣、榮氣、清氣、胃氣、元氣不得上升,滋於六腑之陽氣,是五陽之氣,先絶於外。外者天也,下流入於坤土陰火之中,皆由喜怒悲憂恐,爲五賊所傷，而後胃氣不行，勞役飲食不節，繼之則元氣乃傷，當於三里穴中推而揚之，以伸元氣。又曰：氣在於腸胃者，取之足太陰、陽明，不下者取之三里。又曰：氣逆霍亂者取三里，氣下乃止，不下復治。又曰：胃脘當心而痛，上支兩脇，膈噎不通，飲食不下，取三里以補之。又曰：六淫客邪及上熱下寒，筋骨皮肉血脉之病，錯取於胃之合（三里穴），大危。又曰：有人年少氣弱，常於三里、氣海灸之，節次約五七十壯，至年老熱厥頭痛，雖大寒猶喜風寒，痛愈惡煖處及烟火，皆灸之過也。

上廉（一名上巨虚）：三里下三寸，兩筋骨罅中，舉足取之。《銅人》灸三壯，針三分。甄權：隨年爲壯。《明堂》針八分，得氣即瀉；灸日七壯。

主臟氣不足，偏風脚氣，腰腿手足不仁，脚脛痠痛屈伸難，不久立，風水膝腫，骨髓冷疼，大腸冷，食不化，飧泄，勞瘵，夾臍腹兩脇痛，腸中切痛雷鳴，氣上衝胸，喘息不能行，不能久立，傷寒胃中熱。

東垣曰：脾胃虚弱，濕痿，汗泄，妨食，三里、氣街出血，不愈，於上廉出血。

條口：下廉上一寸，舉足取之。《銅人》針五分。《明堂》針八分，灸三壯。

主足麻木，風氣，足下熱，不能久立，足寒膝痛，脛寒濕痺，脚痛胻腫，轉筋，足緩不收。

下廉（一名下巨虚）：上廉下三寸，兩筋骨罅中，蹲地舉足取之。《銅人》針八分，灸三壯。《素注》針三分。《明堂》針六分，得氣即瀉。《甲乙》灸日七七壯。

主小腸氣不足，面無顔色，偏風腿痿，足不履地，熱風冷痺不遂，風濕痺，喉痺，脚氣不足，沉重，唇乾，涎出不覺，不得汗出，毛髮焦，内

(肉)脱,傷寒胃中熱,不嗜食,泄膿血,胸脇小腹控睾而痛,時窘之後,當耳前熱。若寒甚,若獨肩上熱甚,及小指次指間熱痛,暴驚狂,言語非常,女子乳癰,足跗不收,跟痛。

豐隆:外踝上八寸,下胻外廉陷中,足陽明絡,别走太陰。《銅人》針三分,灸三壯。《明堂》灸七壯。

主厥逆,大小便難,怠惰,腿膝痠,屈伸難,胸痛如刺,腹若刀切痛,風痰頭痛,風逆四指(肢)腫,足青身寒濕,喉痺不能言,登高而歌,棄衣而走,見鬼好笑。氣逆則喉痺卒瘖,實則癲狂,瀉之。虚則足不收,脛枯,補之。

解谿:衝陽後一寸五分,腕上陷中,足大指次指直上,跗上陷者宛宛中。足陽明胃脉所行爲經火,胃虚補之。《銅人》灸三壯,針五分,留三呼。

主風面浮腫,顔黑,厥氣上衝,腹脹,大便下重,瘈驚,膝股胻腫,轉筋,目眩,頭痛,癲疾,煩心悲泣,霍亂,頭風面赤、目赤,眉攢疼不可忍。

衝陽:足跗上五寸,去陷谷二寸,骨間動脉。足陽明胃脉所過爲原,胃虚實皆拔之。《素注》針三分,留十呼。《素問》:刺足跗上動脉,血出不止死。《銅人》針五分,灸三壯。

主偏風口眼喎,跗腫,齒齲,發寒熱,腹堅大,不嗜食,傷寒病振寒而欠,久狂,登高而歌,棄衣而走,足緩履不收,身前痛。

陷谷:足大指次指外間,本節後陷中,去内庭二寸。足陽明胃脉所注爲俞木。《銅人》針三分。《素注》針五分,留七呼,灸三壯。

主面目浮腫及水病,善噫,腸鳴腹痛,熱病無度,汗不出,振寒瘧疾。

東垣曰:氣在於足,取之,先去血脉,後深取足陽明之滎俞:内庭、陷谷。

内庭:足大指次指外間陷中。足陽明胃脉所溜爲滎水。《銅人》灸三壯,針三分,留十呼。

主四肢厥逆,腹脹滿,數欠,惡聞人聲,振寒,咽中引痛,口喎,上齒齲,瘧不嗜食,腦皮膚痛,鼻衄不止,傷寒手足逆冷,汗不出,赤白痢。

厲兑:足大指次指之端,去爪甲角如韭葉。足陽明胃脉所出爲井金。胃實瀉之。《銅人》針一分,灸一壯。

主尸厥,口禁氣絶,狀如中惡,心腹脹滿,水腫,熱病汗不出,寒瘧不嗜食,面腫,足胻寒,喉痺,上齒齲,惡寒,鼻不利,多驚好卧,狂欲登高而歌,棄衣而走,黄疸,鼽衄,口喎唇裂,頸腫,膝臏腫痛,循胸、乳、氣膺、伏兔、胻外廉、足跗上皆痛,消穀善饑,溺黄。

脾臟圖

足太陰脾經

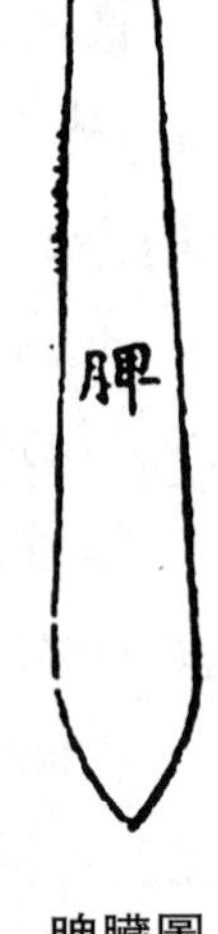

脾臟圖

《内經》曰:脾者,諫議之官,智周出焉。

脾者,倉廪之本,榮之居也。其華在唇四白,其充在肌,至陰之類,通于土氣,孤藏以灌四旁。脾主四肢,爲胃行津液。

中央黄色,入通于脾,開竅于口,藏精于脾,故病在舌本。其味甘,其類土,其畜牛,其穀稷,其應四時,上爲鎮星,是以知病之在肉也。其音宫,其數五,其臭香,其液涎。

中央生濕,濕生土,土生甘,甘生脾,脾生肉,肉生肺,肺主口。其在天爲濕,在地爲土,在體爲肉,在臟爲脾,在聲爲歌，在變動爲噦，在志爲思。思傷脾，怒勝思，濕傷肉，風勝濕，甘傷肉，酸勝甘。

足太陰脾經穴歌

二十一穴脾中州，隱白在足大指頭，大都、太白、公孫盛，商丘、三陰交可求，漏谷、地機、陰陵穴，血海、箕門、衝門開，府舍、腹結、大横排，腹哀、食竇連天谿，胸鄉、周榮、大包隨（左右四十二穴）。

此一經起于隱白，終於大包，取隱白、大都、太白、商丘、陰陵泉，與井滎俞經合也。

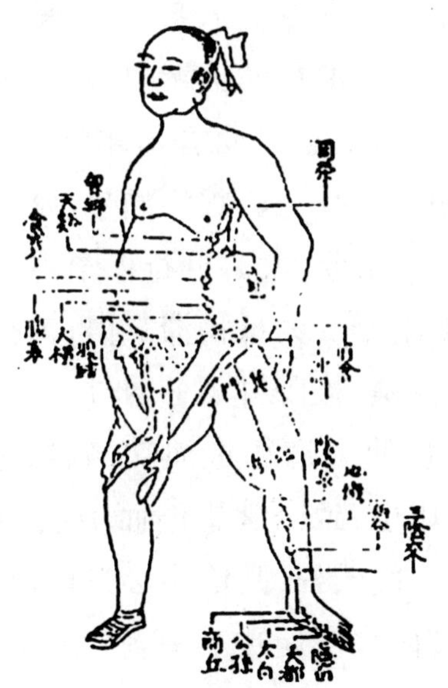

足太陰脾經

脉起大指之端，循指内側白肉際，過竅（核）骨後，上内踝前廉，上腨内，循胻骨後，交出厥陰之前，上循膝股内前廉，入腹，屬脾絡胃，上膈，俠咽，連舌本，散舌下。其支别者，復從胃别上膈，注心中。少血多氣,巳時氣血注此。

巳土之臟,脉在右關,實則飲食消而肌膚滑澤,虚則身體瘦而四肢不舉。臍凸肢浮生之難,口青唇黑死之易。去病安生,理宜調攝。戒滿意之食,省爽口之味。因飲食勞倦之災,修温多辛少之劑。飲食審寒熱之傷,湯藥兼補瀉之置。氣别寒熱温涼,用適其宜;味辨甘補苦瀉,行當熟記。如白术健脾消食,必青皮枳實;人參緩土和氣,須半夏橘紅。柴胡除不足之熱,佐之甘草升麻;黄芪去有汗之火,輔之芍藥川芎。氣虚嘔而人參茱萸,脾寒吐而丁香半夏。泄瀉手足冷而不渴兮,附子乾薑;霍亂吐瀉兼而不藥兮,胡椒菉豆。脾冷而食不磨兮,平胃宜加砂蔻;胃寒而飲不消兮,本方更入參苓。香附微寒,與宿砂消食化氣,更玅安胎;沉香少温,共藿香助土調中,奇消水腫。破血消癥兮,三稜蓬术;去瘀除疼兮,蒲黄五靈。茴香治霍亂轉筋,共濟木瓜烏藥;辣桂主中焦氣滯,相扶枳殻生薑。心腹疼痛兮,延胡索入胡椒;胸滿欬逆兮,良薑炒同香附。肚實脹兮,大黄滑石朴牽牛,木香苓瀉;腹虚脹兮,參苓朴木橘辰砂,麯蘗附子。大抵物滯氣傷,補益兼行乎消導,橘皮枳术丸,加減隨宜;食多胃壅,推陳并貴乎和中,巴豆備急丸,蕩滌何傷。四君子平善,與人處也,使人道德進而功名輕,忽不知其入於聖賢之域;二陳湯純和,能消痰也,致令脾胃健而中氣順,自不覺其進於仁壽之鄉。抑又聞東垣憫生民夭枉,凡治疾必先扶植脾胃,誠不刊之玅典;王安道發前賢未發,辨内傷不足中有有餘,實得傳之秘旨。萬物從土而歸出,補腎又不若補脾。

導引本經:脾居五臟之中,寄旺四時之内,五味藏之而滋長,五神因之而彰著,四肢百骸,賴之而運動也。人惟飲食不節,勞倦過甚,則脾氣受傷矣。脾胃一傷,則飲食不化,口不知味,四肢困倦,心腹痞滿,爲吐泄,爲腸澼,此其見之《内經》諸書,蓋班班具載,可考而知者。然不饑强食則脾勞,不渴强飲則胃脹。食若過飽,則氣脉不通,令心塞閉;食若過少,則身羸心懸,意慮不固。食穢濁之物,則心識昏迷,坐念不安;食不宜之物,則四大違反,而動宿疾,皆非衛生之道也。舉要言之,食必以時,飲必以節,不飽不饑是也。人能飲食如是,不惟脾胃清紀(純),而五臟六腑亦調和矣。蓋人之飲食入口,由胃脘入於胃中,其滋味滲入五臟,其質入於小腸,乃化之。至小腸下口始分清濁,濁者爲渣滓,入於大腸;清者爲津液,入於膀胱,乃津液之府也。至膀胱又分清濁,濁者入於溺中,清者入於膽,膽引入於脾,散於五臟,爲涎,爲唾,爲涕,爲淚,爲汗,其滋味滲入五臟,乃成五汗,同歸於脾,脾和乃化血,復歸於臟腑也。經曰:脾土旺能生萬物,衰生百病。昔東坡調脾土,飲食不過一爵一肉。有召飲者,預以此告:一曰安分以養福,二曰寬胃以養氣,三曰省費以養財。善衛生者養内,不善衛生者養外。養内者安恬臟腑,調順血脉。養外者極滋味之美,窮飲食之樂,雖肌體充腴,而酷烈之氣,内蝕臟腑矣。

考正穴法

隱白:足大指端内側,去爪甲角如韭葉。脾脉所出爲井木。《素注》針一分,留三呼。《銅人》針三分,灸三壯。

主腹脹,喘滿不得安卧,嘔吐食不下,胸中熱,暴泄,衄血,尸厥不識人,足寒不能温,婦人月事過時不止,小兒客忤,慢驚風。

大都:足大指本節後,内側陷中,骨縫赤白肉際。脾脉所溜爲滎火,脾虚補之。《銅人》針三分,灸三壯。

主熱病汗不出,不得卧,身重骨疼,傷寒手足逆冷,腹滿善嘔,煩熱悶亂,吐逆目眩,腰痛不可俛仰,繞踝風,胃心痛,腹脹胸滿,心蚘痛,小兒客忤。

太白:足大指内側,内踝前核骨下陷中。脾脉所注爲俞土。《銅人》針三分,灸三壯。

主身熱煩滿,腹脹食不化,嘔吐,泄瀉膿血,腰痛大便難,氣逆,霍亂,腹中切痛,腸鳴,膝股胻痠,轉筋,身重骨痛,胃心痛,腹脹胸滿,心痛脉緩。

公孫:足大指本節後一寸,内踝前。足太陰絡脉,別走陽明胃經。《銅人》針四分,灸三壯。

主寒瘧,不嗜食,癇氣,好太息,多寒熱汗出,病至則喜嘔,嘔已乃衰。頭面腫起,煩心狂言,多飲,膽虚,厥氣上逆則霍亂,實則腸中切痛瀉之,虚則鼓脹補之。

商丘:足内踝骨下微前陷中,前有中封,後有照海,其穴居中。脾脉所行爲經金,脾實瀉之。《銅人》灸三壯,針三分。

主腹脹,腸中鳴,不便,脾虚令人不樂,身寒善太息,心悲,骨痺,氣逆,痔疾,骨疽蝕,魘夢,癇瘈,寒熱好嘔,陰股内痛。氣癰,狐疝走上下,引小腹痛,不可俛仰,脾積痞氣,黄疸,舌本强痛,腹脹,寒瘧,溏瘕泄水,面黄,善思善味,食不消,體重節痛,怠惰嗜卧,婦人絶子,小兒慢風。

三陰交:内踝上三寸,骨下陷中。足太陰少陰厥陰之會。《銅人》針三分,灸三壯。

主脾胃虚弱,心腹脹滿,不思飲食,脾痛身重,四肢不舉,腹脹腸鳴,溏泄食不化,痃癖,腹寒,膝内廉痛,小便不利,陰莖痛,足痿不能行,疝氣,小便遺,膽虚,食後吐水,夢遺失精,霍亂,手足逆冷,呵欠,頰車蹉開,張口不合,男子陰莖痛,元臟發動,臍下痛不可忍,小兒客忤,婦人臨經行房,羸瘦,癥瘕,漏血不止,月水不止,妊娠胎動横生,産後惡露不行,去血過多,血崩暈,不省人事。如經脉塞閉不通,瀉之立通。

經脉虚耗不行者，補之，經脉益盛則通。

按宋太子出苑，逢妊婦，診曰女。徐文伯曰：一男一女。太子性急欲視，文伯瀉三陰交，補合谷，胎應針而下，果如文伯之診。後世遂以三陰交、合谷爲妊婦禁針。然文伯瀉三陰交、補合谷而墮胎，今獨不可補三陰交、瀉合谷而安胎乎？蓋三陰交，腎肝脾三脉之交會，主陰血，血當補不當瀉；合谷爲大腸之原，大腸爲肺之腑，主氣，當瀉不當補。文伯瀉三陰交，以補合谷，是血衰氣旺也。今補三陰交，瀉合谷，是血旺氣衰矣。故劉元賓亦曰：血衰氣旺定無妊，血旺氣衰應有體。

漏谷（一名太陰絡）：内踝上六寸，胻骨下陷中。《銅人》針三分，禁灸。

主腸鳴，强欠，心悲逆氣，腹脹滿急，痃癖冷氣，食飲不爲肌膚，膝痺，足不能行。

地機（一名脾舍）：膝下五寸，膝内側輔骨下陷中，伸足取之。足太陰郄，别走上一寸有空。《銅人》灸三壯，針三分。

主腰痛不可俛仰，溏泄，腹脇脹，水腫腹堅，不嗜食，小便不利，精不足，女子癥瘕，按之如湯沃股内至膝。

陰陵泉：膝下内側輔骨下陷中，伸足取之，或屈膝取之。在膝横紋頭下，與陽陵泉穴相對，稍高一寸。足太陰脾脉所入爲合水。《銅人》針五分。

主腹中寒不嗜食，脇下滿，水脹腹堅，喘逆不得卧，腰痛不可俛仰，霍亂，疝瘕，遺精，尿失禁不自知，小便不利，氣淋，寒熱不節，陰痛，胸中熱，暴泄飧泄。

血海：膝臏上内廉，白肉際二寸半。《銅人》針五分，灸三壯。

主氣逆腹脹，女子漏下惡血，月事不調。

東垣曰：女子漏下惡血，月事不調，暴崩不止，多下水漿之物，皆由飲食不節，或勞傷形體，或素有氣不足，灸太陰脾經七壯。

箕門：魚腹上越筋間，陰股内動脉應手。一云股上起筋間。《銅人》灸三壯。

主淋小便不通，遺溺，鼠鼷腫痛。

衝門（一名上慈宫）：府舍下一寸，横骨兩端約中動脉，去腹中行各四寸半。《銅人》針七分，灸五壯。

主腹寒氣滿，腹中積聚疼，癃，淫濼，陰疝，婦人難乳，妊娠子冲心，不得息。

府舍：腹結下二寸，去腹中行各四寸半。足太陰、厥陰、陰維之會。三脉上下一一入腹，絡脾肝，結心肺，從脇上至肩，此太陰郄，三陰、陽明之别。《銅人》灸五壯，針七分。

主疝瘕，痺中急疼，循脇上下搶心，腹滿積聚，厥氣霍亂。

腹結（一名腸窟）：大横下一寸三分，去腹中行各四寸半。《銅人》針七分，灸五壯。

主欬逆，繞臍痛，腹寒瀉利，上搶心，欬逆。

大横：腹哀下三寸五分，去腹中行各四寸半。足太陰、陰維之會。《銅人》針七分，灸五壯。

主太風逆氣，多寒善悲，四肢不可舉動，多汗洞痢。

腹哀：日月下一寸五分，去腹中行各四寸半。足太陰、陰維之會。《銅人》針三分。

主寒中食不化，大便膿血，腹中痛。

食竇：天谿下一寸六分，去胸中行各六寸，舉臂取之。《銅人》針四分，灸五壯。

主胸脇支滿，膈間雷鳴，常有水聲，膈痛。

天谿：胸鄉下一寸六分陷中，去胸中行各六寸，仰而取之。《銅人》

針四分,灸五壯。

主胸中滿痛,賁膺,欬逆上氣,喉中作聲,婦人乳腫𤷃癰。

胸鄉:周榮下一寸六分,去胸中行各六寸,仰而取之。《銅人》針四分,灸五壯。

主胸脇支滿,引胸背痛不得卧,轉側難。

周榮:中府下一寸六分,去胸中行各六寸,仰而取之。《銅人》針四分。

主胸脇滿不得俛仰,食不下,喜飲,欬唾穢膿,欬逆,多淫。

大包:淵液下三寸,布胸脇中,出九肋間。脾之大絡,總統陰陽諸絡,由脾灌溉五臟。《銅人》灸三壯,針三分。

主胸脇中痛,喘氣,實則身盡痛,瀉之;虛則百節盡皆縱,補之。

心臟圖

五臟系皆屬於心。

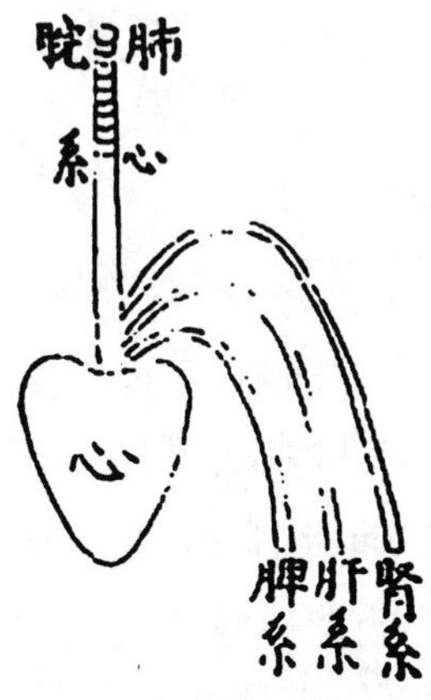

心臟圖

手少陰心經

《内經》曰：心者，君主之官，神明出焉。

心者，生之本，神之變也。其華在面，其充在血脉，爲陽中之太陽，通於夏氣。

南方赤色，入通於心，開竅於舌，藏精於心。故病在五臟，其味苦，其類火，其畜羊，其穀黍，其應四時，上爲熒惑星，是以知病之在脉也。其音徵，其數七，其臭焦，其液汗。

南方生熱，熱生火，火生苦，苦生心，心生血，血生脾，心主舌。其在天爲熱，在地爲火，在體爲脉，在臟爲心，在聲爲笑，在變動爲憂，在志爲喜。喜傷心，恐勝喜；熱傷氣，寒勝熱；苦傷氣，鹹勝苦。

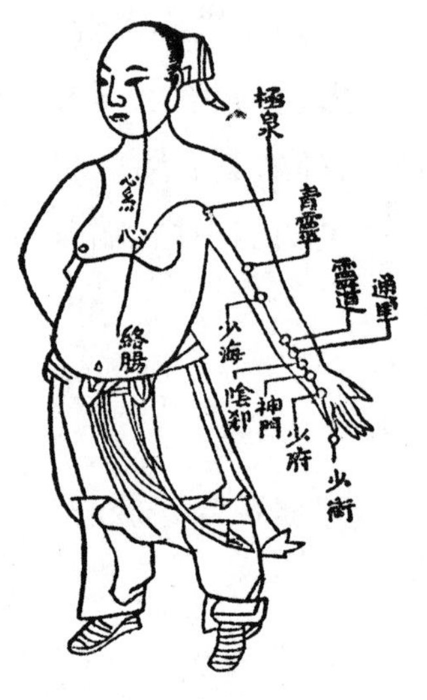

手少陰心經

手少陰心經穴歌

九穴午時手少陰，極泉、青靈、少海深，靈道、通里、陰郄邃，神門、少府、少衝尋（左右一十八穴）。

此一經起於極泉，終於少衝，取少衝、少府、神門、靈道、少海，與井滎俞經合也。

脉起心中，出屬心系，下膈絡小腸。其支者，從心系，上俠咽，繫目；其直者，復從心系，却上肺，出腋下，下循臑内後廉，行太陰心主之後，下肘内廉，循臂内後廉，抵掌後鋭骨之端，入掌〔後〕内廉，循小指之内，出其端。多氣少血，午時氣血注此。

丁火之臟，脉在左寸。實則熱而虚則寒，静則安而動則燥。虚寒者怯怕多驚,健忘恍惚,清便自可,診必濡細遲虚;實熱者癲狂譫語,腮赤舌乾,二腑澁黄,脉須數洪沉實。心盛則熱見乎標,心虚則熱收於内。虚則補其母,實則瀉其子,虚實既知,補瀉必當。味甘瀉而補之以鹹,氣熱補而瀉之以冷。心陽不足,桂心代赭紫石英,補須參附;離火有餘,竹葉大黄山梔子,瀉用芩連。凉心者硃砂,壯心者琥珀。舌長過寸,研冰片敷之即收;血衄如泉,炒槐花摻之即止。除瘡琥珀膏,犀角與辰砂;定志寧神丸,硃砂共蓮草。蔓荆子凉諸經之血,草連翹瀉六經之火。驚悸不安,須龍腦沙參小草;健忘失記,必茯神遠志當歸。多睡飲盧仝之苦茶,不眠服雷公之酸棗。凉血補陰生地黄,行津止渴天花粉。文蛤末敷愈口瘡,鐵綉粉噙消舌腫。中風不語,燒竹瀝凉之更良;感熱多言,飛硃砂鎮之又善。胸間痞痛,開之枳實瓜蔞;心内懊憹,治之梔子豆豉。熱心痛,炒菖蒲川練,梔子宜焦;冷心痛,須木香肉桂,玄胡可炒。心驚盜汗,飛辰砂與六黄;鼻衄流血,煮黄芩炒芍藥。驚熱獨尠珎珠,癲狂獨加鐵粉。安鎮靈臺,琥珀丹砂和玉屑;開清神府,茯神遠志共菖蒲。大哉離兮,應物無迹。倘真血之有虧,覓真鉛而補實;至靈心也,操存有要,或元氣之有損,求真永而填完。用藥固可言傳,上達必由心悟。

導引本經:夫心乃一身之主宰,生死之路頭也。是故心生則種種欲生,而神不入氣;心静則種種欲静,而神氣相抱也。《内經》曰:夏月人身,陽氣發外,伏陰在内,是脱精神之時,忌疏通以泄精氣。夏三月,此謂蕃秀,天地氣交,萬物華實,夜卧早起,無厭於日,使志無怒,英華成秀,此夏氣之應,養長之道也。逆之則傷心,秋爲痎瘧。故人常宜燕居静坐,調心息氣,食熱戒冷,常要兩目垂簾,返光内照,降心火於丹田,使神氣相抱。故《太玄養初》曰:藏心于淵,美厥靈根,神不外也。心牽於事,則火動於中矣。心火夏令正旺,脉本洪大,若緩是傷暑,至晚少飡飲食，睡勿揮扇，風邪易入。昔鄺子元有心疾，或曰：有僧不用符藥，能治心疾。元叩其僧，曰：貴恙起於煩惱，煩惱生於妄想。夫妄想之來，其幾有三：或追憶數十年前榮辱恩仇，悲歡離合，及種種閑情，此是過去妄想也。或事到眼前，可以順應，却又畏首畏尾，三番四復，猶豫不決，此是見在妄想也。或期望日後富貴皆如願，或期望功成名遂，告老歸田，或期望子孫登庸，以繼書香，與夫一切不可必成、不可必得之事，此是未來妄想也。三者妄想，忽然而生，忽然而滅，禪家謂之幻心。能照見其妄，而斬斷念頭，禪家謂之覺心。故曰不患念起，惟患覺遲，此心若同太虚，煩惱何處安脚？又曰：貴恙亦原於水火不交，凡溺愛冶容，而作色荒，禪家謂之外感之欲。夜深枕上，思得冶容，或成宵寐之變，禪家謂之内生之欲。二者之欲，綢繆染着，消耗元精，若能離之，則腎水自然滋生，可以上交於心。至若思索文字，忘其寢食，禪家謂之理障。經綸職業，不顧劬勞，禪家謂之事障。二者雖非人欲，亦損性靈，若能遣之，則火不至上炎，可下交於腎。故曰：塵不相緣，根無所偶，返流全一，六用不行。又曰：苦海無邊，回頭是岸。子元如其言，乃獨處一室，掃空萬緣，坐静月餘，心疾如失。

考正穴法

極泉：臂内腋下筋間，動脉入胸。《銅人》針三分，灸七壯。

主臂肘厥寒，四肢不收，心痛乾嘔，煩渴，目黄，脇滿痛，悲愁不樂。

青靈：肘上三寸，伸肘舉臂取之。《銅人》灸七壯。《明堂》灸三壯。

主目黄頭痛，振寒脇痛，肩臂不舉，不能帶衣。

少海（一名曲節）：肘内廉節後，大骨外，去肘端五分，屈肘向頭得之。手少陰心脉所入爲合水。《銅人》針三分，灸三壯。甄權云：不宜灸，針五分。《甲乙》針二分，留三呼，瀉五吸，不宜灸。《素注》灸五壯。《資生》云：數説不同，要之非大急不灸。

主寒熱齒齲痛，目眩發狂，嘔吐涎沫，項不得回顧，肘攣腋脇下痛，四肢不得舉，齒寒，腦風頭痛，氣逆噫噦，瘰癧，心疼，手顫健忘。

靈道：掌後一寸五分。手少陰心脉所行爲經金。《銅人》針三分，灸三壯。

主心痛，乾嘔，悲恐，相引瘈瘲，肘攣，暴瘖不能言。

通里：掌後一寸陷中。手少陰心脉之絡，别走太陽小腸經。《銅人》針三分，灸三壯。《明堂》灸七壯。

主目眩頭痛，熱病先不樂，數日懊憹，數欠，頻呻悲，面熱無汗，頭風，暴瘖不言，目痛心悸，肘臂臑痛，苦嘔喉痺，少氣遺溺，婦人經血過多崩中。實則支滿膈腫，瀉之。虚則不能言，補之。

陰郄：掌後脉中，去腕五分。《銅人》針三分，灸七壯。

主鼻衄吐血，洒淅畏寒，厥逆氣驚，心痛霍亂，胸中滿。

神門(一名鋭中，一名中都)：掌後鋭骨端陷中。手少陰心脉所注爲俞土。心實瀉之。《銅人》針三分，留七呼，灸七壯。

主瘧心煩，甚欲得冷飲，惡寒則欲處温中。咽乾不嗜食，心痛數噫，恐悸，少氣不足，手臂寒，面赤喜笑，掌中熱而啘，目黄脇痛，喘逆身熱，狂悲狂笑，嘔血吐血，振寒上氣，遺溺失音，心性癡呆，健忘，心積伏梁，大小人五癇。

東垣曰：胃氣下溜五臟，氣皆亂，其爲病互相出見。氣在於心者，取之手少陰之俞神門，同精導氣以復其本位。《靈樞經》曰：少陰無俞，心不病乎，其外經病而臟不病，故獨取其經於掌後鋭骨之端。心者五臟六腑之大主，精神之所舍，其臟堅固，邪不能容，容邪則身死，故諸邪皆在心之包絡。包絡者，心主之脉也。

少府：手小指本節後，骨縫陷中，直勞宫。手少陰心脉所溜爲滎火。《銅人》針二分,灸七壯。《明堂》灸三壯。

主煩滿少氣,悲恐畏人,掌中熱,臂痠,肘腋攣急,胸中痛,手捲不伸,瘖瘂久不愈,振寒,陰挺出,陰癢陰痛,遺尿偏墜,小便不利,太息。

少衝(一名經始):手小指内側,去爪甲角如韭葉。手少陰心脉所出爲井木。心虚補之。《銅人》針一分,灸三壯。《明堂》灸一壯。

主熱病煩滿,上氣嗌乾渴,目黄,臑臂内後廉痛,胸心痛,痰氣,悲驚寒熱,肘痛不伸。

張潔古治前陰臊臭,瀉肝行間,後於此穴,以治其標。

小腸腑圖

小腸上口,即胃下口。小腸下口,即大腸上口。

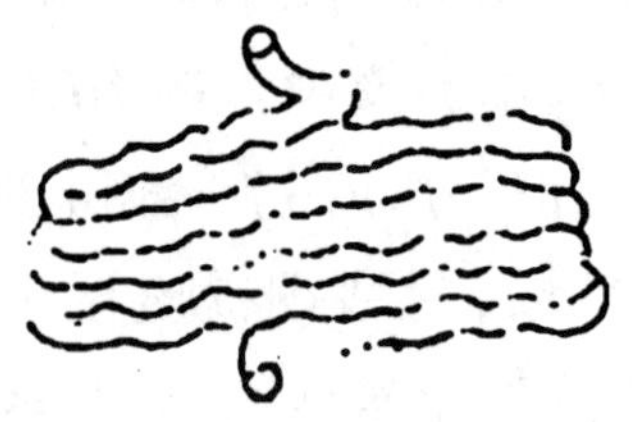

小腸腑圖

手太陽小腸經

《内經》曰:小腸者,受盛之官,化物出焉。又云:小腸爲赤腸。

胃之下口,小腸之上口也,在臍上二寸,水穀於是分焉。大腸上口,小腸之下口也。至是而泌别清濁,水液滲入膀胱,滓穢流入大腸。

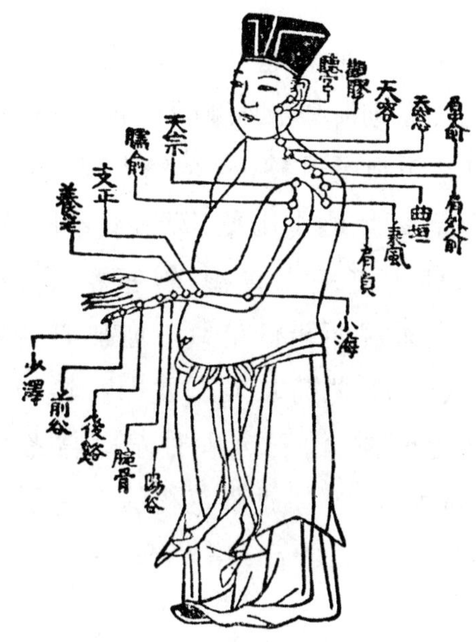

手太陽小腸經

手太陽小腸經穴歌

手太陽穴一十九，少澤、前谷、後谿藪，腕骨、陽谷、養老繩，支正、小海外輔肘，肩貞、臑俞接天宗，髎外秉風、曲垣首，肩外俞連肩中俞，天窓乃與天容偶，鋭骨之端上顴髎，聽宫耳前珠上走（左右三十八穴）。

此一經起於少澤，終於聽宫，取少澤、前谷、後谿、腕骨、陽谷、少海，與井滎俞原經合也。

脉起小指之端，循手大（外）側上腕，出踝中直上，循臂骨下廉，出肘内側兩骨之間，上循臑外後廉，出肩解，繞肩胛，交肩上，入缺盆，絡心，循咽下膈抵胃，屬小腸。其支者，從缺盆貫頸上頰，至目鋭眥，却入耳中；其支别者，别循頰上䪼（䪼音拙）抵鼻，至目内眥也。多血少氣，未時氣血注此。

丙火之腑，脉詳左寸。是經之爲病也，面白耳前熱，苦寒，肩臂廉内外腫痛。沉診爲心，實則脉實，煩滿而口舌生瘡；浮取小腸，虚則脉虚，懊憹而唇青下白。頷腫不可轉，清痰降火；腰折難動履，滲濕利熱。倘小便數頻，烏藥益智丸，用酒煮山藥；若精氣不固，白茯猪苓和，須蠟化津液。小腸疝氣，茴香薑浸入青鹽；腎宫精冷，川練炒成加木破。滑石寒而能治諸淋，沉香温而能行諸氣。尿血煮苦蕒菜根，血淋煎車前子葉。清泉旋汲飲髮灰，薄荷時煎調琥珀。熱入小腸爲赤帶，茴香苦練當歸；邪歸大腑變膏淋，滑石金砂甘草。嘗考牡蠣石斛補，續隨金砂瀉。巴戟烏藥茴香温，黄芩通草花粉涼。羌活藁本引於上，黄柏二苓行於下。細閲《本草》之旨，略爲理治之階，毋執己見，妙在言傳。

考正穴法

少澤（一名小吉）：手小指端外側，去爪甲角下一分陷中。手太陽小腸脉所出爲井金。《素注》灸三壯。《銅人》灸一壯，針一分，留二呼。

主瘧寒熱，汗不出，喉痺舌强，口乾心煩，臂痛，瘈瘲，欬嗽，口中涎唾，頸項急不得回顧，目生膚翳覆瞳子，頭痛。

前谷：手小指外側，本節前陷中。手太陽小腸脉所溜爲滎水。《銅人》針一分，留三呼，灸一壯。《明堂》灸三壯。

主熱病汗不出，痎瘧癲疾，耳鳴，頸項腫，喉痺，頰腫引耳後，鼻塞不利，咳嗽吐衄，臂痛不得舉，婦人産後無乳。

後谿：手小指外側，本節後陷中，握拳取之。手太陽小腸脉所注爲俞木。小腸虚補之。《銅人》針一分，留二呼，灸一壯。

主瘧寒熱，目赤生翳，鼻衄，耳聾，胸滿，頭項强不得回顧，癲疾，臂肘攣急,痂疥。

腕骨:手外側腕前起骨下陷中。手太陽小腸脉所過爲原。小腸虚實皆拔之。《銅人》針二分,留三呼,灸三壯。

主熱病汗不出,脇下痛不得息,頸頷腫,寒熱,耳鳴,目冷淚生翳,狂惕,偏枯,肘不得屈伸,痎瘧頭痛,煩悶,驚風,瘈瘲,五指掣,頭痛。

陽谷:手外側腕中,鋭骨下陷中。手太陽小腸脉所行爲經火。《素注》灸三壯,針二分,留三呼。《甲乙》留二呼。

主癲疾狂走,熱病汗不出,脇痛,頸頷腫,寒熱,耳聾耳鳴,齒齲痛,臂外側痛不舉,吐舌,戾頸,妄言,左右顧,目眩,小兒瘈瘲,舌强不嗍乳。

養老:手踝骨前上,一云腕骨後一寸陷中。手太陽郄。《銅人》針三分,灸三壯。

主肩臂痠疼,肩欲折,臂如拔,手不能自上下,目視不明。

支正:腕後五寸,手太陽絡脉,别走少陰。《銅人》針三分,灸三壯。《明堂》灸五壯。

主風虚,驚恐悲愁,癲狂,五勞,四肢虚弱,肘臂攣難屈伸,手不握,十指盡痛,熱病先腰頸痠,喜渴,强項,疣目。實則節弛肘廢,瀉之;虚則生疣小如指,痂疥,補之。

小海:肘外大骨外,去肘端五分陷中,屈手向頭取之。手太陽小腸脉所入爲合土。小腸實瀉之。《素注》針二分,留七呼,灸三壯。

主頸頷、肩臑、肘臂外後廉痛,寒熱齒齦腫,風眩頸項痛,瘍腫振寒,肘腋痛腫,小腹痛,癇發羊鳴,戾頸,瘈瘲狂走,頷腫不可回顧,肩似拔,臑似折,耳聾,目黄,頰腫。

肩貞:曲胛下兩骨解間,肩髃後陷中。《銅人》針五分。《素注》針八分,灸三壯。

主傷寒寒熱,耳鳴耳聾,缺盆肩中熱痛,風痺,手足麻木不舉。

臑俞:俠肩髎(手陽明穴)後大骨下,胛上廉陷中,舉臂取之。手太陽、陽維、陽蹻三脉之會。《銅人》針八分,灸三壯。

主臂痠無力,肩痛引胛,寒熱氣腫脛痛。

天宗:秉風後,大骨下陷中。《銅人》灸三壯,針五分,留六呼。

主肩臂痠疼,肘外後廉痛,頰頷腫。

秉風:天髎外肩上小髃後,舉臂有空。手太陽、陽明、手足少陽四脉之會。《銅人》灸五壯,針五分。

主肩痛不能舉。

曲垣:肩中央曲胛陷中,按之應手痛。《銅人》灸三壯,針五分。《明堂》針九分。

主肩痺熱痛,氣注肩胛,拘急痛悶。

肩外俞:肩胛上廉,去脊三寸陷中。《銅人》針六分,灸三壯。《明堂》灸一壯。

主肩胛痛,周痺寒至肘。

肩中俞:肩胛内廉,去脊二寸陷中。《素注》針六分,灸三壯。《銅人》針三分,留七呼,灸十壯。

主欬嗽,上氣唾血,寒熱,目視不明。

天窗(一名窗籠):頸大筋間,前曲頰下,扶突後,動脉應手陷中。《銅人》灸三壯,針三分。《素注》針六分。

主痔瘻、頸痛、肩痛,引項不得回顧,耳聾頰腫,喉中痛,暴瘖不能言,齒噤中風。

天容:耳下曲頰後。針一寸,灸三壯。

主喉痺寒熱,咽中如梗,癭頸項癰,不可回顧,不能言,胸痛,胸滿不得息,嘔逆吐沫,齒噤,耳聾耳鳴。

顴髎:面頄骨下廉鋭骨端陷中。手少陽、太陽之會。《素注》針三分。《銅人》針二分。

主口喎，面赤目黄，眼瞤動不止，頔腫齒痛。

聽宫（一名多所聞）：耳中珠子，大如赤小豆。手足少陽、手太陽三脉之會。《銅人》針三分，灸三壯。《明堂》針一分。《甲乙》針三分。

主失音，癲疾，心腹滿，聤耳，耳聾如物填塞無聞，耳中嘈嘈憹憹蟬鳴。

膀胱腑圖

膀胱有下口，無上口，上系小腸，津溺由小腸下焦滲入。

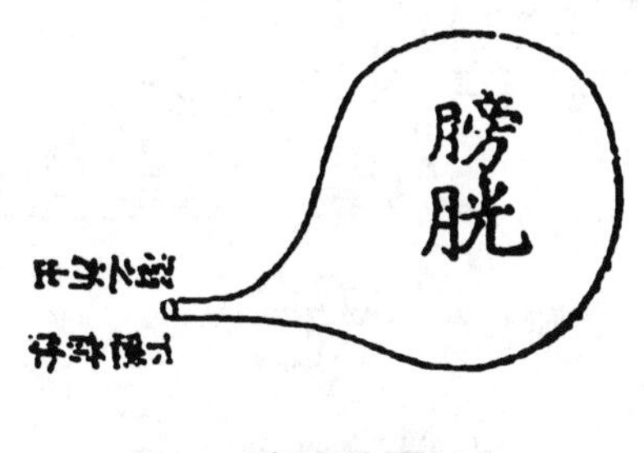

膀胱腑圖

足太陽膀胱經

《内經》曰：膀胱者，州都之官，津液藏焉，氣化則能出矣。又曰：膀胱爲黑腸。

諸書辨膀胱不一，有云：有上口，無下口。有云：上下皆有口。或云：有小竅注泄。皆非也。惟有下竅以出溺，上皆由泌别滲入膀胱，其所以入也、出也，由於氣之施也。在上之氣不施，則往（注）入大腸而爲泄；在下之氣不施，則急脹濇澁，苦不出而爲淋。

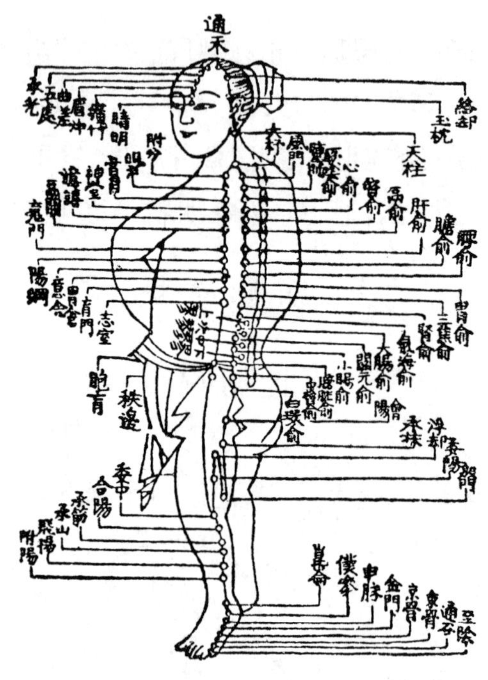

足太陽膀胱經

足太陽膀胱經穴歌

足太陽經六十七，睛明目内紅肉藏。攢竹、眉冲與曲差，五處上寸半承光，通天、絡却、玉枕昂，天柱後際大筋外，大杼背部第二行，風門、肺俞、厥陰四，心俞、督俞、膈俞强，肝、膽、脾、胃俱挨次，三焦、腎、氣海、大腸，關元、小腸到膀胱，中膂白環仔細量，自從大杼至白環，各各節外寸半長，上髎、次髎中復下，一空二空腰髁當，會陽陰尾骨外取，附分俠脊第三行，魄户、膏肓與神堂，譩譆、膈關、魂門九，陽綱、意舍仍胃倉，肓門、志室、胞肓續，二十椎下秩邊場，承扶臀横紋中央，殷門、浮郄到委陽，委中、合陽、承筋是，承山、飛揚踝附陽，崑崙、僕參連申脉，金門、京骨、束骨忙，通谷、至陰小指旁(一百三十四穴)。

此一經起于睛明，終于至陰，取至陰、通谷、束骨、京骨、崑崙、委中，與井滎俞原經合也。

脉起目内眥，上額交巔上。其支者，從巔至耳上角；其直行者，從巔入絡腦，還出别下項，循肩髆内俠脊抵腰中，入循膂，絡腎，屬膀胱；其支别者，從腰中下貫臀，入膕中；其支别者，從髆内左右别，下貫胛，俠脊内，過髀樞，循髀外後廉，下合膕中，以下貫腨内，出外踝之後，循京骨至小指外側端。多血少氣，申時氣血注此。

壬水之腑，脉居左寸。是膀胱實則脉實，病胞轉不得小便，苦煩滿難於俛仰，藥用寒涼通利竅，石膏梔子蜜同煎；虚則脉虚，腸痛引腰難屈伸，脚筋緊急耳重聽，補磁石五味黄芪，配苓术石英杜仲。大腑熱蒸腸内澁，木通生地黄芩；小便不利莖中疼，葶藶茯苓通草。腎大如斗，青支荔核小茴香；胞轉如塞，葵子滑石寒水石。冷熱熨可利便難，屈伸導能和腰痛。風熱相乘，囊腫服三白而立消；虫蟻吹着，陽脬敷蟬蜕而即散。羌活藁本行於上，黄柏法製走於下。補用橘核益智仁，瀉須滑石車前子。加茴香烏藥能温，添黄柏生地清涼也。

考正穴法

睛明(一名淚孔)：目内眥。《明堂》云：内眥頭外一分，宛宛中。手足太陽、足陽明、陰蹻、陽蹻五脉之會。針一分半，留三呼。雀目者，可久留針，然後速出針。禁灸。

主目遠視不明，惡風淚出，憎寒頭痛，目眩，内眥赤痛，䀮䀮無見，眥癢，淫膚白翳，大眥攀睛，努肉侵睛，雀目，瞳子生瘴，小兒疳眼，大人氣眼冷淚。

按東垣曰：刺太陽、陽明出血，則目愈明。蓋此經多血少氣，故目翳與赤痛從内眥起者，刺睛明、攢竹，以宣泄太陽之熱。然睛明刺一分半，攢竹刺一分三分，爲適淺深之宜。今醫家刺攢竹，卧針直抵睛明，不補不瀉，而又久留針，非古人意也。

攢竹（一名始光，一名員柱，一名光明）：兩眉頭陷中。《素注》針二分，留六呼，灸三壯。《銅人》禁灸，針一分，留三呼，瀉三吸，徐徐出針。宜以細三稜針刺之，宣泄熱氣，三度刺，目大明。《明堂》宜細三稜針三分，出血，灸一壯。

主目䀮䀮，視物不明，淚出目眩，瞳子癢，目瞢，眼中赤痛及瞼瞤動不得卧，頰痛，面痛，尸厥癲邪，神狂鬼魅，風眩，嚏。

眉冲：直眉頭上神庭、曲差之間。針三分，禁灸。

主五癇，頭痛，鼻塞。

曲差：神庭旁一寸五分，入髮際。《銅人》針二分，灸三壯。

主目不明，鼽衄，鼻塞，鼻瘡，心煩滿，汗不出，頭頂痛，頂腫，身體煩熱。

五處：俠上星旁一寸五分。《銅人》針三分，留七呼，灸三壯。《明堂》灸五壯。

主脊强反折，瘈瘲癲疾，頭風熱，目眩，目不明，目上戴不識人。

承光：五處後一寸五分。《銅人》針三分，禁灸。

主風眩頭痛，嘔吐心煩，鼻塞不聞香臭，口喎，鼻多清涕，目生白翳。

通天：承光後一寸五分。《銅人》針三分，留七呼，灸三壯。

主頸項轉側難，癭氣，鼻衄，鼻瘡，鼻窒，鼻多清涕，頭旋，尸厥，口喎，喘息，頭重，暫起僵仆，癭瘤。

絡却（一名强陽、一名腦蓋）：通天後一寸五分。《素注》刺三分，留五呼。《銅人》灸三壯。

主頭旋耳鳴,狂走瘈瘲,恍惚不樂,腹脹,青盲内障,目無所見。

玉枕:絡却後一寸五分,挾腦户旁一寸三分,起肉枕骨上,入髮際二寸。《銅人》灸三壯,針三分,留三呼。

主目痛如脱,不能遠視,内連系急,頭風痛不可忍,鼻窒不聞。

天柱:俠項後髮際,大筋外廉陷中。《銅人》針五分,得氣即瀉。《明堂》針二分,留三呼,瀉五吸。灸不及針,日七壯至百壯。《下經》灸三壯。《素注》針二分,留六呼。

主足不任身體,肩背痛欲折,目瞑視,頭旋腦痛,頭風,鼻不知香臭,腦重如脱,頂如拔,項强不可回顧。

大杼:項後第一椎下,兩旁相去脊各一寸五分陷中,正坐取之。督脉别絡,手足太陽、少陽之會。《難經》曰:骨會大杼。疏曰:骨病治此。袁氏曰:肩能負重,以骨會大杼也。《銅人》針五分,灸七壯。《明堂》禁灸。《下經》、《素注》針三分,留七呼,灸七壯。《資生》云:非大急不灸。

主膝痛不可屈伸,傷寒汗不出,腰脊痛,胸中欝欝,熱甚不已,頭風振寒,項强不可俛仰,痎瘧,頭旋,勞氣咳嗽,身熱目眩,腹痛,僵仆不能久立,煩滿裏急,身不安,筋攣癲疾,身踡急大。

東垣曰:五臟氣亂在於頭,取之天柱、大杼,不補不瀉,以導氣而已。

風門(一名熱府):二椎下兩旁相去脊各一寸五分,正坐取之。《銅人》針五分。《素注》針三分,留七呼。《明堂》灸五壯。若頻刺,泄諸陽熱氣,背永不發癰疽,灸五壯。

主發背癰疽,身熱,上氣喘氣,欬逆胸背痛,風勞嘔吐,多嚔,鼻鼽出清涕,傷寒頭項强,目瞑,胸中熱,卧不安。

肺俞:第三椎下兩旁相去脊各一寸五分。《千金》對乳引繩度之。

甄權以搭手,左取右,右取左,當中指末是,正坐取之。《甲乙》針三分,留七呼,得氣即瀉。甄權灸百壯。《明下》灸三壯。《素問》刺中肺三日死,其動爲欬。

主癭氣,黄疸,勞瘵,口舌乾,勞熱上氣,腰脊强痛,寒熱喘滿,虚煩,傳尸骨蒸,肺痿咳嗽,肉痛皮癢,嘔吐,支滿不嗜食,狂走欲自殺,背僂,肺中風,偃卧,胸滿短氣,瞀悶汗出,百毒病,食後吐水,小兒龜背。

仲景曰:太陽與少陽並病,頭項强痛或眩冒,時如結胸,心下痞硬者,當刺太陽肺俞、肝俞。

厥陰俞(一名厥俞):四椎下兩旁相去脊各一寸五分,正坐取之。《銅人》針三分,灸七壯。

主欬逆牙痛,心痛,胸滿嘔吐,留結煩悶。

或曰:臟腑皆有俞在背,獨心包絡無俞,何也?曰:厥陰俞即心包絡俞也。

心俞:五椎下兩旁,相去脊各一寸五分,正坐取之。《銅人》針三分,留七呼,得氣即瀉,不可灸。《明堂》灸三壯。《資生》云:刺中心一日死,其動爲噫,豈可妄針。《千金》言:中風心急,灸心俞百壯,當權其緩急可也。

主偏風、半身不遂,心氣亂恍惚,心中風,偃卧不得傾側,汗出唇赤,狂走發癇,語悲泣,心胸悶亂,欬吐血,黄疸,鼻衄,目瞤目昏,嘔吐不下食,健忘,小兒心氣不足,數歲不語。

督俞:六椎下兩旁,相去脊各一寸五分,正坐取之。灸三壯。

主寒熱心痛,腹痛,雷鳴氣逆。

鬲俞:七椎下兩旁,相去脊各一寸五分,正坐取之。《難經》曰:血會鬲俞。疏曰:血病治此。蓋上則心俞,心生血,下則肝俞,肝藏血,故鬲俞爲血會。又足太陽多血,血乃水之象也。《銅人》針三分,留七呼,灸三壯。《素問》刺中鬲。皆爲傷肝,其病難愈,不過一歲必死。

主心痛,周痺,吐食翻胃,骨蒸,四肢怠惰,嗜卧,痃癖,欬逆,嘔吐,鬲胃寒痰,食飲不下,熱病汗不出,身重常温,不能食,食則心痛,身痛腫脹,脇腹滿,自汗盜汗。

肝俞:九椎下兩旁,相去脊各一寸五分,正坐取之。經曰:東風傷於春,病在肝。《銅人》針三分,留六呼,灸三壯。《明堂》灸七壯。《素問》刺中肝五日死,其動爲欠。

主多怒,黄疸,鼻痠,熱病後目暗淚出,目眩,氣短欬血,目上視,欬逆,口乾,寒疝,筋寒熱,痙筋急相引,轉筋入腹將死。

《千金》云:欬引兩脇急痛不得息,轉側難,撅肋下與脊相引而反折,目戴上,目眩循眉頭,驚狂,衄衂,起則目䀮䀮,生白翳,欬引胸中痛,寒疝小腹痛,唾血短氣,熱病差(瘥)後,食五辛目暗,肝中風,踞坐不得低頭,繞兩目連額上色微青,積聚痞痛。

膽俞:十椎下兩旁,相去脊各一寸五分,正坐取之。《銅人》針五分,留七呼,灸三壯。《明堂》針三分。《下經》灸五壯。《素問》刺中膽一日半死,其動爲嘔。

主頭痛,振寒汗不出,腋下腫脹,口苦舌乾,咽痛乾嘔吐,骨蒸勞熱食不下,目黄。

按《資生經》所載,崔知悌平取四花穴,上二穴是鬲俞,下二穴是膽俞,四穴主血,故取此以治勞瘵。後世誤以四花爲斜取,非也。

脾俞:十一椎下兩旁,相去脊各一寸五分,正坐取之。《銅人》針三分，留七呼，灸三壯。《明堂》灸五壯。《素問》刺中脾十日死，其動爲吞。

主腹脹，引胸背痛，多食身瘦，痃癖積聚，脇下滿，泄利，痃瘧寒熱，水腫氣脹引脊痛，黄疸，善欠，不嗜食。

胃俞：十二椎下兩旁，相去脊各一寸五分，正坐取之。《銅人》針三分，留七呼，灸隨年爲壯。《明堂》灸三壯。《下經》灸七壯。

主霍亂，胃寒，腹脹而鳴，翻胃嘔吐，不嗜食，多食羸瘦，目不明，腹痛，胸脇支滿，脊痛筋攣，小兒羸瘦，不生肌膚。

東垣曰：中濕者，治在胃俞。

三焦俞：十三椎下兩旁，相去脊各一寸五分，正坐取之。《銅人》針五分，留七呼，灸三壯。《明堂》針三分，灸五壯。

主臟腑積聚，脹滿羸瘦，不能飲食，傷寒頭痛，飲食吐逆，肩背急，腰脊强不得俛仰，水穀不化，泄注下利，腹脹腸鳴，目眩頭痛。

腎俞：十四椎下兩旁，相去脊各一寸五分，前與臍平，正坐取之。《銅人》針三分，留七呼，灸以年爲壯。《明堂》灸三壯。《素問》刺中腎六日死，其動爲嚏。

主虚勞羸瘦，耳聾腎虚，水臟久冷，心腹填滿脹急，兩脇滿引小腹急痛，脹熱，小便淋，目視䀮䀮，少氣，溺血，小便濁，出精夢泄，腎中風，踞坐而腰痛，消渴，五勞七傷，虚憊，脚膝拘急，腰寒如冰，頭重身熱，振慄，食多羸瘦，面黄黑，腸鳴，膝中四肢淫濼，洞泄食不化，身腫如水。女人積冷氣成勞，乘經交接羸瘦，寒熱往來。

氣海俞：十五椎下兩旁，相去脊各一寸五分。主腰痛痔漏。針三分，灸五壯。

大腸俞：十六椎下兩旁，相去脊各一寸五分，伏而取之。《銅人》針三分，留六呼，灸三壯。

主脊强不得俛仰，腰痛，腹中氣脹，繞臍切痛，多食身瘦，腸鳴，大小便不利，洞泄食不化，小腹絞痛。

東垣云：中燥治在大腸俞。

關元俞：十七椎下兩旁，相去脊各一寸五分，伏而取之。

主風勞腰痛，泄痢，虚脹，小便難，婦人瘕聚諸疾。

小腸俞：十八椎下兩旁，相去脊各一寸五分，伏而取之。《銅人》針三分，留六呼，灸三壯。

主膀胱、三焦津液少，大、小腸寒熱，小便赤不利，淋瀝遺溺，小腹脹滿，疞痛，泄利膿血，五色赤痢下重，腫痛，脚腫，五痔，頭痛，虚乏消渴，口乾不可忍，婦人帶下。

膀胱俞：十九椎下兩旁，相去脊各一寸五分，伏而取之。《銅人》針三分，留六呼，灸三壯。《明堂》灸七壯。

主風勞脊急强，小便赤黄，遺溺，陰生瘡，少氣，脛寒拘急，不得屈伸，腹滿，大便難，泄利腹痛，脚膝無力，女子瘕聚。

中膂俞(一名脊内俞)：二十椎下兩旁，相去脊各一寸五分，俠脊伸起肉，伏而取之。《銅人》針三分，留十呼，灸三壯。《明堂》云：腰痛俠脊裹痛，上下按之應者，從項至此穴痛，皆宜灸。

主腎虚消渴，腰脊强不得俛仰，腸冷赤白痢，疝痛，汗不出，腹脹脇痛。

白環俞：二十一椎下兩旁，相去脊各一寸五分，伏而取之。一云：挺伏地，端身，兩手相重支額，縱息令皮膚俱緩，乃取其穴。《素注》針五分，得氣則先瀉，瀉訖多補之，不宜灸。《明堂》云灸三壯。

主手足不仁，腰脊痛，疝痛，大小便不利，腰髖疼，脚膝不遂，温瘧，腰脊冷疼，不得久卧，勞損虚風，腰背不便，筋攣臂縮，虚熱閉塞。

上髎：第一空腰髁下一寸，俠脊陷中。足太陽、少陽之絡。《銅人》

針三分，灸七壯。

主大小便不利，嘔逆，膝冷痛，鼻衄，寒熱瘧，陰挺出，婦人白瀝，絶嗣。

大理趙卿患偏風，不能起跪，甄權針上髎、環跳、陽陵泉、巨虚下廉，即能起跪。

八髎總治腰痛。

次髎：第二空俠脊陷中。《銅人》針三分，灸七壯。

主小便赤淋，腰痛不得轉摇，急引陰器痛不可忍，腰已下至足不仁，背膄寒，小便赤，心下堅脹，疝氣下墜，足清氣痛，腸鳴注瀉，偏風，婦人赤白帶下。

中髎：三空俠脊陷中。足厥陰、少陽所結之會。《銅人》針二分，留十呼，灸三壯。

主大小便不利，腹脹下利，五勞七傷六極，大便難，小便淋瀝，飧泄，婦人絶子帶下，月事不調。

下髎：四空俠脊陷中。《銅人》針二分，留十呼，灸三壯。

主大小便不利，腸鳴注瀉，寒濕内傷，大便下血，腰不得轉，痛引卯（卵），女子下蒼汁不禁，中痛，引小腹急痛。

會陽（一名利機）：陰尾尻骨兩旁。《銅人》針八分，灸五壯。

主腹寒，熱氣冷氣，泄瀉，腸癖下血，陽氣虚乏，陰汗濕，久痔。

附分：二椎下，附項内廉兩旁，相去脊各三寸，正坐取之。手足太陽之會。《銅人》針三分。《素注》刺八分，灸五壯。

主肘不仁，肩背拘急，風冷客於腠理，頸痛不得回顧。

魄户：直附分下，三椎下兩旁，相去脊各三寸，正坐取之。《銅人》針五分，得氣即瀉，又宜久留針，日灸七壯至百壯。《素注》五壯。

主背膊痛，虚勞肺痿，三尸走疰，項强急不得回顧，喘息欬逆，嘔吐煩滿。

膏肓俞:四椎下一分,五椎上二分,兩旁,相去脊各三寸,四肋三間,正坐屈脊,伸兩手,以臂着膝前,令端直,手大指與膝頭齊,以物支肘,毋令摇動,取之。《銅人》灸百壯,多至五百壯。當覺[氣下]礱礱然似水流之狀,亦當有所下,若無停痰宿飲,則無所下也。如病人已困,不能正坐,當令側卧,挽上臂,令取穴灸之。又當灸臍下氣海、丹田、關元、中極,四穴中取一穴。又灸足三里,以引火氣實下。

主無所不療,羸瘦,虚損,傳尸骨蒸,夢中失精,上氣欬逆,發狂,健忘,痰病。

《左傳》成公十年,晉侯疾病,求醫於秦,秦使醫緩(秦醫名緩)爲之,未至。公夢疾爲二豎子曰:彼良醫也,懼傷我,焉逃之?其一曰:居肓之上,膏之下,若我何?醫至曰:疾不可爲也,在肓之上,膏之下,攻之不可,達之不及,藥不至焉,不可爲也。公曰:良醫也。厚爲之禮而歸之。

孫思邈曰:特(時)人拙,不能得此穴,所以宿痾難遣,若能用心方便,求得灸之,疾無不愈矣。

按此二穴,世皆以爲起死回生之妙穴,殊不知病有淺深,而醫有難易。淺者針灸,可保十全,深者亦未易爲力。扁鵲云:病有六不治。經云:色脉不順而莫針也。肓,鬲也,心下爲膏。又曰:凝者爲脂,釋者爲膏。又曰:膏,連心脂膏也。人年二旬後,方可灸此二穴,仍灸三里二穴,引火氣下行,以固其本。若未出幼而灸之,恐火氣盛,上焦作熱。每見醫家不分老少,又多不針瀉三里,以致虚火上炎,是不經口授而妄作也,豈能瘳其疾哉!患者灸此,必針三里或氣海,更清心絶慾,參閲前後各經調攝,何患乎疾之不瘳也?

神堂:五椎下兩旁,相去脊各三寸陷中,正坐取之。《銅人》針三分,灸五壯。《明堂》灸三壯。《素注》針五分。

主腰背脊强急不可俛仰,洒淅寒熱,胸滿氣逆上攻,時噎。

譩譆:肩膊内廉,俠六椎下兩旁,相去脊各三寸,正坐取之。以手重按,病人言"譩譆,譩譆"應手。《素注》針七分。《銅人》針六分,留三呼,瀉五吸。灸二七壯,止百壯。《明堂》灸五壯。

主大風汗不出,勞損不得卧,温瘧寒瘧,背悶氣滿,腹脹氣眩,胸中痛引腰背,腋拘脇痛,目眩,目痛,鼻衄,喘逆,臂膊内廉痛,不得俛仰,小兒食時頭痛,五心熱。

鬲關:七椎下兩旁,相去脊各三寸陷中,正坐開肩取之。《銅人》針五分,灸三壯。

主背痛惡寒,脊强俛仰難,食飲不下,嘔噦多涎唾,胸中噎悶,大便不節,小便黄。

魂門:九椎下兩旁,相去脊各三寸陷中,正坐取之。《銅人》針五分,灸三壯。

主尸厥走疰,胸背連心痛,食飲不下,腹中雷鳴,大便不節,小便赤黄。

陽綱:十椎下兩旁,相去脊各三寸,正坐闊肩取之。《銅人》針五分,灸三壯。《下經》灸七壯。

主腸鳴腹痛,飲食不下,小便赤澁,腹脹身熱,大便不節,泄痢赤黄,不嗜食,怠惰。

意舍:十一椎下兩旁,相去脊各三寸,正坐取之。《銅人》針五分,灸五十壯,至百壯。《明堂》灸五十壯。《下經》灸七壯。《素注》灸二壯。《甲乙》灸三壯，針五分。

主腹滿虛脹，大便滑泄，小便赤黄，背痛，惡風寒，食飲不下，嘔吐消渴，身熱目黄。

胃倉：十二椎下兩旁，相去脊各三寸，正坐取之。《銅人》針五分，灸五十壯。《甲乙》灸三壯。

主腹滿虛脹，水腫，食飲不下，惡寒，背脊痛不得俛仰。

肓門：十三椎下兩旁，相去脊各三寸陷中，正坐取之。《銅人》灸三十壯，針五分。

主心下痛，大便堅，婦人乳疾。

志室：十四椎下兩旁，相去脊各三寸陷中，正坐取之。《銅人》針九分，灸三壯。《明堂》灸七壯。

主陰腫，陰痛，背痛，腰脊强直俛仰不得，飲食不消，腹强直，夢遺失精，淋瀝，吐逆，兩脇急痛，霍亂。

胞肓：十九椎下兩旁，相去脊各三寸陷中，伏而取之。《銅人》針五分，灸五七壯。《明堂》灸三七壯。《甲乙》灸三壯。

主腰脊急痛，食不消，腹堅急，腸鳴，淋瀝，不得大小便，癃閉下腫。

秩邊：二十椎下兩旁，相去脊各三寸陷中，伏取之。《銅人》針五分。《明堂》灸三壯，針三分。

主五痔發腫，小便赤，腰痛。

承扶（一名肉郄，一名陰關，一名皮部）：尻臀下陰股上紋中。又曰：尻臀下陷紋中。《銅人》針七分，灸三壯。

主腰脊相引如解，久痔尻臀腫，大便難，陰胞有寒，小便不利。

殷門：浮郄下三寸。《銅人》針七分。

主腰脊不可俛仰，舉重，惡血，泄注，外股腫。

浮郄：委陽上一寸，展膝得之。《銅人》針五分，灸三壯。

主霍亂轉筋，小腸熱，大腸結，脛外筋急，髀樞不仁，小便熱，大便堅。

委陽：承扶下六寸，穴在足太陽之前，少陽之後，出於膕中外廉兩筋間，三焦下輔俞，足太陽之别絡。《素注》針七分，留五呼，灸三壯。

主腋下腫痛，胸滿膨膨，筋急身熱，飛尸遁疰，痿厥不仁，小便淋瀝。

委中（一名血郄）：膕中央約紋動脉陷中。令人面挺伏地，卧取之。足太陽膀胱脉所入爲合土。《素注》針五分，留七呼。《銅人》針八分，留三呼，瀉七吸。《甲乙》針五分，禁灸。《素問》刺委中大脉，令人仆脱色。

主膝痛及拇指，腰俠脊沉沉然，遺溺，腰重不能舉，小腹堅，滿體風痺，髀樞痛，可出血，痼疹皆愈。傷寒四肢熱，熱病汗不出，取其經血立愈。

委中者，血郄也。大風髮眉墮落，刺之出血。

合陽：約紋下三寸。《銅人》針六分，灸五壯。

主腰脊强引腹痛，陰股熱，胻痠腫，步履難，寒疝陰偏痛，女子崩中帶下。

承筋（一名腨腸，一名直腸）：腨腸中央陷中，脛後從脚跟上七寸。《銅人》灸三壯，禁針。

主腰背拘急，大便秘，腋腫，痔瘡，脛痺不仁，腨痠，脚急跟痛，腰痛，鼻鼽衄，霍亂，轉筋。

承山（一名魚腹，一名肉柱，一名腸山）：鋭腨腸下分肉間陷中，一云腿肚下分肉間。《針經》云：取穴須用兩手高託，按壁上，兩足指離地，用足大指尖竪起，上看足鋭腨腸下分肉間。《銅人》灸五壯，針七分。《明堂》針八分，得氣即瀉，速出針，灸不及針，止六七壯。《下經》灸五壯。

主大便不通，轉筋，痔腫，戰慄不能立，脚氣膝腫，脛痠脚跟痛，筋急痛，霍亂，急食不通，傷寒水結。

飛揚（一名厥陽）：外踝骨上七寸。足太陽絡脉，别走少陰。《銅人》針三分，灸三壯。《明堂》灸五壯。

主痔腫痛，體重，起坐不能，步履不收，脚腨痠腫，戰慄不能久立久坐，足指不能屈伸，目眩痛，歷節風，逆氣，癲疾，寒瘧。實則鼽窒，頭背痛，瀉之；虚則鼽衄，補之。

附陽：外踝上三寸，太陽前，少陽後，筋骨之間。陽蹻脉郄。《銅人》針五分，灸三壯，留七呼。《素注》針六分，留七呼，灸三壯。《明堂》灸五壯。

主霍亂轉筋，腰痛不能久立，坐不能起，髀樞股胻痛，痿厥，風痺不仁，頭重頔痛，時有寒熱，四肢不舉。

崑崙：足外踝後五分，跟骨上陷中，細脉動應手。足太陽膀胱脉所行爲經火。《素注》針五分，留十呼。《銅人》針三分，灸三壯。妊婦刺之落胎。

主腰尻脚氣，足腨腫不得履地，鼽衄，膕如結，踝如裂，頭痛，肩背拘急，欬喘滿，腰脊内引痛，傴僂，陰腫痛，目眩痛如脱，瘧多汗，心痛與背相接，婦人孕難，胞衣不出，小兒發癇瘛瘲。

僕參（一名安邪）：足跟骨下陷中，拱足取之。陽蹻之本。《銅人》針三分，灸七壯。《明堂》灸三壯。

主足痿，失履不收，足跟痛不得履地，霍亂轉筋，吐逆，尸厥癲癇，狂言見鬼，脚氣膝腫。

申脉（即陽蹻）：外踝下五分陷中，容爪甲白肉際，前後有筋，上有踝骨，下有軟骨，其穴居中。陽蹻脉所生。《銅人》針三分，留七呼，灸三壯。

主風眩，腰脚痛，胻痠不能久立，如在舟中，勞極，冷氣，逆氣，腰髖冷痺，脚膝屈伸難，婦人血氣痛。

潔古曰：癇病晝發，灸陽蹻。

金門(一名梁關)：外踝下少後，丘墟後，申脉前，足太陽郄，陽維別屬。《銅人》針一分，灸三壯。

主霍亂轉筋，尸厥癲癇，暴疝，膝胻痠，身戰不能久立。小兒張口摇頭，身反折。炷如小麥大。

京骨：足外側大骨下，赤白肉際陷中，按而得之。小指本節後大骨名京骨，其穴在骨下。足太陽脉所過爲原。膀胱虚實皆拔之。《銅人》針三分，留七呼，灸七壯。《明堂》五壯。《素注》三壯。

主頭痛如破，腰痛不可屈伸，身後側痛，目内眥赤爛，白翳俠内眥反白，目眩，發瘧寒熱，喜驚，不飲食，筋攣，足胻、髀樞痛，頸項强，腰背不可俛仰，傴僂，鼻衄不止，心痛目眩。

束骨：足小指外側本節後，赤白肉際陷中。足太陽脉所注爲俞木。膀胱實瀉之。《銅人》灸三壯，針三分，留三呼。

主腰脊痛如折，髀不可曲，膕如結，腨如裂，耳聾，惡風寒，頭顖項痛，目眩身熱，目黄淚出，肌肉動，項强不可回顧，目内眥赤爛，腸澼，泄，痔，瘧，癲狂，發背，癰疽，背生疔瘡。

通谷：足小指外側本節前陷中。足太陽脉所溜爲滎水。《銅人》針二分，留王(五)呼，灸三壯。

主頭重目眩，善驚，引衄衂，項痛，目䀮䀮，留飲胸滿，食不化，失矢。

東垣曰：胃氣下溜，五臟氣亂，在於頭，取天柱、大杼；不足，深取通谷、束骨。

至陰:足小指外側,去爪甲角如韭葉。足太陽脉所出爲井金。膀胱虚補之。《銅人》針二分,灸三壯。《素注》針一分,留五呼。

主目生翳,鼻塞頭重,風寒從足小指起,脉痺上下,帶胸脇痛無常處,轉筋,寒瘧,汗不出,煩心,足下熱,小便不利,失精,目痛,大眥痛。

根結篇云:太陽根於至陰,結於命門。命門者,目也。

腎臟圖

足少陰腎經

《内經》曰:腎者,作强之官,伎巧出焉。

腎者,主蟄,封藏之本,精之處也。其華在髮,其充在骨,爲陰中之太陰,通於冬氣。

北方黑色,入通於腎,開竅於耳,藏精於腎。故病在谿,其味鹹,其類水,其畜彘,其穀豆,其應四時,上爲辰星,是以知病之在骨也。其音羽,其數六,其臭腐,其液唾。

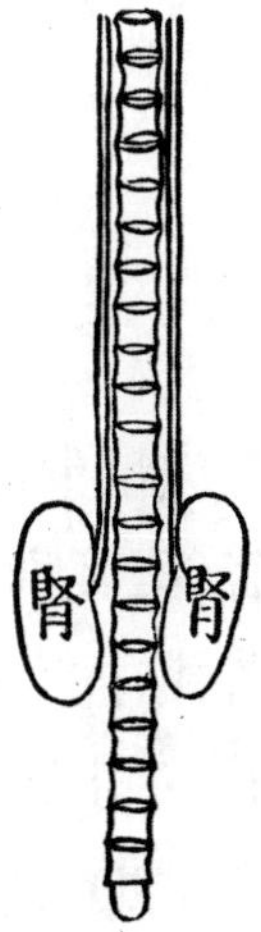

北方生寒,寒生水,水生鹹,鹹生腎,腎生骨髓。髓生肝,腎主耳,其在天爲寒,在地爲水,在體爲骨,在臟爲腎,在聲爲呻,在變動爲慄,在志爲恐。恐傷腎,思勝恐,寒傷血,燥勝寒,鹹傷血,甘勝鹹。

腎 腎

腎臟圖

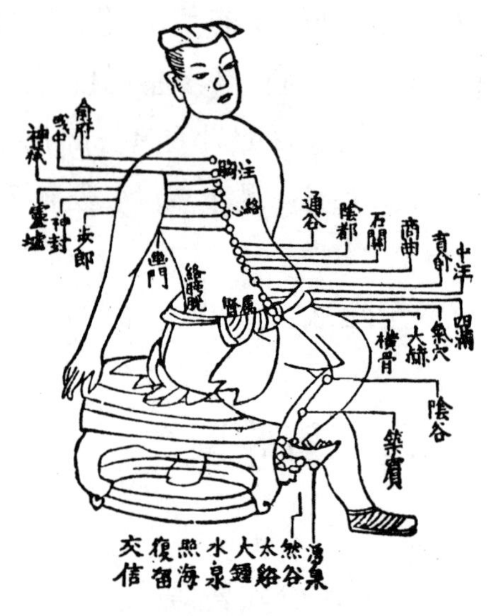

足少陰腎經

足少陰腎經穴歌

足少陰穴二十七，湧泉、然谷、太谿溢，大鍾、水泉通照海，復溜、交信、築賓實，陰谷膝内跗骨後，已上從足走至膝，橫骨、大赫聯氣穴，四滿、中注、肓俞臍，商曲、石關、陰都密，通谷、幽門寸半闢，折量腹上分十一，步廊、神封膺靈墟，神藏、彧中、俞府畢（左右五十四穴）。

此一經起於湧泉，終於俞府，取湧泉、然谷、太谿、復溜、陰谷，與井滎俞經合也。

脉起小指之下，斜趨足心，出然谷之下，循内踝之後，别入跟中，上腨内，出膕内廉，上股内後廉，貫脊，屬腎，絡膀胱。其直行者，從腎上貫肝膈，入肺中，循喉嚨俠舌本。其支者，從肺出絡心，注胸中。多氣少血，酉時氣血注此。

癸水之臟，脉居左尺。一臟而二形，左名腎，男子以藏精；右名命門,女子以繫胞。元氣之根,精神之舍。受病同歸於膀胱,診候兩分於水火。實則脉實,小腹脹滿,而腰背急强,便黄舌燥者,瀉腎湯可以廣推;虚則脉虚,氣寒陽痿,而言音混濁,脛弱脉代者,蓯蓉散宜加尋討。腎氣不和腰脇痛,散號異香;陽經欝滯背肩疼,湯名通氣。腰痛散八角茴香,精泄末一升韮子。氣滯腰間堪順氣,血凝臂痛可舒經。五味能交心腎,須茯神遠志川歸,山藥蓯蓉枸杞;龍骨安養精神,與益智茴香故紙,鹿茸牛膝黄芪。地黄補腎益陰,加當歸而補髓;附子驅寒去濕,倍人參而壯陽。龍骨治骨虚痠痛,猪腎濟腎弱腰虧。大抵鹹能走腎,秋石須明配合;寒能敗命,春茗要别陳新。滲淡瀉水之劑宜慎,燒煉助火之丹勿飡。東垣曾謂肉桂獨活報使,錢氏獨用地黄枸杞引經。抑又聞竹破須將竹補,胞雞還要卵爲。誰知人人本有長生藥,自是迷徒枉擺抛;甘露降時天地合,黄芽生處坎離交。井蛙應謂無龍窟,籬鶴争知有鳳巢。月(丹)熟自然金滿屋,何須尋草學燒茅。

導引本經:人稟天地之氣以有生,而太極之精寓焉,比(此)吾之所固有,而充塞乎兩間者也。人惟志以情誘,念以物牽,以有限之天真,縱無窮之逸慾,消耗日甚,中無所主,則群邪乘之,而百病作。是洞開四門以納盜,幾何不至於敗哉!然自古聖人率多令考,豈其渾蒙沕穆,得於天者獨厚;噓吸偃仰,成於人者有異術耶?亦以志寧道一,神爽不漓,俾吾固有之真,常爲一身之主,則榮衛周流,邪無自入。彼風寒暑濕,譬之堅城,外盜雖踵至疊窺,其何以得其隙而肆之虐哉?嗚醫者家,辨症循方,按脉施劑,倏忽收功,固所不廢。然盜至而遏之,孰若無盜之可遏也;病至而療之,孰若無病之可療也?與其求金石之餌,而常患其不足,孰若求吾身之精,而恒自有餘也?故黄帝、岐伯問答曰:百體從令,惟於保太和而泰天君得之,蓋此意也。先賢云:天地之大寶珠玉,人身之大寶精神。《内經》曰:男女人之大慾存焉。誠能以理制慾,以義馭情，雖美色在前，不過悦目暢志而已，奚可恣情喪精，所謂油盡燈滅，髓竭人亡；添油燈壯，補髓人强也？又曰：冬月天地閉，血氣藏，伏陽在内，心膈多熱，切忌發汗，以洩陽氣，此謂之閉藏。水冰地坼（拆），無擾乎陽，早卧晏起，必待日光，使志若伏若匿，若有私意，若已有得，去寒就温，勿泄皮膚，使氣亟奪，此冬氣之應，養藏之道也。逆之則傷腎，春爲痿厥。人宜服固本益腎酒，以迎陽氣耳。不可過煖致傷目，而亦不可太醉冒寒。如冬傷於寒，春必病温，故先王於是月閉關，俾寒熱適中可也。嘗聞之曰：湛然誠一守精玄，得象忘言辨道看，好把牝門憑理顧，子前午後用神占。是則以元精煉交感之精，三物混合，與道合真，自然元精固，而交感之精不漏，衛生之法，先此而已。前賢所謂精全不思慾，氣全不思食，神全不思睡，斯言盡矣。

考正穴法

湧泉（一名地衝）：足心陷中，屈足捲指宛宛中，白肉際，跪取之。足少陰腎脉所出爲井木。實則瀉之。《銅人》針五分，無令出血，灸三壯。《明堂》灸不及針。《素注》針三分，留三呼。

主尸厥，面黑如炭色，欬吐有血，渴而喘，坐欲起，目䀮䀮無所見，善恐，惕惕如人將捕之，舌乾咽腫，上氣嗌乾，煩心，心痛，黄疸，腸澼，股内後廉痛，痿厥，嗜卧，善悲欠，小腹急痛，泄而下重，足脛寒而逆，腰痛，大便難，心中結熱，風疹，風癇，心病，饑不嗜食，咳嗽身熱，喉閉舌急失音，卒心痛，喉痺，胸脇滿悶，頸痛目眩，五指端盡痛，足不踐地，足下熱，男子如蠱，女子如娠，婦人無子，轉胞不得尿。

《千金翼》云：主喜喘，脊脇相引，忽忽喜忘，陰痺，腹脹，腰痛，不欲食，喘逆，足下冷至膝，咽中痛不可納食，瘖不能言，小便不利，小腹痛，風入腸中，癲病，俠臍痛，鼻衄不止，五疝，熱病先腰痠、喜渴數引飲，身項痛而寒且痠，足熱不欲言，頭痛癲癲然，少氣，寒厥，霍亂轉筋，腎積賁豚。

漢濟北王阿母，病患熱厥足熱，淳于意刺足心，立愈。

然谷（一名龍淵）：足内踝前起大骨下陷中。一云内踝前，在下一寸。别於足太陰之郄，足少陰腎脉所溜爲滎火。《銅人》灸三壯，針三分，留五呼，不宜見血，令人立饑欲食。刺足下布絡，中脉，血不出爲腫。

主咽内腫，不能内唾，時不能出唾，心恐懼如人將捕，涎出喘呼少氣，足跗腫不得履地，寒疝，小腹脹，上搶胸脇，欬唾血，喉痺，淋瀝白濁，胻痠不能久立，足一寒一熱，舌縱，煩滿，消渴，自汗，盗汗出，痿厥，洞泄，心痛如錐刺，墜墮惡血留内腹中，男子精泄，婦人無子，陰挺出，月事不調，陰癢，初生小兒臍風口噤。

太谿（一名吕細）：足内踝後五分，跟骨上動脉陷中。男子、婦人病，有此脉則生，無則死。足少陰腎脉所注爲俞土。《素注》針三分，留七呼，灸三壯。

主久瘧欬逆，心痛如錐刺，心脉沉，手足寒至節，喘息者死，嘔吐，痰實，口中如膠，善噫，寒疝，熱病汗不出，默默嗜卧，溺黄，消癉，大便難，咽腫唾血，痃癖寒熱，欬嗽，不嗜食，腹脇痛，瘦脊，傷寒手足厥冷。

東垣曰：成痿者，以導濕熱，引胃氣出行陽道，不令濕土尅腎水，其穴在太谿。《流注賦》云：牙齒痛堪治。

大鍾：足跟後踵中，大骨上兩筋間。足少陰絡，别走太陽。《銅人》灸三壯，針二分，留七呼。《素注》留三呼。

主嘔吐，胸脹喘息，腹滿便難，腰脊痛，少氣，淋瀝洒淅，腹脊强，嗜卧，口中熱，多寒，欲閉户而處，少氣不足，舌乾，咽中食噎不得下，善驚恐不樂，喉中鳴，欬唾氣逆，煩悶。實則閉癃瀉之，虚則腰痛補之。

水泉：太谿下一寸，内踝下。少陰郄。《銅人》灸五壯，針四分。

主目䀮䀮不能遠視，女子月事不來，來即心下多悶痛，陰挺出，小便淋瀝，腹中痛。

照海：足内踝下四分，前後有筋，上有踝骨，下有軟骨，其穴居中。陰蹻脉所生。《素注》針四分，留六呼，灸三壯。《銅人》針三分，灸七壯。《明堂》灸三壯。

主咽乾，心悲不樂，四肢懈惰，久瘧，卒疝，嘔吐嗜卧，大風默默不知所痛，視如見星，小腹痛，婦女經逆，四肢淫濼，陰暴跳起，或癢漉清汁，小腹偏痛，淋，陰挺出，月水不調。

潔古曰：癇病夜發灸陰蹻，照海穴也。

復溜（一名昌陽，一名伏白）：足内踝上二寸，筋骨陷中，前傍骨是復溜，後傍筋是交信，二穴止隔一條筋。足少陰腎脉所行爲經金。腎虚補之。《素注》針三分，留七呼，灸五壯。《明堂》灸七壯。

主腸澼，腰脊内引痛，不得俛仰起坐，目視䀮䀮，善怒多言，舌乾，胃熱，虫動涎出，足痿不收履，胻寒不自温，腹中雷鳴，腹脹如鼓，四肢腫，五種水病，青赤黄白黑，青取井、赤取滎，黄取俞，白取經，黑取合，血痔，泄後腫，五淋，血淋，小便如散火，骨寒熱，盜汗，汗注不止，齒齲，脉微細不見，或時無脉。

交信：足内踝骨上二寸，少陰前，太陰後廉筋骨間。陰蹻脉之郄。《銅人》針四分，留十呼，灸三壯。《素注》留五呼。

主氣淋，㿗疝，陰急，陰汗，瀉痢赤白，氣熱癃，股樞内痛，大小便難，淋，女子漏血不止，陰挺出，月水不來，小腹偏痛，四肢淫濼，盜汗出。

築賓：内踝上腨分中，陰維之郄。《銅人》針三分，留五呼，灸五壯。《素注》針三分，灸五壯。

主癲疝，小兒胎疝，痛不得乳，癲疾狂易，妄言怒駡，吐舌，嘔吐涎沫，足腨痛。

陰谷：膝内輔骨後，大筋下，小筋上，按之應手，屈膝乃得之。足少陰腎脉所入爲合水。《銅人》針四分，留七呼，灸三壯。

主膝痛如錐，不得屈伸，舌縱涎下，煩逆，溺難，小便急引陰痛，陰痿，股内廉痛，婦人漏下不止，腹脹滿不得息，小便黄，男子如蠱，女子如娠。

横骨：大赫下一寸，陰上横骨中，宛曲如仰月中央，去腹中行各一寸。足少陰、衝脉之會。《銅人》灸三壯，禁針。

主五淋，小便不通，陰器下縱引痛，小腹滿，目赤痛從内眥始，五臟虚竭，失精（自肓俞至横骨六穴，《銅人》去腹中行各一十（寸）五分，録之以備參考）。

大赫（一名陰維，一名陰關）：氣穴下一寸，去腹中行各一寸。足少陰、衝脉之會。《銅人》灸五壯，針三分。《素注》針一寸，灸三壯。

主虚勞失精，男子陰器結縮，莖中痛，目赤痛從内眥始，婦人赤帶。

氣穴（一名胞門，一名子户）：四滿下一寸，去腹中行各一寸。足少陰、衝脉之會。《銅人》灸五壯，針三分。《素注》針一寸，灸五壯。

主賁豚，氣上下引腰脊痛，泄利不止，目赤痛從内眥始，婦人月事不調。

四滿（一名髓府）：中注下一寸，去腹中行各一寸。足少陰、衝脉之會。《銅人》針三分，灸三壯。

主積聚疝瘕，腸澼，大腸有水，臍下切痛，振寒，目内眥赤痛，婦人月水不調，惡血㽲痛，奔豚上下，無子。

中注：肓俞下一寸，去腹中行各一寸。足少陰、衝脉之會。《銅人》針一寸，灸五壯。

主小腹有熱，大便堅燥不利，泄氣，上下引腰脊痛，目内眥赤痛，女子月事不調。

肓俞:商曲下一寸,去腹中行各一寸。足少陰、衝脉之會。《銅人》針一寸,灸五壯。

主腹切痛,寒疝,大便燥,腹滿響響然不便,心下有寒,目赤痛從内眥始。

按諸家俱以疝主於腎,故足少陰經穿穴灸兼治疝。丹溪以疝本肝經,與腎絶無相干,足以正千古之訛。

商曲:石關下一寸,去腹中行各一寸五分。足少陰、衝脉之會。《銅人》針一寸,灸五壯。

主腹痛,腹中積聚,時切痛,腸中痛不嗜食,目赤痛從内眥始(自幽門至商曲,《銅人》去腹中行五分,《素注》一寸)。

石關:陰都下一寸,去腹中行各一寸五分。足少陰、衝脉之會。《銅人》針一寸,灸三壯。

主噦噫嘔逆,腹痛氣淋,小便黄,大便不通,心下堅滿,脊强不利,多唾,目赤痛從内眥始,婦人無子,臟有惡血,血上衝腹,痛不可忍。

陰都(一名食宫):通谷下一寸,去腹中行各一寸五分。足少陰、衝脉之會。《銅人》針三分,灸三壯。

主身寒熱瘧病,心下煩滿,逆氣,腸鳴,肺脹氣搶,脇下熱痛,目赤痛從内眥始。

通谷:幽門下一寸,去腹中行各一寸五分。足少陰、衝脉之會。《銅人》針五分,灸五壯。《明堂》灸三壯。

主失欠口喎,食飲善嘔,暴瘖不能言,結積留飲,痃癖,胸滿,食不化,心恍惚,喜嘔,目赤痛從内眥始。

幽門:俠巨闕兩旁各一寸五分陷中。足少陰、衝脉之會。《銅人》針五分,灸五壯。

主小腹脹滿，嘔吐涎沫，喜唾，心下煩悶，胸中引痛，滿不嗜食，裏急數欬，健忘，泄利膿血，目赤痛從内眥始，女子心痛逆氣，善吐食不下。

步廊：神封下一寸六分陷中，去胸中行各二寸，仰而取之。《素注》針四分。《銅人》針三分，灸五壯。

主胸脇支滿，痛引胸，鼻塞不通，呼吸少氣，欬逆嘔吐，不嗜食，喘息不得舉臂。

神封：靈墟下一寸六分陷中，去胸中行各二寸，仰而取之。《素注》針四分。《銅人》針三分，灸五壯。

主胸滿不得息，咳逆，乳癰，嘔吐，洒淅惡寒，不嗜食。

靈墟：神藏下一寸六分陷中，去胸中行各二寸，仰而取之。《素注》針四分。《銅人》針三分，灸五壯。

主胸脇支滿，痛引胸不得息，欬逆嘔吐，不嗜食。

神藏：彧中下一寸六分陷中，去胸中行各二寸，仰而取之。《銅人》灸五壯，針三分。《素注》針四分。

主嘔吐，欬逆喘不得息，胸滿不嗜食。

彧中：俞府下一寸六分，去胸中行各二寸，仰而取之。《銅人》針四分，灸五壯。《明堂》灸三壯。

主欬逆，喘息不能食，胸脇支滿，涎出多唾。

俞府：氣舍下，璇璣旁，各二寸陷中，仰而取之。《素注》針四分，灸三壯。《銅人》針三分，灸五壯。

主欬逆上氣，嘔吐，喘嗽，腹脹不下食飲，胸中痛久喘。灸七壯效。

六卷終

針灸大成卷之七

仰人經圖

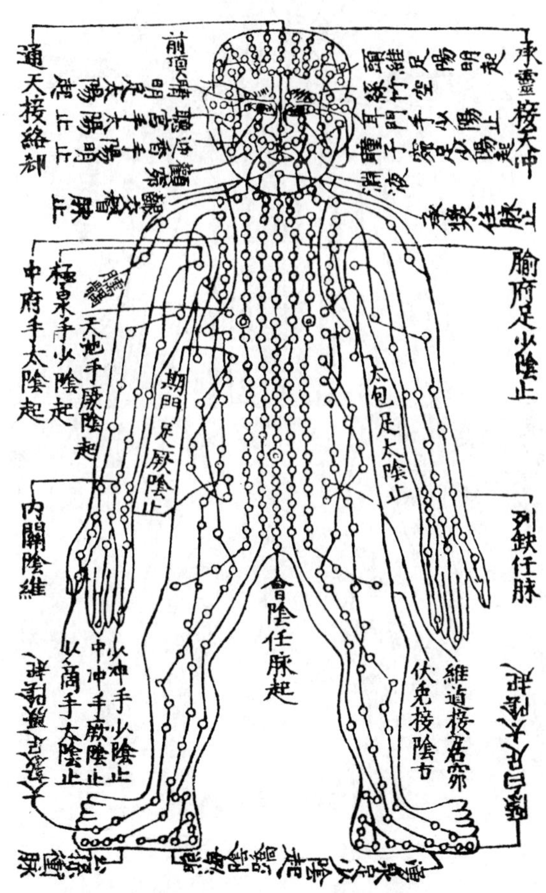

伏人經圖

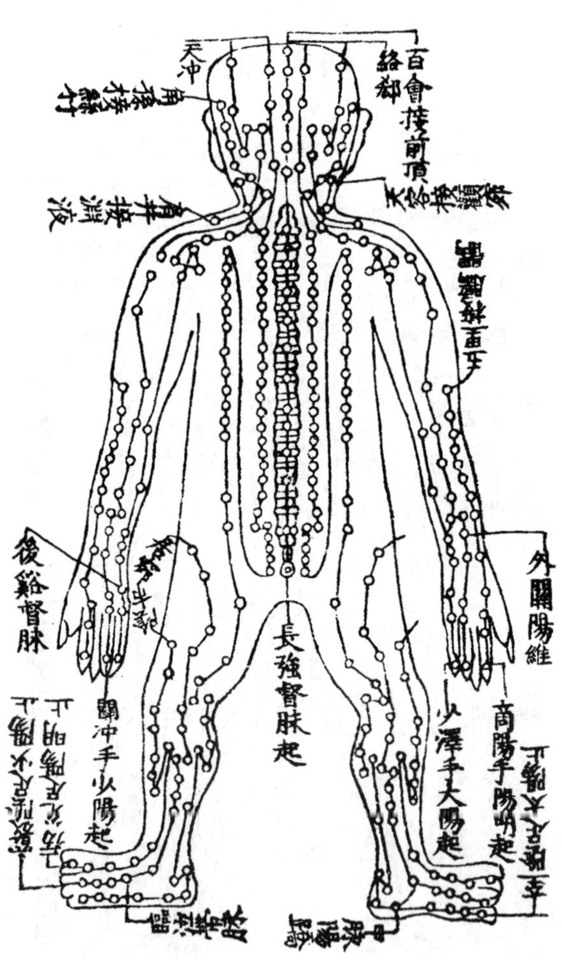

十四經脉長短尺寸

手之六陽經脉，從手至頭，長五尺，共計五六合三丈。

手之六陰經脉，從胸走手，長三尺五寸，共計三六一丈八尺，五六合三尺，合二丈一尺。

足之六陽經脉，從頭走至足，長八尺，共計六八四丈八尺。

足之六陰經脉，從足走入腹中，長六尺五寸，共計六六三十六，五六當三尺，合三丈九尺。

督脉、任脉各長四尺五寸，共合九尺。

兩蹻脉，從足至目，各長七尺五寸，共合一丈五尺。

十四脉部，合一十六丈二尺，此氣之大經隧也。

心包絡圖

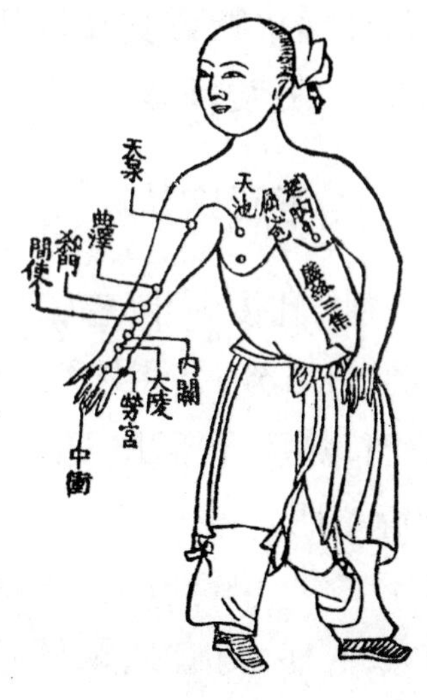

心包絡圖

滑氏曰：手厥陰心主，又曰心包絡，何也？曰：君火以名，相火以位，手厥陰代君火行事，以用而言，故曰手心主；以經而言，曰心包絡。一經而二名，實相火也。

手厥陰心包絡經穴歌

九穴心包手厥陰，天池、天泉、曲澤深。郄門、間使、内關對，大陵、勞宫、中衝侵（左右一十八穴）。

此一經起於天池，終於中衝，取中衝、勞宫、大陵、間使、曲澤，與井滎俞經合也。

脉起胸中，出屬心包，下鬲歷絡三焦。其支者，循胸出脇，下腋三寸，上抵腋下，下循臑内，行太陰、少陰之間，入肘中，下臂，行兩筋之間，入掌中，循中指出其端。其支别者，從掌中循小指次指出其端。多血少氣，戌時氣血注此。

受足少陰之交，其系與三焦之系連屬，故指相火之臟，實迺裹心之膜，此實安身立命之地，尤宜詳察默會其真。其調劑也，莫執一方；其針灸也，必循其道。達者慎焉，幾於神矣。

考正穴法

天池（一名天會）：腋下三寸，乳後一寸，着脇直腋撅肋間。手足厥陰、少陽之會。《銅人》灸三壯，針二分。《甲乙》針七分。

主胸中有聲，胸膈煩滿，熱病汗不出，頭痛，四肢不舉，腋下腫，上氣，寒熱痎瘧，臂痛，目䀮䀮不明。

天泉（一名天濕）：曲腋下二寸，舉臂取之。《銅人》針六分，灸三壯。

主目䀮䀮不明，惡風寒，心病，胸脇支滿，欬逆，膺背胛間、臂内廉痛。

曲澤：肘内廉陷中，大筋内側横紋中動脉是。心包絡脉所入爲合水。《銅人》灸三壯，針三分，留七呼。

主心痛，善驚，身熱，煩渴口乾，逆氣嘔涎血，心下澹澹，身熱，風疹，臂肘手腕不時動摇，頭濆汗出不過肩，傷寒，逆氣嘔吐。

郄門：掌後去腕五寸，手厥陰心包絡脉郄。《銅人》針三分，灸五壯。

主嘔血、衄血，心痛嘔噦，驚恐畏人，神氣不足。

間使：掌後三寸，兩筋間陷中。心包絡脉所行爲經金。《素注》針六分，留七呼。《銅人》針三分，灸五壯。《明堂》灸七壯。《甲乙》灸三壯。

主傷寒結胸，心懸如饑，卒狂，胸中澹澹，惡風寒，嘔沫，怵惕，寒中少氣，掌中熱，腋腫肘攣，卒心痛，多驚，中風氣塞，涎上昏危，瘖不得語，咽中如梗，鬼邪，霍亂，乾嘔，婦人月水不調，血結成塊，小兒客忤。

内關：掌後去腕二寸兩筋間，與外關相抵。手心主之絡，别走少陽。《銅人》針五分，灸三壯。

主手中風熱，失志心痛，目赤，支滿肘攣。實則心暴痛，瀉之；虚則頭强，補之。

大陵：掌後骨下，兩筋間陷中。手厥陰心包絡脉所注爲俞土。心包絡實，瀉之。《銅人》針五分。《素注》針六分，留七呼，灸三壯。

主熱病汗不出，手心熱，肘臂攣痛，腋腫，善笑不休，煩心，心懸若饑，心痛掌熱，喜悲泣驚恐，目赤目黄，小便如血，嘔啘無度，狂言不樂，喉痺，口乾，身熱，頭痛，短氣，胸脇痛，瘑瘡疥癬。

勞宫（一名五里，一名掌中）：掌中央動脉。《銅人》屈無名指取之。《資生》屈中指取之。滑氏云：以今觀之，屈中指、無名指兩者之間取之爲允。心包絡脉所溜爲滎火。《素注》針三分，留六呼。《銅人》灸三壯。《明堂》針二分，得氣即瀉，只一度；針過兩度，令人虚。禁灸，灸令人息肉日加。

主中風，善怒，悲笑不休，手痺，熱病數日汗不出，怵惕，脇痛不可轉側,大小便血,衄血不止,氣逆嘔噦,煩渴食飲不下,大小人口中腥臭,口瘡,胸脇支滿,黄疸目黄,小兒齦爛。

中衝:手中指端,去爪甲如韮葉陷中。心包絡脉所出爲井木。心包絡虚補之。《銅人》針一分,留三呼。《明堂》灸一壯。

主熱病煩悶,汗不出,掌中熱,身如火,心痛煩滿,舌强。

三焦腑圖

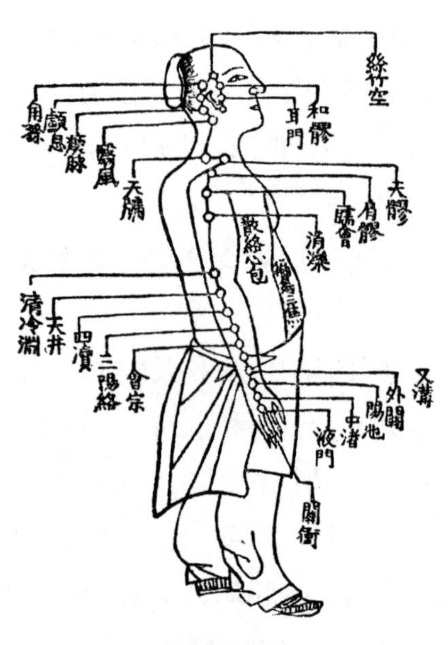

三焦腑圖

《内經》曰:三焦者,決瀆之官,水道出焉。

又云:上焦如霧,中焦如漚,下焦如瀆。人心湛寂,欲想不興,則精氣散在三焦,榮華百脉。及其想念一起,慾火熾然,翕撮三焦,精氣流溢,並于命門輸瀉而去,故號此府爲三焦。

手少陽三焦經穴歌

二十三穴手少陽，關衝、液門、中渚旁，陽池、外關、支溝正，會宗、三陽、四瀆長，天井、清冷淵、消濼，臑會、肩髎、天髎堂，天牖、翳風、瘈脉青，顱息、角孫、絲竹張，禾（和）髎、耳門聽有常（左右四十六穴）。

此一經起於關衝，終於耳門，取關衝、液門、中渚、陽池、支溝、天井，與井滎俞原經合也。

脉起手小指次指之端，上出次指之間，循手表腕，出臂外兩骨之間，上貫肘，循臑外，上肩，交出足少陽之穴，入缺盆，交膻中，散絡心包，下膈，徧屬三焦。其支者，從膻中上出缺盆，上項，俠耳後直上，出耳上角，以屈下頰至䪼。其支者，從耳後入耳中，至目鋭眥。多氣少血，亥時氣血注此。

受手厥陰之交，中清之府，引道陰陽，開通閉塞，用藥動似盤珠，毋使刻舟求劍，聊著述於前篇，俟同志之再辨。

考正穴法

關衝：手小指次指外側，去爪甲角如韭葉。手少陽三焦脉所出爲井金。《銅人》針一分，留三呼，灸一壯。《素注》灸三壯。

主喉痺喉閉，舌捲口乾，頭痛，霍亂，胸中氣噎，不嗜食，臂肘痛不可舉，目生翳膜，視物不明。

液門：〔手〕小〔指〕次指岐骨間陷中，握拳取之。手少陽三焦脉所溜爲滎水。《素注》、《銅人》針二分，留二呼，灸三壯。

主驚悸妄言，咽外腫，寒厥，手臂痛不能自上下，痎瘧寒熱，目赤澁，頭痛，暴得耳聾，齒齗痛。

中渚：手小指次指本節後陷中，在液門下一寸。手少陽三焦脉所注爲俞木。三焦虚,補之。《素注》針二分,留三呼。《銅人》灸三壯,針三分。《明堂》灸二壯。

主熱病汗不出,目眩頭痛,耳聾,目生翳膜,久瘧,咽腫,肘臂痛,手五指不得屈伸。

陽池(一名别陽):手表腕上陷中,從指本節直摸下至腕中心。手少陽三焦脉所過爲原。三焦虚實,皆拔之。《素注》針二分,留六呼,灸三壯。《銅人》禁灸。《指微賦》云:針透抵大陵穴,不可破皮,不可摇手,恐傷針轉曲。

主消渴,口乾煩悶,寒熱瘧,或因折傷手腕,捉物不得,肩臂痛不得舉。

外關:腕後二寸兩骨間,與内關相對。手少陽絡,别走手心主。《銅人》針三分,留七呼,灸二壯。《明堂》灸三壯。

主耳聾,渾渾焞焞無聞,五指盡痛,不能握物。實則肘攣,瀉之。虚則不收,補之。又治手臂不得屈伸。

支溝(一名飛虎):腕後臂外三寸,兩骨間陷中。手少陽脉所行爲經火。《銅人》針二分,灸二七壯。《明堂》灸五壯。《素注》針二分,留七呼,灸三壯。

主熱病汗不出,肩臂痠重,脇腋痛,四肢不舉,霍亂嘔吐,口噤不開,暴瘖不能言,心悶不已,卒心痛,鬼擊,傷寒結胸,瘑瘡疥癬,婦人妊脉不通,産後血暈,不省人事。

會宗:腕後三寸,空中一寸。《銅人》灸七壯。《明堂》灸五壯,禁針。

主五癇,肌膚痛,耳聾。

三陽絡(一名通門):臂上大交脉,支溝上一寸。《銅人》灸七壯。《明堂》灸五壯,禁針。

主暴瘖瘂,耳聾,嗜卧,四肢不欲動摇。

四瀆:在肘前五寸,外廉陷中。《銅人》灸三壯,針六分,留七呼。

至(主)暴氣耳聾,下齒齲痛。

天井:肘外大骨後,肘上一寸,輔骨上兩筋叉骨罅中,屈肘拱胸取之。甄權云:曲肘後一寸,叉手按膝頭取之。手少陽三焦脉所入爲合土。三焦實,瀉之。《素注》針一寸,留七呼。《銅人》灸三壯。《明堂》灸五壯,針二分。

主心胸痛,欬嗽上氣,短氣不得語,唾膿,不嗜食,寒熱悽悽不得卧,驚悸,瘈瘲,癲疾,五癎,風痺,耳聾嗌腫,喉痺汗出,目鋭眥痛,頰腫痛,耳後臑臂肘痛,捉物不得,嗜卧,撲傷腰髖疼,振寒頸項痛,大風默默不知所痛,悲傷不樂,脚氣上攻。

清冷淵:肘上二寸,伸肘舉臂取之。《銅人》針二分,灸三壯。

主肩痺痛,臂臑不能舉,不能帶衣。

消濼:肩下臂外間,腋斜肘分下。《銅人》針一分,灸三壯。《明堂》針六分。《素注》針五分。

主風痺,頸項强急,腫痛寒熱,頭痛,癲疾。

臑會(一名臑交):肩前廉,去肩頭三寸宛宛中。手少陽、陽維之會。《素注》針五分,灸五壯。《銅人》針七分,留十呼,得氣即瀉,灸七壯。

主臂痛痠無力,痛不能舉,寒熱,肩腫引胛中痛,項癭氣瘤。

肩髎:肩端臑上陷中,斜舉臂取之。《銅人》針七分,灸三壯。《明堂》灸五壯。

主臂痛,肩重不能舉。

天髎:肩缺盆中,上毖骨際陷中央,須缺盆陷處,上有空起肉上是穴。手足少陽、陽維之會。《銅人》針八分,灸三壯。當缺盆陷上突起肉上針之。若誤針陷處,傷人五臟氣,令人卒死。

主胸中煩悶,肩臂痠疼,缺盆中痛,汗不出,胸中煩滿,頸項急,寒熱。

天牖:頸大筋外缺盆上,天容後,天柱前,完骨下,髮際上。《銅人》針一寸,留七呼,不宜補,不宜灸。灸即令人面腫眼合。先取譩譆,後取天容、天池,即差(瘥)。若不針譩譆,即難療。《明堂》針五分,得氣即瀉,瀉盡更留三呼,瀉三吸,不宜補。《素注》、《下經》灸三壯。《資生》云:宜灸一壯、三壯。

主暴聾,氣目不明,耳不聰,夜夢顛倒,面青黄無顏色,頭風面腫,項强不得回顧,目中痛。

翳風:耳後尖角陷中,按之引耳中痛。《針經》先以銅錢二十文,令患人咬之,尋取穴中。手足少陽之會。《素注》針三分。《銅人》針七分,灸七壯。《明堂》灸三壯。針灸俱令人咬錢,令口開。

主耳鳴、耳聾,口眼喎斜,脱頷頰腫,口噤不開,不能言,口吃,牙車急,小兒喜欠。

瘈脉(一名資脉):耳本後雞足青絡脉。《銅人》刺出血如豆汁,不宜多出。針一分,灸三壯。

主頭風耳鳴,小兒驚癇瘈瘲,嘔吐,泄利無時,驚恐眵瞢,目睛不明。

顱息:耳後間青絡脉中。《銅人》灸七壯,禁針。《明堂》灸三壯,針一分,不得多出血,多出血殺人。

主耳鳴痛,喘息,小兒嘔吐涎沫,瘈瘲發癇,胸脇相引,身熱頭痛不得卧,耳腫及膿汁。

角孫:耳廓中間,開口有空。手太陽、手足少陽之會。《銅人》灸三壯。《明堂》針八分。

主目生翳膚,齒齦腫,唇吻强,齒牙不能嚼物,齲齒,頭項强。

絲竹空(一名目髎):眉後陷中,手足少陽脉氣所發。《素注》針三分,留六呼。《銅人》禁灸，灸之不幸，使人目小及盲。針三分，留三呼，宜瀉不宜補。

主目眩頭痛，目赤視物䀮䀮不明，惡風寒，風癇，目戴上，不識人，眼睫毛倒，發狂吐涎沫，發即無時，偏正頭疼。

和髎：耳前鋭髮下，横動脉中是穴。手足少陽、手太陽三脉之會。《銅人》針七分，灸三壯。

主頭重痛，牙車引急，頸頷腫，耳中嘈嘈，鼻涕，面風寒，鼻準上腫，癰痛，招摇視瞻，瘈瘲，口噼。

耳門：耳前起肉，當耳缺者陷中。《銅人》針三分，留三呼，灸三壯。《下經》禁灸。病宜灸者，不過三壯。

主耳鳴如蟬聲，聤耳膿汁出，耳生瘡，重聽無所聞，齒齲，脣吻强。

膽腑圖

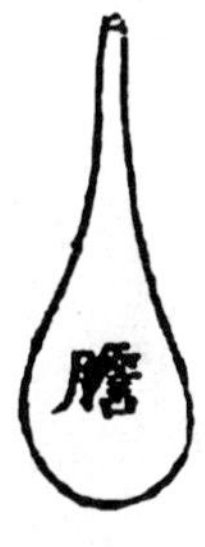

膽腑圖

足少陽膽經

《内經》曰：膽者，中正之官，決斷出焉。凡十一臟，皆取决膽也。膽爲青腸。又曰：膽爲清净之府。

諸腑皆傳穢濁，獨膽無所傳道，故曰清净。虚則目昏，若吐傷膽倒，則視物倒植。

足少陽膽經穴歌

少陽足經瞳子髎，四十四穴行迢迢。聽會、上關、頷厭集，懸顱、懸釐、曲鬢翹。率谷、天衝、浮白次，竅陰、完骨、本神邀。陽白、臨泣、目窗闢，正營、承靈、腦空摇。風池、肩井、淵液部，輒筋、日月、京門標。帶脉、五樞、維道續，居髎、環跳、風市招。中瀆、陽關、陽陵穴，陽交、外丘、光明宵。陽輔、懸鍾、丘墟外，足臨、泣地、五俠谿。第四指端竅陰畢(左右八十八穴)。

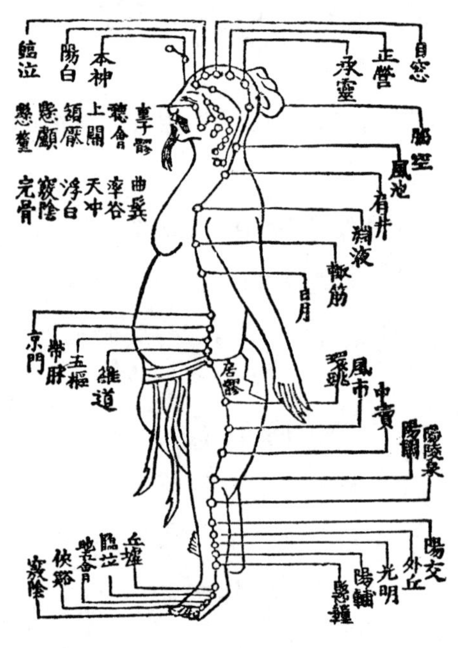

足少陽膽經

此一經起於瞳子髎，終於竅陰，取竅陰、俠谿、臨泣、丘墟、陽輔、陽陵泉，與井滎俞原經合也。

脉起目鋭眥，上抵[頭]角，下耳後，循頸行手少陽之前，至肩上，却交出手少陽之後，入缺盆。

其支者，從耳後入耳中，走耳前，至目鋭眥後。

其支者，别目鋭眥下大迎，合手少陽，抵䪼下加頰車，下頸，合缺盆，下胸中，貫膈，絡肝，屬膽，循脇裏出氣衝，繞毛際，横入髀厭中。

其直者，從缺盆下腋，循胸過季脇下，合髀厭中以下循髀陽，出膝外廉，下外輔骨之前，直下抵絶骨之端，下出外踝之前，循足跗上，入小指次指之間。

其支者，别跗上，入大指，循岐骨内出其端，還貫入爪甲，出三毛。多氣少血，子時氣血注此。

甲木之腑，在關脉候。是膽病則眉顰口苦，而嘔宿汁，善太息，恐如人捕。實則脉實，而精神不守，半夏湯瀉之最良；虚則脉虚，而煩擾不眠，温膽湯補之却善。火不下降心膽跳，茯神沉香蜜和丸，送入人參湯；中風癲狂心恐悸，鉛汞硃乳共結成，吞下井花水。咽痛膈壅，硝蠶黛勃蒲腦子，加麝以收功；膽虚卧驚，參柏枸神枳熱（熟）地，用酒而有力。清熱寬咽，薄荷宿砂芎片腦；驚心怖膽，人參酸棗乳辰砂。驚神昏亂，記學士之良方；風引癇生，脩真人之秘散。膽虚寒而不眠，炒酸棗調煎竹葉；膽實熱而多睡，生棗仁末和薑茶。補用薏苡炒棗仁，瀉須青連柴前胡。温則薑夏橘紅，涼加竹茹甘菊。柴胡川芎，報使上行而不悖；青皮車前，引經下走以無疑。藥有生熟，貴按脉而取用；劑宜多寡，當隨症以權衡。或厥疾之未瘳，仗針灸以收功。

考正穴法

瞳子髎（一名太陽，一名前關）：目外去眥五分，手太陽、手足少陽三脉之會。《素注》灸三壯，針三分。

主目癢，翳膜白，青盲無見，遠視䀮䀮，赤痛淚出，多眵䁾，内眥癢，頭痛，喉閉。

聽會：耳微前陷中，上關下一寸，動脉宛宛中，張口得之。《銅人》

針三分,留三呼,得氣即瀉,不須補。日灸五壯,止三七壯,十日後依前數灸。《明堂》針三分,灸三壯。

主耳鳴耳聾,牙車臼脱,相離三寸,牙車急不得嚼物,齒痛惡寒物,狂走,瘈瘲,恍惚不樂,中風口喎斜,手足不隨。

客主人(一名上關):耳前骨上,開口有空,張口取之。手足少陽、陽明之會。《銅人》灸七壯,禁針。《明堂》針一分,得氣即瀉,日灸七壯,至二百壯。《下經》灸十壯。《素注》針三分,留七呼,灸三壯。《素問》禁深刺,深則交脉破,爲内漏耳聾,欠而不得㰦。

主唇吻强上,口眼偏邪,青盲,瞇目䀮䀮,惡風寒,牙齒齲,口噤嚼物鳴痛,耳鳴耳聾,瘈瘲沫出,寒熱,痙引骨痛。

頷厭:曲周下,顳顬上廉。手足少陽、陽明之會。《銅人》灸三壯,針七分,留七呼,深刺令人耳聾。

主偏頭痛,頭風目眩,驚癇,手捲、手腕痛,耳鳴,目無見,目外眥急,好嚏,頸痛,歷節風汗出。

懸顱:曲周下(上),顳顬中廉。手足少陽、陽明之會。《銅人》灸三壯,針三分,留三呼。《明堂》針二分。《素注》針七分,留七呼,刺深令人耳無所聞。

主頭痛,牙齒痛,面膚赤腫,熱病煩滿,汗不出,頭偏痛引目外眥赤,身熱,鼻洞濁下不止,傳爲衄,瞢瞑目。

懸釐:曲周上,顳顬下廉。手足少陽、陽明之會。《銅人》針三分,灸三壯。《素注》針三分,留七呼。

主面皮赤腫,頭偏痛,煩心不欲食,中焦客熱,熱病汗不出,目鋭眥赤痛。

曲鬢(一名曲髮):在耳上髮際曲隅陷中,鼓頷有空。足少陽、太陽之會。《銅人》針三分,灸七壯。《明下》灸三壯。

主頷頰腫，引牙車不得開，急痛，口噤不能言，頸項不得回顧，腦兩角痛，爲巔風，引目眇。

率谷：耳上入髮際寸半，陷者宛宛中，嚼而取之。足少陽、太陽之會。《銅人》針三分，灸三壯。

主痰氣鬲（膈）痛，腦兩角强痛頭重，醉後酒風，皮膚腫，胃寒，飲食煩滿，嘔吐不止。

天衝：耳後髮際二寸，耳上如前三分。足少陽、太陽之會。《銅人》灸七壯。《素注》針三分，灸三壯。

主癲疾風痙，牙齦腫，善驚恐，頭痛。

浮白：耳後入髮際一寸。足少陽、太陽之會。《銅人》針三分，灸七壯。《明堂》灸三壯。

主足不能行，耳聾、耳鳴，齒痛，胸滿不得息，胸痛，頸項癭，癰腫不能言，肩臂不舉，發寒熱，喉痺，欬逆痰沫，耳鳴嘈嘈無所聞。

竅陰（一名枕骨）：完骨上，枕骨下，動摇有空。足太陽、手足少陽之會。《銅人》針三分，灸七壯。《甲乙》針四分，灸五壯。《素注》針三分，灸三壯。

主四肢轉筋，目痛，頭項頷痛，引耳嘈嘈，耳鳴無所聞，舌本出血，骨勞，癰疽發厲，手足煩熱，汗不出，舌强脇痛，欬逆喉痺，口中惡苦之。

完骨：耳後入髮際四分。足少陽、太陽之會。《銅人》針三分，灸七壯。《素注》留七呼，灸三壯。《明堂》針二分，灸以年爲壯。

主足痿失履不收，牙車急，頰腫，頭面腫，頸項痛，頭風耳後痛，煩心，小便赤黄，喉痺齒齲，口眼喎斜，癲疾。

本神：曲差旁一寸五分，直耳上入髮際四分。足少陽、陽維之會。《銅人》針三分，灸七壯。

主驚癇吐涎沫，頸項强急痛，目眩，胸相引不得轉側，癲疾嘔吐涎沫，偏風。

陽白：眉上一寸，直瞳子。手足陽明、少陽、陽維五脉之會。《素注》針三分。《銅人》針二分，灸三壯。

主瞳子癢痛，目上視，遠視䀮䀮，昏夜無見，目痛目眵，背腠寒慄，重衣不得温。

臨泣：目上，直入髮際，五分陷中。令患人正睛取穴。足少陽、太陽、陽維之會。《銅人》針三分，留七呼。

主目眩，目生白翳，目淚，枕骨合顱痛，惡寒鼻塞，驚癇反視，大風，目外眥痛，卒中風不識人。

目窗：臨泣後寸半。足少陽、陽維之會。《銅人》針三分，灸五壯，三度刺，令人目大明。

主目赤痛，忽頭旋，目䀮䀮遠視不明，頭面浮腫，頭痛，寒熱汗不出，惡寒。

正營：目窗後寸半。足少陽、陽維之會。《銅人》針三分，灸五壯。

主目眩瞑，頭項偏痛，牙齒痛，唇吻急强，齒齲痛。

承靈：正營後一寸五分。足少陽、陽維之會。

主腦風頭痛，惡風寒，鼽衄鼻窒，喘息不利。

灸三壯，禁針。

腦空（一名顳顬）：承靈後一寸五分，俠玉枕骨下陷中。足少陽、陽維之會。《素注》針四分。《銅人》針五分，得氣即瀉，灸三壯。

主勞疾羸瘦，體熱，頸項强不得回顧，頭重痛不可忍，目瞑心悸，發即爲癲風，引目眇，鼻痛。

魏武帝患頭風，發即心亂目眩，華陀（佗）針腦空立愈。

風池：耳後顳顬後，腦空下，髮際陷中，按之引於耳中。手足少陽、陽維之會。《素注》針四分。《明堂》針三分。《銅人》針七分，留七呼，灸七壯。《甲乙》針一寸二分。患大風者,先補後瀉。少可患者,以經取之,留五呼,瀉七吸。灸不及針,日七壯至百壯。

主洒淅寒熱,傷寒温病汗不出,目眩,苦偏正頭痛,痻瘧,頸項如拔痛不得回顧,目淚出,欠氣多,鼻鼽衄,目内眥赤痛,氣發耳塞,目不明,腰背俱疼,腰傴僂,引頸筋無力不收,大風中風,氣塞涎上不語,昏危,癭氣。

肩井(一名膊井):肩上陷中,缺盆上,大骨前一寸半,以三指按取,當中指下陷中。手足少陽、足陽明、陽維之會,連入五臟。針五分,灸五壯,先補後瀉。

主中風,氣塞涎上不語,氣逆,婦人難産,墮胎後手足厥逆,針肩井立愈,頭項痛,五勞七傷,臂痛,兩手不得向頭。若針深悶倒,急補足三里。

淵液(一名泉液):腋下三寸宛宛中,舉臂得之。《銅人》禁灸。《明堂》針三分。主寒熱,馬刀瘍,胸滿無力,臂不舉。不宜灸,灸之令人生腫蝕,馬瘍,内潰者死,寒熱者生。

輒筋(一名神光,一名膽募):腋下三寸復前一寸三肋端,横直蔽骨旁七寸五分,平直兩乳,側卧屈上足取之。膽之募,足太陽、少陽之會。《銅人》灸三壯,針六分。《素注》針七分。

主胸中暴滿,不得卧,太息,善悲,小腹熱,欲走,多唾,言語不正,四肢不收,嘔吐宿汁,吞酸。

日月:期門下五分。足太陰、少陽、陽維之會。針七分,灸五壯。

主太息,善悲,小腹熱欲走,多唾,言語不正,四肢不收。

京門(一名氣俞,一名氣府):監骨下腰中季肋本俠脊,腎之募。《銅人》灸三壯,針三分,留七呼。

主腸鳴,小腸痛,肩背寒,痓肩胛内廉痛,腰痛不得俛仰久立,寒熱腹脹，引背不得息，水道不利，溺黄，小腹急腫，腸鳴洞泄，髀樞引痛。

帶脉：季肋下一寸八分陷中，臍上二分，兩旁各七寸半。足少陽、帶脉二脉之會。《銅人》針六分，灸五壯。《明堂》灸七壯。

主腰腹縱，溶溶如囊水之狀，婦人小腹痛，裏急後重，瘈瘲，月事不調，赤白帶下。

五樞：帶脉下三寸，水道旁五寸五分。足少陽、帶脉之會。《銅人》針一寸，灸五壯。《明堂》三壯。

主痃癖，大腸膀胱腎餘，男子寒疝，陰卵上入小腹痛，婦人赤白帶下，裏急瘈瘲。

維道：章門下五寸三分。足少陽，帶脉之會。《銅人》針八分，留六呼，灸三壯。

主嘔逆不正(止)，水腫，三焦不調，不嗜食。

居髎：章門下八寸三分，監骨上陷中。《素注》章門下四寸三分。足少陽、陽蹻之會。《銅人》針八分，留六呼，灸三壯。

主腰引小腹痛，肩引胸臂攣急，手臂不得舉以至肩。

環跳：髀樞中，側卧伸下足，屈上足，以右手摸穴，左摇撼取之。足少陽、太陽之會。《銅人》灸五十壯。《素注》針一寸，留二呼，灸三壯。《指微》云：已刺不可摇，恐傷針。

主冷風濕痺不仁，風瘮遍身，半身不遂，腰胯痛蹇，膝不得轉側伸縮。

仁壽宫患脚氣偏風，甄權奉勑針環跳、陽陵泉、陽輔、巨虚下廉而能起行。

環跳穴痛，恐生附骨疽。

風市：膝上外廉兩筋中，以手着腿，中指盡處是。針五分，灸五壯。

主中風腿膝無力，脚氣，渾身搔癢，麻痺，厲風瘡。

中瀆:髀外膝上五寸,分肉間陷中。足少陽絡,别走厥陰。《銅人》灸五壯,針五分,留七呼。

主寒氣客於分肉間,攻痛上下,筋痺不仁。

陽關(一名陽陵):陽陵泉上三寸,犢鼻外陷中。《銅人》針五分,禁灸。

主風痺不仁,膝痛不可屈伸。

陽陵泉:膝下一寸,胻外廉陷中,蹲坐取之。足少陽所入爲合土。《難經》曰:筋會陽陵泉。疏曰:筋病治此。《銅人》針六分,留十呼,得氣即瀉。又宜久留針,日灸七壯,至七七壯。《素注》灸三壯。《明下》灸一壯。

主膝伸不得屈,髀樞膝骨冷痺,脚氣,膝股内外廉不仁,偏風半身不遂,脚冷無血色,苦嗌中介然,頭面腫,足筋攣。

陽交(一名别陽,一名足窌):足外踝上七寸,斜屬三陽分肉之間,陽維之郄。《銅人》針六分,留七呼,灸三壯。

主胸滿腫,膝痛,足不收,寒厥驚狂,喉痺,面腫,寒痺,膝胻不收。

外丘:外踝上七寸。少陽所生。《銅人》針三分,灸三壯。

主胸脹滿,膚痛痿痺,頸項痛,惡風寒,猘(猘)犬傷,毒不出,發寒熱,速以三姓人(三壯艾),可灸所嚙處,及足少陽絡。癲疾,小兒龜胸。

光明:外踝上五寸。足少陽之絡,别走厥陰。《銅人》針六分,留七呼,灸五壯。《明下》灸七壯。

主淫濼,脛痠胻疼,不能久立,熱病汗不出,卒狂。與陽輔療法同,虚則痿躄,坐不能起,補之。實則足胻熱,膝痛,身體不仁,善嚙頰,瀉之。

陽輔(一名分肉):足外踝上四寸,輔骨前,絶骨端三分,去丘墟七寸。足少陽所行爲經火。膽實瀉之。《素注》針三分;又曰針七分,留千

（十）呼。《銅人》灸三壯，針五分，留七呼。

主腰溶溶如坐水中，膝下浮腫，筋攣，百節痠疼，實無所知。諸節盡痛，痛無常處，腋下腫痿，喉痺，馬刀挾癭，膝胻痠，風痺不仁，厥逆，口苦太息，心脇痛，面塵，頭角頷痛，目鋭眥痛，缺盆中腫痛，汗出振寒，瘧，胸中、脇、肋、髀、膝外至絶骨外踝前痛，善潔面青。

懸鍾（一名絶骨）：足外踝上三寸動脉中，尋摸尖骨者是。足三陽之大絡。按之陽明脉絶，乃取之。《難經》曰：髓會絶骨。疏曰：髓病治此。袁氏曰：足能健步，以髓會絶骨也。《銅人》針六分，留七呼，灸五壯。《指微》云：斜入針二寸許，灸七壯，或五壯。

主心腹脹滿，胃中熱，不嗜食，脚氣，膝胻痛，筋骨攣痛，足不收，逆氣，虚勞寒損，憂恚，心中欬逆，泄注，喉痺，頸項强，腸痔瘀血，陰急，鼻衄，腦疽，大小便澁，鼻中乾，煩滿狂易，中風手足不隨。

丘墟：足外踝下，從前陷中骨縫中，去臨泣三寸。又俠谿穴中量上，外踝骨前五寸。足少陽所過爲原。膽虚實皆拔之。《銅人》灸三壯。《素注》針五分，留七呼。

主胸脇滿，痛不得息，久瘧振寒，腋下腫，痿厥坐不能起，髀樞中痛，目生翳膜，腿胻痠，轉筋，卒疝，小腹堅，寒熱頸腫，腰胯痛，太息。

臨泣：足小指次指本節後陷中，去俠谿一寸五分。足少陽所注爲俞木。《甲乙》針二分，留五呼，灸三壯。

主胸中滿，缺盆中及腋下馬刀瘍瘻，善嚙頰，天牖中腫，淫濼，胻痠，目眩，枕骨合顱痛，洒淅振寒，心痛，周痺，痛無常處，厥逆，氣喘不能行，痻瘧自發，婦人月事不利，季脇支滿，乳癰。

地五會：足小指次指本節後陷中，去俠谿一寸。《銅人》針一分，禁灸。

主腋痛，内損唾血，足外無膏澤，乳癰。

俠谿:足小指次指岐骨間,本節前陷中。足少陽所溜爲滎水。膽實則瀉之。《素注》針三分,留三呼,灸三壯。

主胸脇支滿,寒熱傷寒,熱病汗不出,目外眥赤,目眩,頰頷腫,耳聾,胸中痛不可轉側,痛無常處。

竅陰:足小指次指外側,去爪甲角如韭葉。足少陽所出爲井金。《素注》針一分,留一呼。《甲乙》留三呼,灸三壯。

主脇痛,欬逆不得息,手足煩熱,汗不出,轉筋,癰疽,頭痛,心煩,喉痺,舌强口乾,肘不可舉,卒聾,魘夢,目痛,小眥痛。

肝臟圖

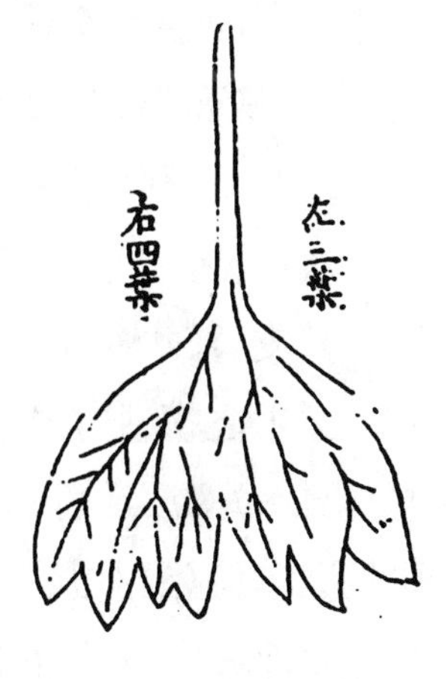

肝臟圖

左三葉,右四葉。

足厥陰肝經

《内經》曰:肝者,將軍之官,謀慮出焉。

肝者,罷極之本,魂之居也。其華在爪,其充在筋,以生血氣,爲陽中之少陽,通於春氣。

東方青色,入通於肝,開竅於目,藏精於肝,故病發驚駭。其味酸,其類草木,其畜雞,其穀麥,其應四時,上爲歲星,是以知病之在筋也。其音角,其數八,其臭臊,其液泣。

東方生風,風生木,木生酸,酸生肝。肝主筋,筋生心,肝主目。其在天爲玄,在人爲道,在地爲化,化生五味。道生知,玄生神,在天爲風,在地爲木,在體爲筋,在臟爲肝,在色爲蒼,在聲爲呼,在變動爲握,在志爲怒。怒傷肝,悲勝怒,風傷筋,燥勝風,酸傷筋,辛勝酸。

足厥陰肝經穴歌

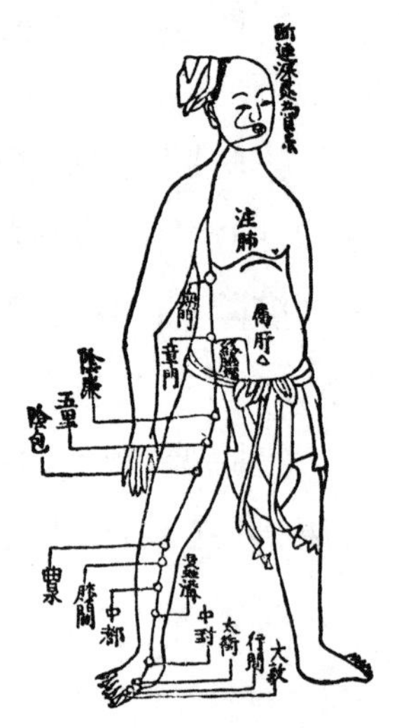

足厥陰肝經

一十三穴足厥陰，大敦、行間、太衝侵。中封、蠡溝、中都近，膝關、曲泉、陰包臨。五里、陰廉、羊矢穴，章門常對期門深（二十六穴）。

此一經起於大敦，終於期門，取大敦、行間、太冲、中封、曲泉，與井滎俞經合也。

脉起大指聚毛之際，上循足跗上廉，去内踝一寸，上踝八寸，交出太陰之後，上膕内廉，循股入陰中，環陰器，抵小腹，俠胃，屬肝，絡膽，上貫膈，布脇肋，循喉嚨之後，上入頏顙，連目系，上出額，與督脉會於巔。其支者，從目系下頰裏，環唇内。其支者，復從肝，别貫膈，上注肺。多血少氣，丑時氣血注此。

乙木之臟，脉在左關。是肝實則脉實，兩脇痛而目目腫疼。虚則脉虚，七葉薄而汪汪昏淚。資心火以補肝虚，抑陽光而瀉本實。故味辛補而酸瀉，氣涼瀉而温補。薑橘細辛補之宜，芎芍大黄瀉之可。目勝離婁，君神麯而佐磁石；手開瞽盲，搗羊肝以丸連末。氣疼兩脇，君枳實芍藥參芎；痰攻雙臂，施木草橘半附苓。右脇脹痛，桂心枳殼草薑黄；左脇刺痛，粉草川芎和枳實。悲怒傷肝雙脇痛，芎辛枳梗，防風乾葛草薑煎；風寒撼木囊莖痛，茴香烏藥，青橘良薑調酒飲。疝本肝經，何藥可療？附子山梔力最高，全蝎玄胡功不小。上燥下寒，梅膏搗丸歸鹿；頭痛氣厥，烏藥末細川芎。寒濕脚痺踏椒囊，風熱膝痛煎柏术。欲上行引經柴胡川芎，下行須要去穰青皮也。温則木香肉桂，涼則菊花車前。補用阿膠酸棗仁，瀉用柴前犀牛角。勿膠柱而鼓瑟，當加減以隨宜。

導引本經：肝以眼爲穴，人眠則血歸肝，眼受之而能視也。夫眠乃無名惑復之火,不可縱之使眠,亦不可不眠。若膽虚寒不眠,則精神困倦,志慮不安;肝實熱眠過多,則慧鏡生塵,善根埋滅,皆非調肝膽、伏睡魔之道也。舉其要而言,勿嗔怒,勿晝寢,睡其形而不睡其神,是也。蓋睡之精,乃身之靈,人能少睡,則主翁惺惺,智識明净,不惟神氣清爽,夢寐亦安也。若貪眠,則心中血潮,元神離舍,不惟雲掩性天,神亦隨境昏迷。三丰有云:捉取夢中之夢,搜求玄上之玄,自從識得娘生面,笑指蓬萊在目前,此之謂也。《内經》曰:春三月,此謂發陳,天地俱生,萬物以榮,夜卧早起,廣步於庭,披髮緩形,以使志生,此春氣之應,養生之道也。逆之則傷肝,此又不可不知。

考正穴法

大敦:足大指端,去爪甲如韭葉,及三毛中。足厥陰肝脉所出爲井木。《銅人》針三分,留十呼,灸三壯。

主五淋,卒疝七疝,小便數遺不禁,陰頭中痛,汗出,陰上入小腹,陰偏大,腹臍中痛,悒悒不樂。病左取右,病右取左。腹脹腫病,小腹痛,中熱喜寐,尸厥狀如死人,婦人血崩不止,陰挺出,陰中痛。

行間:足大指縫間,動脉應手陷中。足厥陰肝脉所溜爲滎火。肝實則瀉之。《素注》針三分。《銅人》灸三壯,針六分,留十呼。

主嘔逆,洞泄,遺溺癃閉,消渴嗜飲,善怒,四肢滿,轉筋,胸脇痛,小腹腫,欬逆嘔血,莖中痛,腰疼不可俛仰,腹中脹,小腸氣,肝心痛,色蒼蒼如死狀,終日不得息,口喎,癲疾,短氣,四肢逆冷,嗌乾煩渴,瞑不欲視,目中淚出,太息,便溺難,七疝寒疝,中風,肝積肥氣,發痎瘧,婦人小腹腫,面塵脱色,經血過多不止,崩中,小兒急驚風。

太衝:足大指本節後二寸。或云一寸半,内間動脉應手陷中。足厥陰肝脉所注爲俞土。《素問》女子二七,太衝脉盛,月事以時下,故能有子。又診病人太衝脉有無可以決死生。《銅人》針三分,留十呼,灸三壯。

主心痛脉弦,馬黄,瘟疫,肩腫吻傷,虚勞浮腫,腰引小腹痛,兩丸騫縮,溏泄,遺溺,陰痛,面目蒼色,胸脇支滿,足寒、肝心痛,蒼然如死狀,終日不休(得)息,大便難,便血,小便淋,小腸疝氣痛,㿉疝,小便不利,嘔血嘔逆,發寒,嗌乾善渴,肘腫,内踝前痛,淫濼,胻痠,腋下馬刀瘍瘻,唇腫,女子漏下不止,小兒卒疝。

中封(一名懸泉):足内踝骨前一寸,筋裏宛宛中。《素注》一寸半,仰足取陷中,伸足乃得之。足厥陰肝脉所行爲經金。《銅人》針四分,留七呼,灸三壯。

主痻瘧,色蒼蒼,發振寒,小腹腫痛,食怏怏繞臍痛,五淋不得小便,足厥冷,身黄有微熱,不嗜食,身體不仁,寒疝,腰中痛,或身微熱,痿厥失精,筋攣,陰縮入腹相引痛。

蠡溝(一名交儀):内踝上五寸。足厥陰絡,别走少陽。《銅人》針二分,留三呼,灸三壯。《下經》灸七壯。

主疝痛,小腹脹滿,暴痛如癃閉,數噫,恐悸,少氣不足,悒悒不樂,咽中悶如有息肉,背拘急不可俛仰,小便不利,臍下積氣如石,足脛寒痠,屈伸難,女子赤白帶下,月水不調,氣逆則睾丸卒痛。實則挺長,瀉之;虚則暴癢,補之。

中都(一名中郄):内踝上七寸,胻骨中,與少陰相直。《銅人》針三分,灸五壯。

主腸澼,㿉疝,小腹痛不能行立,脛寒,婦人崩中,産後惡露不絶。

膝關:犢鼻下二寸旁陷中。《銅人》針四分,灸五壯。

主風痺,膝内廉痛,引臏不可屈伸,咽喉中痛。

曲泉:膝股上内側,輔骨下,大筋上,小筋下陷中,屈膝横紋頭取之。足厥陰肝脉所入爲合水。肝虚則補之。《銅人》針六分,留十呼,灸三壯。

主㿉疝，陰股痛，小便難，腹脇支滿，癃閉，少氣，泄利，四肢不舉，實則身目眩痛，汗不出，目睆睆，膝關痛，筋攣不可屈伸，發狂，衄血下血，喘呼，小腹痛引咽喉，房勞失精，身體極痛，泄水，下痢膿血，陰腫，陰莖痛，胻腫，膝脛冷疼，女子血瘕，按之如湯浸股内，小腹腫，陰挺出，陰癢。

陰包：膝上四寸，股内廉兩筋間，蜷足取之。看膝内側，必有槽中。《銅人》針六分，灸三壯。《下經》針七分。

主腰尻引小腹痛，小便難，遺溺，婦人月水不調。

五里：氣衝下三寸，陰股中動脉應手。《銅人》針六分，灸五壯。

主腸（腹）中滿，熱閉不得溺，風勞嗜卧。

陰廉：羊矢下，去氣衝二寸動脉中。《銅人》針八分，留七呼，灸三壯。

主婦人絶産；若未經生産者，灸三壯，即有子。

章門（一名長平，一名脇髎）：大横外，直季脇肋端，膗（當）臍上二寸，兩旁六寸，側卧，屈上足，伸下足，舉臂取之。又云：肘尖盡處是穴。脾之募。足少陽厥陰之會。《難經》曰：臟會章門。疏曰：臟病治此。《銅人》針六分，灸百壯。《明堂》日七壯，止五百壯。《素注》針八分，留六呼，灸三壯。

主腸鳴盈盈然，食不化，脇痛不得卧，煩熱口乾，不嗜食，胸脇痛支滿，喘息，心痛而嘔，吐逆，飲食却出，腰痛不得轉側，腰脊冷疼，溺多白濁，傷飽身黄瘦，賁豚積聚，腹腫如鼓，脊强，四肢懈惰，善恐，少氣，厥逆，肩臂不舉。

東垣曰：氣在於腸胃者，取之太陰、陽明不下，取三里、章門、中脘。

魏士珪妻徐病疝，自臍下上至於心皆脹滿，嘔吐煩悶，不進飲食。滑伯仁曰：此寒在下焦。爲灸章門、氣海。

期門：直乳二肋端，不容旁一寸五分。又曰：乳旁一寸半，直下又一寸半。肝之募。足厥陰、太陰、陰維之會。《銅人》針四分,灸五壯。

主胸中煩熱,賁豚上下,目青而嘔,霍亂泄利,腹堅硬,大喘不得安卧,脇下積氣,傷寒心切痛,喜嘔酸,食飲不下,食後吐水,胸脇痛支滿,男子婦人血結胸滿,面赤火燥,口乾消渴,胸中痛不可忍,傷寒過經不解,熱入血室,男子則由陽明而傷,下血譫語,婦人月水適來,邪乘虚而入,及產後餘疾。

一婦人患熱入血室,許學士云:小柴胡已遲,當刺期門。針之,如言而愈。

太陽與少陽並病,頭項强痛,或眩,如結胸,心下痞硬者,當刺大椎第二行肺俞、肝俞,慎不可發汗,發汗則譫語,五六日譫語不止,當刺期門。

任脉圖

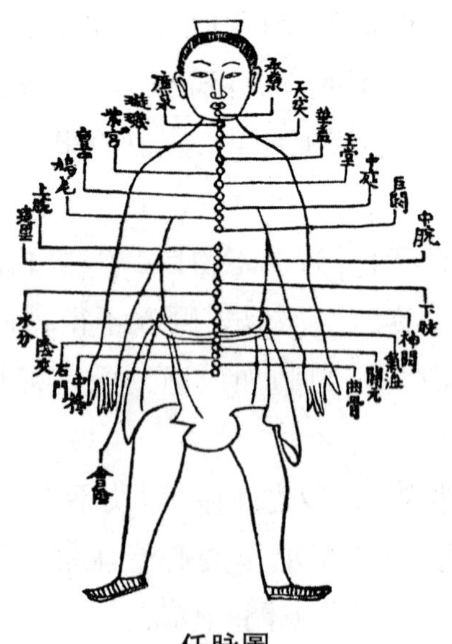

任脉圖

任脉經穴歌

任脉三八起陰會，曲骨中極關元鋭。石門氣海陰交仍，神闕水分下脘配。建里中上脘相連，巨闕鳩尾蔽骨下。中庭膻中慕玉堂，紫宫華蓋璇璣夜。天突結喉是廉泉，唇下宛宛承漿舍（二十四穴）。

此經不取井滎俞合也。

脉起中極之下，以上毛際，循腹裏上關元，至喉嚨，屬陰脉之海。以人之脉絡，周流於諸陰之分，譬猶水也，而任脉則爲之總會，故名曰陰脉之海焉。用藥當分男女，月事多主衝任，是任之爲言妊也，乃夫人生養之本，調攝之源。督則由會陰而行背，任則由會陰而行腹，人身之有任督，猶天地之有子午也。人身之任督，以腹背言；天地之子午，以南北言，可以分，可以合者也。分之以見陰陽之不雜，合之以見渾淪之無間，一而二，二而一也。

但在僧道，不明此脉，各執所尚，禁食、禁足、禁語，斷臂、燃指、燒身，枯坐而亡，良可悲夫！間有存中黄一事而待神氣凝聚者，有運三華五氣之精而洗骨伐毛者，有搬運周天火候者，有日運臍、夜運泥丸煉體者，有呼九靈、注三精而歸靈府者，有倒斗柄而運化機者，有默朝上帝者，有服氣吞霞者，有閉息存神者，有採煉日精月華者，有吐納導引者，有單運氣行火候者，有投胎奪舍者，有旁門九品漸法三乘者。

種種不同，豈離任、督？蓋明任督以保其身，亦猶明君能愛民以安其國也。民斃國亡，任衰身謝，是以上人哲士，先依前注導引各經，調養純熟，即仙家之能築基是也。然後掃除妄念，以静定爲基本，而收視返聽，含光默默，調息綿綿，握固内守，注意玄關，頃刻水中火發，雪裏花開，兩腎如湯煎，膀胱似火熱，任督猶車輪，四肢若山石，一飯之間，天機自動，於是輕輕然運，默默然舉，微以意定，則金水自然混融，水火自然升降，如結（桔）槔之呼水，稻花之凝露，忽然一粒，大如黍米，落於黄庭之中，此採鉛投汞之真秘。予不揣鄙陋，掃却旁蹊曲徑，指出一條大路，使人人可行也。

到此之時，意不可散，意散則丹不成矣。紫陽真人曰：真汞生於離，其用却在坎，姹女過南園，手持玉橄欖，正此謂也。日日行之無間斷，無毫髮之差，如是煉之一刻，則一刻之周天；煉之一時，則一時之周天；煉之一日，則一日之周天；煉之百日，則百日之周天，謂之立基。煉之十月，謂之胎仙。功夫至此，身心混沌，與虚空等，不知身之爲我，我之爲身，亦不知神之爲氣，氣之爲神，不規中而自規中，不胎息而自胎息，水不求而自生，火不求而自出，虚室生白，黑地引針，不知其所以然而然，亦不知任之爲督，督之爲任也。

至於六害不除，十少不存，五要不調，雖爲小節之常，終爲大道之累。

何名六害？一曰薄名利，二曰禁聲色，三曰廉貨財，四曰損滋味，五曰屏虚妄，六曰除嫉妬。六者有一，衛生之道遠，而未見其有得也。雖心希玅理，口念真經，咀嚼英華，呼吸景象，不能補其失也。

何名十少？一曰少思，二曰少念，三曰少笑，四曰少言，五曰少飲，六曰少怒，七曰少樂，八曰少愁，九曰少好，十曰少機。夫多思則神散，多念則心勞，多笑則肺腑上翻，多言則氣血虚耗，多飲則傷神損壽，多怒則腠理奔浮，多樂則心神邪蕩，多愁則頭面焦枯，多好則志氣潰散，多機則志慮沉迷，兹乃伐人之生甚於斤斧，蝕人之性猛於豺狼也。

衛生者，戒之哉！

考正穴法

會陰(一名屏翳):兩陰間,任、督、衝三脉所起。督由會陰而行背,任由會陰而行腹,衝由會陰而行足少陰。《銅人》灸三壯。《指微》禁針。

主陰汗,陰頭疼,陰中諸病,前後相引痛,不得大小便,男子陰端寒衝心,竅中熱,皮疼痛,穀道搔癢,久痔相通,女子經水不通,陰門腫痛。卒死者,針一寸補之。溺死者,令人倒拖出水,針補,尿屎出則活。餘不可針。

曲骨:横骨上,中極下一寸,毛際陷中,動脉應手。足厥陰、任脉之會。《銅人》灸七壯,至七七壯,針二寸。《素注》針六分,留七呼。又云針一寸。

主失精,五臟虚弱,虚乏冷極,小腹脹滿,小便淋澁不通,㿉疝,小腹痛,婦人赤白帶下。

中極(一名玉泉,一名氣原):關元下一寸,臍下四寸。膀胱之募。足三陰、任脉之會。《銅人》針八分,留十呼,得氣即瀉,灸百壯,至三百壯止。《明堂》灸不及針,日三七壯。《下經》灸五壯。

主冷氣積聚,時上衝心,腹中熱,臍下結塊,賁豚搶心,陰汗水腫,陽氣虚憊,小便頻數,失精絶子,疝瘕,婦人産後惡露不行,胎衣不下,月事不調,血結成塊,子門腫痛不端,小腹苦寒,陰癢而熱,陰痛,恍惚尸厥,飢不能食,臨經行房羸瘦,寒熱,轉脟(脬)不得尿。婦人斷緒,四度針即有子。

關元:臍下三寸。小腸之募。足三陰、任脉之會。下紀者,關元也。《素注》針一寸二分,留七呼,灸七壯,又云針二寸。《銅人》針八分,留三呼,瀉五吸,灸百壯,止三百壯。《明堂》娠婦禁針,若針而落胎,胎多不出,針外崑崙立出。

主積冷虚乏,臍下絞痛,流入陰中,發作無時,冷氣結塊痛,寒氣入腹痛,失精白濁,溺血七疝,風眩頭痛,轉脬(脬)閉塞,小便不通,黄赤,勞熱,石淋,五淋,泄利,奔豚搶心,臍下結血,狀如覆杯,婦人帶下,月經不通,絶嗣不生,胞門閉塞,脈(胎)漏下血,産後惡露不止。

石門(一名利機,一名精露,一名丹田,一名命門):臍下二寸。三焦募也。《銅人》灸二七壯,止一百壯。《甲乙》針八分,留三呼,得氣即瀉。《千金》針五分。《下經》灸七壯。《素注》針六分,留七呼,婦人禁針、禁灸,犯之絶子。

主傷寒,小便不利,泄利不禁,小腹絞痛,陰囊入小腹,賁豚搶心,腹痛堅硬,卒疝繞臍,氣淋血淋,小便黄,嘔吐血,不食穀,穀不化,水腫,水氣行皮膚,小腹皮敦敦然氣滿,婦人因産惡露不止,結成塊,崩中漏下。

氣海(一名脖胦,一名下肓):臍下一寸半,宛宛中。男子生氣之海。《銅人》針八分,得氣即瀉,瀉後宜補之。可灸百壯。《明下》灸七壯。

主傷寒,飲水過多,腹脹腫,氣喘心下痛,冷病面赤,臟虚氣憊,真氣不足,一切氣疾久不差(瘥),肌體羸瘦,四肢力弱,賁豚七疝,小腸膀胱腎餘,癥瘕結塊,狀如覆杯,腹暴脹,按之不下,臍下冷氣痛,中惡脱陽欲死,陰症卵縮,四肢厥冷,大便不通,小便赤,卒心痛,婦人臨經行房羸瘦,崩中,赤白帶下,月事不調,産後惡露不止,繞臍疞痛,閃着腰疼,小兒遺尿。

浦江鄭義宗患滯下昏仆,目上視,溲注汗泄,脉大,此陰虚陽暴絶,得之病後酒色。丹溪爲灸氣海漸甦,服人參膏數斤愈。

陰交(一名横户):臍下一寸,當膀胱上際。三焦之募,任脉、少陰、衝脉之會。《銅人》針八分,得氣即瀉,瀉後宜補,灸百壯。《明堂》灸不及針,日三七壯,止百壯。

主氣痛如刀攪,腹填(䐜)堅痛,下引陰中,不得小便,兩丸騫,疝痛,陰汗濕癢,腰膝拘攣,臍下熱,鬼擊,鼻出血,婦人血崩,月事不絶,帶下,産後惡露不止,繞臍令痛,絶子,陰癢,賁豚上腹,小兒陷顖。

神闕(一名氣舍):當臍中。《素注》禁針,針之使人臍中惡瘍潰,屎出者死。灸三壯。《銅人》灸百壯。

主中風不省人事,腹中虛冷,[傷敗]臟腑,泄利不止,水腫鼓脹,腸鳴狀如流水聲,腹痛繞臍,小兒奶利不絶,脱肛,風癇,角弓反張。

徐平仲中風不甦,桃源簿爲灸臍中,百壯始甦,不起,再灸百壯。

水分(一名分水):下脘下一寸,臍上一寸,穴當小腸下口。至是而泌别清濁,水液入膀胱,渣滓入大腸,故曰水分。《素注》針一寸。《銅人》針八分,留三呼,瀉五吸。水病灸大良。又云禁針。針之水盡即死。《明堂》水病灸七七壯,止四百壯,針五分,留三呼。《資生》云:不針爲是。

主水病,腹堅腫如鼓,轉筋,不嗜食,腸胃虛脹,繞臍痛冲心,腰脊急强,腸鳴狀如雷聲,上冲心,鬼擊,鼻出血,小兒陷顖。

下脘:建里下一寸,臍上二寸,穴當胃下口,小腸上口,水穀於是入焉。足太陰、任脉之會。《銅人》針八分,留三呼,瀉五吸,灸二七壯,止二百壯。

主臍下厥氣動履堅硬,胃脹羸瘦腹痛,六腑氣寒,穀不轉化,不嗜食,小便赤,痞塊連臍上厥氣動,日漸瘦,脉厥動,翻胃。

建里:中脘下一寸,臍上三寸。《銅人》針五分,留十呼,灸五壯。《明堂》針一寸二分。

主腹脹,身腫,心痛,上氣,腸中疼,嘔逆,不嗜食。

中脘(一名太倉):上脘下一寸,臍上四寸,居心蔽骨與臍之中。手太陽、少陽、足陽明、任脉之會。上紀者，中脘也。胃之募也。《難經》曰：腑會中脘。疏曰：腑病治此。《銅人》針八分，留七呼，瀉五吸，疾出針。灸二七壯，止二百壯。《明堂》日灸二七壯，止四百壯。《素注》針一寸二分，灸七壯。

主五膈，喘息不止，腹暴脹，中惡，脾疼，飲食不進，翻胃，赤白痢，寒癖，氣心疼，伏梁，心下如覆杯，心膨脹，面色痿黄，天行傷寒熱不已，温瘧先腹痛，先瀉，霍亂，瀉出不知，食飲不化，心痛，身寒，不可俛仰，氣發噎。

東垣曰：氣在於腸胃者，取之足太陰、陽明；不下，取三里、章門、中脘。又曰：胃虚而致太陰無所稟者，於足陽明募穴中引導之。

上脘(一名胃脘)：巨闕下一寸，臍上五寸。上脘、中脘屬胃、絡脾。足陽明、手太陽、任脉之會。《素注》、《銅人》針八分，先補後瀉。風癇熱病，先瀉後補，立愈。日灸二七壯，至百壯，未愈倍之。《明下》灸三壯。

主腹中雷鳴相逐，食不化，腹㽲刺痛，霍亂吐利，腹痛，身熱，汗不出，翻胃嘔吐，食不下，腹脹氣滿，心忪驚悸，時嘔血，痰多吐涎，奔豚伏梁二蛊，卒心痛，風癇，熱病，馬黄，黄疸，積聚堅大如盤，虚勞吐血，五毒疰不能食。

巨闕：鳩尾下一寸。心之募。《銅人》針六分，留七呼，得氣即瀉。灸七壯，止七七壯。

主上氣欬逆，胸滿短氣，背痛胸痛，痞塞，數種心痛，冷痛，蛔虫痛，蠱毒猫鬼，胸中痰飲，先心痛，先吐，霍亂不識人，驚悸，腹脹暴痛，恍惚不止，吐逆不食，傷寒煩心，喜嘔發狂，少氣腹痛，黄疸，急疸，急疫，咳嗽，狐疝，小腹脹噫，煩熱，鬲(膈)中不利，五臟氣相干，卒心痛，尸厥。妊娠子上衝心，昏悶，刺巨闕，下針令人立甦不悶；次補合谷，瀉三陰交，胎應針而落，如子手掬心，生下手有針痕，頂母心向前，人中有針痕，向後枕骨有針痕，是驗。

按《十四經發揮》云：凡人心下有膈膜，前齊鳩尾，後齊十一椎，周圍着脊，所以遮隔濁氣，不使上薰心肺，是心在膈上也。難產之婦，若子上衝，至膈則止。況兒腹中，又有衣胞裹之，豈能破膈掬心哉？心爲一身之主，神明出焉，不容小有所犯，豈有被衝掬而不死哉？蓋以其上衝近心，故云爾，如胃脘痛曰心痛之類是也。學者不可以辭害意。

鳩尾（一名尾翳，一名䯏骬）：在兩岐骨下一寸。曰鳩尾者，言其骨垂下如鳩尾形。［任］脉之别。《銅人》禁灸，灸之令人少心力，大妙手方針，不然針取氣多，令人夭。針三分，留三呼，瀉五吸，肥人倍之。《明堂》灸三壯。《素注》不可刺灸。

主息賁，熱病，偏頭痛，引目外眥，噫喘，喉鳴，胸滿，欬嘔，喉痺，咽腫，水漿不下，癲癇狂走，不擇言語，心中氣悶，不喜聞人語，欬唾血，心驚悸，精神耗散，少年房勞，短氣少氣。

又《靈樞經》云：膏之原，出於鳩尾。

中庭：膻中下一寸六分陷中。《銅人》灸五壯，針三分。《明堂》灸三壯。

主胸脇支滿，噎塞，食飲不下，嘔吐食出，小兒吐奶。

膻中（一名元兒）：玉堂下一寸六分，横量兩乳間陷中，仰而取之。足太陰、少陰、手太陽、少陽、任脉之會。《難經》曰：氣會亶（膻）中。疏曰：氣病治此。灸五壯。《明堂》灸七壯，止二七壯，禁針。

主上氣短氣，欬逆，噎氣，鬲氣，喉鳴，喘嗽不下食，胸中如塞，心胸痛，風痛，咳嗽，肺癰，唾膿，嘔吐涎沫，婦人乳汁少。

玉堂(一名玉英):紫宮下一寸六分陷中。《銅人》灸五壯,針三分。

主胸膺疼痛,心煩欬逆,上氣,胸滿不得息,喘急,嘔吐寒痰。

紫宮:華蓋下一寸六分陷中,仰面取之。《銅人》灸五壯,針三分。《明下》灸七壯。

主胸脇支滿,胸膺骨痛,飲食不下,嘔逆上氣,煩心,欬逆吐血,唾如白膠。

華蓋:璇璣下一寸六分陷中,仰面取之。《銅人》針三分,灸五壯。《明下》灸三壯。

主喘急上氣,欬逆哮嗽,喉痺咽腫,水漿不下,胸脇支滿痛。

璇璣:天突下一寸六分陷中,仰頭取之。《銅人》灸五壯,針三分。

主胸脇支滿痛,欬逆上氣,喉鳴喘不能言,喉痺咽癰,水漿不下,胃中有積。

天突(一名天瞿):在頸結喉下四寸宛宛中。陰維、任脉之會。《銅人》針五分,留三呼,得氣即瀉,灸亦得,不及針。若下針當直下,不得低手,即五臟之氣,傷人短壽。《明堂》灸五壯,針一分。《素注》針一寸,留七呼,灸三壯。

主面皮熱,上氣欬逆,氣暴喘,咽腫咽冷,聲破,喉中生瘡,喉猜猜喀膿血,瘖不能言,身寒熱,頸腫,哮喘,喉中翕翕如水鷄聲,胸中氣梗梗,俠舌縫青脉,舌下急,心與背相控而痛,五噎,黄疸,醋心,多唾,嘔吐,癭瘤。

許氏曰:此穴一針四效。凡下針後良久,先脾磨食,覺針動爲一效;次針破病根,腹中作聲爲二效;次覺流入膀胱爲三效;然後覺氣流行,入腰後腎堂間,爲四效矣。

廉泉(一名舌本):頸下結喉上中央,仰面取之。陰維、任脉之會。《素注》低針取之,針一寸,留七呼。《銅人》灸三壯,針三分,得氣即瀉。

《明堂》針二分。

主咳嗽上氣，喘息，嘔沫，舌下腫難言，舌根縮急不食，舌縱涎出，口瘡。

承漿(一名懸漿)：唇稜下陷中，開口取之。大腸脉、胃脉、督脉、任脉之會。

《素注》針二分，留五呼，灸三壯。《銅人》灸七壯，止七七壯。《明堂》針三分，得氣即瀉，留三呼，徐徐引氣而出。日灸七壯，過七七停四五日後，灸七七壯。若一向不灸，恐足陽明脉斷，其病不愈，停息復灸，令血脉通宣，其病立愈。

主偏風，半身不遂，口眼喎斜，面腫消渴，口齒疳蝕生瘡，暴瘖不能言。

督脉圖

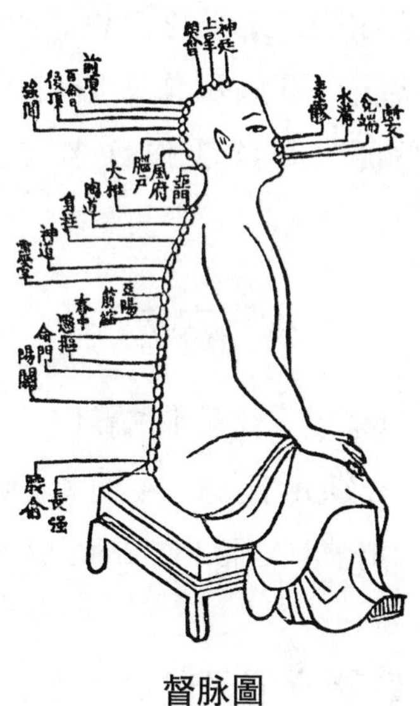

督脉圖

督脉經穴歌

督脉中行二十七，長强、腰俞、陽關密。命門、懸樞接脊中，筋縮、至陽、靈臺逸。神道、身柱、陶道長，大椎平肩二十一。啞門、風府、腦户深，强間、後頂、百會率。前頂、顖會、上星圓，神庭、素髎、水溝窟。兑端開口唇中央，齗交唇内任督畢（二十七穴）。

此經不取井滎俞合也。

脉起下極之腧，並於脊裏，上至風府，入腦上巔，循額至鼻柱，屬陽脉之海。以人之脉絡，周流於諸陽之分，譬猶水也，而督脉則爲之都綱，故名曰海焉。用藥難拘定法，針灸貴察病源。

要知任督二脉一功，元將四門外閉，兩目内觀。默想黍米之珠，權作黄庭之主。却乃徐徐嚥氣一口，緩緩納入丹田，冲起命門，引督脉過尾閭，而上升泥丸；追動性元，引任脉降重樓，而下返氣海。二脉上下，旋轉如圓；前降後升，絡繹不絶。心如止水，身似空壺，即將穀道輕提，鼻息漸閉。倘或氣急，徐徐嚥之；若乃神昏，勤加注想。意倦放參，久而行之，關竅自開，脉絡流通，百病不作。廣成子曰：丹竈河車休矻矻，此之謂也。督任原是通真路，丹經設作許多言。予今指出玄機理，但願人人壽萬年。

考正穴法

長强（一名氣之陰郄，一名橛骨）：脊骶骨端計（下）三分，伏地取之。足少陰、少陽之會。督脉絡，别走任脉。《銅人》針三分，轉針以大痛爲度。灸不及針，日灸三十壯，止二百壯，此痔根本。《甲乙》針二分，留七呼。《明堂》灸五壯。

主腸風下血，久痔瘻，腰脊痛，狂病，大小便難，頭重，洞泄，五淋，疳蝕下部,小兒顖陷,驚癇瘈瘲,嘔血,驚恐失精,瞻視不正。慎冷食、房勞。

腰腧(一名背解,一名髓孔,一名腰柱,一名腰户):二十一椎下宛宛中,以挺身伏地、舒身、兩手相重支額,縱四體,後乃取其穴。《銅人》針八分,留三呼,瀉五吸。灸七壯,至七七壯。慎房勞、舉重强力。《明堂》灸三壯。

主腰胯腰脊痛,不得俛仰,温瘧汗不出,足痺不仁,傷寒,四肢熱不已,婦人月水閉,溺赤。

陽關:十六椎下,坐而取之。《銅人》針五分,灸三壯。

主膝外不可屈伸,風痺不仁,筋攣不行。

命門(一名屬累):十四椎下,伏而取之。《銅人》針五分,灸三壯。

主頭痛如破,身熱如火,汗不出,寒熱痎瘧,腰腹相引,骨蒸五臟熱,小兒發癇,張口摇頭,身反折角弓。

懸樞:十三椎下,伏而取之。《銅人》針三分,灸三壯。

主腰脊强不得屈伸,積氣上下行,水穀不化,下利,腹中留疾(積)。

脊中(一名神宗,一名脊俞):十一椎下,俛而取之。《銅人》針五分,得氣即瀉。禁灸,灸之令人腰傴僂。

主風癇癲邪,黄疸,腹滿不嗜食,五痔便血,温病,積聚,下利,小兒脱肛。

筋縮:九椎下,俛而取之。《銅人》針五分,灸三壯。《明下》灸七壯。

主癲疾狂走,脊急强,目轉反戴,上視,目瞪,癇病多言,心痛。

至陽:七椎下,俛而取之。《銅人》針五分,灸三壯。《明下》灸七壯。

主腰脊痛,胃中寒氣不能食,胸脇支滿,身羸瘦,背中氣上下行,腹中鳴,寒熱解㑊,淫濼脛痠,四肢重痛,少氣難言,卒疰忤攻心胸。

靈臺:六椎下,俛而取之。《銅人》缺治病。見《素問》。今俗灸之,以治氣喘不能卧,火到便愈。禁針。

神道:五椎下,俛而取之。《銅人》灸七七壯,止百壯,禁針。《明下》灸三壯,針五分。《千金》灸五壯。

主傷寒發熱,頭痛,進退往來,痎瘧,恍惚,悲愁健忘,驚悸,失欠,牙車蹉,張口不合。小兒風癇,瘈瘲,可灸七壯。

身柱:三椎下,俛而取之。《銅人》針五分,灸七七壯,止百壯。《明堂》灸五壯。《下經》灸三壯。

主腰脊痛,癲病狂走,瘈瘲,怒欲殺人,身熱,妄言見鬼,小兒驚癇。

《難經》云:治洪長伏三脉,風癇發狂,惡人與火,灸三椎、九椎。

陶道:一椎下,俛而取之。足太陽、督脉之會。《銅人》灸五壯,針五分。

主痎瘧寒熱,洒淅脊强,煩滿,汗不出,頭重,目瞑,瘈瘲,恍惚不樂。

大椎:一椎上,陷者宛宛中。手足三陽、督脉之會。《銅人》針五分,留三呼,瀉五吸,灸以年爲壯。

主肺脹脇滿,嘔吐上氣,五勞七傷,乏力,温瘧痎瘧,氣注背膊拘急,頸項强不得回顧,風勞食氣、骨熱,前板齒燥。

仲景曰:太陽與少陽併病,頸項强痛或眩冒,時如結胸,心下痞硬者,當刺大椎第一間。

瘂門(一名舌厭,一名舌横,一名瘖門):項後入髮際五分,項中央宛宛中,仰頭取之。督脉、陽維之會。入繫舌本。《素注》針四分。《銅人》針二分,可繞針八分,留三呼,瀉五吸,瀉盡更留針取之。禁灸,灸之令人瘂。

主舌急不語，重舌，諸陽熱氣盛，衄血不止，寒熱風瘂，脊强反折，瘈瘲，癲疾，頭重風汗不出。

風府(一名舌本)：項後入髮際一寸，大筋内宛宛中，疾言其肉立起，言休立下。足太陽、督脉、陽維之會。《銅人》針三分，禁灸，灸之使人失音。《明堂》針四分，留三呼。《素注》針四分。

主中風，舌緩不語，振寒汗出，身重惡寒，頭痛，項急不得回顧，偏風半身不遂，鼻衄，咽喉腫痛，傷寒，狂走欲自殺，目妄視，頭中百病，馬黄，黄疸。

《瘧論》曰：邪客於風府，循膂而下，衛氣一日夜大會於風府，明日日下一節，故其作晏，每至於風府，則腠理開；腠理開，則邪氣入；邪氣入，則病作，以此日作稍益晏也。其出於風府，日下一節，二十五日下至骶骨，二十六日入於脊内，故日作益晏也。

昔魏武帝患風傷項急，華佗治此穴得效。

腦户(一名合顱)：枕骨上，强間後一寸半。足太陽、督脉之會。《銅人》禁灸，灸之令人瘂。《明堂》針三分。《素注》針四分。《素問》刺腦户，入腦立死。

主面赤目黄，面痛，頭重腫痛，癭瘤。此穴針灸俱不宜。

强間(一名大羽)：後頂後一寸半。《銅人》針二分，灸七壯。《明堂》灸五壯。

主頭痛目眩，腦旋煩心，嘔吐涎沫，項强左右不得回顧，狂走不卧。

後頂(一名交衝)：百會後一寸半，枕骨上。《銅人》灸五壯，針二分，《明堂》針四分。《素注》針三分。

主頭項强急，惡風寒，風眩，目䀮䀮，額顱上痛，歷節汗出，狂走癲疾不卧，癇發瘈瘲，頭偏痛。

百會(一名三陽，一名五會，一名巔上，一名天滿)：前頂後一寸五分，頂中央旋毛中，可容豆，直兩耳尖。性理北溪陳氏曰：略退些子，猶天之極星居北。手足三陽、督脉之會。《素注》針二分。《銅人》灸七壯，止七七壯。凡灸頭頂，不得過七壯，緣頭頂皮薄，灸不宜多。針二分，得氣即瀉。又《素注》針四分。

主頭風中風，言語謇（蹇）澁，口噤不開，偏風半身不遂，心煩悶，驚悸健忘，忘前失後，心神恍惚，無心力，痎瘧，脱肛，風癇，青風，心風，角弓反張，羊鳴多哭，語言不擇，發時即死，吐沫，汗出而嘔，飲酒面赤，腦重鼻塞，頭痛目眩，食無味，百病皆治。

虢太子尸厥，扁鵲取三陽五會，有間，太子甦。唐高宗頭痛，秦鳴鶴曰：宜刺百會出血。武后曰：豈有至尊頭上出血之理？已而刺之，微出血，立愈。

前頂：顖會後一寸半，骨間陷中。《銅人》針一分，灸三壯，止七七壯。《素注》針四分。

主頭風目眩，面赤腫，水腫，小兒驚癇，瘈瘲，發即無時，鼻多清涕，頂腫痛。

顖會：上星後一寸陷中。《銅人》灸二七壯，至七七壯。初灸不痛，病去即痛，痛止灸。若是鼻塞，灸至四日漸退，七日頓愈。針二分，留三呼，得氣即瀉。八歲以下不可針，緣顖門未合，刺之恐傷其骨，令人夭。《素注》針四分。

主腦虚冷，或飲酒過多，腦疼如破，衄血，面赤暴腫，頭皮腫，生白屑風，頭眩，顔青目眩，鼻塞不聞香臭，驚悸，目戴上，不識人。

上星（一名神堂）：神庭後，入髮際一寸陷中，容豆。《素注》針三分，留六呼，灸五壯。《銅人》灸七壯。以細三稜針，宣泄諸陽熱氣，無令上衝頭目。

主面赤腫，頭風，頭皮腫，面虚，鼻中息肉，鼻塞頭痛，痎瘧振寒，熱病汗不出，目眩，目睛痛不能遠視，口鼻出血不止。不宜多灸，恐拔氣上，令人目不明。

神庭：直鼻上，入髮際五分。足太陽、督脉之會。《素注》灸三壯。《銅人》灸二七壯，止七七壯。禁針，針則發狂，目失睛。

主登高而歌，棄衣而走，角弓反張，吐舌，癲疾風癇，目上視不識人，頭風目眩，鼻出清涕不止，目淚出，驚悸不得安寢，嘔吐煩滿，寒熱頭痛，喘渴。

岐伯曰：凡欲療風，勿令灸多，緣風性輕，多即傷，惟宜灸七壯，至三七壯止。張子和曰：目腫、目翳，針神庭、上星、顖會、前頂，翳者可使立退，腫者可使立消。

素髎（一名面正）：鼻柱上端準頭。此穴諸方闕治。《外臺》不宜灸，針一分。《素注》針三分。

主鼻中息肉不消，多涕，生瘡鼻窒，喘息不利，鼻喎噼，衄衂。

水溝（一名人中）：鼻柱下，溝中央，近鼻孔陷中。督脉、手足陽明之會。《素注》針三分，留六呼，灸三壯。《銅人》針四分，留五呼，得氣即瀉，灸不及針，日灸三壯。《明堂》日灸三壯，至二百壯。《下經》灸五壯。

主消渴，飲水無度，水氣遍身腫，失笑無時，癲癇，語不識尊卑，乍哭乍喜，中風口噤，牙關不開，面腫唇動，狀如虫行，卒中惡，鬼擊，喘渴，目不可視，黄疸馬黄，瘟疫，通身黄，口喎噼。灸不及針，艾炷小雀糞大。水面腫，針此一穴，出水盡即愈。

兑端：唇上端。《銅人》針二分，灸三壯。

主癲疾吐沫，小便黄，舌乾消渴，衂血不止，唇吻强，齒齦痛，鼻塞，痰涎，口噤鼓頷。炷如大麥。

齗交：唇内，齒上齦縫中。任、督、足陽明之會。《銅人》針三分，灸三壯。

主鼻中息肉，蝕瘡，鼻塞不利，額頞中痛，頸項强，目淚眵汁，牙疳腫痛，内眥赤癢痛，生白翳，面赤心煩，馬黄黄疸，寒暑瘟疫。小兒面瘡癬，久不除，點烙亦佳。

督任要穴圖　楊氏

督脉

人病脊膂强痛，癲癇，背心熱，狂走，鬼邪，目痛，大椎骨痠疼，斯迺督脉起於下極，並脊上行風府，起於尾閭，而生是病。

可刺督脉人中穴。鼻柱下近孔陷中，針四分，灸亦可，不及針，昏暈及癲狂者甚效。

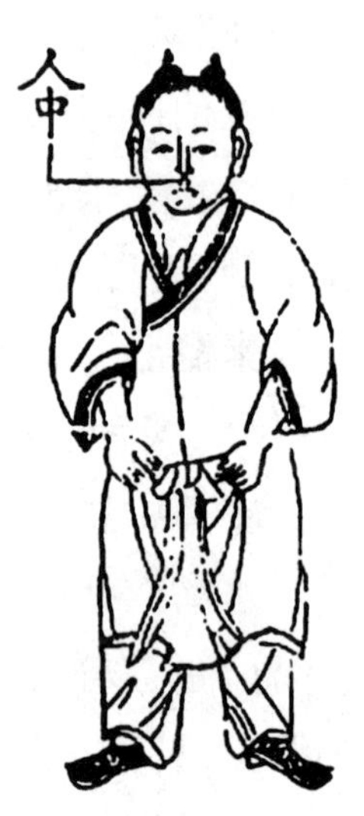

督脉

任脉

人病七疝八瘕，寒温不調，口舌生瘡，頭項强痛，斯迺任脉起於中極下，上毛，循腹，到關元，直至咽喉天突，過承漿，而生是病。

可刺任脉承漿穴，在髭間陷中，刺入同身寸三分，灸七壯，止七七壯。

奇經八脉歌　《醫經小學》

督脉起自下極腧，並于脊裏上風府。過腦額鼻入齗交，爲陽脉海都綱要。

任脈起于中極底，上腹循喉承漿裏。陰脈之海妊所謂。

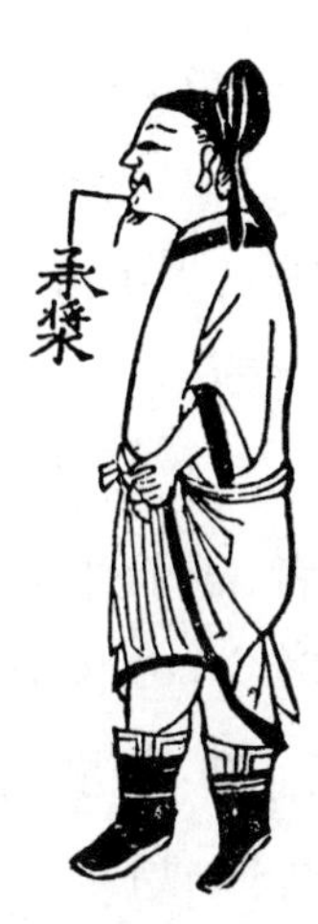

任脈

衝脈出胞循脊中，從腹會咽絡口唇。女人成經爲血室，脉並少陰之腎經。與任督本於陰會，三脈並起而異行。

陽蹻起自足跟裏，循外踝上入風池。

陰蹻内踝循喉嗌，本足陰陽脉别支。

諸陰交起陰維脉，發足少陰築賓郄。

諸陽會起陽維脉，太陽之郄金門穴。

帶脈周迴季脇間，會於維道足少陽。所謂奇經之八脈，維繫諸經乃順常。

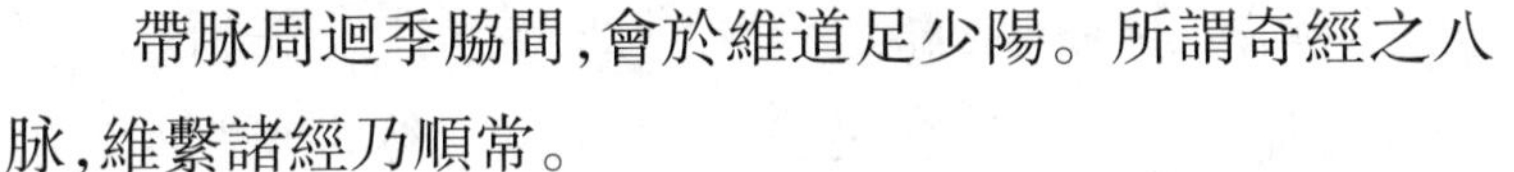

奇經八脈 《節要》

督脉者，起於少腹以下，骨中央；女子入繫廷孔，其孔溺孔之端也。其絡循陰器，合篡間，繞篡後，别繞臀，至少陰，與巨陽中絡者合少陰，上股内後廉，貫脊，屬腎；與太陽起于目内眥，上額，交巔上，入絡腦，還出别下項，循肩膊内，俠脊抵腰中，入循膂，絡腎，其男子循莖下至篡，與女子等。其少腹直上者，貫臍中央，上貫心，入喉，上頤環唇，上繫兩目之下中央。

督脉起于下極之腧，並于脊裏，上至風府，入腦上巔，循額至鼻柱，屬陽脉之海。其爲病也，脊强而厥。凡二十七穴，穴見前。

任脉與衝脉，皆起于胞中，循脊裏，爲經絡之海。其浮而外者，循腹上行，會于咽喉，别而絡唇口。血氣盛，則肌肉熱。血獨盛，則滲灌皮膚生毫毛。婦人有餘于氣，不足于血，以其月事數下，任衝並傷故也。任衝之交脉,不營于唇口,故髭鬚不生。

任脉起于中極之下,以上毛際,循腹裏,上關元,至喉咽,屬陰脉之海。其爲病也,苦内結,男子爲七疝,女子爲瘕聚。凡二十四穴,穴見前。

衝脉者,與任脉皆起于胞中,上循脊裏,爲經絡之海。其浮於外者,循腹上行,會于咽喉,别而絡唇口。故曰衝脉者,起于氣衝,並足少陰之經,俠臍上行,至胸中而散。其爲病也,令人逆氣而裏急。《難經》則曰:並足陽明之經。以穴考之,足陽明俠臍左右各二寸而上行。足少陰俠臍左右各一寸而上行。《針經》所載,衝任與督脉,同起于會陰,其右(在)腹也,行乎幽門、通谷、陰都、石關、商曲、肓俞、中柱(注)、四滿、氣穴、大赫、横骨,凡二十二穴,皆足少陰之分也。然則衝脉,並足少陰之經,明矣。

幽門(巨闕旁)　通谷(上脘旁)　陰都(通谷下)

石關(陰都下)　商曲(石關下)　肓俞(商曲下)

中注(肓俞下)　四滿(中注下)　氣穴(四滿下)

大赫(氣穴下)　横骨(大赫下)

帶脉者,起於季脇,迴身一周。其爲病也,腹滿,腰溶溶如坐水中。其脉氣所發,正名帶脉,以其迴身一周如帶也。又與足少陽會於帶脉、五樞、維道。此帶脉所發,凡六穴。

帶脉(季脇下一寸八分)　五樞(帶脉下三寸)　維道(章門下五寸三分)

陽蹻脉者,起於跟中,循外踝上行,入風池。其爲病也,令人陰緩而陽急。兩足蹻脉,本太陽之别,合於太陽,其氣上行,氣并相還則爲濡目,氣不營則目不合。男子數其陽,女子數其陰,當數者爲經,不當數者爲絡也。蹻脉長八尺。所發之穴,生於申脉,本於僕參,郄于附陽,與足少陽會於居髎,又與手陽明會於肩髃及巨骨,又與手太陽、陽維會於臑俞，又與手足陽明會於地倉及巨髎，又與任脉、足陽明會於承泣。凡二十穴。

申脉（外踝下）　僕參（跟骨下）　附陽（外跟上）　居髎（章門下）

肩髃（肩端）　巨骨（肩端）　臑俞（肩髃後甲骨上廉）

地倉（口吻旁）　巨髎（鼻兩旁）　承泣（目下七分）

陰蹻脉者，亦起于跟中，循内踝上行，至咽喉，交貫衝脉。其爲病也，令人陽緩而陰急。故曰蹻脉者，少陰之别，起於然谷之後，上内踝之上，直上陰，循陰股入陰，上循胸裏，入缺盆，上出人迎之前，入鼻，屬目内眥，合於太陽。女子以之爲經，男子以之爲絡。兩足蹻脉，長八尺，而陰蹻之郄在交信，陰蹻病者取此。凡四穴。

照海（足内踝下）　交信（内踝上）

陽維脉者，維於陽，其脉起於諸陽之會，與陰維皆維絡於身。若陽不能維於陽，則溶溶不能自收持。其脉氣所發，别於金門，郄於陽交，與手太陽及陽蹻脉會於臑俞，又與手少陽會於臑會，又與手足少陽會於天髎，又與手足少陽、足陽明會於肩井。其在頭也，與足少陽會於陽白，上於本神及臨泣、目窓，上至正營、承靈，循於腦空，下至風池、日月。其與督脉會，則在風府及啞門。其爲病也，苦寒熱。凡三十二穴。

金門（足外踝下）　陽交（外踝上）　臑俞（肩後甲上）　臑會（肩前廉）

天髎（缺盆上）　肩井（肩頭上）　陽白（眉上）　本神（曲差旁）

臨泣（目上）　目窓（臨泣後）　正營（目窓後）　承靈（正營後）

腦空（承靈後）　風池（腦空下）　日月（期門下）　風府　啞門

陰維脉者，維於陰，其脉起于諸陰之交，若陰不能維于陰，則悵然失志。其脉氣所發，陰維之郄，名曰築賓，與足太陰會於腹哀、大横，又與足太陰、厥陰會於府舍、期門，與任脉會於天突、廉泉。其爲病也，苦心痛。凡一十二穴。

築賓(内踝上)　腹哀(日月下)　大横(腹哀下)　府舍(腹結下)
期門(乳下)　天突(結喉下)　廉泉(結喉上)

十五絡脉歌 《醫經小學》

人身絡脉一十五,我今逐一從頭舉。手太陰絡爲列缺,手少陰絡即通里。手厥陰絡爲内關,手太陽絡支正是。手陽明絡偏歷當,手少陽絡外關位。

足太陽絡號飛揚,足陽明絡豐隆記。足少陽絡爲光明,足太陰絡公孫寄。足少陰絡名大鍾,足厥陰絡蠡溝配。

陽督之絡號長强,陰任之絡爲屏翳。脾之大絡爲大包,十五絡名君須記。

十五絡脉穴辯 《醫統》

十五絡脉者,十二經之别絡,而相通焉者也。其餘三絡,爲任督二脉之絡、脾之大絡,總統陰陽諸絡,灌溉于臟腑者也。《難經》謂三絡爲陽蹻、陰蹻二絡,常考之,無穴可指,且二蹻亦非十四經之正也。《針灸節要》以爲任絡曰屏翳,督絡曰長强,誠得《十四經發揮》之正理。加以脾之大絡曰大包,此合十五絡也。

十五絡脉 《節要》

手太陰之别絡,名曰列缺。起于腕上分間,並太陰之經,直入掌中,散入魚際。其病實則手鋭掌熱,瀉之;虚則欠劫,小便遺數,補之。

去腕寸半,别走陽明也。

手少陰之别絡,名曰通里。去腕一寸,别走太陽,循經入于心中,繫舌本,屬目系。實則支膈,瀉之;虚則不能言,補之。

手厥陰之别絡,名曰内關。去掌二寸兩筋間,别走少傷(陽),循經上繫於心包絡心系。實則心痛,瀉之;虚則頭强,補之。

手太陽之别絡,名曰支正。上腕五寸,别走少陰。其别者,上走肘,絡肩髃。實則節弛肘廢,瀉之;虚則生疣,小者如指痂疥,補之。

手陽明之别絡,名曰偏歷。去腕三寸,别走太陰。其别者,上循臂,乘肩髃,上曲頰偏齒。其别者入耳,合于宗脉。實則齲聾,瀉之;虚則齒寒痺隔,補之。

手少陽之别絡,名曰外關。去腕二寸,外繞臂,注胸中,别走手厥陰。實則肘攣,瀉之;虚則不收,補之。

足太陽之别絡,名曰飛揚。去踝七寸,别走少陰。實則鼽窒,頭背痛,瀉之;虚則鼽衄,補之。

足少陽之别絡,名曰光明。去踝五寸,别走厥陰,下絡足跗。實則厥,瀉之;虚則痿躄,坐不能起,補之。

足陽明之别絡,名曰豐隆。去踝八寸,别走太陰。其别者,循脛骨外廉,上絡頭項,合諸經之氣,下絡喉嗌。其病氣逆則喉痺,卒瘖。實則狂癲,瀉之;虚則足不收,脛枯,補之。

足太陰之别絡,名曰公孫。去本節之後一寸,别走陽明。其别者,入絡腸胃。厥氣上逆則霍亂。實則腸中切痛,瀉之;虚則鼓脹,補之。

足少陰之别絡,名曰大鍾。當踝後繞跤〔跟〕,别走太陽。其别者,並經上走于心包下,外貫腰脊。其病氣逆煩悶,實則閉癃,瀉之;虚則腰痛,補之。

足厥陰之别絡,名曰蠡溝。去内踝五寸,别走少陽。其别者,徑脛上睾,結于莖。其病氣逆則睾腫,卒疝。實則挺長,瀉之;虚則暴癢,補之。

任脉之别絡,名曰屏翳。上鳩尾,散于腹。實則腹皮痛,瀉之;虚則癢搔,補之。

督脉之别絡,名曰長强。俠膂上項,散頭上,下當肩脾(胛)左右,别走任脉,入貫膂。實則脊强,瀉之;虚則頭重高摇,補之。

脾之大絡,名四(曰)大包。出淵液下三寸,布胸脇。實則身盡痛,瀉之;虚則百節盡皆縱,補之。

凡此十五絡者,實則必見,虚則必下,視之不見,求之上下。人經不同,絡脉異所别也。

十二經筋 《節要》

足太陽之筋,起于足小指,上結于踝,斜上結于膝;其下循足外側,結于踵,上循跟,結于膕。其别者,結于腨外,上膕中内廉,與膕中並上,結於臀,上俠脊上項;其支者,别入結于舌本;其直者,結于枕骨,上頭,下額,結于鼻;其支者,爲目上網,下結于頄;其支者,從腋後外廉結于肩髃;其支者,入腋下,上出缺盆,上結于完骨;其支者,出缺盆,斜上,出于頄。其病小指支跟踵痛,膕攣,脊反折,項筋急,肩不舉,腋支缺盆中紐痛,不可左右摇。治在燔針刼刺,以知爲數,以痛爲輸,名曰仲春痺也。

足少陽之筋,起于小指次指,上結外踝,上循脛外廉,結于膝外廉;其支者,别起外輔骨,上走髀,前者結于伏兔之上,後者結于尻;其直者,上乘䏚季脇,上走腋前廉,繫于膺乳,結于缺盆;直者,上出腋,貫缺盆，出太陽之前，循耳後，上額角，交巔上，下走頷，上結於頄；支者，結于目眥爲外維。其病小指次指支轉筋，引膝外轉筋，膝不可屈伸，膕筋急，前引髀，後引尻，即上乘胠季脇痛，上引缺盆、膺乳，頸維筋急。從左之右，右目不開，上過右角，並蹻脉而行，左絡于右，故傷左角，右足不用，命曰維筋相交。治在燔針刦刺，以知爲數，以痛爲輸，名曰孟春痺也。

足陽明之筋，起于中三指，結于跗上，斜外上加于輔骨，上結于膝外廉，直上結于髀樞，上循脇屬脊；其直者，上循骭，結于髀；其支者，結于外輔骨，合少陽；其直者，上循伏兔，上結于髀，聚于陰器，上腹而布，至缺盆而結，上頸，上俠口，合于頄，下結于鼻，上合于太陽，太陽爲目上綱，陽明爲目下綱；其支者，從頰結于耳前。其病足中指支脛轉筋，脚跗堅，伏兔轉筋，髀前腫，㿉疝，腹筋急，引缺盆及頰，卒口僻，急者目不合，熱則筋縱，目不開，頰筋有寒，則急，引頰移口，有熱則筋弛縱，緩不勝收，故僻。治之以馬膏，膏其急者，以白酒和桂以塗其緩者，以桑鈎鈎之，即以生桑灰置之坎中，高下以坐等，以膏熨急頰，且飲美酒，噉美炙肉；不飲酒者，自强也，爲之三拊而已。治在燔針刦刺，以知爲數，以痛爲輸，名曰季春痺也。

足太陰之筋，起于大指之端内側，上結于内踝；其直者，絡于膝内輔骨，上循陰股，結于髀，聚于陰器，上腹結于臍，循腹裏，結于肋，散于胸中；其内者，着于脊。其病足大指支内踝痛，轉筋痛，膝内輔骨痛，陰股引髀而痛，陰器紐痛，下引臍兩脇痛，引膺中脊内痛。治在燔針刦刺，以知爲數，以痛爲輸，名曰孟秋痺也。

足少陰之筋，起于小指之下，並足太陰之筋，斜走内踝之下，結于踵，與太陽之筋合，而上結于内輔之下，並太陰之筋而上，循陰股，結于陰器，循脊内，俠膂，上至項，結于椀〔枕〕骨，與足太陽之筋合。其病足下轉筋,及所過而結者,皆痛及轉筋。病在此者,主癇瘈及痓,在外者不能俛,在内者不能仰。故陽病者,腰反折不能俛,陰病者不能仰。治在燔針刼刺,以知爲數,以痛爲輸。在内者,熨引飲藥,此觔(筋)折紐,紐發數甚者死人(不)治,名曰仲秋痺也。

足厥陰之筋,起于大指之上,上結于内踝之前,上循脛,上結内輔之下,上循陰股,結于陰器,絡諸筋。其病足太(大)指支内踝之前痛,内輔痛,陰股痛轉筋,陰器不用,傷于内則不起,傷于寒則陰縮入,傷于熱則縱挺不收,治在行水清陰氣。其病轉筋者,治在燔針刼刺,以知爲數,以痛爲輸,名曰季秋痺也。

手太陽之筋,起于小指之上,結于腕,上循臂内廉,結于肘内鋭骨之後,彈之應小指之上,入結于腋下;其支者,後走腋後廉,上遶肩胛,循頸,出走太陽之前,結于耳後完骨;其支者,入耳中;直者,出耳上,下結于頷,上屬目外眥。其病小指支肘内鋭骨後廉痛,循臂陰,入腋下,腋下痛,腋後廉痛,遶肩胛引頸而痛,應耳中鳴痛引頷,目瞑良久乃得視,頸筋急,則爲筋瘻頸腫。寒熱在頸者,治在燔針刼刺之,以知爲數,以痛爲輸。其爲腫者,復而鋭之。本支者,上曲牙,循耳前,屬目外眥,上頷,結于角,其病當所過者支轉筋。治在燔針刼刺,以知爲數,以痛爲輸,名曰仲夏痺也。

手少陽之筋,起于小指次指之端,結于腕中,循臂,結于肘,上遶臑外廉,上肩,走頸,合手太陽;其支者,當曲頰入繫舌本;其支者,上曲牙,循耳前,屬目外眥,上乘頷,結于角。其病當所過者,即支轉筋,舌捲。治在燔針刼刺,以知爲數,以痛爲輸,名曰季夏痺也。

手陽明之筋,起于大指次指之端,結于腕上,循臂,上結于肘外,上臑,結于髃;其支者,遶肩胛,俠脊;直者,從肩髃上頸;其支者,上頰,結于頄;直者,上出手太陽之前,上左角,絡頭,下右頷。其病當所過者,支痛及轉筋,肩不舉,頸不可左右視。治在燔針刼刺,以知爲數,以痛爲輸,名曰孟夏痺也。

手太陰之筋,起于大指之上,循指上行,結于魚後,行寸口外側,上循臂,結肘中,上臑内廉,入腋下,出缺盆,結肩前髃,上結缺盆,下結胸裹,散貫賁,合賁下抵季脇。其病當所過者,支轉筋,痛甚成息賁,脇急吐血。治在燔針刼刺,以知爲數,以痛爲輸,名曰仲冬痺也。

手厥陰之筋,起于中指,與太陰之筋並行,結于肘内廉,上臂陰,結腋下,下散前後俠脇;其支者,入腋,散胸中,結于臂。其病當所過者,支轉筋前及胸痛息賁。治在燔針刼刺,以知爲數,以痛爲輸,名曰孟冬痺也。

手少陰之筋,起于小指之内側,結于鋭骨,上結肘内廉,上入腋,交太陰,俠乳裹,結于胸中,循臂下繫于臍。其病内急心承伏梁,下爲肘網。其病當所過者,支轉筋,筋痛。治在燔針刼刺,以知爲數,以痛爲輸。其承伏梁唾血膿者,死不治。經筋之病,寒則反折筋急,熱則筋弛縱不收,陰痿不用。陽急則反折,陰急則俛不伸。焠刺者,刺寒急也,熱則筋縱不收,無用燔針,名曰季冬痺也。

足之陽明,手之太陽,筋急則口目爲噼,眥急不能卒視,治皆如右方也。

五臟募穴　《聚英》

中府(肺募)　巨闕(心募)　期門(肝募)　章門(脾募)　京門(腎募)

按《難經》云:陽病行陰,故令募在陰(腹曰陰,募皆在腹)。

東垣曰:凡治腹之募,皆爲原氣不足,從陰引陽,勿悮也。

又曰:六淫客邪,及上熱下寒,筋骨皮肉血脉之病,錯取于胃之合,及諸腹之募者,必危。

五臟俞穴(俞,猶委輸之輸,言經氣由此而輸于彼也)

肺俞(三椎下各開寸半)　心俞(五椎下各開寸半)　肝俞(九椎下各開寸半)　脾俞(十三椎下各開寸半)　腎俞(十四椎下各開寸半)

按《難經》云:陰病行陽,故令俞在陽(背曰陽,俞皆在背)。

東垣曰:天外風寒之邪,乘中而入,在人之背上,腑俞臟俞,是人之受天外風邪。亦有二說,中于陽則流于經。此病始于外寒,終歸外熱,收治風寒之邪,治其各臟之俞。

八會

腑會中脘　臟會章門　筋會陽陵泉　髓會絶骨
血會膈俞　骨會大杼　脉會太淵　氣會亶(膻)中

《難經》云:熱病在内者,取會之氣穴也。

看部取穴

《靈樞·雜症論》:人身上部病,取手陽明經;中部病,取足太陰經;下部病,取足厥陰經;前膺病,取足陽明經;後背病,取足太陽經。取經者,取經中之穴也。一病可用一二穴。

治病要穴 《醫學入門》

針灸穴治大同,但頭面諸陽之會,胸膈二火之地,不宜多灸。背腹陰虚有火者,亦不宜灸。惟四肢穴最妙。凡上體及當骨處,針入淺而灸宜少;凡下體及肉厚處,針可入深,灸多無害。前經絡注《素問》未載針灸分寸者,以此推之。

頭部

百會 主諸中風等症,及頭風巔(癲)狂,鼻病,脱肛,久病大腸氣泄,小兒急慢驚風,癎症,夜啼,百病。

上星 主鼻淵,鼻塞,息肉,及頭風、目疾。

神庭 主風癎羊癲。

通天 主鼻痔。左臭灸右,右臭灸左;左右臭,左右灸。鼻中去一塊如朽骨,鼻氣自愈。

腦空 主頭風,目眩。

翳風 主耳聾及瘰癧。

率谷 主傷酒嘔吐,痰眩。

風池 主肺中風,偏正頭風。

頰車 主落架風。

腹部

膻中 主哮喘肺癰,咳嗽,癭氣。

巨闕 主九種心痛,痰飲吐水,腹痛息賁。

上脘 主心痛伏梁,奔豚。

中脘(脘) 主傷者,及内傷脾胃,心脾痛,瘧疾,痰暈,痞滿,番(翻)胃,能引胃中生氣上行。

水分 主鼓脹遶臍,堅滿不食,分利水道,止泄。

神闕 主百病及老人、虚人,泄瀉如神。又治水腫鼓脹,腸鳴卒死,産後腹脹,小便不通,小兒脱肛。

氣海 多灸能令人生子。主一切氣疾,陰症痼冷,及風寒暑濕,水腫,心腹鼓脹,脇痛,諸虚,癥瘕,小兒顖不合。

丹溪治痢,昏仆上視,溲注汗泄,脉大,得之酒色,灸此,後服人參膏而愈。

關元 主諸虚腎積,及虚,老人泄瀉,遺精,白濁,令人生子。

中極 主婦人下元虚冷,虚損,月事不調,赤白帶下。灸三遍,令生子。

天樞 主内傷脾胃,赤白痢疾,脾泄,及臍腹鼓脹,癥瘕。

章門 主痞塊,多灸左邊。腎積,灸兩邊。

乳根 主膺腫,乳癰,小兒龜胸。

日月 主嘔宿汁,吞酸。

大赫 主遺精。

帶脉 主疝氣偏墜,水腎,婦人帶下。

背部

大杼 主遍身發熱,膽瘧咳嗽。

神道 主背上怯怯乏氣。

至陽 主五疸痞滿。

命門 主老人腎虚腰疼,及諸痔,脱肛,腸風下血。

風門 主易感風寒,咳嗽痰血,鼻衄,一切鼻病。

肺俞　主内傷外感，咳嗽吐血，肺癰，肺痿，小兒龜背。

膈俞　主胸脇心痛，痰瘧痃癖，一切血疾。

肝俞　主吐血，目暗，寒疝。

長强　主痔漏。

膽俞　主脇滿，乾嘔，驚怕，睡卧不安，酒疸目黄，面發赤斑。

脾俞　主内傷脾胃，吐泄，瘧，痢，喘急，黄疸，食癥，吐血，小兒慢脾風。

三焦俞　主脹滿積塊，痢疾。

胃俞　主黄疸，食畢頭眩，瘧疾，善饑不能食。

腎俞　主諸虚，令人有子，及耳聾，吐血，腰痛，女勞疸，婦人赤白帶下。

小腸俞　主便血下痢，便黄赤。

大腸俞　主腰脊痛，大小便難，或泄痢。

膀胱俞　主腰脊强，便難腹痛。

凡五臟瘧，灸五臟俞。

譩譆　主諸瘧，久瘧，眼暗。

意舍　主脇滿嘔吐。

手部

曲池　主中風，手攣筋急，痺風，瘧疾，先寒後熱。

肩井　主肘臂不舉，撲傷。

肩髃　主癱瘓，肩腫，手攣。

三里　主偏風下牙疼。

合谷　主中風，破傷風，痺風，筋急疼痛，諸般頭病，水腫，難産，小兒急驚風。

三間　主下牙疼。

二間　主牙疾，眼疾。

支正　主七情氣欝，肘臂十指皆攣，及消渴。

陽谷　主頭面手膊諸疾，及痔痛，陰痿。

腕骨　主頭面、臂腕、五指諸疾。

後谿　主瘧疾，癲癇。

少澤　主鼻衄不止，婦人乳腫。

間使　主脾寒症，九種心痛，脾疼，瘧疾，口渴。如瘰癧久不愈，患左灸右，患右灸左。

大陵　主嘔血，瘧。

内關　主氣塊，及脇痛，勞熱，瘧疾，心胸痛。

勞宫　主痰火胸痛，小兒口瘡，及鵝掌風。

中渚　主手足麻木，戰戰踡攣，肩臂連背疼痛，手背癰毒。

神門　主驚悸怔忡，呆痴，卒中鬼邪，恍惚振禁，小兒驚癇。

少衝　主心虚膽寒，怔忡癲狂。

少商　主雙鵝（蛾）風，喉痺。

列缺　主咳嗽風痰，偏正頭風，單鵝（蛾）風，下牙疼。

足部

環跳　主中風濕，股膝攣痛，腰痛。

風市　主中風，腿膝無力，脚氣，渾身搔癢，麻痺。

陽陵泉　主冷痺偏風，霍亂轉筋。

懸鍾　主胃熱腹脹，脇痛，脚氣，脚脛濕痺，渾身搔癢，趾疼。

足三里　主中風中濕，諸虚，耳聾，上牙疼，痺風，水腫，心腹鼓脹，噎膈哮喘，寒濕脚氣。上中下部疾無所不治。

豐隆　主痰暈，嘔吐，哮喘。

内庭　主痞滿。患右灸左，患左灸右，覺腹響是效。及婦人食蠱，行經頭暈，小腹痛。

委中　治同環跳症。

承山　主痔漏轉筋。

飛揚　主行步如飛。

金門　主癲癇。

崑崙　主足腿紅腫，齒痛。

申脉　主晝發痓，足腫，牙疼。

血海　主一切血疾及諸瘡。

陰陵泉　主脇腹脹滿。中下部疾皆治。

三陰交　主痞滿痼冷，疝氣，脚氣，遺精，婦人月水不調，久不成孕，難産，赤白帶下，淋滴。

公孫　主痰壅胸膈，腸風下血，積塊，婦人氣蠱。

太衝　主腫滿，行步艱難，霍亂，手足轉筋。

行間　主渾身蠱脹，單腹蠱脹，婦人血蠱。

大敦　主諸疝，陰囊腫，腦衄，破傷風，小兒急慢驚風等症。

隱白　主心脾痛。

築賓　主氣疝。

照海　主夜發痓，大便閉，消渴。

太谿　主消渴，房勞不稱心意，婦人水蠱。

然谷　主喉痺，唾血，遺精，溫瘧，疝氣，足心熱，小兒臍風。

湧泉　主足心熱，疝氣，奔豚，血淋，氣痛。

經外奇穴　楊氏

内迎香　二穴,在鼻孔中。治目熱暴痛,用蘆管子搐出血最效。

鼻準　二穴,在鼻柱尖上,專治鼻上生酒醉風,宜用三稜針出血。

耳尖　二穴,在耳尖上,捲耳取尖上是穴。治眼生翳膜,用小艾炷五壯。

聚泉　一穴,在舌上,當舌中,吐出舌出,直有縫陷中是穴。哮喘咳嗽,及久嗽不愈,若灸,則不過七壯。灸法,用生薑切片如錢厚,搭於舌上穴中,然後灸之。如熱嗽,用雄黄末少許,和於艾炷中灸之;如冷嗽,用款冬花爲末,和於艾炷中灸之。灸畢,以茶清連生薑細嚼嚥下。又治舌胎,舌强亦可治,用小針出血。

左金津、右玉液　二穴,在舌下兩旁,紫脉上是穴,捲舌取之。治重舌腫痛,喉閉,用白湯煮三稜針出血。

海泉　一穴,在舌下中央脉上是穴。治消渴,用三稜針出血。

魚腰　二穴,在眉中間是穴。治眼生垂簾翳膜,針入一分,沿皮向兩旁是也。

太陽　二穴,在眉後陷中,太陽紫脉上是穴。治眼紅腫及頭,用三稜針出血。其出血之法,用帛一條,緊纏其項頸,紫脉即見,刺出血立愈。又法:以手緊紐其領,令紫脉見,却於紫脉上刺出血,極效。

大骨空　二穴,在手大指中節上,屈指當骨尖陷中是穴。治目久痛,及生翳膜内障,可灸七壯。

中魁　二穴,在中指第二節骨尖,屈指得之。治五噎,反胃,吐食,可灸七壯,宜瀉之。又陽谿二穴,亦名中魁。

八邪　八穴,在手五指岐骨間,左右手各四穴。

其一大都二穴：在手大指次指虎口，赤白肉際，握拳取之，可灸七壯，針一分，治頭風牙痛。

其二上都二穴：在手食指中指本節岐骨間，握拳取之。治手臂紅腫，針入一分，可灸五壯。

其三中都二穴：在手中指無名指本節岐骨，又名液門也。治手臂紅腫，針入一分，可灸五壯。

其四下都二穴：在手無名指小指本節後岐骨間，一名中渚也。中渚之穴，在液門下五分。治手臂紅腫，針一分，灸五壯。

兩手共八穴，故名八邪。

八風　八穴，在足五指岐骨間，兩足共八穴，故名八風。治脚背紅腫，針一分，灸五壯。

十宣　十穴，在手十指頭上，去爪甲一分，每一指各一穴，兩手指共十穴，故名十宣。治乳蛾，用三稜針出血，大效。或用軟絲縛定本節前、次節後、内側中間，如眼狀，如灸一火，兩邊都著艾，灸五壯，針尤妙。

五虎　四穴，在手食指及無名指第二節骨尖，握拳得之。治五指拘攣，灸五壯。兩手共四穴。

肘尖　二穴，在手肘骨尖上，屈肘得之。治瘰癧，可灸七七壯。

肩柱骨　二穴，在肩端起骨尖上是穴。治瘰癧，亦治手不能舉動，灸七壯。

二白　四穴，即郄門也。在掌後横紋中，直上四寸。一手有二穴，一穴在筋内，兩筋間，即間使後一寸；一穴在筋外，與筋内之穴相並。治痔，脱肛。

獨陰　二穴，在足第二指下，横紋中是穴。治小腸疝氣，又治死胎，胎衣不下，灸五壯。又治女人乾噦，嘔吐紅，經血不調。

内踝尖　二穴，在足内踝骨尖是穴。灸七壯。治下片牙疼，及脚内廉轉筋。

外踝尖　二穴，在足外踝骨尖上是穴。可灸七壯。治脚外廉轉筋，及治寒熱脚氣，宜三稜針出血。

囊底　一穴，在陰囊十字紋中。治腎臟風瘡，及治小腸疝氣，腎家一切症候，悉皆治之。灸七壯，艾炷如鼠糞。

鬼眼　四穴，在手大拇指，去爪甲角如韭葉，兩指並起，用帛縛之，當兩指岐縫中是穴。又二穴在足大指，取穴亦如在手者同。治五癇等症，正發疾時，灸之效甚。

髖骨　四穴，在梁丘兩旁，各開一寸五分，兩足共四穴。治腿痛，灸七壯。

中泉　二穴，在手背腕中，在陽谿、陽池中間陷中是穴。灸二七壯。治心痛及腹中諸氣，疼不可忍。

四關　四穴，即兩合谷、兩太衝穴是也。

小骨空　二穴，在手小拇指第二節尖是穴。灸七壯。治手節疼，目痛。

印堂　一穴，在兩眉中陷中是穴。針一分，灸五壯。治小兒驚風。

子宫　二穴，在中極兩旁各開三寸。針二寸，灸二七壯。治婦人久無子嗣。

龍玄　二穴，在兩手側腕叉紫脉上。灸七壯，禁針。治手疼。

四縫　四穴，在手四指内中節是穴。三稜針出血。治小兒猢猻勞等症。

高骨　二穴，在掌後寸部前五分。針一寸半，灸七壯。治手病。

蘭門　二穴，在曲泉兩旁各三寸脉中。治膀胱七疝，奔豚。

百蟲窠　二穴，即血海也。在膝内廉上三寸。灸二七壯，針五分。

治下部生瘡。

睛中　二穴,在眼黑珠正中。取穴之法:先用布搭目外,以冷水淋一刻,方將三稜針於目外角,離黑珠一分許,刺入半分之微,然後入金針,約數分深,旁入自上層轉撥向瞳人輕輕而下,斜插定目角,即能見物,一飯頃出針,輕扶偃卧,仍用青布搭目外,再以冷水淋三日夜止。初針盤膝正坐,將筯一把,兩手握於胸前,寧心正視,其穴易得。治一切内障,年久不能視物,頃刻光明,神秘穴也。

凡學針人眼者,先試針内障羊眼。能針羊眼復明,方針人眼,不可造次。

穴同名異類　《聚英》

一穴二名

後頂:一名交衝。强間:一名大羽。

竅陰:一名枕骨。腦户:一名合顱。

曲鬢:一名曲髮。腦空:一名顳顬。

顱顖:一名顱息。聽宫:一名多所聞。

瘈脉:一名資脉。素髎:一名面正。

水溝:一名人中。承漿:一名懸漿。

廉泉:一名舌本。風府:一名舌本。

上星:一名神堂。絲竹空:一名目髎。

清(睛)明:一名淚孔。巨髎:一名巨窌。

肩井:一名膊井。淵液:一名泉液。

臑會:一名臑髎。大椎:一名百勞。
命門:一名屬累。風門:一名熱府。
巨闕:一名心募。期門:一名肝募。
腎俞:一名高蓋。中膂内俞:一名脊内俞。
天窓:一名窓籠。天鼎:一名天頂。
天突:一名天瞿。扶突:一名水穴。
天池:一名天會。人迎:一名五會。
缺盆:一名天蓋。腧府:一名輸府。
玉堂:一名玉英。神闕:一名氣舍。
四滿:一名髓府。腹結:一名腸窟。
衝門:一名上慈宫。氣衝:一名氣街。
横骨:一名曲骨端。輒筋:一名神光。
陽輔:一名分内(肉)。陰都:一名食宫。
水突:一名水門。水分:一名分水。
會陰:一名屏翳。會陽:一名利機。
太淵:一名太泉。商陽:一名純(絶)陽。
二間:一名間谷。三間:一名少谷。
合谷:一名虎口。陽谿:一名中魁。
二(三)里:一名手二(三)里。少衝:一名經始。
少海:一名曲節。少澤:一名小吉。
天泉:一名天濕。陽池:一名别陽。
支溝:一名飛虎。蠡溝:一名交儀。
中封:一名懸泉。中都:一名中郄。
三陽絡:一名通門。陰包:一名陰胞。
陰交:一名横户。委中:一名血郄。

懸鍾:一名絶骨。漏谷:一名太陰絡。

地機:一名脾舍。血海:一名百蟲窠。

上廉:一名上巨虚。下廉:一名下巨虚。

陰市:一名陰門。伏兔:一名外勾。

太谿:一名吕細。照海:一名陰蹻。

金門:一名梁關。崑崙:一名下崑崙。

飛揚:一名厥陽。附陽:一名付陽。

僕參:一名安邪。環跳:一名臏骨。

申脉:一名陽蹻。湧泉:一名地冲。

一穴三名

絡却:一名强陽,一名腦蓋。

禾髎:一名長顪,一名禾窌。

客主人:一名上關,一名客主。

瞳子髎:一名前關,一名太陽。

頰車:一名機關,一名曲牙。

聽會:一名聽河,一名後關。

肩髃:一名中肩,一名偏肩。

脊中:一名神宗,一名脊俞。

膻中:一名亶中,一名元見(兒)。

鳩尾:一名尾翳,一名髑骬。

上脘:一名上管,一名胃脘。

中脘:一名太倉,一名胃募。

氣海:一名脖胦,一名下肓。

氣穴:一名胞門,一名子户。

中府:一名府中俞,一名肺募。
勞宫:一名五里,一名掌中。
大赫:一名陰維,一名陰關。
長强:一名氣郄,一名撅骨。
日月:一名神光,一名膽募。
承筋:一名腨腸,一名直腸。
温溜:一名池頭,一名逆注。
復溜:一名昌陽,一名伏白。
陽關:一名陽陵,一名關陵。
陽交:一名别陽,一名足窌。
神門:一名鋭中,一名中都。
然谷:一名然骨,一名龍淵。

一穴四名

啞門:一名瘖門,一名舌横,一名舌厭。
攢竹:一名始光,一名光明,一名員柱。
關元:一名丹田,一名大中極,一名小腸募。
中極:一名玉泉,一名氣原,一名膀胱募。
天樞:一名長谿,一名穀門,一名大腸募。
京門:一名氣俞,一名氣府,一名腎募。
承山:一名魚腹,一名内柱,一名腸山。
承扶:一名内郄,一名陰關,一名皮部。

一穴五名

百會:一名三陽,一名五會,一名巔上,一名天滿。

章門:一名長平,一名季脇,一名脇髎,一名脾募。

一穴六名

腰俞:一名背鮮,一名腰户,一名髓孔,一名腰柱,一名髓府。
石門:一名利機,一名丹田,一名精露,一名命門,一名三焦募。

名同穴異類

頭臨泣,足臨泣　頭竅陰,足竅陰
腹通谷,足通谷　背陽關,足陽關
手三里,足三里　手五里,足五里

七卷終

針灸大成卷之八

［穴法］

穴法圖 《神應經》

神庭 在直鼻上，入髮際五分。灸七壯，止七七壯。禁針。

上星 在直鼻上，入髮際一寸。針三分，以細三稜針，泄諸陽熱氣。灸三壯，不宜多，多則拔氣上，目不明。

顖會 在上星後一寸，有陷可容豆許。灸二七壯。

前頂 在顖會後一寸五分，骨間陷中。針一分，灸三壯。

百會 在頂中陷中，容豆許，去前髮際五寸，後髮際七寸。針二分，灸七壯，至七七壯。

後頂 在百會後一寸五分，枕骨上。針二分，灸五壯。

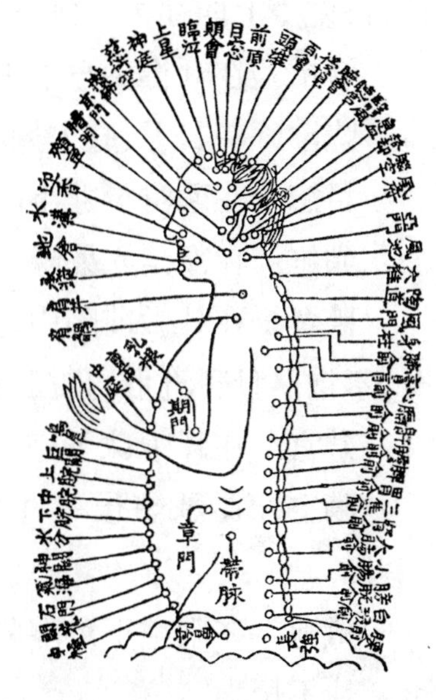

穴法圖

風府　在項後髮際上一寸,大筋内宛宛中,疾言其肉立起。針四分,禁灸,灸之,令人失音。

啞門　在項後入髮際五分宛宛中,仰頭取之。針三分,禁灸,灸之令人啞。

睛明　在目内眥頭外一分許。針一分半,雀目者久留針,後速出。禁灸。

攢竹　在兩眉頭小陷宛宛中。針三分,三度刺,目大明,宜用鋒針出血。禁灸。

絲竹　在眉後陷中。針三分,宜瀉不宜補。禁灸,灸之令人目小無所見。

角孫　在耳廓中間,開口有空。針八分,灸三壯。

絡却　在腦後髮際上兩旁,起肉上,各一寸三分,腦後枕骨俠腦户,自髮際上四寸半。針三分,灸三壯。

翳風　在耳後尖角陷中,按之耳中痛。針三分,灸七壯。

臨泣　在目上,直入髮際五分陷中。針三分,不宜灸。

目窗　在臨泣後寸半。灸五壯,針三分,三度刺,目大明。

頭維　在額角入髮際,本神旁一寸五分。針三分,禁灸。

聽會　在耳微前陷中,上關下一寸,動脉宛宛中,開口取之。針三分,不補。日灸五壯,止三七壯。

聽宫　在耳中珠子,大如赤小豆。針三分,灸三壯。

腦空　在承靈後一寸五分,俠王(玉)枕骨下陷中。針五分,灸三壯。

風池　在腦空下髮際陷中。針一寸二分,灸不及針,日七壯,至百壯。炷不用大。

耳門　在耳前起肉當耳缺陷中。針三分,禁灸。病宜灸者,不過三壯。

頰車　在耳下八分，近前曲頰端上陷中，側卧開口有空。針四分，灸日七壯，至七七壯。炷如大麥。

迎香　在鼻孔旁五分。針三分，禁灸。

地倉　在俠口吻旁四分［外］外，近下有脉微微動是。針三分半，可灸日七壯，二七壯，重者七七壯。

水溝　在鼻柱下溝中央。針四分，灸不及針，水腫惟針此穴。灸日三壯，止二百壯。

承漿　在頤前脣稜下宛宛中，開口取之。針三分，灸日七壯，止七七壯。炷如小筯頭大。

已上頭面部。

肩井　在缺盆上，大骨前寸半，以三指按，當中指下陷中是。止可針五分，若深，令人悶倒，速補足三里。

肩髃　在肩端兩骨間，有陷宛宛中，舉臂取之。針八分，灸五壯，或日七壯，至二七壯。

大椎　在脊骨第一椎上，陷者宛宛中。針五分，灸隨年壯。

陶道　在一椎下，俛而取之。針五分，灸五壯。

身柱　在三椎下，俛而取之。灸二七壯。

風門　在二椎下兩旁各二寸。針五分，灸五壯。

肺俞　在三椎下兩旁各二寸。灸百壯。

膏肓　在四椎下一分，五椎上二分，兩旁各三寸半，四肋三間去胛骨容側指許。灸百壯，止千壯。

心俞　在五椎下兩旁各二寸。灸七壯。

膈俞　在七椎下兩旁各二寸。灸三壯，止百壯。

肝俞　在九椎下兩旁各二寸。灸七壯。

膽俞　在十椎下兩旁各二寸。灸二七壯。

脾俞　在十一椎下兩旁各二寸。灸三壯,針三分。

胃俞　在十二椎下兩旁各二寸。針三分,灸以年爲壯。

三焦俞　在十三椎下兩旁各二寸。針五分,灸五壯。

腎俞　在十四椎下兩旁各二寸,前與臍平。灸隨年壯。

大腸俞　在十六椎下兩旁各二寸。針三分,灸三壯。

小腸俞　在十八椎下兩旁各二寸。針三分,灸三壯。

膀胱俞　在十九椎下兩旁各二寸。針三分,灸七壯。

白環俞　在二十一椎下兩旁各二寸。針五分,灸三壯。

腰俞　在二十一椎下宛宛中,自大椎至此,折三尺,舒身以腹挺地,兩手相重支額,縱四體,後乃取之。針八分,灸七壯,至二十一壯。

長强　在骶骨端下三分。針三分,灸三十壯。

已上肩背部。

乳根　在乳下一寸六分陷中,仰取。針三分,灸三壯。

期門　在乳旁一寸半,直下又一寸半,第二肋端縫中。其寸用胸前寸折量。針四分,灸五壯。

章門　在臍上二寸,兩旁各六寸。其寸用胸前兩乳間,横折八寸,内之六寸,側卧,屈上足,伸下足,取動脉是。灸日七壯,至二七壯。

帶脉　在季肋下一寸八分陷中,臍上二分兩旁各七寸半。針六分,灸七壯。

膻中　在兩乳間,折中取之,有陷是穴,仰而取之,禁針。灸七壯,止七七壯。

中庭　在亶中下一寸六分陷中。針三分,灸三壯。

鳩尾　在兩岐骨下一寸。針三分,禁灸。

巨闕　在鳩尾下一寸。針六分,灸七壯,止七七壯。

上脘　在巨闕下一寸,臍上五寸。針八分,灸二七壯。

中脘　去蔽骨尖四寸,下至臍四寸。針八分,灸二七壯至百壯,止四百壯。

下脘　在中脘下二寸,臍上二寸。針八分,灸二七壯。

水分　在臍上一寸。水病灸之大良。禁針,針之水盡即死。其別病針八分,灸七壯,止四百壯。

神闕　當臍中。禁針,針令人臍中瘍潰,屎出者死。灸百壯。

氣海　在臍下一寸半宛宛中。針八分,灸七壯,止百壯。

石門　在臍下二寸。針六分,灸二七壯,止百壯。

關元　在臍下三寸。針八分,灸百壯,至三百壯。灸不及針,孕婦禁針。

中極　在關元下一寸,臍下四寸。針八分,得氣即瀉。灸止百壯,或日三七壯。

會陰　在兩陰間,灸三壯。

已上膺腹部。

頭面背腹一圖,内多係任督二脉之穴。

後手足十二圖,乃十二經之要穴。治症詳見後。

寅　手太陰肺經

天澤　在肘中約紋上,兩筋間動脉。針三分,不宜深,灸五壯。

列缺　在手側腕上寸半,以兩手交叉,食指盡處,兩筋骨罅中。針二分,灸七壯,至七七壯。

經渠　在寸口陷中，動脉應手。針二分，禁灸。

太淵　在掌後内側，横紋頭動脉中。針二分，灸三壯。

魚際　在大指本節後白肉際。針二分，禁灸。

少商　在大指内側，去爪甲角如韭葉許。針一分，宜用鋒針出血，禁灸。

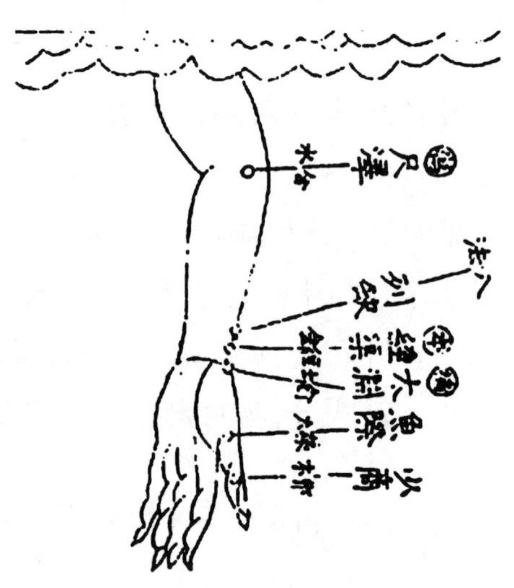

寅　手太陰肺經

卯　手陽明大腸經

商陽　在食指内側，去爪角韭葉。針一分，灸三壯。

二間　在食指本節前内側陷中。針三分，灸三壯。

三間　在食指本節後内側陷中。針三分，灸三壯。

合谷　在大指次指歧骨間陷中。針三分，灸三壯。孕婦不宜針。

陽谿　在手腕中上側兩筋間陷中。針三分，灸三壯。

三里　在曲池下二寸，按之肉起鋭肉端。針二分，灸三壯。

曲池　在肘外輔骨，屈肘横紋頭陷中，以手拱胸取之。針七分，灸七壯,可日七壯,至二百壯。

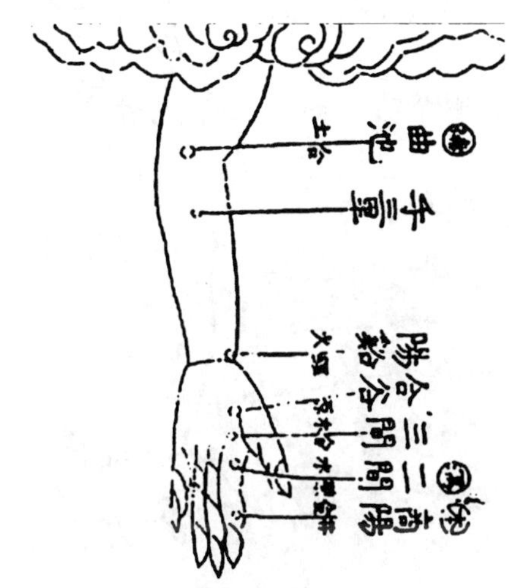

卯 手陽明大腸經

辰 足陽明胃經

伏兔 在陰市上三寸,起肉上,正跪坐取之。針五分,禁灸。

陰市 在膝蓋上三寸,拜而取之。針三分,禁灸。

三里 在膝蓋下三寸,胻骨大筋內,坐取之。針八分,灸止百壯。

上廉 在三里下三寸,兩筋骨罅宛宛中,蹲坐取之。

下廉 在上廉下三寸,取法與上廉同。各針三分,灸七壯。

解谿 在衝陽後寸半,腕上繫鞋處取之。針五分,灸三壯。

衝陽 在足跗上去陷谷二寸,骨間動脉。針五分,灸三壯。

陷谷 在足大指次指外間,本節後陷中,去內庭二寸。針五分,灸三壯。

內庭 在足大指次指外間陷中。針三分,灸三壯。

厲兑 在足大指次指端,法(去)爪甲韮葉。針一分,灸一壯。

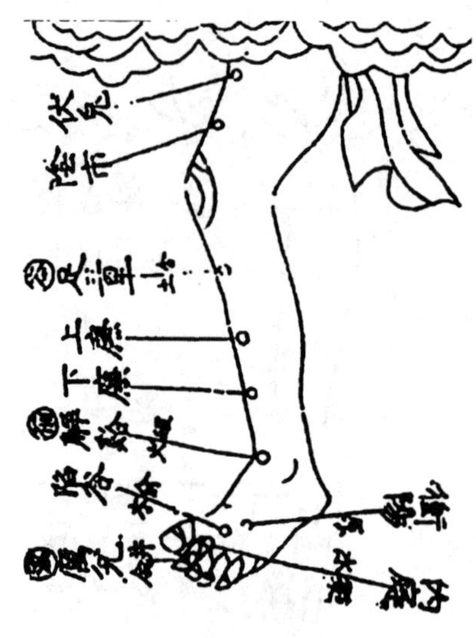

辰　足陽明胃經

巳　足太陰脾經

隱白　在足大指内側，去爪角韭葉。月事不止，刺之立愈。針二分，灸三壯。

大都　在足大指本節後，内側肉際陷中。針三分，灸三壯。

太白　在足大指内側，内踝前，核骨下陷中。針三分，灸三壯。

公孫　在足大指本節後一寸，内踝前。針四分，灸三壯。

商丘　在内踝下，微前陷中，前有中封，後有照海，其穴居中。針三分，灸三壯。

三陰交　在内踝上，除踝三寸，骨下陷中。針三分，灸三壯。

陰陵[泉]　在膝内側輔骨下陷中，屈膝取之，膝横紋頭下是穴，與陽陵泉相對，稍高一寸。針五分，灸七壯。

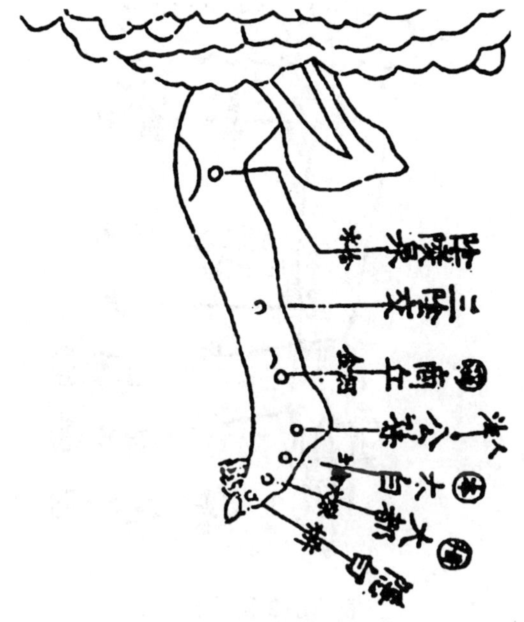

巳　足太陰脾經

午　手少陰心經

少海　在肘內廉節後，大骨外，去肘端五分，屈肘向頭取之。針三分，灸三壯。

靈道　在掌後寸半。針三分，灸三壯。

通里　在掌後一寸陷中。針三分，灸七壯。

神門　在掌後鋭骨端陷中。針三分，灸七壯。炷如小麥。

少府　在小指本節後，骨縫陷中，直勞宫。針二分，灸七壯。

少衝　在小指内側，去爪角韮葉。針一分，灸一壯。

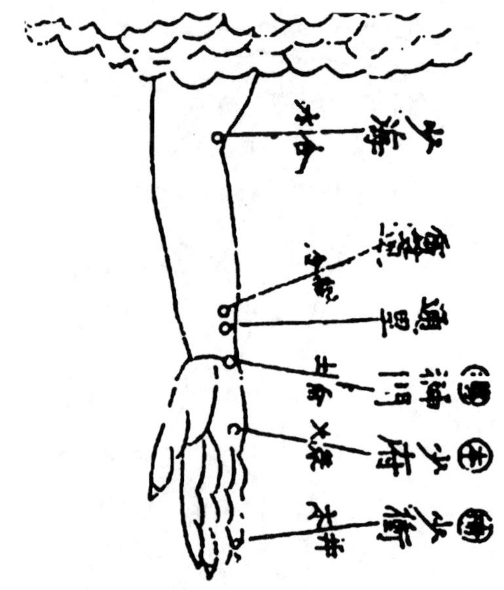

午　手少陰心經

未　手太陽小腸經

少澤　在小指外側,去爪角一分陷中。針一分,灸一壯。

前谷　在小指外側,本節前陷中。針一分,灸三壯。

後谿　在小指外側,本節後陷中。針一分,灸一壯。

腕骨　在手外側,腕前起骨下陷中,有岐骨罅縫。針二分,灸三壯。

陽谷　在手外側腕中,鋭骨下陷中。針二分,灸三壯。

小海　在肘外大骨外,去肘端五分陷中,屈肘向頭取之。針一分,灸二壯。

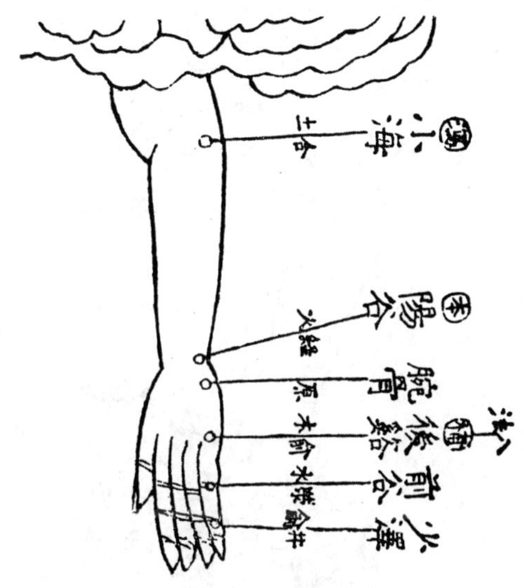

未　手太陽小腸經

申　足太陽膀胱經

委中　在膕中央，兩筋間約紋內，動脉應手。針八分，禁灸。

承山　在腿肚尖下，分肉間陷中。針八分，灸止七七壯。

崑崙　在足外踝後五分，跟骨上陷中。針三分，灸三壯。

申脉　在外踝下五分陷中，容爪甲白肉際，前後有筋，上有踝骨，下有軟骨，其穴居中。針三分。

金門　在外踝下少後，丘墟後，申脉前。針一分，灸三壯。

京骨　在足外側大骨下，赤白肉際陷中。針三分，灸七壯。

束骨　在足小指外側，本節後肉際陷中。針三分，灸三壯。

通谷　在足小指外側，本節前陷中。針二分，灸三壯。

至陰　在足小指外側，去爪角韮葉。針二分，灸三壯。

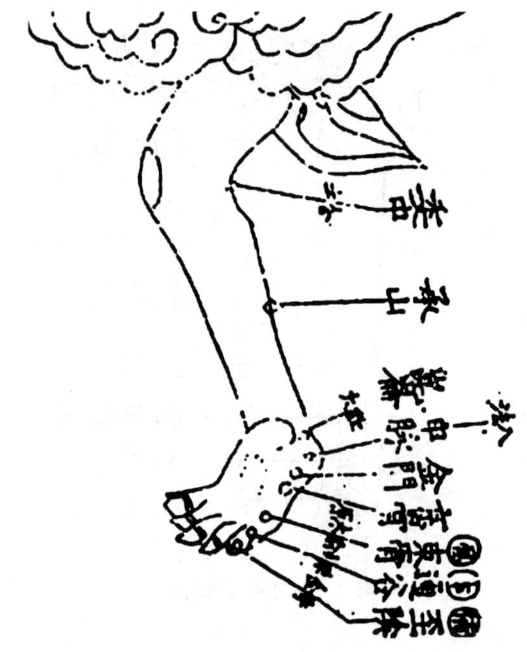

申　足太陽膀胱經

酉　足少陰腎經

湧泉　在足心，屈足踡指取之，宛宛中白肉際。針五分，不宜出血，灸三壯。

然谷　在內踝前，大骨下陷中。針三分，不宜見血，灸三壯。

太谿　在內踝後五分，跟骨上，有動脉。針三分，灸三壯。

照海　在內踝下四分，前後有筋，上有踝骨，下有軟骨，其穴居中。針三分，灸七壯。

復溜　在內踝上，除踝一寸，踝後五分，與太谿相直。針三分，灸五壯。

陰谷　在膝内輔骨後，大筋下，小筋上，按之應手，屈膝乃得之。針四分，灸三壯。

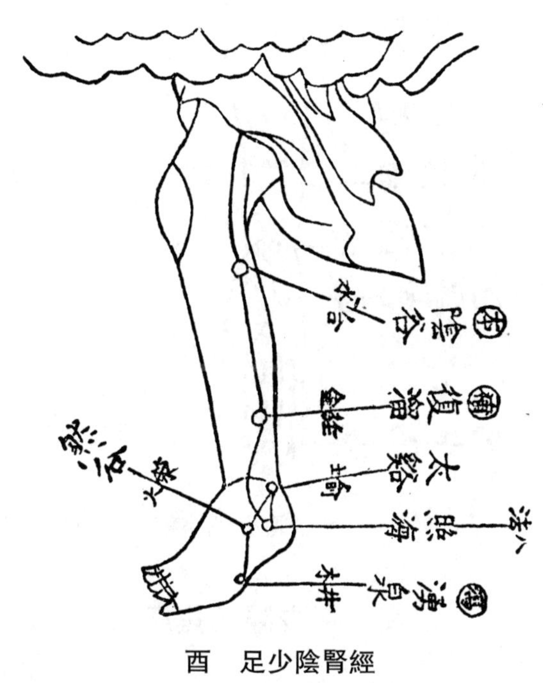

酉　足少陰腎經

戌　手厥陰心包絡經

曲澤　在肘内廉大筋内，横紋中動脉。針三分，灸三壯。

間使　在掌後横紋上三寸，兩筋間陷中。針三分，灸五壯。

内關　在掌後横紋上二寸，兩筋間。針五分，灸三壯。

大陵　在掌後横紋中，兩筋間陷中。針五分，灸三壯。

勞宫　在掌心，屈無名指尖盡處是。針三分，灸三壯。

中衝　在中指端，去爪甲韮葉。針一分，灸一壯。

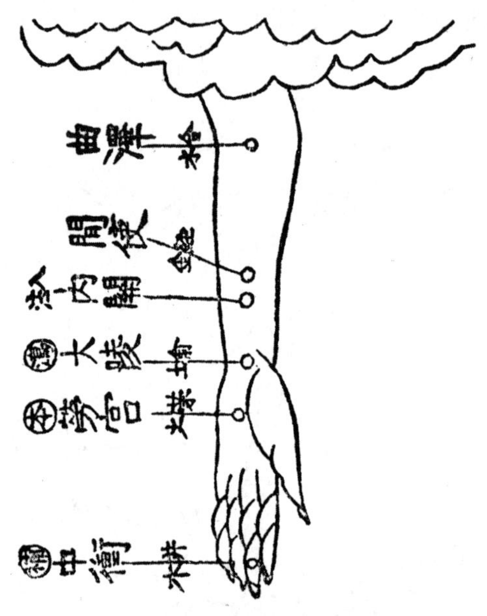

戊 手厥陰心包絡經

亥 手少陽三焦經

關衝 在無名指外側去爪角韮葉。針一分,灸一壯。

液門 在小次指岐骨間,握拳取之。針三分,灸三壯。

中渚 在無名指本節後陷中,液門下一寸。針三分,灸三壯。

陽池 在手表腕上陷中。針二分,禁灸。

外關 在腕後二寸,兩骨間陷中。針三分,灸五壯。

支溝 在腕後三寸,兩骨間陷中。針二分,灸二七壯。

天井 在肘後大骨後,肘上一寸,兩筋間陷中,叉手按膝頭取之;屈肘拱胸取之。針一寸,灸三壯。

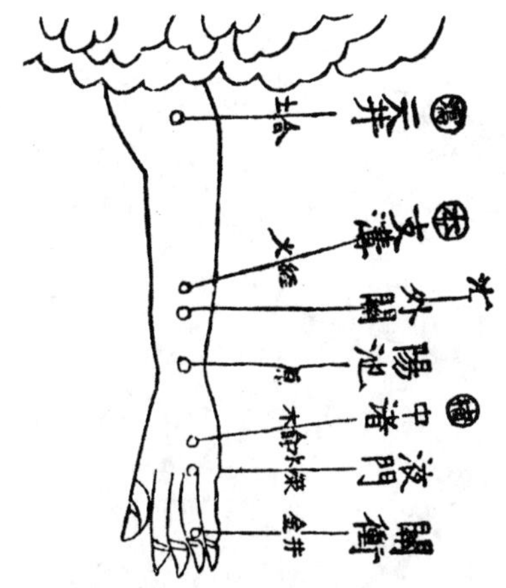

亥　手少陽三焦經

子　足少陽膽經

環跳　在髀樞中，即硯子骨下宛宛中，側卧，伸下足，屈上足取之。針二寸，灸五壯，止五十壯。

風市　在膝上外側兩筋間，舒手着腿，中指盡處陷中。針五分，灸五壯。

陽陵　在膝下一寸，外廉陷中，外尖骨前。針六分，灸七壯。

陽輔　在外踝上，除踝四寸，輔骨前，絶骨端三分，去丘墟七寸。針五分，灸三壯。

懸鍾(二名絶骨)　在外踝上三寸，絶脉處是。針六分，灸五壯。

丘墟　在外踝下，如前陷中，去臨泣三寸。針五分，灸三壯。

臨泣　在小指次指本節後陷中，去俠谿寸半。針二分，灸三壯。

俠谿　在小指次指岐骨間，本節前陷中。針二分，灸三壯。

竅陰　在小指次指外側，去爪角韭葉。針一分，灸三壯。

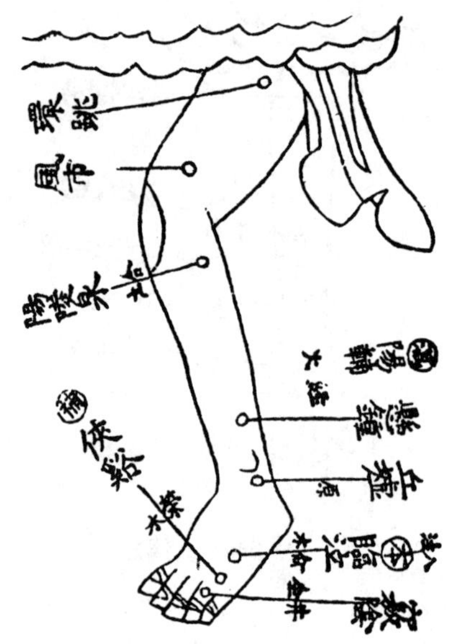

子　足少陽膽經

丑　足厥陰肝經

大敦　在大指端,去爪甲韮葉。針二分,灸三壯。

行間　在大指本節前,上下有筋,前後有小骨尖,其穴正居陷中,有動脉應手。針六分,灸三壯。

太冲　在大指本節後二寸,有絡横連至地五會二寸,骨縫罅間,動脉應手陷中。針三分,灸三壯。

中封　在内踝前一寸,貼大筋後宛宛中。針四分,灸三壯。

曲泉　在膝内側,輔骨下,大筋上,小筋下,陷中,屈膝取之,當膝腘腋横紋頭,内外兩筋宛宛中。針六分,灸三壯。

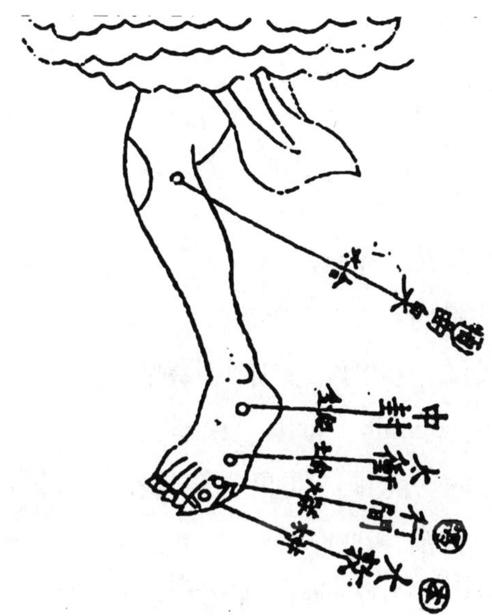

丑　足厥陰肝經

神應經用針呪曰

天靈節榮,願保長生。太玄之一,守其真形。五臟神君,各保安寧。神針一下,萬毒潛形。急急如律令攝。

凡針,默念呪一遍,吹氣在針上,想針如火龍,從病人心腹中出,其病速愈。

諸風門

左癱右瘓:曲池　陽谿　合谷　中渚　三里　陽輔　崑崙

肘不能屈:腕骨

足無膏澤:上廉

偏風:列缺　冲陽

身體反折:肝俞

中風肘攣:内關

目戴上:絲竹空

吐涎:絲竹空　百會

不識人:水溝　臨泣　合谷

脊反折:啞門　風府

風痺:天井　尺澤　少海　委中　陽輔

驚癇:尺澤(一壯)　少冲　前頂　束骨

風癇:神庭　百會　前頂　湧泉　絲竹空　神闕(一壯)　鳩尾(三壯)

風勞:曲泉　膀胱俞(七壯)

風疰:百會(二壯)　肝俞(三壯)　脾俞(三壯)　腎俞(年爲壯)　膀胱俞

風眩:臨泣　陽谷　腕骨　中(申)脉

中風痛:臨泣　百會　肩井　肩髃　曲池　天井　間使　内關　合谷　風市　三里　解谿　崑崙　照海

瘖瘂:支溝　復溜　間使　合谷　魚際　靈道　陰谷　然谷　通谷

只禁(口噤)不開:頰車　承漿　合谷

凡患風癇疾,發則倘(躺)仆在地,灸:風池　百會

黄帝灸法:療中風、眼戴上,及不能語者。

灸第三椎并五椎上,各七壯,同灸,炷如半棗核大。

傷寒門

身熱頭疼:攢竹　大陵　神門　合谷　魚際　中渚　液門　少澤　委中　太白

洒淅惡寒,寒慄鼓頷:魚際

身熱:陷谷　吕細(足寒至膝,乃出針)　三里　復溜　俠谿　公孫　太白　委中　湧泉

寒熱:風池　少海　魚際　少冲　合谷　復溜　臨泣　太白

傷寒汗不出:風池　魚際　經渠(各瀉)　二間

過經不鮮:期門

餘熱不盡:曲池　三里　合谷

腹脹:三里　内庭

陰症傷寒:灸神闕(二三百壯)。

大熱:曲池　三里　復溜

嘔噦:百會　曲澤　間使　勞宫　商丘

腹寒熱氣:少冲　商丘　太冲　行間　三陰交　隱白　陰陵泉(三壯)

發狂:百勞　間使　合谷　復溜(俱灸)

不省人事:中渚　三里　大敦

秘塞:照海　章門

小便不通:陰谷　陰陵泉

痰喘咳嗽門

咳嗽:列缺　經渠　尺澤　魚際　少澤　前谷　三里　解谿　崑崙　肺俞(百壯)　亶中(七壯)

咳嗽飲水:太淵

引兩脇痛:肝俞

引尻痛:魚際

咳血:列缺　三里　肺俞　百勞　乳根　風門　肝俞

唾血内損:魚際(瀉)　尺澤(補)　間使　神門　太淵　勞宫　曲泉　太谿　然谷　太冲　肺俞(百壯)　肝俞(三壯)　脾俞(二壯)

唾血振寒:太谿　三里　列缺　太淵

嘔血:曲澤　神門　魚際

嘔膿:亶中

唾濁:尺澤　間使　列缺　少商

嘔食不化:太白

嘔吐:曲澤　通里　勞宫　陽陵　太谿　照海　太冲　大都　隱白　通谷　胃俞　肺俞

嘔逆:大陵

嘔噦:太淵

喘嘔欠伸:經渠

上喘:曲澤　大陵　神門　魚際　三間　商陽　解谿　崑崙　亶中　肺俞

數欠而喘:太淵

咳喘隔食:膈俞

喘滿:三間　商陽

肺脹膨膨,氣搶脇下,熱滿痛:陰都(灸)　太淵　肺俞

喘息不能行:中脘　期門　上廉

諸虚百損,五勞七傷,失精勞症:肩井　大椎　膏肓　脾俞　胃俞　肺俞　下脘　三里

傳尸骨蒸,肺痿:膏肓　肺俞　四花穴

乾嘔:間使(三十壯)　膽俞　通谷　隱白　灸乳下一寸半。

噫氣:神門　太淵　少商　勞宫　太谿　陷谷　太白　大敦

痰涎:陰谷　然谷　復溜

結積留:膈俞(五壯)　通谷(灸)

諸般積聚門

氣塊冷氣,一切氣疾:氣海

心氣痛連脇:百會　上脘　支溝　大陵　三里

結氣上喘,及伏梁氣:中脘

心下如杯:中脘　百會

脇下積氣:期門

賁豚氣:章門　期門　中脘　巨闕　氣海(百壯)

氣逆:尺澤　商丘　太白　三陰交

喘逆:神門　陰陵　崑崙　足臨泣

噫氣上逆:太淵　神門

咳逆:支溝　前谷　大陵　曲泉　三里　陷谷　然谷　行間　臨泣　肺俞

咳逆無所出者:先取三里,後取太白、肝俞、太淵、魚際、太谿、竅陰。

咳逆振寒:少商　天突(灸三壯)

久病咳:少商　天柱(灸三壯)

厥氣冲腹:解谿　天突

短氣:大陵　尺澤

少氣:間使　神門　大陵　少冲　三里　下廉　行間　然谷　至陰　肺俞　氣海

欠氣:通里　内庭

諸積:三里　陰谷　解谿　通谷　上脘　肺俞　膈俞　脾俞　三焦俞

腹中氣塊:塊頭上一穴,針二寸半,灸二七壯。塊中穴,針三寸,灸三七壯。塊尾一穴,針三寸半,灸七壯。

胸腹膨脹氣喘:合谷　三里　期門　乳根

灸哮法:天突、尾閭骨尖。又背上一穴,其法:以線一條套頸上,垂下至鳩尾尖上截斷,牽往後脊骨上,線頭盡處是穴,灸七壯,其效不可言。

腹痛脹滿門

腹痛:内關　三里　陰谷　陰陵　復溜　大谿　崑崙　陷谷　行間　太白　中脘　氣海　膈俞　脾俞　腎俞

食不下:内關　魚際　三里

小腹急痛不可忍,及小腸氣,外腎吊,疝氣,諸氣痛,心痛:灸足大指次指下,中節横紋當中,灸五壯,男左女右,極妙。二足皆灸亦可。

小腹脹痛:氣海

繞臍痛:水分　神闕　氣海

小腹痛:陰市　承山　下廉　復溜　中封　大敦　小海　關元　腎俞(隨年壯)

俠臍痛:上廉

臍痛:曲泉　中封　水分

引腰痛:太冲　太白

腹滿:少商　陰市　三里　曲泉　崑崙　商丘　通谷　太白　大都　隱白　陷谷　行間

腹脇滿:陽陵　三里　上廉

心腹脹滿:絶骨　内庭

小腹脹滿痛:中封　然谷　内庭　大敦

腹脹:尺澤　陰市　三里　曲泉　陰谷　陰陵　商丘　公孫　内庭　太谿　太白　厲兑　隱白　膈俞　腎俞　中脘　大腸俞

脹而胃痛:膈俞

腹堅大:三里　陰陵　丘墟　解谿　冲陽　期門　水分　神闕　膀胱俞

寒熱堅大:冲陽

鼓脹:復溜　中封　公孫　太白　水分　三陰交

腹寒不食:陰陵泉(灸)

痃癖腹寒:三陰交

腹鳴寒熱:復溜

胃腹膨脹,氣鳴:合谷　三里　期門

心脾胃門

心痛:曲澤　間使　内關　大陵　神門　太淵　太谿　通谷　心俞(百壯)　巨闕(七壯)

心痛食不化:中脘

胃脘痛:太淵　魚際　三里　兩乳下(各一寸,各三十壯)　膈俞　胃俞　腎俞(隨年壯)

心煩:神門　陽谿　魚際　腕骨　少商　解谿　公孫　太白　至陰

煩渴心熱:曲澤

心煩怔忡:魚際

卒心疼不可忍,吐冷酸水:灸足大指次指内紋中,各一壯,炷如小麥大,立愈。

思慮過多,無心力,忘前失後:灸百會

心風:心俞(灸)　中脘

煩悶:腕骨

虚煩口乾:肺俞

煩悶不卧:太淵　公孫　隱白　肺俞　陰陵泉　三陰交

煩心喜噫:少商　太谿　陷谷

心痺悲恐:神門　大陵　魚際

懈惰:照海

心驚恐:曲澤　天井　靈道　神門　大陵　魚際　二間　液門　少冲　百會　厲兑　通谷　巨闕　章門

嗜卧:百會　天井　三間　二間　太谿　照海　厲兑　肝俞

嗜卧不言:膈俞

不得卧:太淵　公孫　隱白　肺俞　陰陵　三陰交

支滿不食:肺俞

振寒不食:冲陽

胃熱不食:下廉

胃脹不食:水分

心恍惚:天井　巨間　心俞

心喜笑:陽谿　陽谷　神門　大陵　列缺　魚際　勞宫　復溜　肺俞

胃痛:太淵　魚際　三里　腎俞　肺俞　胃俞　兩乳下(灸一寸,各二十一壯)

翻胃:先取下脘,後取三里(瀉)、胃俞、膈俞(百壯)、中脘、脾俞。

噎食不下:勞宫　少商　太白　公孫　三里　中魁(在中指第二節尖)　膈俞　心俞　胃俞　三焦俞　中脘　大腸俞

不能食:少商　三里　然谷　膈俞　胃俞　大腸俞

不嗜食:中封　然谷　内庭　厲兑　隱白　陰陵泉　肺俞　脾俞　胃俞　小腸俞

食氣,飲食聞食臭:百會　少商　三里　灸亶中

食多身瘦:脾俞　胃俞

脾寒:三間　中渚　液門　合谷　商丘　三陰交　中封　照海　陷谷　太谿　至陰　腰俞

胃熱:懸鍾

胃寒有痰:膈俞

脾虚腹脹穀不消:三里

脾病溏泄:三陰交

脾虚不便:商丘　三陰交(三十壯)

膽虚嘔逆,熱,上氣:氣海

心邪癲狂門

心邪癲狂:攢竹　尺澤　間使　陽谿

癲狂:曲池(七壯)　小海　少海　間使　陽谿　陽谷　大陵　合谷　魚際　腕骨　神門　液門　冲陽　行間　京骨(以上俱灸)　肺俞(百壯)

癲癇:攢竹　天井　小海　神門　金門　商丘　行間　通谷　心俞(百壯)　後谿　鬼眼穴

鬼擊:間使　支溝

癲疾:上星　百會　風池　曲池　尺澤　陽谿　腕骨　解谿　後谿　申脉　崑崙　商丘　然谷　通谷　承山(針三分,速出,灸百壯)

狂言:太淵　陽谿　下廉　崑崙

狂言不樂:大陵

多言:百會

癲狂,言語不擇尊卑:灸脣裏中央肉弦上一壯,炷如小麥大;又用鋼刀割斷更佳。

狂言數回顧:陽谷　液門

喜笑:水溝　列缺　陽谿　大陵

喜哭:百會　水溝

目妄視:風府

鬼邪:間使。仍針後十三穴(穴詳見九卷)。

見鬼:陽谿

魘夢:商丘

中惡不省:水溝　中脘　氣海

不省人事:三里　大敦

發狂:少海　間使　神門　合谷　後谿　復溜　絲竹空

狂走:風府　陽谷

狐魅,神邪,迷附,癲狂:以兩手、兩足大拇指,用繩縛定,艾炷着四處盡灸,一處灸不到,其疾不愈,灸三壯(即鬼眼穴)。小兒胎癇、奶癇、驚癇,亦依此法灸一壯,炷如小麥大。

卒狂:間使　後谿　合谷

瘈瘲指掣:瘂門　陽谷　腕骨　帶脉　勞宫

呆痴:神門　少商　湧泉　心俞

發狂,登高而歌,棄衣而走:神門　後谿　冲陽

瘈驚:百會　解谿

暴驚:下廉

癲疾:前谷　後谿　水溝　解谿　金門　申脉

霍亂門

霍亂:陰陵　承山　解谿　太白

霍亂吐瀉:關冲、支溝、尺澤、三里、太白。先取太谿,後取太倉。

霍亂嘔吐,轉筋:支溝

逆數:關冲　陰陵　承山　陽輔　太白　大都　中封　解谿　丘墟　公孫

瘧疾門

瘧疾:百會　經渠　前谷

温瘧:中脘　大椎

痎瘧:腰俞

瘧疾發寒熱:合谷　液門　商陽

痎瘧寒熱:後谿　合谷

瘧疾振寒:上星　丘墟　陷谷

頭痛:腕骨

寒瘧:三間

心煩:神門

久瘧不食:公孫　内庭　厲兑

久瘧:中渚　商陽　丘墟

熱多寒少:間使　三里

脾寒發瘧:大椎　間使　乳根

腫脹門(附:紅疸,黄疸)

渾身浮腫:曲池　合谷　三里　内庭　行間　三陰交

水腫:列缺　腕骨　合谷　間使　陽陵　陰谷　三里　曲泉　解谿　陷谷　復溜　公孫　厲兑　冲陽　陰陵　胃俞　水分　神闕

四肢浮腫:曲池　通里　合谷　中渚　液門　三里　三陰交

風浮身腫:解谿

腫水氣脹滿:復溜　神闕

腹脹脇滿:陰陵泉

偏身腫滿,食不化:腎俞(百壯)

鼓脹:復溜　公孫　中封　太白　水分

消癉:太谿

傷飽身黄:章門

紅疸:百會　曲池　合谷　三里　委中

黄疸:百勞　腕骨　三里　湧泉　中脘　膏肓　大陵　勞宫　太谿　中封　然谷　太冲　復溜　脾俞

汗門

多汗:先瀉合谷,次補復溜。

少汗:先補合谷,次瀉復溜。

自汗:曲池　列缺　少商　崑崙　冲陽　然谷　大敦　湧泉

無汗:上星　瘂門　風府　風池　支溝　經渠　大陵　陽谷　腕骨　然谷　中渚　液門　魚際　合谷　中冲　少商　商陽　大都　委中　陷谷　厲兑　俠谿

汗不出:曲澤　魚際　少澤　上星　曲泉　復溜　崑崙　俠谿　竅陰

痺厥門

風痺:尺澤　陽輔

積痺痰痺:膈俞

寒厥:太淵　液門

痿厥:丘墟

尸厥如死,及不知人事:灸厲兑(三壯)。

身寒痺:曲池　列缺　環跳　風市　委中　商丘　中封　臨泣

逆厥:陽輔、臨泣、章門。如脉絶,灸間使,或針復溜。

尸厥:列缺　中冲　金門　大都　内庭　厲兑　隱白　大敦

四肢厥:尺澤　小海　支溝　前谷　三里　三陰交　曲泉　照海　太谿　内庭　行間　大都

腸痔大便門

腸鳴:三里　陷谷　公孫　太白　章門　三陰交　水分　神闕　胃俞　三焦俞

腸鳴而泄:神闕　水分　三間

食泄:上廉　下廉

暴泄:隱白

洞泄:腎俞

溏泄:太冲　神闕　三陰交

泄不止:神闕

出泄不覺:中脘

痢疾:曲泉　太谿　太冲　丹田　脾俞　小腸俞

便血:承山　復溜　太冲　太白

大便不禁:丹田　大腸俞

大便不通:承山　太谿　照海　太冲　小腸俞　太白　章門　膀胱俞

大便下重:承山　解谿　太白　帶脉

閉塞:照海　太白　章門

泄瀉:曲泉　陰陵　然谷　束骨　隱内(白)　三焦俞　中脘　天樞　脾俞　腎俞　大腸俞

五痔:委中　承山　飛揚　陽輔　復溜　太冲　俠谿　氣海　會陰　長强

腸風:尾閭骨盡處,灸百壯即愈。

大小便不通:胃脘(灸三百壯)

腸癰痛:太白　陷谷　大腸俞

脱肛:百會　尾閭(七壯)　臍中(隨年壯)

血痔泄,腹痛:承山　復溜

痔疾,骨疽蝕:承山　商丘

久痔:二白(在掌後四寸)　承山　長强

陰疝小便門

寒疝腹痛:陰市　太谿　肝俞

疝瘕:陰蹻(此二穴,在足外踝下陷中。主卒疝,小腹疼痛,左取右,右取左,灸三壯。女人月水不調,亦灸)

卒疝:丘墟　大敦　陰市　照海

癩疝:曲泉　中封　太冲　商丘

痃癖(小腹下痛):太谿　三里　陰陵　曲泉　脾俞　三陰交

疝瘕:陰陵　太谿　丘墟　照海

腸癖,㿉疝,小腸痛:通谷(灸百壯)　束骨　大腸俞

偏墜木腎:歸來　大敦　三陰交

陰疝:太冲　大敦

痃癖膀胱小腸:燔針刺五樞、氣海、三里、三陰交、氣門(百壯)。

陰腎偏大,小便數,或陰入腹:大敦

陰腫:曲泉　太谿　大敦　腎俞　三陰交

陰莖痛:陰陵　曲泉　行間　太冲　陰谷　三陰交　大敦　太谿　腎俞　中極

陰莖痛,陰汗濕:太谿　魚際　中極　三陰交

轉胞不溺,淋瀝:關元

腎臟虛冷,日漸羸瘦,勞傷,陰疼凜凜,少氣遺精:腎俞

遺精白濁:腎俞　關元　三陰交

夢遺失精:曲泉(百壯)　中封　太冲　至陰　膈俞　脾俞　三陰交　腎俞　關元　三焦俞

寒熱氣淋:陰陵泉

淋癃:曲泉　然谷　陰陵　行間　大敦　小腸俞　湧泉　氣門(百壯)

小便黄赤:陰谷　太谿　腎俞　氣海　膀胱俞　關元

小便五色:委中　前谷

小便不禁:承漿　陰陵　委中　太冲　膀胱俞　大敦

小便赤如血:大陵　關元

婦人胞轉,不利小便:灸關元(二七壯)。

遺溺:神門　魚際　太冲　大敦　關元

陰痿丸騫:陰谷　陰交　然谷　中封　大敦

陰挺出:太冲　少府　照海　曲泉

疝氣偏墜:以小繩量患人口兩角,爲一分,作三摺,成三角,如△樣,以一角安臍心,兩角在臍下兩旁,盡處是穴。患左灸右,患右灸左,二七壯立愈。二穴俱灸亦可。

膀胱氣攻兩脇臍下,陰腎入腹:灸臍下六寸,兩旁各一寸,炷如小麥大,患左灸右,患右灸左。

頭面門

頭痛:百會　上星　風府　風池　攢竹　絲竹空　小海　陽谿　大陵　後谿　合谷　腕骨　中冲　中渚　崑崙　陽陵

頭强痛:頰車　風池　肩井　少海　後谿　前谷

頭偏痛:頭維

腦瀉:顖會　通谷

頭風:上星　前頂　百會　陽谷　合谷　關冲　崑崙　俠谿

腦痛:上星　風池　腦空　天柱　少海

頭風,面目赤:通里　解谿

頭風牽引腦頂痛:上星　百會　合谷

偏正頭風:百會　前頂　神庭　上星　絲竹空　風池　合谷　攢竹　頭維

醉後頭風:印堂　攢竹　三里

頭風眩暈:合谷、豐隆、解谿、風池。垂手着兩腿,灸虎口内。

面腫:水溝　上星　攢竹　支溝　間使　中渚　液門　解谿　行間　厲兑　譩譆　天牖　風池

面癢腫:迎香　合谷

頭項俱痛:百會　後頂　合谷

頭風冷淚出:攢竹　合谷

頭痛項强,重不能舉,脊反折,不能回顧:承漿(先瀉後補)　風府

腦昏目赤:攢竹

頭旋:目窗　百會　申脉　至陰　絡却

面腫項强,鼻生息肉:承漿(三分,推上復下)

頭腫:上星　前頂　大陵(出血)　公孫

頰腫:頰車

頤頷腫:陽谷　腕骨　前谷　商陽　丘墟　俠谿　手三里

風動如蟲行:迎香

頸項强急:風府

頭目浮腫:目窗　陷谷

眼瞼(瞼)瞤動:頭維　攢竹

腦風而疼:少海

頭重身熱:腎俞

眉稜痛:肝俞

毛髮焦脱:下廉

面浮腫:厲兑

面腫:灸水分。

頭目眩疼,皮腫生白屑:灸顖會。

咽喉門

喉痺:頰車　合谷　少商　尺澤　經渠　陽谿　大陵　二間　前谷

鼓頷:少商

咽中如梗:間使　三間

咽腫:中渚　太谿

咽外腫:液門

嚥食不下:灸亶中。

咽中閉:曲池　合谷

咽喉腫痛,閉塞,水粒不下:合谷、少商。兼以三稜針,刺手大指背、頭節上甲根下,排刺三針。

雙鵝:玉液　金津　少商

單鵝:少商　合谷　廉泉

咽喉腫閉甚者,以細三稜針藏于筆尖中,戲言以没藥調點腫痺處,乃刺之。否則病人恐懼,不能愈疾。

咽痛:風府

耳目門

耳鳴:百會　聽宫　聽會　耳門　絡却　陽谿　陽谷　前谷　後

谿　腕骨　中渚　液門　商陽　腎俞

聤生瘡,有膿汙(汁):耳門　翳風　合谷

重聽無所聞:耳門　風池　俠谿　翳風　聽會　聽宮

目赤:目窗　大陵　合谷　液門　上星　攢竹　絲竹空

目風赤爛:陽谷

赤翳:攢竹　後谿　液門

目赤膚翳:太淵　俠谿　攢竹　風池

目翳膜:合谷　臨泣　角孫　液門　後谿　中渚　睛明

白翳:臨泣　肝俞

睛痛:内庭　上星

冷淚:睛明　臨泣　風池　腕骨

迎風有淚:頭維　睛明　臨泣　風池

目淚出:臨泣　百會　液門　後谿　前谷　肝俞

風生卒生翳膜,兩目疼痛不可忍者:睛明。手中指本節間尖上三壯。

眼睫毛倒:絲竹空

青盲無所見:肝俞　商陽(左取右,右取左)

目眥急痛:三間

目昏:頭維　攢竹　睛明　目窗　百會　風府　風池　合谷　肝俞　腎俞　絲竹空

目眩:臨泣　風府　風池　陽谷　中渚　液門　魚際　絲竹空

目痛:陽谿　二間　大陵　三間　前谷　上星

風目眶爛,風淚出:頭維　顴髎

眼癢眼疼:光明(瀉)　五會

目生翳:肝俞　命門　瞳子髎(在目外眥五分,得氣乃瀉)　合谷　商陽小兒雀目,夜不見物:灸手大指甲後一寸,内廉横紋頭白肉際,各一壯。

鼻口門

鼻有瘜肉:迎香

衄血:風府　曲池　合谷　三間　二間　後谿　前谷　委中　申脉　崑崙　厲兑　上星　隱白

鼽衄:風府　二間　迎香

鼻塞:上星　臨泣　百會　前谷　厲兑　合谷　迎香

鼻流清涕:人中　上星　風府

腦瀉,鼻中臭涕出:曲差　上星

鼻衄:上星(灸二七壯)、絶骨、顖會。又一法:灸項後髮際兩筋間宛宛中。

久病流涕不禁:百會(灸)

口乾:尺澤　曲澤　大陵　二間　少商　商陽

咽乾:太淵　魚際

消渴:水溝　承漿　金津　玉液　曲池　勞宫　太冲　行間　商丘　然谷　隱白(百日以上者,切不可灸)

唇乾有涎:下廉

舌乾涎出:復溜

唇乾飲不下:三間　少商

唇動如蟲行:水溝

唇腫:迎香

口喎眼喎:頰車　水溝　列缺　太淵　合谷　二間　地倉　絲

竹空

口禁(噤):頰車　支溝　外關　列缺　内庭　厲兑

失音不語:間使　支溝　靈道　魚際　合谷　陰谷　復溜　然谷

舌緩:太淵　合谷　冲陽　内庭　崑崙　三陰交　風府

舌强:瘂門　少商　魚際　二間　中冲　陰谷　然谷

舌黄:魚際

齒寒:少海

齒痛:商陽

齒齲惡風:合谷　厲兑

齒齲:少海　小海　陽谷　合谷　液門　二間　内庭　厲兑

齗痛:角孫　小海

舌齒腐:承漿　勞宫(各一壯)

牙疼:曲池　少海　陽谷　陽谿　二間　液門　頰車　内庭　吕細(在内踝骨尖上,灸二七壯)

上牙疼:人中　太淵　吕細。灸臂上起肉中,五壯。

下牙疼:龍玄(在側腕交义脉)　承漿　合谷。腕上五寸,兩筋中間,灸五壯。

不能嚼物:角孫

牙疳蝕爛,生瘡:承漿(壯如小筯頭大,灸七壯)

胸背脇門

胸滿:經渠　陽谿　後谿　三間　間使　陽陵　三里　曲泉　足臨泣

胸痺:太淵

胸膊悶:肩井
胸脇痛:天井　支溝　間使　大陵　三里　太白　丘墟　陽輔
胸中澹:間使
胸滿支腫:内關　膈俞
胸脇滿引腹:下廉　丘墟　俠谿　腎俞
胸煩:期門
胸中寒:亶中
肩背痠疼:風門　肩井　中渚　支溝　後谿　腕骨　委中
心胸痛:曲澤　内關　大陵
胸滿血膨,有積塊,霍亂腸鳴,善噫:三里　期門(向外刺二寸,不補不瀉)
脇滿:章門
脇痛:陽谷　腕骨　支溝　膈俞　申脉
缺盆腫:太淵　商陽　足臨泣
脇與脊引:肝俞
背腹項急:大椎
腰背强直,不能動側:腰俞　肺俞
腰脊痛楚:委中　復溜
腰背傴僂:風池　肺俞
背拘急:經渠
肩背相引:二間　商陽　委中　崑崙
偏脇背痛痺:魚際　委中
背痛:經渠　丘墟　魚際　崑崙　京骨
脊膂强痛:委中
腰背牽疼難轉:天牖　風池　合谷　崑崙
脊内牽疼不能屈伸:合谷　復溜　崑崙

脊强渾身痛，不能轉側：瘂門

胸連脇痛：期門（先針）　章門　丘墟　行間　湧泉

肩痺痛：肩髃　天井　曲池　陽谷　關中（冲）

手足腰腋門

手臂痛不能舉：曲池　尺澤　肩髃　三里　少海　太淵　陽池　陽谿　陽谷　前谷　合谷　液門　外關　腕骨

臂寒：尺澤　神門

臂内廉痛：太淵

臂腕側痛：陽谷

手腕動揺：曲澤

腋痛：少海　間使　少府　陽輔　丘墟　足臨泣　申脉

肘勞：天井　曲池　間使　陽谿　中渚　陽谷　太淵　腕骨　列缺　液門

手腕無力：列缺

肘臂痛：肩髃　曲池　通里　手三里

肘攣：尺澤　肩髃　小海　間使　大陵　後谿　魚際

肩臂痠重：支溝

肘臂、手指不能屈：曲池　三里　外關　中渚

手臂麻木不仁：天井　曲池　外關　經渠　支溝　陽谿　腕骨　上廉　合谷

手臂冷痛：肩井　曲池　下廉

手指拘攣，筋緊：曲池　陽谷　合谷

手熱：勞宫　曲池　曲澤　内關　列缺　經渠　太淵　中冲

少冲

手臂紅腫:曲池　通里　中渚　合谷　手三里　液門

風痺肘攣不舉:尺澤　曲池　合谷

兩手拘攣,偏風癮疹,喉痺,胸脇填滿,筋緩手臂無力,皮膚枯燥:曲池(先瀉後補)　肩髃　手三里

肩膊煩疼:肩髃　肩井　曲池

五指皆疼:外關

手攣指痛:少商

掌中熱:列缺　經渠　太淵

腋肘腫:尺澤　小海　間使　大陵

腋下腫:陽輔　丘墟　足臨泣

腰痛:肩井　環跳　陰市　三里　委中　承山　陽輔　崑崙　腰俞　腎俞

兩腿如冰:陰市

挫閃腰疼,脇肋痛:尺澤　曲池　合谷　手三里　陰陵　陰交　行間　足三里

腰疼難動:風市　委中　行間

腰脊强痛:腰俞　委中　湧泉　小腸俞　膀胱俞

腰脚痛:環跳　風市　陰市　委中　承山　崑崙　申脉

股膝内痛:委中　三里　三陰交

腿膝痠疼:環跳　陽陵　丘墟

脚膝痛:委中　三里　曲泉　陽陵　風市　崑崙　解谿

膝䯒股腫:委中　三里　陽輔　解谿　承山

腰如坐水:陽輔

足痿不收:復溜

風痺,脚胻麻木:環跳　風市

足麻痺:環跳　陰陵　陽輔　太谿　至陰

脚氣:肩井　膝眼　風市　三里　承山　太冲　丘墟　行間

髀樞痛:環跳　陽陵　丘墟

足寒熱:三里　委中　陽陵　復溜　然谷　行間　中封　大都　隱白

脚腫:承山　崑崙　然谷　委中　下廉　髖骨　風市

足寒如冰:腎俞

渾身戰掉,胻痠:承山　金門

足胻寒:復溜　申脉　厲兑

足攣:腎俞　陽陵　陽輔　絶骨

諸節皆痛:陽輔

腨腫:承山　崑崙

足緩:陽陵　冲陽　太冲　丘墟

脚弱:委中　三里　承山

兩膝紅腫疼痛:膝關　委中　三里　陰市

穿跟草鞋風:崑崙　丘墟　商丘　照海

足不能行:三里　曲泉　委中　陽輔　三陰交　復溜　冲陽　然谷　申脉　行間　脾俞

脚腕痠:委中　崑崙

足心疼:崑崙

脚筋短急,足沉重,鶴膝歷節風腫,惡風發不能起床:風市

腰痛不能久立,腿膝脛痠重,及四肢不舉:附陽

腰重,痛不可忍,及轉側起卧不便,冷痺,脚筋攣急,不得屈伸:灸兩脚曲脷兩紋頭四處,各三壯,一同灸,用兩人兩邊同吹,至火滅。若

午時灸了,至晚或臟腑鳴,或行一二次,其疾立愈。

腰痛不能舉:僕參(二穴,在跟骨下陷中,拱足取之,灸三壯)

膝以上病:灸環跳、風市。

膝以下病:灸犢鼻、膝關、三里、陽陵。

足踝以上病:灸三陰交、绝骨、崑崙。

足踝以下病:灸照海、申脉。

腿痛:髖骨

脚氣:一風市(百壯或五十壯),二伏兔(針三分,禁灸),三犢鼻(五十壯),四膝眼,五三里(百壯),六上廉,七下廉(百壯),八絶骨。

脚轉筋,發時不可忍者:脚踝上(一壯)。内筋急灸内,外筋急灸外。

脚轉筋多年不愈,諸藥不效者:灸承山(二七壯)。

婦人門

月脉不調:氣海　中極　帶脉(一壯)　腎俞　三陰交

月事不利:足臨泣　三陰交　中極

過時不止:隱白

下經若冷,來無定時:關元

女人漏下不止:太冲　三陰交

血崩:氣海　大敦　陰谷　太冲　然谷　三陰交　中極

瘕聚:關元

赤白帶下:帶脉　關元　氣海　三陰交　白環俞　間使(三十壯)

小腹堅:帶脉

絶子:商丘　中極

因産惡露不止:氣海　關元

產後諸病:期門

乳癰:下廉　三里　俠谿　魚際　委中　足臨泣　少澤

乳腫痛:足臨泣

難產:合谷(補)　三陰交(瀉)　太冲

横生死胎:太冲　合谷　三陰交

横生手先出:右足小指尖(灸三壯立產,炷如小麥大)

子上逼心,氣悶欲絶:巨闕　合谷(補)　三陰交(瀉)

如子手掬母心,生下男左女右手心有針痕可驗,不然,在人中或腦後有針痕。

產後血暈不識人:支溝　三里　三陰交

墮胎後手足如冰,厥逆:肩井(五分,若覺悶亂,急補三里)

胎衣不下:中極　肩井

陰挺出:曲泉　照海　大敦

無乳:亶中(灸)　少澤(補)　此二穴神效。

血塊:曲泉　復溜　三里　氣海　丹田　三陰交

婦人經事正行,與男子交,日漸羸瘦,寒熱往來,精血相競:百勞　腎俞　風門　中極　氣海　三陰交

若以前症,作虚勞治者,非也。

女子月事不來,面黄乾嘔,妊娠不成:曲池　支溝　三里　三陰交

經脉過多:通里　行間　三陰交

欲斷產:灸右足内踝上一寸、合谷。又一法:灸臍下二寸三分,三壯、肩井。

一切冷憊:灸關元。

不時漏下:三陰交

月水不調,因結成塊:針間使。

小兒門

大小五癇:水溝　百會　神門　金門　崑崙　巨闕

驚風:腕骨

瘈瘲,五指掣:陽谷　腕骨　崑崙

摇頭張口,反折:金門

風癇,目戴上:百會　崑崙　絲竹空

脱肛:百會　長强

卒疝:太冲

角弓反張:百會

瀉痢:神闕

赤遊風:百會　委中

秋深冷痢:灸臍下二寸及三寸動脉中。

吐乳:灸中庭(在亶中下,一寸六分)。

卒癇及猪癇:巨闕(灸三壯)

口有瘡蝕齦,臭穢氣衝人:灸勞宫二穴,各一壯。

卒患腹痛,肚皮青黑:灸臍四邊各半寸,三壯。鳩尾骨下一寸,三壯。

驚癇:頂上旋毛中(灸三壯)　耳後青絡(灸三壯,炷如小麥大)

風癇,手指屈如數物者:鼻上髮際宛宛中,灸三壯。

二三歲兩目眥赤:大指次指間,後一寸五分,灸三壯。

顖門不合:臍上、臍下各五分,二穴,各三壯。灸瘡未發,顖門先合。

夜啼:灸百會,三壯。

腎脹偏墜:關元(灸三壯)　大敦(七壯)

猪癇如尸厥,吐沫:巨闕(三壯)

食癇,先寒熱,洒淅乃發:鳩尾上五分,三壯。

羊癇:九椎下節間(灸三壯)。又法:大椎(三壯)

牛癇:鳩尾(三壯)。又法:鳩尾、大椎(各三壯)

馬癇:僕參(二穴,各三壯)。又法:風府、臍中(各三壯)

犬癇:兩手心　足太陽　肋户(各一壯)

雞癇:足諸陽(各三壯)

牙疳蝕爛:承漿(針、灸皆可)

遍身生瘡:曲池　合谷　三里　絶骨　膝眼

腋腫,馬刀瘍:陽輔　太冲

熱風癮疹:肩髃　曲池　曲澤　環跳　合谷　湧泉

瘍腫振寒:少海

疥癬瘡:曲池　支溝　陽谿　陽谷　大陵　合谷　後谿　委中　三里　陽輔　崑崙　行間　三陰交　百蟲窠

瘡毒門

疔瘡生面上與口角:灸合谷

疔瘡生手上:曲池(灸)

疔瘡生背上:肩井　三里　委中　臨泣　行間　通里　少海　太衝

瘰癧:少海。先針皮上,候三十六息,推針入内,須定淺深,追核大

小，勿出核，三十二下，乃出針。　天池　章門　臨泣　支溝　陽輔（灸百壯）　肩井（隨年壯）　手三里

癰疽發背：肩井、委中。又以蒜片貼瘡上，灸之，如不疼，灸至疼；如疼，灸至不疼。愈多愈好。

溺水死者，經宿可救：即鮮死人衣帶，灸臍中。

狂犬咬傷人：即灸咬處瘡上。

蛇咬傷人：灸傷處三壯，仍以蒜片貼咬處，灸蒜上。

人脉微細不見，或有或無：宜於少陰經、復溜穴上，用圓利針針至骨處，順針下刺，候回陽脉，陽脉生時，方可出針。

癰疽瘡毒：同楊氏騎竹馬灸法。

續增治法

中風論　徐氏書

且夫中風者，有五不治也，開口、閉眼、撒屎、遺尿、喉中雷鳴，皆惡候也。且中風者，爲百病之長，至其變化，各不同焉。或中於臟，或中於腑，或痰或氣，或怒或喜，逐其隙而害成也。中於臟者，則令人不省人事，痰涎壅，喉中雷鳴，四肢癱瘓，不知疼痛，語言蹇澁，故難治也。中於腑者，則令人半身不遂，口眼喎斜，知癢痛，能言語，形色不變，故易治也。治之先審其症，而後刺之。其中五臟六腑形症各有名，先須察其源而名其症，依標本刺之，無不效也。

一、肝中之狀，無汗惡寒，其色青，名曰怒中。

二、心中之狀，多汗怕驚，其色赤，名曰思慮中。

三、脾中之狀，多汗身熱，其色黄，名曰喜中。

四、肺中之狀，多汗惡風，其色白，名曰氣中。

五、腎中之狀，多汗身冷，其色黑，名曰氣勞中。

六、胃中之狀，飲食不下，痰涎上壅，其色淡黄，名曰食後中。

七、膽中之狀，目眼牽連，酣睡不惺，其色緑，名曰驚中。

初中風急救針法　《乾坤生意》

凡初中風跌倒，卒暴昏沉，痰涎壅滯，不省人事，牙關緊閉，藥水不下。急以三稜針，刺手十指十二井穴，當去惡血。又治一切暴死惡候，不省人事，及絞腸痧，乃起死回生妙訣。

少商二穴　商陽二穴　中衝二穴　關衝二穴　少衝二穴　少澤二穴

中風癱瘓針灸秘訣

中風口眼喎斜：聽會　頰車　地倉

凡喎向左者，宜灸右；向右者，宜灸左。各喎陷中二七壯，艾炷如麥粒大，頻頻灸之，取盡風氣、口眼正爲度。

一法：以五寸長筆管插入耳内，外以麵塞四圍竹管上頭，以艾灸二七壯，右喎灸左，左喎灸右。

中風風邪入腑，以致手足不遂：百會　耳前髮際　肩髃　曲池　風市　足三里　絶骨

凡覺手足麻痺，或疼痛良久，此風邪入腑之候，宜灸此七穴。病在左灸右，在右灸左，候風氣輕減爲度。

中風風邪入臟，以致氣塞涎壅，不語昏危：百會　大椎　風池　肩井　曲池　足三里　間使

凡覺心中憒亂，神思不怡，或手足頑麻，此風邪入臟之候，速灸此

七穴,各五七壯。如風勢略可,凡遇春、秋二時,常灸此七穴,以泄風氣;若素有風人,尤當留意。

中風鼻塞不聞,時流清涕,偏正頭風,及生白屑,驚癇,目上視不識人:顖會(灸)

中風頭皮腫,目眩虛,振寒熱,目疼不能遠視:上星(針,灸)

中風風癇、瘈瘲等症:印堂(針,灸)

中風頭項急,不能回顧:風府(針)

中風手不能舉:陽池(針,灸)

中風腕痠,不能屈伸,指疼不能握物:外關(針,灸)

中風手弱不仁,拘攣不伸:手三里(針,灸)

中風痰咳,肘攣,寒熱驚癇:列缺(針,灸)

中風驚怖,聲音不出,肘腕痠疼:通里(針,灸)

中風腰胯疼痛,不得轉側,腰脇相引:環跳(針,灸)

中風轉筋拘急,行步無力,疼痛:崑崙(針,灸)

中風脚腿麻木,冷痺冷痛:陽陵(針,灸)

中風腰背拘急:委中(針)

中風脚膝疼痛,轉筋拘急:承山(針,灸)

治虛損五勞七傷緊要灸穴

陶道一穴,灸二七壯。身柱一穴,灸二七壯。肺俞二穴,灸七七壯至百壯。膏肓二穴,灸三七壯至七七壯。

傷寒　《聚英》

發熱:風寒客于皮膚,陽氣怫鬱所致,此表熱也。陽氣下陷入陰分蒸薰,此裏熱也。

汗不出,悽悽惡寒:玉枕　大杼　肝俞　鬲(膈)俞　陶道

身熱惡寒:後谿

身熱汗出,足厥冷:大都

身熱頭痛,食不下:三焦俞

汗不出:合谷　後谿　陽池　厲兑　解谿　風池

身熱而喘:三間

餘熱不盡:曲池

煩滿汗不出:風池　命門

汗出寒熱:五處　攢竹　上脘

煩心好嘔:巨闕　商丘

身熱頭痛,汗不出:曲泉　神道　關元　懸顱。

已上見《針經》。

六脉沉細,一息二三至:氣海(灸)　關元(灸)

少陽發熱:太谿(灸)

惡寒:有熱惡寒者,發于陽。無熱惡寒者,發于陰。

背惡寒,口中和:關元(灸)

惡風:有汗爲中風,傷衛。無汗惡風爲寒,傷榮。先刺風府、風池,後飲桂枝葛根湯。

胸脇滿兼譫語:邪氣自表傷裏,先胸脇,次入心。期門。

結胸:臟氣閉而不流布也。按之痛,爲小結;不按自痛,爲大結。期門(針)、肺俞(針)

婦人因血結胸,熱入血室:期門(針)。又以黄蓮、巴豆七粒作餅子,置臍中,以火灸之,得利爲度。

欬逆:胸中氣不交也,水火相搏而有聲。期門(針)

小腹滿：上爲氣，下爲溺，當出不出，積而爲滿。或腹中急痛。刺委中，或奪命穴等處。

煩躁：邪氣在裏，煩爲内不安，躁爲外不安。傷寒六七日，脉微，手足厥冷，煩躁。灸厥陰俞。

畜血：熱毒流于下而瘀血。少陰症，下利，便膿血。陽明症，下血譫語，必熱入血室，頭汗出。刺期門。

嘔吐：表邪傳裏，裏氣上逆也。口中和，脉微澁弱。灸厥陰。

戰慄：戰者，正氣勝；慄者，邪氣勝。邪與正争，心戰而外慄，爲病欲解也。邪氣内盛，正氣太虚，心慄而鼓頷，身不戰者，已而遂成寒逆者。灸魚際。

四逆：四肢逆冷，積冷成寒，六腑氣絶于外，足脛寒逆少陰也。身寒者，厥陰也。灸氣海、腎俞、肝俞。

厥：手足逆冷，陽氣伏陷，熱氣逆伏，而手足冷也，刺之。脉促而厥者，灸之。

鬱冒：鬱爲氣不舒，冒爲神不清，即昏迷也。多虚極乘寒所致，或吐下使然。刺太陽、少陽井。

病頭痛，或冒悶如結胸狀，刺大椎、肺俞、肝俞。慎不可汗。

自利：不經攻下自溏洩。脉微澁，嘔而汗出，必更衣。反小者，當温上，灸之以消陰。小便吐(自)利，手中不冷，反發熱，脉不至。灸太谿。

少陰下利，便膿血，刺之通用。

霍亂：上吐下利，揮霍撩亂，邪在中焦，胃氣不治，陰陽乖隔，遂上吐下泄，躁擾煩亂也。或腹中痛絞刺。針委中。

腹痛：有實有虚，寒熱，燥屎舊積，按之不痛爲虚，痛爲實，合灸；不灸，令病人冷結，久而彌困。刺委中。

陰毒陰症：陰病盛則微陽消於上，故沉重，四肢逆冷，臍腹築痛，厥逆或冷，六脉沉細。灸關元、氣海。

太陽、少陽並病：刺肺俞、肝俞。如頭痛，刺大椎。

小便不利：邪畜於内，津液不行。陰寒甚，下閉者，灸之。

陰症：小便不利，陰囊縮，腹痛欲死者，灸石門。

不仁：不柔和，癢痛寒，正氣爲邪氣閉伏，鬱而不散，血氣虚少故也。若越人診虢太子尸厥，以鬱冒不仁爲可治，刺之而痊者，神醫之診也。設脉浮洪，汗如油，喘不休，體不仁，越人豈能治哉？

已上見劉氏傷寒治。

雜病

風：大率主血虚、氣虚，火與濕多痰。

中風：神闕、風池、百會、曲池、翳風、風市、環跳、肩髃，皆可灸之以疎風，針之以導氣。

寒：見傷寒。

陰寒及陷下脉絶者，宜灸之。

發熱，有寒潮熱，煩熱，往來熱。

熱病汗不出：商陽、合谷、陽谷、俠谿、厲兑、勞宫、腕骨以導氣。

熱無，汗不止：陷谷以洩熱。

腹痛：有虚實，寒氣滯，死血積熱，風濕，宿食，瘡，痧，疝。

實痛宜瀉：太衝、太白、太淵、大陵、三陰交。

邪客經絡，藥不能及，宜灸氣海、關元、中脘。

頭痛：有風熱，痰，濕，寒，真頭疼。手足青至節，死，不治。灸疎散寒。脉浮，刺腕骨、京骨。脉長，刺合谷，治衝陽。脉弦，刺陽池、風府、風池。

腰痛:有氣虚,血虚,腎病,風濕,濕熱,瘀,寒滯。

血滯于下,刺委中(出血),灸腎俞、崑崙。

又用附子尖、烏頭尖、南星、麝香、雄黄、樟腦、丁香煉蜜丸,薑化成膏,放手内烘熱摩之。

脇痛:肝火盛,木氣實,有死血瘀注,肝急。針丘墟、中瀆。

心痛:有風寒,氣血虚,食積熱,針太谿、然谷、天澤、行間、建里、大都、太白、中脘、神門、湧泉。

牙疼:主血熱,胃口有熱,風寒濕熱,蟲蛀,針合谷、内庭、浮白、陽白、三間。

眼目:主肝氣實,風熱,痰熱,血瘀熱,血實,氣壅。針上星、百會、神庭、前頂、攢竹、絲竹空。痛者,針風池、合谷。

大寒犯腦,連及目痛,或風濕相搏,有翳,灸二間、合谷。

小兒疳眼:灸合谷二穴,各一壯。

瀉痢:氣虚兼寒熱,食積,風邪,驚邪,熱濕,陽氣下陷,痰積,當分治,瀉輕痢重。

陷下:灸脾俞、關元、腎俞、復溜、腹哀、長强、太谿、三里、氣舍、中脘、大腸俞。

白痢:灸大腸俞。

赤痢:灸小腸俞。

瘧:有風暑,山嵐瘴氣,食老,寒濕痺,五臟瘧,五腑瘧。針合谷、曲池、公孫。先針,後灸大椎第一節,三七壯。

欬嗽:有風、寒、火、勞、痰、肺脹、濕,灸天突、肺俞、肩井、少商、然谷、肝俞、期門、行間、廉泉、扶突。針曲澤(出血立已)、前谷。

面赤熱欬:針支溝。

多睡:針三里。

吐衄血:身熱是血虚,血温身熱者,死不治。針隱白、脾俞、肝俞、上脘。

下血:主腸風,多在胃與大腸。針隱白,灸三里。

諸氣:怒則氣上,驚則氣亂,恐則氣下,勞則氣散,悲則氣消,喜則氣緩,思則氣結。針以導氣。

淋:屬熱,熱結,痰氣不利,胞痺爲寒,老人氣虚。灸三陰交。

小水不禁:灸陽陵泉、陰陵泉。

喉痺:針合谷、湧泉、天突、豐隆。初起旁灸之,使外洩氣。

頭腫:針曲池。

諸瘡

瘰癧:灸肩井、曲池、大迎。

緣唇瘡:刺唇去惡血。

疝:有因寒,因氣,因濕熱,痰積流下。針太冲、大敦、絶骨,灸大敦、三陰交。小腹下横紋斜尖,灸一壯。

脚氣:有濕熱,食積,流注,風濕,寒濕。針公孫、衝陽,灸足三里。

痿:有濕熱,有痰,有無血而虚,有氣弱,有瘀血。針中瀆、環跳(停針待氣二時方可),灸三里、肺俞。

喘:有痰喘,氣虚,陰虚。灸中府、雲門、天府、華蓋、肺俞。

惡心:因痰,熱,虚。灸胃俞、幽門、商丘、中府、石門、鬲(膈)俞、陽關。

膈噎:因血虚,氣虚,熱,痰火,血積,癖積。針天突、石關、三里、胃俞、胃脘、鬲俞、水分、氣海、胃倉。

水腫:皮水,正水,石水,風水,因氣濕食。針胃倉、合谷、石門、水溝、三里、復溜、曲泉、四滿。

鼓脹：氣脹，寒脹，脾虚中滿。針上脘、三里、章門、陰谷、關元、期門、行間、脾俞、懸鍾、承滿。

頭眩：痰挾氣，虚火動其痰。針上星、風池、天柱。

痛風：風熱，風濕，血虚有痰。針百會、環跳。

肩臂痛：痰濕爲主。灸肩髃、曲池。

夢遺：專主濕熱相交。灸中極、曲骨、膏肓、腎俞。

癇：俱是痰火，不必分馬牛六畜。灸百會、鳩尾、上脘、神門、陽蹻(晝發)、陰蹻(夜發)。

癩：感天地間殺(殺)厲之氣，聲啞者難治。針委中，出血二三合。黑紫疙瘩上，亦去惡血。

已上見劉氏雜病治。

瘡瘍

河間曰：凡瘡瘍須分經絡部分，血氣多少，俞穴遠近。

從背出者，當從太陽五穴選用：至陰、通谷、束骨、崑崙、委中。

從鬢出者，當從少陽五穴選用：竅陰、俠谿、臨泣、陽輔、陽陵。

從髭出者，當從陽明五穴選用：厲兑、内庭、陷谷、衝陽、解谿。

從胸出者：絶骨(一穴)。

《腸癰纂要》云：千金灸法，屈兩肘，正肘頭鋭骨，灸百壯，下膿血而安。按河間瘡瘍，止論足三陽，而手足三陰三陽未備，學者當引伸觸類。又查《醫學入門・雜病歌》：癰疽初起審其穴，只刺陽經不刺陰。録之以備通考。

八卷終

針灸大成卷之九

治症總要　楊氏

一論中風。但未中風時，一兩月前，或三四箇月前，不時足脛上發痠重麻，良久方解，此將中風之候也。便宜急灸三里、絶骨四處，各三壯，後用生葱、薄荷、桃柳葉四味，煎湯淋洗，灸令祛逐風氣自瘡口出。如春交夏時，夏交秋時，俱宜灸，常令二足有灸瘡爲妙。但人不信此法，飲食不節，色酒過度，卒忽中風。可於七處一齊俱灸，各三壯，偏左灸右，偏右灸左，百會、耳前穴也。

第一陽症，中風不語，手足癱瘓者：合谷　肩髃　手三里　百會　肩井　風市　環跳　足三里　委中　陽陵泉（先針無病手足，後針有病手足）

第二陰症，中風，半身不遂，拘急，手足拘攣，此是陰症也。亦依治之，但先補後瀉。

第三中暑，不省人事：人中　合谷　内庭　百會　中極　氣海

問曰：中暑，當六七月間有此症，或八九月十月亦有此症，從何而得？

答曰：此症非一，醫者不省，當以六七月有之，如何八九十月亦有之？皆因先感暑氣，流入脾胃之中，串入經絡，灌溉相併；或因怒氣觸動，或因過飲，恣慾傷體，或外感風，至八九月方發，乃難治也。六七月

受病淺,風疾未盛,氣血未竭,體氣未衰,此爲易治。復刺後穴:中衝　行間　曲池　少澤

第四中風,不省人事:人中　中衝　合谷

問曰:此病如何而來? 已上穴法,針之不效,奈何?

答曰:針力不到,補瀉不明,氣血錯亂,或去針速,故不效也。前穴未效,復刺後穴:啞門　大敦

第五中風,口禁(噤)不開:頰車　人中　百會　承漿　合谷(俱宜瀉)

問曰:此症前穴不效,何也?

答曰:此皆風痰灌注,氣血錯亂,陰陽不升降,致有此病。復刺後穴:廉泉　人中

第六半身不遂,中風:絶骨　崑崙　合谷　肩髃　曲池　手三里　足三里

問曰:此症針後再發,何也?

答曰:針不知分寸,補瀉不明,不分虚實,其症再發。再針前穴,復刺後穴:肩井　上廉　委中

第七口眼喎斜,中風:地倉　頰車　人中　合谷

問曰:此症用前穴針效,一月或半月復發,何也?

答曰:必是不禁房勞,不節飲食。復刺後穴,無不效也。聽會　承漿　翳風

第八中風,左癱右瘓:三里　陽谿　合谷　中渚　陽輔　崑崙　行間

問曰:數穴針之不效,何也?

答曰:風痰灌注經絡,血氣相搏,再受風寒,濕氣入内,凝滯不散,故刺不效。復刺後穴。先針無病手足,後針有病手足。風市　丘墟　陽陵泉

第九正頭大痛及腦頂痛:百會　合谷　上星

問曰:此症針後,一日二日再發,甚於前,何也?

答曰:諸陽聚會頭上,合用先補後瀉,宜補多瀉少。其病再發,愈重如前,法宜瀉之,無不效也。復針後穴。真頭痛,旦發夕死,夕發旦死,醫者當用心救治,如不然,則難治。神庭　太陽

第十偏正頭風:風池　合谷　絲竹空

問曰:已上穴法,刺如不效,何也?

答曰:亦有痰飲停滯胸膈,賊風串入腦户,偏正頭風,發來連臂内痛,或手足沉冷,久而不治,變爲癱瘓,亦分陰陽針之。或針力不到,未效,可刺中脘,以踈其下疾,次針三里,瀉去其風,後針前穴。中脘　三里　解谿

第十一頭風目眩:解谿　豐隆

問曰:此症刺效復發,何也?

答曰:此乃房事過多,醉飽不避風寒而卧,賊風串入經絡,冷症再發。復針後穴:風池　上星　三里

第十二頭風頂痛:百會　後頂　合谷

問曰:頭頂痛,針入不效者,再有何人可治?

答曰:頭頂痛,乃陰陽不分,風邪串入腦户,刺故不效也。先取其痰,次取其風,自然有效。中脘　三里　風池　合谷

第十三醉頭風:攢竹　印堂　三里

問曰:此症前穴針之不效,何也?

答曰:此症有痰飲停於胃脘,口吐清涎,眩暈,或三日五日,不省人事,不進飲食,名曰醉頭風。先去其氣,化痰調胃進食,然後去其風痛也。中脘　亶中　三里　風門

第十四目生翳膜:睛明　合谷　四白

問曰:已上穴法,刺之不效,何也?

答曰:此症受病既深,未可一時便愈,須是二三次針之,方可有效。復刺後穴:太陽　光明　大骨空　小骨空

第十五迎風冷淚:攢竹　大骨空　小骨空

問曰:此症緣何而得?

答曰:醉酒當風,或暴赤,或痛,不忌房事,恣意好飡,燒煎肉物;婦人多因產後不識迴避,當風坐視,賊風串入眼目中,或經事交感,穢氣衝上頭目,亦成此症。復刺後穴:小骨空(治男婦醉後當風)　三陰交(治婦人交感症)　淚孔上(米大艾七壯效)　中指半指尖(米大艾三壯)

第十六目生内障:童(瞳)子髎　合谷　臨泣　睛明

問曰:此症從何而得?此數穴針之不效,何也?

答曰:怒氣傷肝,血不就舍,腎水枯竭,氣血耗散,臨患之時,不能節約,恣意房事,用心過多,故得此症,亦難治療。復針後穴:光明　天府　風池

第十七目患外瘴:小骨空　太陽　睛明　合谷

問曰:此症緣何而得?

答曰:頭風灌注瞳人,血氣湧溢,上盛下虚,故有此病。刺前不效,復刺後穴二三次,方愈。臨泣　攢竹　三里　内眥尖(灸五壯,即眼頭尖上)

第十八風沿眼紅澁爛:睛明　四白　合谷　臨泣　二間

問曰:針之不效,何也?

答曰:醉飽行房,血氣凝滯,癢而不散,用手揩摸,賊風乘時串入,故得此症。刺前不效,復刺後穴:三里　光明

第十九眼赤暴痛:合谷　三里　太陽　睛明

問曰:此症從何而得?

答曰:時氣所作,血氣壅滯,當風睡卧,饑飽勞役,故得此症。復刺後穴:太陽　攢竹　絲竹空

第二十眼紅腫痛:睛明　合谷　四白　臨泣

問曰:此症從何而得?

答曰:皆因腎水受虧,心火上炎,肝不能制,心肝二血不能歸元,血氣上壅,灌注瞳人,赤脉貫睛,故不散。復刺後穴:太谿　腎俞　行間　勞宫

第二十一努肉侵睛:風池　睛明　合谷　太陽

問曰:此症從何而得?

答曰:或因傷寒未解,却有房室之事,上盛下虚,氣血上壅;或頭風不早治,血貫瞳人;或暴下赤痛;或因氣傷肝,心火炎上,故不散也。及婦人産後,怒氣所傷,産後未滿,房事觸動心肝二經,飲食不節,饑飽醉勞,皆有此症,非一時便可治療,漸而爲之,無不效也。復針後穴:風池　期門　行間　太陽

第二十二怕日羞明:小骨空　合谷　攢竹　二間

問曰:此症緣何而得?

答曰:皆因暴痛未愈,在路迎風,串入眼中,血不就舍,肝不臟血,風毒貫入,覩燈光冷淚自出,見日影乾澁疼痛。復針後穴:睛明　行間　光明

第二十三鼻窒不聞香臭:迎香　上星　五處　禾髎

問曰:此症緣何而得?針數穴皆不效。

答曰:皆因傷寒不解,毒氣衝腦,或生鼻痔,腦中大熱,故得此症。復刺後穴:水溝　風府　百勞　太淵

第二十四鼻流清涕:上星　人中　風府

問曰:此症緣何而得?

答曰:皆因傷風不解,食肉飲酒太早,表裏不解,咳嗽痰涎,及腦寒疼痛,故得此症。復針後穴:百會　風池　風門　百勞

第二十五腦寒瀉臭:上星　曲差　合谷

問曰:此症緣何而得?

答曰:皆因鼻衄不止,用藥吹入腦户,毒氣攻上腦頂,故流鼻臭也。復刺後穴:水溝　迎香

第二十六鼻淵鼻痔:上星　風府

問曰:針此穴未效,復刺何穴?

答曰:更刺後穴:禾髎　風池　人中　百會　百勞　風門

第二十七鼻衄不止:合谷　上星　百勞　風府

問曰:此症緣何而得? 出血不止。

答曰:血氣上壅,陰陽不能升降,血不宿肝,肝主藏血,血熱妄行,故血氣不順也。針前不效,復刺後穴:迎香　人中　印堂　京骨

第二十八口内生瘡:海泉　人中　承漿　合谷

問曰:此症緣何而得?

答曰:上盛於虚,心火上炎,脾胃俱敗,故成此症。復刺後穴:金津　玉液　長强

第二十九口眼喎斜:頰車　合谷　地倉　人中

問曰:此症從何而得?

答曰:醉後卧睡當風,賊風串入經絡,痰飲流注,或因怒氣傷肝,房事不節,故得此症。復刺後穴:承漿　百會　地倉　童(瞳)子髎

第三十兩頰紅腫生瘡,一名枯曹風、猪腮風:合谷　列缺　地倉　頰車

問曰:此症從何而得?

答曰:熱氣上壅,痰滯三焦,腫而不散,兩腮紅腫生瘡,名曰枯曹

風。復刺後穴:承漿　三里　金津　玉液

第三十一舌腫難語:廉泉　金津　玉液

問曰:此症從何而得?

答曰:皆因酒痰滯於舌根,宿熱相搏,不能言語,故令舌腫難言。復刺後穴:天突　少商

第三十二牙齒腫痛:吕細　頰車　龍玄　合谷

第三十三上片牙疼:吕細　太淵　人中

第三十四下片牙疼:合谷　龍玄　承漿　頰車

問曰:牙疼之症,緣何而得?

答曰:皆因腎經虚敗,上盛下虚,陰陽不升降,故得俞(此)症。復刺後穴:腎俞　三間　二間

第三十五耳内虚鳴:腎俞　三里　合谷

問曰:此症從何而得?

答曰:皆因房事不節,腎經虚敗,氣血耗散,故得此症。復刺後穴:太谿　聽會　三里

第三十六耳紅腫痛:聽會　合谷　頰車

問曰:此症腫痛,何也?

答曰:皆因熱氣上壅,或因繳耳觸傷,熱氣不散,傷寒不鮮,故有此症。不可一例針灸,須辨問端的針之,無不效也。復刺後穴:三里　合谷　翳風

第三十七聤耳生瘡,出膿水:翳風　合谷　耳門

問曰:聤耳生瘡,出膿水,嘗聞小兒有此症。

答曰:洗浴水歸耳内,故有。大人或因剔耳觸動耳黄,赤(亦)有水誤入耳内,故如此。復刺後穴:聽會　三里

第三十八耳聾氣閉:聽宫　聽會　翳風

問曰:此症從何而得?

答曰:傷寒大熱,汗閉,氣不舒,故有此症。前針不效,復刺後穴:三里　合谷

第三十九手臂麻木不仁:肩顒　曲池　合谷

問曰:此症從何而得?

答曰:皆因寒濕相搏,氣血凝滯,故麻木不仁也。復刺後穴:肩井　列缺

第四十手臂冷風痠痛:肩井　曲池　手三里　下廉

問曰:此症從何而得?

答曰:寒邪之氣,流入經絡,夜卧涼枕、竹簟、漆凳冷處睡着,不知風濕流入經絡,故得此症。復刺後穴:手五里　經渠　上廉

第四十一手臂紅腫、疼痛:五里　曲池　通里　中渚

問曰:此症緣何而得?

答曰:氣血壅滯,流而不散,閉塞經脉不通,故得此症。復刺後穴:合谷　尺澤

第四十二手臂紅腫及疽:中渚　液門　曲池　合谷

問曰:此症從何而得?

答曰:血氣壅滯,皮膚瘙癢,用熱湯泡洗,而傷紅腫,故得此症,久而不治,變成手背疽。復刺後穴:上都　陽池

第四十三手臂拘攣,兩手筋緊不開:陽池　合谷　尺澤　曲池　中渚

問曰:此症從何而得?

答曰:皆因濕氣處卧,暑月夜行,風[濕]相搏,或酒醉行房之後,露天而眠,故得此症。復針後穴:肩顒　中渚　少商　手三里

第四十四肩背紅腫疼痛:肩顒　風門　中渚　大杼

問曰:此症從何而得?

答曰:皆因腠理不密,風邪串入皮膚,寒邪相搏,血氣凝滯。復刺後穴:膏肓　肺俞　肩顒

第四十五心胸疼痛:大陵　内關　曲澤

問曰:心胸痛從何而得?

答曰:皆因停積,或因食冷,胃脘冷積作楚。心痛有九種,有蟲食痛者,有心痺冷痛者,有陰陽不升降者,有怒氣衝心者,此症非一,推詳其症治之。中脘　上脘　三里

第四十六脇肋疼痛:支溝　章門　外關

問曰:此症從何得之?

答曰:皆因怒氣傷肝,血不歸元,觸動肝經,肝藏血,怒氣甚,肝血不歸元,故得是症。亦有傷寒後脇痛者,有挫閃而痛者,不可一例治也,宜推詳治之。復刺後穴:行間(瀉肝經,治怒氣)　中封　期門(治傷寒後脇痛)　陽陵泉(治挫閃)

第四十七腹内疼痛:内關　三里　中脘

問曰:腹内疼痛,如何治療?

答曰:失饑傷飽,血氣相争,榮衛不調,五臟不安,寒濕中得此。或冒風被雨,飽醉行房,飲食不化,亦有此症,必急治療。爲腎虚敗,毒氣冲歸臍腹,故得此症。如不愈,復刺後穴:關元　水分　天樞(寒濕饑飽)

第四十八小腹脹滿:内庭　三里　三陰交

問曰:此症針入穴法不效,何也?

答曰:皆因停飲不化,腹脹。此症非一,有膀胱疝氣,冷築疼痛;小便不利,脹滿疼痛;大便虚結,脹滿疼痛。推詳治之,再刺後穴:照海　大敦　中脘(先補後瀉)　氣海(專治婦人血塊,攻築疼痛,小便不利,婦人諸般氣痛)

第四十九兩足麻木:陽輔　陽交　絶骨　行間

問曰:此症因何而得?

答曰:皆爲濕氣相搏,流入經絡不散,或因酒後,房事過多,寒暑失蓋,致有此症。復針後穴:崑崙　絶骨　丘墟

第五十兩膝紅腫疼痛:膝關　委中

問曰:此症從何而來?

答曰:皆因脾家受濕,痰飲流注。此疾非一,或因痢後寒邪入於經絡,遂有此症;或傷寒流注,亦有此症。復刺後穴:陽陵泉　中脘　豐隆

第五十一足不能行:丘墟　行間　崑崙　太衝

問曰:此症從何而得?

答曰:皆因醉後行房,腎經受虧,以致足弱無力,遂致不能行步。前治不效,復刺後穴:三里　陽輔　三陰交　復溜

第五十二脚弱無力:公孫　三里　絶骨　申脉

問曰:此症從何而得?

答曰:皆因濕氣流於經絡,血氣相搏,或因行房過損精力,或因行路有損筋骨,致成此疾。復針後穴:崑崙　陽輔

第五十三紅腫脚氣生瘡:照海　崑崙　京骨　委中

問曰:此症前穴不愈,何也?

答曰:氣血凝而不散,寒熱久而不治,變成其疾。再針後穴:三里　三陰交

第五十四脚背紅腫痛:太衝　臨泣　行間　内庭

問曰:此症從何而得?

答曰:皆因勞役過多,熱湯泡洗,血氣不散,以致紅腫疼痛,宜針不宜灸。丘墟　崑崙

第五十五穿跟草鞋風:照海　丘墟　商丘　崑崙

問曰:此症緣何而得?

答曰:皆因勞役過度,濕氣流滯而冷,或因大熱行路,冷水浸洗,而成此症。復刺後穴:太衝　解谿

第五十六風痛不能轉側,舉步艱難:環跳　風市　崑崙　居髎　三里　陽陵泉

問曰:此症緣何而得?

答曰:皆因房事過多,寒濕地上睡卧,流注經絡,挫閃後腰疼痛,動止艱難。前穴不效,復刺後穴:五樞　陽輔　支溝

第五十七腰脚疼痛:委中　人中

第五十八腎虚腰痛:腎俞　委中　太谿　白環俞

第五十九腰脊强痛;人中　委中

第六十挫閃腰脅痛:尺澤　委中　人中

問曰:此症從何而得?

答曰:皆因房事過多,勞損腎經,精血枯竭,腎虚腰痛,負重遠行,血氣錯亂,冒熱血不歸元,則腰痛。或因他事所關,氣攻兩脅疼痛,故有此症。復刺後穴:崑崙　束骨　支溝　陽陵泉

第六十一渾身浮腫生瘡:曲池　合谷　三里　三陰交　行間　内庭

問曰:此症從何而感?

答曰:傷饑失飽,房事過度,或食生冷。

第六十二四肢浮腫:中都　合谷　曲池　中渚　液門

問曰:此症從何而得?

答曰:皆因饑寒,邪入經絡,飲水過多,流入四肢。或飲酒過多,不避風寒,致有此症。復針後穴:行間　内庭　三陰交　陰陵泉

第六十三單蠱脹:氣海　行間　三里　内庭　水分　食關

第六十四雙蠱脹:支溝　合谷　曲池　水分

問曰:此症從何而得?

答曰:皆因酒色過多,内傷臟腑,血氣不通,遂成蠱脹。飲食不化,痰積停滯,渾身浮腫生水,小便不利,血氣不行,則四肢浮腫,胃氣不足,酒色不節,則單蠱脹也。腎水俱敗,水火不相濟,故令雙蠱。此症本難療治,醫者當詳細推之。三里　三陰交　行間　内庭

第六十五小便不通:陰陵泉　氣海　三陰交

問曰:此症緣何得之?

答曰:皆因膀胱邪氣,熱氣不散。或勞役過度,怒氣傷胞,則氣閉入竅中;或婦人轉胞,皆有此症。復刺後穴:陰谷　大陵

第六十六小便滑數:中極　腎俞　陰陵泉

問曰:此症爲何?

答曰:此膀胱受寒,腎經滑數,小便冷痛,頻頻淋瀝。復針後穴:三陰交　氣海

第六十七大便秘結,不通:章門　太白　照海

問曰:此症從何得?

答曰:此症非一,有熱結,有冷結,宜先補後瀉。

第六十八大便泄瀉不止:中脘　天樞　中極

第六十九赤白痢疾,如赤:内庭　天樞　隱白　氣海　照海　内關。

如白,裹急後重,大痛者:外關　中脘　隱白　天樞　申脉

第七十臟毒下血:承山　脾俞　精宫　長强

第七十一脱肛久痔:二白　百會　精宫　長强

第七十二脾寒發瘧:後谿　間使　大椎　身柱　三里　絶骨　合

谷　膏肓

第七十三瘧,先寒後熱:絶骨　百會　膏肓　合谷

第七十四瘧,先熱後寒:曲池(先補後瀉)　絶骨(先瀉後補)　膏肓　百勞

第七十五熱多寒少:後谿　間使　百勞　曲池

第七十六寒多熱少:後谿　百勞　曲池

問曰:此症從何感來?

答曰:皆因脾胃虚弱,夏傷於暑,秋必成瘧,有熱多寒少,單寒單熱,氣盛則熱多,痰盛則寒多,是皆痰飲停滯,氣血耗散,脾胃虚敗,房事不節所致。有一日一發,間日一發,或三日一發者,久而不治,變成大患。瘧後有浮腫,有虚勞,有大便利,有腹腫蠱脹者,或飲水多,腹内有瘧母者,須用調脾進食化痰飲。穴法依前治之。

第七十七翻胃吐食:中脘　脾俞　中魁　三里

第七十八飲水不能進,爲之五噎:勞宫　中魁　中脘　三里　大陵　支溝　上脘

問曰:翻胃之症,從何而得?針法所能療否?

答曰:此症有可治,有不可治者。病初來時,皆因酒色過度,房事不節,胃家受寒,嘔吐酸水。或食物即時吐出,或飲食後一日方吐者,二三日方吐者。隨時吐者可療,三兩日吐者,乃脾絶胃枯,不能尅化水谷。故有五噎者:氣噎、水噎、食噎、勞噎、思噎,宜推詳治之。復刺後穴:脾俞　胃俞(以上補多瀉少)　亶中　太白　下脘　食關

第七十九哮吼嗽喘:腧(俞)府　天突　亶中　肺俞　三里　中脘

問曰:此症從何而得?

答曰:皆因好飲熱酸魚腥之物,及有風邪痰飲之類,串入肺中,怒氣傷肝,乘此怒氣,食物不化,醉酒行房,不能節約。

此亦非一也，有水哮，飲水則發；有氣哮，怒氣所感，寒邪相搏，痰飲壅滿則發；鹹哮，則食鹹物發；或食炙煿之物則發，醫當用意推詳。小兒此症尤多。復治(刺)後穴：膏肓　氣海　關元　乳根

第八十咳嗽紅痰：百勞　肺俞　中脘　三里

問曰：此症緣何感得？

答曰：皆因色慾過多，脾腎俱敗，怒氣傷肝，血不歸元，作成痰飲，串入肺經，久而不治，變成癆瘵。復刺後穴：膏肓　腎俞　肺俞　乳根

第八十一吐血等症：亶中　中脘　氣海　三里　乳根　支溝

問曰：此症緣何而得？何法可治？

答曰：皆因憂愁思慮，七情所感，内動於心，即傷於神，外勞於形，即傷於精。古人言：心生血，肝納血，心肝二經受尅，心火上炎，氣血上壅，腎水枯竭不交濟，故有此症。須分虛實，不可概治。肺俞　腎俞　肝俞　心俞　膏肓　關元

第八十二肺壅咳嗽：肺俞　亶中　支溝　大陵

問曰：此症從何而得？

答曰：因而傷風，表裏未解，咳嗽不止，吐膿血，是肺癰也。復刺後穴：風門　三里　支溝

第八十三久嗽不愈：肺俞　三里　亶中　乳根　風門　缺盆

問曰：此症從何而得？

答曰：皆因食鹹物傷肺，酒色不節，或傷風不解，痰流經絡，咳嗽不已。可刺前穴。

第八十四傳尸癆瘵：鳩尾　肺俞　中極　四花(先灸)

問曰：此症從何而來？

答曰：皆因飽後行房，氣血耗散，癆瘵傳尸，以致滅門絶户者有之。復刺後穴：亶中　湧泉　百會　膏肓　三里　中脘

第八十五消渴:金津　玉液　承漿

問曰:此症從何而得?

答曰:皆爲腎水枯竭,水火不濟,脾胃俱敗,久而不治,變成背疽,難治矣。復刺後穴:海泉　人中　廉泉　氣海　腎俞

第八十六遺精白濁:心俞　腎俞　關元　三陰交

問曰:此症從何而得?

答曰:皆因房事失宜,驚動於心,内不納精,外傷於腎,憂愁思慮,七情所感,心腎不濟,人漸尩羸,血氣耗散,故得此症。復刺後穴:命門　白環俞

第八十七陰莖虚痛:中極　太谿　復溜　三陰交

問曰:此症因何而得?

答曰:皆爲少年之時,妄用金石他藥,有傷莖孔,使令陰陽交感,不能發泄,故生此症。復刺後穴:血郄　中極　海底　内關　陰陵泉

第八十八陰汗偏墜:蘭門　三陰交

第八十九木腎不痛,腫如升:歸來　大敦　三陰交

第九十奔豚乳弦:關門　關元　水道　三陰交

問曰:此三症因何而得?

答曰:皆爲酒色過度,腎水枯竭,房事不節,精氣無力,陽事不興,强而爲之,精氣不能泄外,流入胞中。此症非一,或腫如升,或偏墜疼痛,如雞子之狀,按上腹中則作聲,此爲乳弦疝氣也。宜針後穴:海底　歸來　關元　三陰交

第九十一婦人赤白帶下:氣海　中極　白環俞　腎俞

問曰:此症從何而得?

答曰:皆因不惜身休(體),恣意房事,傷損精血。或經行與男子交感,内不納精,遺下白水,變成赤白帶下。宜刺後穴:氣海　三陰交

陽交(補多瀉少)

第九十二婦人無子:子宫　中極

第九十三婦人子多:石門　三陰交

第九十四經事不調:中極　腎俞　氣海　三陰交

第九十五婦人難産:獨陰　合谷　三陰交

第九十六血崩漏下:中極　子宫

第九十七産後血塊痛:氣海　三陰交

第九十八胎衣不下:中極　三陰交

第九十九五心煩熱,頭目昏沉:合谷　百勞　中泉　心俞　勞宫　湧泉

問曰:此症因何而得?

答曰:皆因産後勞役,邪風串入經絡。或因辛勤太過而得。

亦有室女得此症,何也?

答曰:或陰陽不和,氣血壅滿而得之者,或憂愁思慮而得之者。復刺後穴:少商　曲池　肩井　心俞

第一百陰門忽然紅腫疼:會陰　中極　三陰交

第一百一婦女血崩不止:丹田　中極　腎俞　子宫

問曰:此症因何而得?

答曰:乃經行與男子交感而得,人漸羸瘦,外感寒邪,内傷於精,寒熱往來,精血相搏,内不納精,外不受血,毒氣衝動子宫,風邪串入肺中,咳嗽痰涎,故得此症。如不明脉之虚實,作虚勞治之,非也。或有兩情交感,百脉錯亂,血不歸元,以致如斯者。再刺後穴:百勞　風池　膏肓　曲池　絶骨　三陰交

第一百二婦人無乳:少澤　合谷　膻中

第一百三乳癰(針乳疼處):膻中　大陵　委中　少澤　俞府

第一百四月水斷絶:中極　腎俞　合谷　三陰交

問曰:婦人之症,如何不具後穴?

答曰:婦人之症,難以再具,止用此穴,法無不效。更宜辨脉虚實調之可也。

第一百五渾身生瘡:曲池　合谷　三里　行間

第一百六發背癰疽:肩井　委中　天應　騎竹馬

或問:陰症疽,滿背無頭,何法治之?

答曰:可用濕泥塗之,先乾處,用蒜錢貼之,如法灸,可服五香連翹散數貼發出。

第一百七腎臟風瘡:血郄　三陰交

第一百八疔瘡(以針挑,有血可治;無血不可治):合谷　曲池　三里　委中

第一百九夾黄(脇退毒也):支溝　委中　肩井　陽陵泉

第一百一十傷寒頭痛:合谷　攢竹　太陽(眉後紫脉上)

第一百十一傷寒脇痛:支溝　章門　陽陵泉　委中(出血)

第一百十二傷寒胸脇痛:大陵　期門　亶中　勞官(宫)

第一百十三傷寒大熱不退:曲池　絶骨　三里　大椎　湧泉　合谷(俱宜瀉)

第一百十四傷寒熱退後餘熱:風門　合谷　行門(間)　絶骨

第一百十五發狂,不識尊卑:曲池　絶骨　百勞　湧泉

第一百十六傷寒發痓,不省人事:曲池　合谷　人中　復溜

第一百十七傷寒無汗:内庭(瀉)　合谷(補)　復溜(瀉)　百勞

第一百十八傷寒汗多:内庭　合谷(瀉)　復溜(補)　百勞

第一百十九大便不通:章門　照海　支溝　太白

第一百二十小便不通:陰谷　陰陵泉

第一百二十一六脉俱無:合谷　復溜　中極(陰症多有此)

第一百二十二傷寒發狂:期門　氣海　曲池

第一百二十三傷寒發黄:腕骨　申脉　外關　湧泉

第一百二十四咽喉腫痛:少商　天突　合谷

第一百二十五雙乳蛾(鵝)症:少商　金津　玉液

第一百二十六單乳蛾(鵝)症:少商　合谷　海泉

第一百二十七小兒赤遊風:百會　委中

第一百二十八渾身發紅丹:百會　曲池　三里　委中

第一百二十九黄疸發虚浮:腕骨　百勞　三里　湧泉(治渾身黄)　中脘　膏肓　丹田(治色黄)　陰陵泉(治酒黄)

第一百三十肚中氣塊、痞塊、積塊:三里　塊中　塊尾

第一百三十一五癇等症:上星　鬼禄　鳩尾　湧泉　心俞　百會

第一百三十二馬癇:照海　鳩尾　心俞

第一百三十三風癇:神庭　素髎　湧泉

第一百三十四食癇:鳩尾　中脘　少商

第一百三十五猪癇:湧泉　心俞　三里　鳩尾　中脘　少商　巨闕

問曰:此症從何而得?

答曰:皆因寒痰結胃中,失志不定,遂成數症,醫者推詳治之,無不效也。

第一百三十六失志痴呆:神門　鬼眼　百會　鳩尾

第一百三十七口臭難近:齗交　承漿

問曰:此症從何而得?

答曰:皆因用心過度,勞役不已,或不漱牙,藏宿物以致穢臭。復刺:金津　玉液

第一百三十八小兒脱肛:百會　長强　大腸俞

第一百三十九霍亂轉筋:承山　中封

第一百四十霍亂吐瀉:中脘　天樞

第一百四十一咳逆發噫:亶中　中脘　大陵

問曰:此症從何而得?

答曰:皆因怒氣傷肝,胃氣不足。亦有胃受風邪,痰飲停滯得者;亦有氣逆不順者,故不一也。刺前未效,復刺後穴:三里　肺俞　行間(瀉肝經怒氣)

第一百四十二健忘失記:列缺　心俞　神門　少海

問曰:此症緣何而得?

[答曰]:憂愁思慮,内動於心,外感於情,或有痰涎灌心竅,七情所感,故有此症。復刺後穴:中脘　三里

第一百四十三小便淋瀝:陰谷　關元　氣海　三陰交　陰陵泉

問曰:此症因何而得?

答曰:皆爲酒色嗜慾不節,勉强爲之,少年之過。或用金石熱劑,或小便急行房,或交感之際,被人衝破,不能完事,精不得施泄,陰陽不能舒通。緣此症非一,有砂淋,有血淋,有熱淋,有冷淋,有氣淋,請審詳治之。

第一百四十四重舌,腰痛:合谷　承漿　金津　玉液　海泉　人中

第一百四十五便毒癰疽:崑崙　承漿　三陰交

第一百四十六瘰癧結核:肩井　曲池　天井　三陽絡　陰陵泉

第一百四十七發痧等症:分水　百勞　大陵　委中

第一百四十八牙關脱臼:頬車　百會　承漿　合谷

第一百四十九舌强難言:金津　玉液　廉泉　風府

第一百五十口吐清涎：大陵　亶中　中脘　勞宫

第一百五十一四肢麻木：肩顒　曲池　合谷　腕骨　風市　崑崙　行間　三里　絶骨　委中　通里　陽陵泉（此症宜補多瀉少。如手足紅腫，宜瀉多補少）

東垣針法 《聚英》

東垣曰：《黄帝針經》：胃病者，胃脘當心而痛，上支兩脇膈咽不通，飲食不下，取三里以補之。

脾胃虚弱，感濕成痿，汗大泄，妨食。三里、氣街（衝），以三稜針出血。若汗不減、不止者，於三里穴下三寸上廉穴出血。禁酒，忌濕麪。

東垣曰：《黄帝針經》云：從下上者，引而去之。上氣不足，推而揚之。蓋上氣者，心臍（肺）上焦之氣，陽病在陰，從陰引陽，去其邪氣於腠理皮毛也。又云：視前痛者，當先取之。是先以繆刺，瀉其經絡之壅者，爲血凝而不流，故先去之，而治他病。

東垣曰：胃氣下溜，五臟氣皆亂，其爲病互相出見。黄帝曰：五亂刺之有道乎？岐伯曰：有道以來，有道以去，審知其道，是謂身寶。帝曰：願聞其道。岐伯曰：氣在于心者，取之手少陰、心主之俞：神門、大陵，同精導氣，以復其本位。

氣在于肝者，取之手太陰滎、俞：魚際、太淵。成痿者以導濕熱，引胃氣出陽道，不令濕土尅腎，其穴在太谿。

氣在于腸胃者，取之足太陰、陽明。不下者，取之三里、章門、中脘。因足大陰虚者，於募穴中導引之于穴（血）中。有一説，腑俞去腑病也。胃虚而致太陰無所稟者，于足陽明之募穴中引導之，如氣逆爲霍亂者,取三里,氣下乃止,不下復治。

氣在于頭,取之天柱、大杼。不足,取之足太陽滎、俞:通谷、束骨。先取天柱、大杼,不補不瀉,以導氣而已。取足太陽膀胱經中,不補不瀉,深取通谷、束骨,丁心火,已脾土穴,以引導去之。

氣在于臂、足取之,先去血脉,後取其手足陽明之滎、俞:二間、三間,深取之;内庭、陷谷,深取之。視其足臂之血絡盡取之,後治其痿厥,皆不補不瀉,從陰深取,引而上之。上者出也,去也。皆陰火有餘,陽氣不足,伏匿于地中者,滎血也。當從陰引陽,先於地中升舉陽氣,次瀉陰火,乃導氣同精之法。

帝曰:補瀉奈何?曰:徐入徐出,謂之導氣。補瀉無形,謂之同精。是非有餘不足也,亂氣之相逆也。帝曰:允乎哉道,明乎哉問,請著之玉版,命曰治亂也。

東垣曰:陰病治陽,陽病治陰。《陰陽應象論》云:審其陰陽,以别柔剛,陰病治陽,陽病治陰,定其血脉,各守其鄉,血實宜決之,氣虚宜導引之。

夫陰病在陽者,是天外風寒之邪,乘中而外入,在人之背上腑俞、臟俞。是人之受天外寒邪,亦有二説。中于陽則流于經,此病始于外寒,終歸外熱,故以治風寒之邪,治其各臟之俞,非止風寒而已。六淫溼暑燥火,皆五臟所受,乃筋骨血脉受邪,各有背上五臟俞以除之。傷寒一説從仲景,中八風者有風論,中暑者治在背上小腸俞,中溼者治在胃俞,中燥者治在大腸俞,此皆六淫客邪有餘之病,皆瀉其背之腑俞。若病久傳變,有虚有實,各隨病之傳變,補瀉不定,治只在背腑俞。

另有上熱下寒。經曰:陰病在陽者,當從陽引陰,必須先去絡脉經隧之血。若陰中火旺,上騰於天,致六陽反不衰而上充者,先去五臟之血絡，引而下行，天氣降下，則下寒之病自去矣。慎勿獨瀉其六陽，此病陽亢，乃陰火之邪滋之，只去陰火，只損脉絡經隧之邪，勿悮也。陽病在陰者，當從陰引陽，是水穀之寒熱，感則害人六腑。又曰：飲食失節，又勞役形質，陰火乘於坤土之中，致穀氣、榮氣、清氣、胃氣、元氣不得上升，滋於六腑之陽氣，是五陽之氣，先絶於外，外者天也，下流伏於坤土陰火之中，皆先由喜怒悲憂恐，爲五賊所傷，而後胃氣不行，勞役飲食不節繼之，則元氣乃傷，當從胃合三里穴中，推而揚之，以伸元氣，故曰從陰引陽。若元氣愈不足，治在腹上諸腑之募穴，若傳在五臟，爲九竅不通，隨各竅之病，治其各臟之募穴於腹，故曰五臟不平，乃六腑元氣閉塞之所生也。又曰：五臟不和，九竅不通，皆陽氣不足，陰氣有餘，故曰陽不勝其陰。凡治腹之募，皆爲元氣不足，從陰引陽，勿悮也。若錯補四末之俞，錯瀉四末之滎，錯瀉者，差尤甚矣。按岐伯所説，只取穴於天上。天上者，人之背上五臟六腑之俞，豈有生者乎？興言及此，寒心切骨，若六淫客邪，及上熱下寒，筋骨皮肉血脉之病，錯取穴於胃之合，及諸腹之募者，必危。亦岐伯之言，下工豈可不慎哉！

東垣曰：三焦元氣衰王。《黄帝針經》云：上氣不足，腦爲之不滿，耳爲之苦鳴，頭爲之傾，目爲之瞑。中氣不足，溲便爲之變，腸爲之苦結。下氣不足，則爲痿厥心悶，補足外踝，留之。

東垣曰：一富者前陰臊臭，又因連日飲酒，腹中不和，求先師治之。曰：夫前陰足厥陰之脉絡，循陰器出其挺。凡臭者，心之所主，散入五方爲五臭，入肝爲臊，此其一也。當於肝經中瀉行間，是治其本；後於心經中瀉少冲，乃治其標。

名醫治法 《聚英》

瘡毒

《原病式》曰：凡人初覺發背，背欲結未結，赤熱腫痛，先用濕紙覆其上，立候之，其紙先乾處即是結，癰頭也。取大蒜切成片，如三銅錢厚，安於頭上，用大艾炷灸三壯，即换一蒜片，痛者灸至不痛，不痛灸至痛時，方住。最要早覺早灸，若一日二日，十灸七活；三日四日，六七活；五日六日，三四活。過七日，則不可灸。若有十數頭作一處生者，即用大蒜研成膏，作薄餅鋪其上，聚艾於蒜餅上燒之，亦能活也。若背上初發赤腫一片，中間有一片黄米頭子，便用獨蒜，切去兩頭，取中間半寸厚，安于瘡上，用艾灸十四壯，多至四十九壯。又曰：痛者灸至不痛而止，謂先及其未潰，所以痛，次及將潰，所以不痛也。不痛灸至痛而止，謂先及其潰，所以不痛，次及良肉，所以痛也。此癰疽初發之治也。

若諸瘡患久成漏者，常有膿水不絶，其膿不臭，内無歹肉，尤宜用附子浸透，切作大片，厚二三分，于瘡上着艾灸之，仍服内脱之藥。隔三二日再灸之，不五七次，自然肌肉長滿矣。至有膿水惡物，漸潰根深者，郭氏治用白麵、硫黄、大蒜三物一處搗爛，看瘡大小，捻作餅子，厚約三分，于瘡上用艾灸二十一壯，一灸一易餅子，後四五日，方用翠霞錠子，并信效錠子，互相用之，紝入瘡内，歹肉盡去，好肉長平，然後外貼收斂之藥，内服應病之劑，調理即瘥矣。

喉痺

《原病式》曰：痺，不仁也，俗作閉；閉，壅也。火主腫脹，故熱客上焦而咽嗌腫脹也。張戴仁曰：手少陰、少陽二脉並於喉，氣熱則内結腫脹，痺而不通則死。後人强立八名曰：單乳鵝、雙乳鵝、單閉喉、雙閉喉、子舌脹、木舌脹、纏喉風、走馬喉閉。熱氣上行，故傳於喉之兩旁。近外腫作，以其形似，是謂乳鵝，一爲單，二爲雙也。其比乳鵝差小者，名閉喉。熱結舌下，復生一小舌，名子舌脹。熱結于舌中爲之腫，名木舌脹。木者，强而不柔和也。熱結于咽喉，腫繞于外，且麻且癢，腫而大者，名曰纏喉風。暴發暴死者，名走馬喉閉。八名雖詳，皆歸之火。微者鹹軟之，大者下（辛）散之。至于走馬喉閉，生死人在反掌間，砭刺出血則病已。嘗治一婦人木舌脹，其舌滿口，令以錐針鋭而小者砭之，五七度，三日方平。計所出血幾盈斗。

喉痺急用吹藥，刺宜少商、合谷、豐隆、湧泉、關冲。

淋閉

《原病式》曰：淋，小便澁痛也。熱客膀胱，鬱結不能滲泄故也。嚴氏曰：氣淋者，小便澁，常有餘瀝。石淋者，莖中痛，尿不得卒出。膏淋者，尿似膏出。勞淋者，勞倦即發，痛引氣冲。血淋者，熱即發，甚則溺血。以上五淋，皆用鹽炒熱，填滿病人臍中，却用筯頭大艾，灸七壯，或灸三陰交，即愈。

眼目

東垣曰：五臟上注于目，而爲之精，精之窠爲眼。骨之精爲黑眼，血之精爲絡其窠,氣之精爲白眼,肌肉之精爲約束裹擷。筋骨血氣之精,而與脉並爲系。目者,五臟六腑之精,榮衛魂魄之所常營也,神之所主也。子和曰:目之五輪,乃五臟六腑之精華,宗脉之所聚。其白屬肺金,肉屬脾土,赤屬心火,黑水神光屬腎水,兼屬肝木。目不因火則不病,白輪變赤,火乘肺也;肉輪赤腫,火乘脾也;黑水神光被翳,火乘肝與腎也;赤脉貫目,火自甚也。凡目暴赤腫起,羞明隱澁,淚出不止,暴寒目瞶瞶,大熱之所爲也。宜針神庭、上星、顖會、前頂、百會,翳者可使立退,腫者可使立消,惟小兒不可刺顖會,肉分淺薄,恐傷其骨。目之内眥,太陽膀胱之所過,血多氣少。目之鋭眥,少陽膽經,血少氣多。目之上網,太陽小腸經也,亦血多氣少。目之下網,陽明胃經也,血氣俱多。然陽明經起于目兩旁,交頞中,與太陽、少陽交會于目,惟足厥陰肝經連于目系而已。故血大過者,太陽、陽明之實也;血不及者,厥陰之虚也。故出血者,宜太陽、陽明,蓋此二經,血多故也。少陽一經,不宜出血,血少故也。刺太陽、陽明出血,則目愈明;刺少陽出血,則目愈昏。要知無使太過不及,以血養目而已。雀目不能夜視,乃因暴怒大憂所致,皆肝血少,禁出血,止宜補肝養胃。

劉氏曰:内障有因于痰熱、氣欝、血熱、陽陷、陰脱者所致。種種病因,古人皆不議,況外障之翳,有起于内眥、外眥、睛上、睛下、睛中,當視其翳色從何經而來。如東垣治魏邦彦夫人目翳,緑色從下而上,病自陽明來也。緑非五色之正,殆肺、腎合而成病也。乃就畫工家以墨調膩粉合成色,與翳同矣。如議治之,疾遂不作。

眼生倒睫拳毛者,兩目緊急,皮縮之所致也。蓋内傷熱,陰氣外行,當去其内熱并邪火。眼皮緩則毛出,翳膜亦退,用手法攀出内瞼(瞼)向外,速以三稜針出血,以左手爪甲迎其針鋒,立愈。

目眶久赤爛，俗呼爲赤瞎。當以三稜針刺目眶外，以瀉濕熱而愈。

偷針眼，視其背上有細紅點如瘡，以針刺破即瘥，實解太陽之欝熱也。

損傷

《内經》云：人有所墜，惡血留于腹中，腹滿不得前後，先飲利藥。若上傷厥陰之脉，下傷少陰之絡，當刺足内踝下然谷之前出血，刺足跗上動脉；不已，刺三毛，各一痏，見血立已。左刺右，右刺左。其脉堅强者生，小弱者死。

針邪秘要　楊氏

凡男婦或歌或笑，或哭或吟，或多言，或久默，或朝夕嗔脹，或晝夜妄行，或口眼俱邪，或披頭跣足，或裸形露體，或桑見神鬼，如此之類，乃飛虫精靈，妖孽狂鬼，百邪侵害也。欲治之時，先要

愉悦：謂病家敬信醫人，醫人誠心療治，兩相喜悦，邪鬼方除。若主惡砭石，不可以言治；醫貪貨財，不足以言德。

書符：先用硃砂書太乙靈符一（二）道，一道燒灰酒調，病人服，一道貼于病人房内。書符時，念小天罡咒。

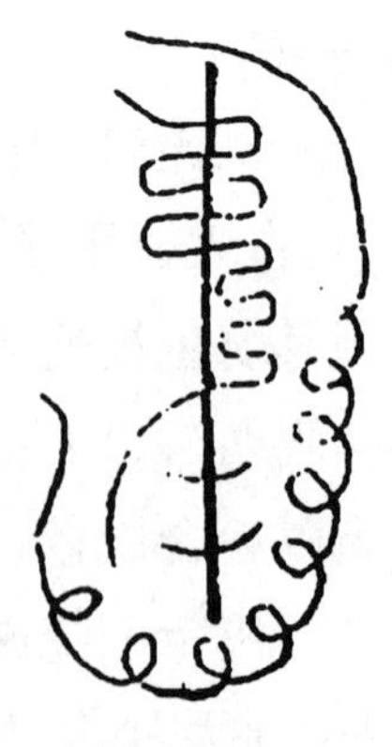
太乙靈符

念呪：先取氣一口。次念：天罡大神，日月常輪，上朝金闕，下覆崑崙，貪狼巨門，禄存文曲，廉真武曲，破軍輔弼，大周天界，細入微塵，玄黄正氣，速赴我身，

所有兇神惡煞，速赴我魁之下，毋動毋作，急急如律令。

定神：謂醫與病人，各正自己之神。神不定勿刺，神已定可施。

正色：謂持針之際，目無邪視，心無外想，手如握虎，勢若擒龍。

禱神：謂臨針之時，閉目存想一會針法，心思神農黄帝，孫韋真人，儼然在前，密言：從吾針後，病不許復。乃掐穴呪曰：大哉乾元，威統神天，金針到處，萬病如拈，吾奉太上老君，急急如律令。

呪針：謂下手入針時，呵氣一口于穴上，默存心火燒過，用力徐徐插入，乃呪曰：布氣玄真，萬病不侵，經絡接續，龍降虎升，陰陽妙道，插入神針，針天須要開，針地定教裂，針山須便崩，針海還應竭，針人疾即安，針鬼悉馘滅。吾奉太上老君，急急如律令攝。

又呪曰：手提金鞭倒騎牛，唱得黄河水倒流。一口吸盡川江水，運動人身血脉流。南斗六星，北斗七星。太上老君，急急如律令。

孫真人針十三鬼穴歌

百邪顛狂所爲病，針有十三穴須認。凡針之體先鬼宫，次針鬼信無不應。一一從頭逐一求，男從左起女從右。一針人中鬼宫停，左邊下針右出針。第二手大指甲下，名鬼信刺三分深。三針足大指甲下，名曰鬼壘入二分。四針掌上大陵穴，入針五分爲鬼心。五針申脉爲鬼路，火針三分七鋥鋥。第六却尋大椎上，入髮一寸名鬼枕。七刺耳垂下八分，名曰鬼牀針要温。八針承漿名鬼市，從左出右君須記。九針勞宫爲鬼窟，十針上星名鬼堂。十一陰下縫三壯，女玉門頭爲鬼藏。十二曲池名鬼腿，火針仍要七鋥鋥。十三舌頭當舌中，此穴須名是鬼封。手足兩邊相對刺，若逢孤穴只單通。此是先師真訬訣，狂猖惡鬼走無踪。

一針鬼宫,即人中,入三分。

二針鬼信,即少商,入三分。

三針鬼壘,即隱白,入二分。

四針鬼心,即大陵,入五分。

五針鬼路,即申脉(大(火)針),三分。

六針鬼枕,即風府,入二分。

七針鬼牀,即頰車,入五分。

八針鬼市,即承漿,入三分。

九針鬼窟,即勞宫,入二分。

十針鬼堂,即上星,入二分。

十一針鬼藏,男即會陰,女即玉門頭,入三分。

十二針鬼腿,即曲池,火針,入五分。

十三針鬼封,在舌下中縫,刺出血,仍横安針一枚,就兩口吻,令舌不動,此法甚效。

更加間使、後谿二穴尤妙。

男子先針左起,女人先針右起。單日爲陽,雙日爲陰。陽日、陽時針右轉,陰日、陰時針左轉。

刺入十三穴盡之時,醫師即當口問病人,何妖何鬼爲禍,病人自説來由,用筆一一記録,言盡狂止,方宜退針。

捷要灸法　《醫學入門》

鬼哭穴:治鬼魅狐惑,恍惚振噤。以患人兩手大指,相並縛定,用艾炷於兩甲角,及甲後肉四處,騎縫着火灸之,則患者哀告"我自去"

爲效。

灸卒死:一切急魘暴絶,灸足兩大指内,去甲一韭葉。

灸精宫:專主夢遺。十四椎下,各開三寸,灸七壯效。

鬼眼穴:專祛癆蟲。令病人舉手向上,略轉後些,則腰上有兩陷可見,即腰眼也。以墨點記,於六月癸亥夜亥時灸,勿令人知。四花、膏肓、肺俞亦能祛蟲。

痞根穴:專治痞塊。十三椎下各開三寸半,多灸左邊。如左右俱有,左右俱灸。

又法:用稈心量患人足大指齊,量至足後跟中截斷,將此稈從尾骨尖量至稈盡處,兩旁各開二韭葉許,在左灸右,在右灸左,針三分,灸七壯,神效。

又法:于足第二指岐骨處灸五七壯,左患灸右,右患灸左,灸後一晚夕,覺腹中響動,是驗。

肘尖穴:治瘰癧。左患灸右,右患灸左。如初生時,男左女右,灸風池。

又法:用稈心比患人口兩角爲則,摺作兩段,於手腕窩中量之,上下左右,四處盡頭是穴,灸之亦效。

灸疰忤:尸疰客忤,中惡等症。乳後三寸,男左女右灸之。或兩大拇指頭。

灸疝痛偏墜:用稈心一條,量患人口兩角爲則,摺爲三段,如△字樣,以一角安臍中心,兩角安臍下兩旁,尖盡處是穴。左患灸右,右患灸左,左右俱患,左右俱灸。炷艾如粟米大,灸四十壯,神效。

又法:取足大指次指下,中節横文當中,男左女右灸之。兼治諸氣,心腹痛,外腎吊腫,小腹急痛。

灸番胃:兩乳下一寸,或内踝下三指,稍斜向前。

灸腸風諸痔:十四椎下各開一寸,年深者最效。

灸腫滿:兩大手指縫,或足二指上一寸半。

灸癜風:左右手中指節宛宛中。凡贅疵諸痣,灸之無不立效。

崔氏取四花穴法

治男婦五勞七傷,氣虛血弱,骨蒸潮熱,咳嗽痰喘,尪羸痼疾。用蠟繩量患人口長,照繩裁紙四方,中剪小孔,别用長蠟繩踏脚下,前齊大趾,後上曲脷横文截斷。如婦人纏足,比量不便,取右膊肩髃穴貼肉,量至中指頭截斷。却絡在結喉下,雙垂向背後,繩頭盡處,用筆點記,即以前紙小孔安點中,分四方,灸紙角上,各七壯。

按,四花穴,古人恐人不知點穴,故立此捷法,當必有合於五臟俞也。今依此法點穴,果合足太陽膀胱經行背二行膈俞、膽俞四穴。《難經》曰:血會膈俞。疏曰:血病治此。蓋骨蒸勞熱,血虛火旺,故取此以補之。膽者,肝之腑,肝能藏血,故亦取是俞也。崔氏止言四花,而不言膈俞、膽俞四穴者,爲粗工告也。但人口有大小、闊狹不同,故比量四花亦不準,莫若只揣摸脊骨膈俞、膽俞爲正,再取膏肓二穴灸之,無不應矣。

膈俞:在七椎下兩旁,去脊各一寸五分。

膽俞:在十椎下兩旁,去脊各一寸五分。

膏肓俞:在四椎下一分、五椎上二分兩旁,去脊各三寸,四肋三間。

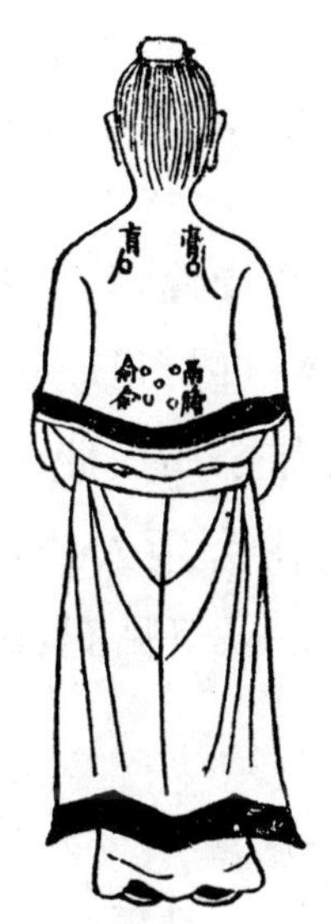

膏肓膈俞膽俞圖

取膏肓穴法　《醫學入門》

主治陽氣虧弱，諸風痼冷，夢遺上氣，傴逆膈噎，狂惑妄誤百症。取穴須令患人就床平坐，曲膝齊胸，以兩手圍其足膝，使胛骨開離，勿令動摇，以指按四椎微下一分，五椎微上二分，點墨記之，即以墨平畫相去六寸許，四肋三間，胛骨之裏，肋間空處，容側指許，摩膂肉之表，筋骨空處，按之，患者覺牽引胸肋中手指痛，即真穴也。灸至百壯千壯，灸後覺氣壅盛，可灸氣海及足三里，瀉火實下。灸後令人陽盛，當消息以自保養，不可縱慾。

騎竹馬灸穴圖

此二穴,專治癰疽惡瘡,發背癤毒,瘰癧諸瘋,一切病症。先從男左女右臂腕中横紋起,用薄篾一條,量至中指齊肉盡處,不量爪甲,截斷;次用篾取前同身寸一寸;却令病人脱去衣服,以大竹杠一條跨定,兩人隨徐扛起,足離地三寸,兩旁兩人扶定,將前量長篾貼定竹杠豎起,從尾骶骨貼脊量至篾盡處,以筆點記,後取身寸篾,各開一寸是穴,灸七壯。

此楊氏灸法。按《神應經》:兩人擡杠不穩,當用兩木凳,閣竹扛(杠)頭,令患人足微點地,用兩人兩旁扶之尤妙。又按《聚英》言各開一寸。疑爲一寸五分,當合鬲俞、肝俞穴道。

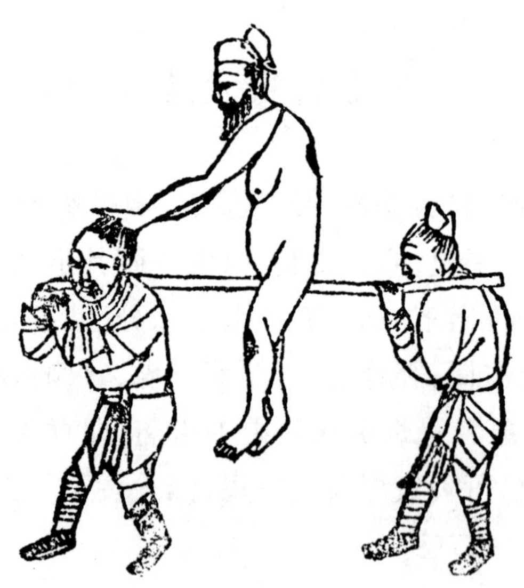

騎竹馬灸穴圖

灸勞穴法　《聚英》

《資生經》云:久勞,其狀手脚心熱,盜汗,精神困頓,骨節疼寒,初發咳嗽,漸吐膿血,肌瘦面黄,減食少力。令身正直,用草于男左女右,自脚中指尖量過脚心下,向上至膕脷大紋處截斷;却將此草,自鼻尖量從頭正中,分開髮,量至脊,以草盡處,用墨點記;别用草一條,令病人自然合口量闊狹截斷;却將此草于墨點上平摺兩頭盡處量穴。灸時隨年紀多灸一壯,如人三十歲,灸三十一壯,累效。

按此穴,合五椎兩旁各二(一)寸五分,心俞二穴也。心主血,故灸之。

取腎俞法

在平處立,以杖子約量至臍,又以此杖,當背脊骨上量之,知是與臍平處也。然後左右各寸半,取其穴,則腎俞也。

取灸心氣法

先將長草一條,比男左女右手掌内大拇指根横紋量起,至甲内止,以墨點記;次比鹽指、中指、四指、小指,五指皆比如前法;再加同身寸一寸點定;别用稈草一條,與前所量草般齊,至再加一寸墨上,共結一磊;却令病人正坐,脱去衣,以草分開,加於頸上,以指按定,磊於天突骨上,兩邊垂向背後,以兩條草取般齊,垂下脊中,盡處是穴,灸七壯,效。

取灸痔漏法

痔疾未深,止灸長强,甚效。如年深者,可用槐枝、馬藍菜根一握,煎湯取水三碗。用一碗半,乘熱以小口瓶薰洗,令腫退,於原生鼠妳根上灸之;尖頭灸不效,或用藥水盆洗,腫微退,然後灸,覺一團火氣通入腸至胸,乃效。灸至二十餘壯,更忌毒物,永愈。隨以竹片護火氣,勿傷兩邊好肉。

灸小腸疝氣穴法

若卒患小腸疝氣、一切冷氣,連臍腹結痛,小便遺溺。大敦二穴,在足大指之端,去爪甲韭葉許,及三毛叢中是穴。灸三壯。

若小腸卒疝,臍腹疼痛,四肢不舉,小便澁滯,身重足痿,三陰交二穴,在足内踝骨上三寸是穴,宜針三分,灸三壯,極妙。

灸腸風下血法

取男左女右手中指爲準,於尾閭骨尖頭,從中倒比,上至腰脊骨一指盡處,是第一穴也。又以第二指,於中穴取中,一字分開,指頭各一穴,灸七壯。已上加至壯數多爲效。患深,次年更灸,但以中指一指爲準,臨時更揣摸之。

灸結胸傷寒法

宣黄連七寸，搗末，巴豆七箇，去殼不去油，一處研細成膏，如乾，滴水兩點。納於臍中，用艾灸腹中通快痛爲度。

灸陰毒結胸

巴豆十粒研爛，入麪一錢，搗作餅子，實搽臍中心，上用艾炷如豆許，灸七壯，覺腹中鳴吼，良久自通利；次用葱白一束緊札，切作餅餤，灸令熱，與熨臍下；更用灰火熨斗烙其餅餤，令生真氣，漸覺體温熱，即用五積散二錢，入附子末一錢，水盞半，薑棗加鹽一捻，同煎至七分，温服，日併三兩服，即汗自行而安。

雷火針法

治閃挫諸骨間痛，及寒濕氣而畏刺者。用沉香、木香、乳香、茵陳、羌活、乾薑、川山甲各三錢，麝少許，蘄艾二兩，以綿紙半尺，先鋪艾茵於上，次將藥末摻捲極緊，收用。按定痛穴，筆點記，外用紙六七層隔穴，將捲艾藥，名雷火針也。取太陽真火，用圓珠火鏡皆可，燃紅按穴上，良久取起，剪去灰，再燒再按，九次即愈。

灸一火，念呪一遍。先燃火在手，念呪曰：雷霆官將，火德星君，藥奏奇功，方得三界六府之神，針藏烈焰，煉成於仙都九轉之門，蠲除痛患，掃蕩妖氛，吾奉南斗六星、太上老君，急急如律令。呪畢，即以雷火針按穴灸之。迺孫真人所製，今用亦驗。務要誠敬，毋令婦女、雞犬見。此方全真多自秘,緣人不古,若心不合道,治不易療也。兹故表而出之。

蒸臍治病法

五靈脂(八錢,生用) 斗子青鹽(五錢,生用) 乳香(一錢) 没藥(一錢) 天鼠糞(即夜明沙,二錢,微炒) 地鼠糞(三錢,微炒) 葱頭(乾者,二錢) 木通(三錢) 麝香(少許)

右爲細末,水和莜(莜)麵作圓圈,置臍上,將前藥末以二錢放於臍内,用槐皮剪錢,放於藥上,以艾灸之,每歲一壯,藥與錢不時添换。依後開日時,取天地陰陽正氣,納入五臟,諸邪不侵,百病不入,長生耐老,脾胃强壯。

立春巳時,春分未時,立夏辰時,夏至酉時,立秋戌時,秋分午時,立冬亥時,冬至寅時。此乃合四時之正氣,全天地之造化,灸無不驗。

相天時

《千金》云:正午以後乃可灸,謂陰氣未至,灸無不着,午前平旦穀氣虚,令人癲痃,不可針灸。卒急者,不用此例。

《下經》云:灸時若遇陰霧、大風雪、猛雨、炎暑、雷電虹霓,停候晴明再灸。急難亦不拘此。

按日正午,氣注心經,未時注小腸經,止可灸極泉、少海、靈道、通里、神門、少府、少衝、少澤、前谷、後谿、腕骨等穴,其餘經絡,各有氣至之時。故《寶鑑》云:氣不至,灸之不發。《千金》所云午後灸之言，恐非孫真人口訣也。

《千金》灸法

《千金方》云：宦遊吴蜀，體上常須三兩處灸之，切令瘡暫瘥，則瘴癘温瘧毒不能着人，故吴蜀多行灸法。故云"若要安，三里常不乾"，有風者，尤宜留意。

《寶鑑》發灸法

《寶鑑》云：氣不至而不效，灸亦不發。蓋十二經應十二時，其氣各以時而至，故不知經絡氣血多少、應至之候，而灸之者，則瘡不發，世醫莫之知也。

艾葉 《醫統》

《本草》云：艾味苦，氣微温，陰中之陽，無毒，主灸百病。三月三日，五月五日，採曝乾，陳久者良，避惡殺鬼。又採艾之法，五月五日，灼艾有效。製艾先要如法：令乾燥，入臼搗之，以細篩去塵屑，每入石臼，搗取潔白爲上，須令焙大燥，則灸有力，火易燃，如潤無功。

《證類本草》云：出明州。《圖經》云：舊不著所出，但云生田野，今在處有之，惟蘄州葉厚而榦高，果氣味之大，用之甚效。

孟子曰：七年之病，求三年之艾。丹溪曰：艾性至熱，入火灸則上行，入藥服則下行。

艾灸補瀉

氣,盛則瀉之,虚則補之。

針所不爲,灸之所宜。陰陽皆虚,火自當之。經陷下者,火則當之。經絡堅緊,火所治之。陷下則灸之。

絡滿經虚,灸陰刺陽。經滿絡虚,刺陰灸陽。

以火補者,毋吹其火,須待自滅,即按其穴。以火瀉者,速吹其火,開其穴也。

艾炷大小

黄帝曰:灸不三分,是謂徒冤,炷務大也。小弱乃小作之。又曰:小兒七日以上,周年以還,炷如雀糞。

《明堂下經》云:凡灸欲炷下廣三分,若不三分,則火氣不達,病未能愈,則是灸炷欲其大,惟頭與四肢欲小耳。《明堂上經》乃曰:艾炷依小筯頭作,其病脉粗細,狀如細線,但令當脉灸之。雀糞大炷,亦能愈疾。又有一途,如腹脹、疝瘕、痃癖、伏梁氣等,須大艾炷。故《小品》曰:腹背爛燒,四肢但去風邪而已,不宜大炷。如巨闕、鳩尾,灸之不過四五壯。炷依竹筯頭大,但令正當脉上灸之,艾炷若大,復灸多,其人永無心力。如頭上灸多,令人失精神;背脚灸多,令人血脉枯竭,四肢細而無力,既失精神,又加細節,令人短壽。王節齋云:面上灸炷須小,手足上猶可粗。

點艾火

《明堂下經》曰：古來灸病，忌松、柏、枳、橘、榆、棗、桑、竹八木火，切宜避之。有火珠耀日，以艾承之，得火爲上。次有火鏡耀日，亦以艾引得火，此火皆良。諸番部用鑌鐵擊堦石得火，以艾引之。凡倉卒難備，則不如無木火，清麻油點燈，上燒艾莖，點灸，兼滋潤灸瘡，至愈不疼。用蠟燭更佳。

壯數多少

《千金》云：凡言壯數者，若丁壯病根深篤，可倍於方數，老少羸弱可減半。扁鵲灸法，有至三五百壯、千壯，此亦太過。曹氏灸法，有百壯，有五十壯。《小品》諸方亦然。惟《明堂本經》云：針入六分，灸三壯，更無餘治。故後人不準，惟以病之輕重而增損之。凡灸頭項，止於七壯，積至七七壯止。

《銅人》治風，灸上星、前頂、百會，至二百壯，腹背灸五百壯。若鳩尾、巨闕，亦不宜多灸，灸多則四肢細而無力。《千金方》於足三里穴，乃云多至三百壯。心俞禁灸，若中風，則急灸至百壯。皆視其病之輕重而用之，不可泥一説，而不通其變也。

灸法

《千金方》云：凡灸法，坐點穴，則坐灸；卧點穴，則卧灸；立點穴，則立灸，須四體平直，毋令傾側。若傾側穴不正，徒破好肉耳。

《明堂》云：須得身體平直，毋令捲縮，坐點毋令俯仰，立點毋令傾側。

炷火先後

《資生》云：凡灸當先陽後陰，言從頭向左而漸下，次從頭向右而漸下，先上後下。

《明堂》云：先灸上，後灸下，先灸少，後灸多，皆宜審之。王節齋曰：灸火須自上而下，不可先灸下，後灸上。

灸寒熱

灸寒熱之法：先灸大椎，以年爲壯數；次灸撅骨，以年爲壯數。視背俞陷者灸之，臂肩上陷者灸之，兩季脇之間灸之，外踝上絶骨之端灸之，足小指次指間灸之，腨下陷脉灸之，外踝後灸之，缺盆骨上切之，堅動如筋者灸之，膺中陷骨間灸之，臍下關元三寸灸之，毛際動脉灸之，膝下三寸分間灸之，足陽明跗上動脉灸之，巔上一穴灸之。

灸瘡要法（發）

《資生》云：凡着艾得瘡發，所患即瘥，若不發，其病不愈。《甲乙經》云：灸瘡不發者，〔用〕故履底灸令熱，熨之，三日即發。今人用赤皮葱三五莖去青，於煻灰中煨熟，拍破，熱熨瘡上十餘遍，其瘡三日遂發。又以生麻油漬之而發，亦有用皂角煎湯候冷，頻點之，而亦有恐血氣衰不發，服四物湯，滋養血氣，不可一概論也。有復灸一二壯遂發，有食熱炙之物如燒魚、煎豆腐、羊肉之類而發，在人以意取助，不可順其自然，終不發矣。

貼灸瘡

古人貼灸瘡，不用膏藥，要得膿出多而疾除。《資生》云：春用柳絮，夏用竹膜，秋用新綿，冬用兔腹下白細毛，或猫腹毛。今人多以膏藥貼之，日兩三易。而欲其速愈，此非治疾之本意也。但今世貼膏藥，亦取其便，不可易速，若膏藥不壞，惟久久貼之可也。若速易，即速愈，恐病根未盡除也。

灸瘡膏法

用白芷、金星草、淡竹葉、芩連、乳香、當歸、川芎、薄荷、葱白等，炒鉛粉、香油煎膏貼。如用别膏不對症，倘瘡口易收，而病氣不得出也。如用别物，乾燥作疼，亦且不便。

洗灸瘡

古人灸艾炷大，便用洗法。其法以赤皮葱、薄荷煎湯，温洗瘡周圍，約一時久，令驅逐風邪於瘡口出，更令經脉往來不澁，自然疾愈。若灸火退痂後，用東南桃枝青嫩皮煎湯温洗，能護瘡中諸風；若瘡黑爛，加胡荽煎洗；若疼不可忍，加黄連煎，神效。

灸後調攝法

灸後不可就飲茶，恐解火氣。及食，恐滯經氣，須少停一二時。即宜入室静卧，遠人事，遠色慾，平心定氣，凡百俱要寬解。尤忌大怒、大勞、大饑、大飽、受熱、冒寒。至於生冷瓜果，亦宜忌之。惟食茹淡養胃之物，使氣血通流，艾火逐出病氣。若過厚毒味，酗醉，致生痰涎，阻滯病氣矣。鮮魚雞羊，雖能發火，止可施於初灸十數日之内，不可加於半月之後。今人多不知恬養，雖灸何益？故因灸而反致害者，此也。徒責灸艾不效，何耶？

醫案 楊氏

乙卯歲，至建寧。滕柯山母患手臂不舉，背惡寒而體倦困，雖盛暑喜穿綿襖，諸醫俱作虚冷治之。予胗其脉沉滑，此痰在經絡也。予針肺俞、曲池、三里穴。是日即覺身輕手舉，寒亦不畏，綿襖不復着矣。後投除濕化痰之劑，至今康健，諸疾不發。若作虚寒，愈補而痰愈結，可不慎歟！

戊午春，鴻臚吕小山，患結核在臂，大如柿，不紅不痛。醫云是腫毒。予曰此是痰核結於皮裏膜外，非藥可愈。後針手曲池，行六陰數，更灸二七壯，以通其經氣，不數日即平妥矣。若作腫毒，用以託裹之劑，豈不傷脾胃清純之氣耶？

己巳歲夏，文選李漸菴公祖夫人，患産後血厥，兩足忽腫大如股，甚危急。徐、何二堂尊召予視之，胗其脉吼（芤）而歇止，此必得之産後惡露未盡，兼風邪所乘，陰陽邪正激搏，是以厥逆，不知人事，下體腫痛。病勢雖危，針足三陰經，可以無虞。果如其言，針行飯頃而甦，腫痛立消矣。

癸酉秋，大理李義河翁，患兩腿痛十餘載，諸藥不能奏效。相公推予治之，胗其脉滑浮，風濕入於筋骨，豈藥力能愈？須針可痊。即取風市、陰市等穴針之。官至工部尚書，病不再發。

甲戌夏，員外熊可山公，患痢兼吐血不止，身熱咳嗽，繞臍一塊痛至死，脉氣將危絶，衆醫云不可治矣。工部正郎隗月潭公，素善，迎予視其脉，雖危絶，而胸尚煖，臍中一塊高起如拳大，是日不宜針刺，不得已，急針氣海，更灸至五十壯而蘇，其塊即散，痛即止。後治痢，痢愈，治嗽血，以次調理得痊，次年陞職方。公問其故。予曰：病有標本，治有緩急，若拘於日忌，而不針氣海，則塊何由而散？塊既消散，則氣得以疏通，而痛止脉復矣。正所謂急則治標之意也。公體雖安，飲食後不可多怒氣，以保和其本。否則正氣乖而肝氣盛，致脾土受尅，可計日而復矣(耶)？

辛未夏，刑部王念頤公，患咽嗌之疾，似有核上下於其間，此疾在肺膈，豈藥餌所能愈？東皋徐公推予針之。取膻(亶)中、氣海，下取三里二穴，更灸數十壯，徐徐調之而痊。東皋名醫也，且才高識博，非不能療，即東垣治婦人傷寒，熱入血室，非針莫愈，必俟夫善刺者，刺期門而愈。東皋之心，即東垣心也，而其德可並稱焉，視今之嫉賢妬能者爲何如哉？然妬匪斯今，疇昔然矣。予曾往磁州，道經湯陰，伏道路旁，有先師扁鵲墓焉，下馬拜之。問其故。曰：鵲乃河間人也，針術擅天下，被秦醫令李醯刺死於道路之旁，故名曰“伏道”，實可嘆也。有傳可考。

戊辰歲，給事楊後山公祖，迺郎患疳疾，藥日服而人日瘦。同科鄭湘溪公迎予治之。予曰：此子形羸，雖是疳症，而腹内有積塊，附於脾胃之旁，若徒治其痞，而不治其塊，是不求其本而揣其末矣。治之之法，宜先取章門灸針，消散積塊，後次第理治脾胃，是小人已除，而君子得行其道於天下矣。果如其言，而針塊中，灸章門，再以蟾蜍丸藥兼用之，形體漸盛，痞疾俱痊。

壬申歲，四川陳相公長孫，患胸前突起，此異疾也。人皆曰此非藥力所能愈。錢誠翁堂尊推予治之，予曰：此乃痰結肺經，而不能疎散，久而愈高，必早針俞府、膻（亶）中，後擇日針，行六陰之數，更灸五壯，令貼膏，痰出而平。迺翁編修公甚悦之。

辛未，武選王會泉公亞夫人，患危異之疾，半月不飲食，目閉不開久矣。六脉似有如無，此疾非針不甦。同寅諸公推予即針之，但人神所忌，如之何？若待吉日良時，則淪於鬼録矣。不得已，即針内關二穴，目即開，而即能食米飲，徐以乳汁調理而愈。同寅諸君問此何疾也，予曰：天地之氣，常則安，變則病，況人禀天地之氣，五運迭侵於外，七情交戰於中，是以聖人嗇氣，如持至寶，庸人妄爲，而傷太和，此軒岐所以論諸痛皆生於氣，百病皆生於氣，遂有九竅不同之論也，而子和公亦嘗論之詳矣。然氣本一也，因所觸而爲九，怒、喜、悲、恐、寒、熱、驚、思、勞也。蓋怒氣逆甚，則嘔血及飧泄，故氣逆上矣。怒則陽氣逆上，而肝木乘脾，故甚嘔血及飧泄也。喜則氣相志達，榮衛通和，故氣緩矣。悲則心系急，肺布葉舉，而上焦不通，榮衛不散，熱氣在中，故氣消矣。恐則精神上，則上焦閉，閉則氣逆，逆則下焦脹，故氣不行矣。寒則腠理閉，氣不行，故氣收矣。熱則腠理開，榮衛通，汗大泄，故氣泄。驚則心無所倚，神無所歸，慮無所定，故氣亂矣。勞則喘息汗出，内外皆越，故氣耗矣。思則心有所存，神有所歸，正氣流而不行，故氣結矣。

抑嘗考其爲病之詳，變化多端，如怒氣所致，爲嘔血，爲飧泄，爲煎厥，爲薄厥，爲陽厥，爲胸滿痛，食則氣逆而不下，爲喘渴煩心，爲肥氣，爲目暴盲,耳暴閉,筋緩,發於外爲癰疽也。喜氣所致,爲笑不休,爲毛髮焦,爲肉病,爲陽氣不收,甚則爲狂也。悲氣所致,爲陰縮,爲筋攣,爲肌痺,爲脉痿,男爲數溺,女爲血崩,爲酸鼻辛頞,爲目昏,爲少氣不能息,爲泣,爲臂麻也。恐氣所致,爲被䐜脱肉,爲骨痠痿厥,爲暴下清水,爲面熱膚急,爲陰痿,爲懼而脱頤也。驚氣所致,爲潮涎,爲目寰,爲癡(癲)癇,爲不省人事,僵仆,久則爲痿痺也。勞氣所致,爲嗌噎,爲喘促,爲嗽血,爲腰痛骨痿,爲肺鳴,爲高骨壞,爲陰痿,爲唾血,爲瞑目,爲耳閉,男爲少精,女爲不月,衰甚則潰潰乎若壞,汨汨(汩汩)乎不可上(止)也。思氣所致,爲不眠,爲嗜卧,爲昏瞀,爲中痞,三焦閉塞,爲咽嗌不利,爲膽痺嘔苦,爲筋痿,爲白淫,爲不嗜食也。寒氣所致,爲上下所出水液澄清冷,下痢青白等症也。熱氣所致,爲喘嘔吐酸,暴注下迫等病也。

竊又稽之《内經》治法,但以五行相勝之理互相爲治。如怒傷肝,肝屬木,怒則氣并於肝,而脾土受邪,木太過,則肝亦自病。喜傷心,心屬火,喜則氣并於心,而肺金受邪,火太過,則心亦自病。悲傷肺,肺屬金,悲則氣并於肺,而肝木受邪,金太過,則肺亦自病。恐傷腎,腎屬水,恐則氣并於腎,而心火受邪,水太過,則腎亦自病。思傷脾,脾屬土,思則氣并於脾,而腎水受邪,土太過,則脾亦自病。寒傷形,形屬陰,寒勝熱,則陽受病,寒太過,則陰亦自病矣。熱傷氣,氣屬陽,熱勝寒,則陰受病,熱太過,則陽亦自病矣。

凡此數者,更相爲治,故悲可以治怒也,以愴惻苦楚之言感之;喜可以治悲也,以謔浪褻狎之言娱之;恐可以治喜也,以遽迫死亡之言怖之;怒可以治思也,以污辱欺罔之言觸之;思可以治恐也,以慮彼忘此之言奪之。凡此五者,必詭詐譎恠,無所不至,然後可以動人耳目,易人視聽。若胸中無才器之人,亦不能用此法也。熱可以治寒,寒可以治熱，逸可以治勞，習可以治驚。經曰：驚者平之。夫驚以其卒然而臨之也，使習見習聞，則不驚矣。如丹溪治女人許婚後，夫經商三年不歸，因不食困卧如癡，他無所病，但向裏床坐，此思氣結也。藥難獨治，得喜可解；不然令其怒，俾激之大怒，而哭之三時，令人解之，舉藥一貼，即求食矣。蓋脾主思，思過則脾氣結而不食，怒屬肝木，木能克土，木氣冲發而脾上（土）開矣。又如子和治一婦，久思而不眠，令觸其怒，是夕果困睡，捷於影響。惟勞而氣耗、恐而氣奪者，爲難治也。又同寅謝公，治婦人喪妹甚悲，而不飲食，令以親家之女陪歡，仍用解鬱之藥，即能飲食。又聞莊公治喜勞之極而病，切脉乃失音症也，令恐懼即愈。然喜者之人少病，蓋其百脉舒和故耳。經云恐勝喜，可謂得玄關者也。

凡此之症，《内經》自有治法，業醫者廢而不行，何哉？附録宜知所從事焉。

己巳歲，尚書王西翁，迺愛頸項患核腫痛，藥不愈，召予問其故。曰項頸之疾，自有各經源絡井俞會合之處，取其源穴以刺之。後果刺，隨針而愈，更灸數壯，永不見發。大抵頸項乃横肉之地，經脉會聚之所，凡有核腫，非吉兆也。若不究其根，以灸刺之，則流串之勢，理所必致矣。患者慎之。

戊寅冬，張相公長孫患瀉痢半載，諸藥不效，相公命予治之，曰昔翰林時，患肚腹之疾，不能飲食，諸藥不效，灸中脘、章門即飲食，其針灸之神如此。今長孫患瀉痢，不能進食，可針灸乎？予對曰：瀉痢日久，體貌已變，須元氣稍復，擇日針灸可也。華岑公子云：事已危篤矣，望即治之。不俟再擇日期，即針灸中脘、章門，果能飲食。

丁丑夏，錦衣張少泉公夫人患癇症二十餘載，曾經醫數十，俱未驗。來告予，胗其脉，知病入經絡，故手足牽引，眼目黑瞀，入心則搐叫，須依理取穴，方保得痊。張公善書而知醫，非常人也，悉聽予言。

取鳩尾、中脘，快其脾胃，取肩顒、曲池等穴，理其經絡，疏其痰氣，使氣血流通，而癇自定矣。次日即平妥，然後以法製化痰健脾之藥，每日與服。

戊辰歲，吏部觀政李邃麓公，胃旁一痞塊如覆盃，形體羸瘦，藥勿愈。予視之曰：既有形於内，豈藥力所能除，必針灸可消。詳取塊中，用以盤針之法，更灸食倉、中脘穴而愈。邃麓公問曰：人之生痞，與痃癖、積聚、癥瘕是如何？曰：痞者否也，如《易》所謂天地不交之否，内柔外剛、萬物不通之義也。物不可以終否，故痞久則成脹滿，而莫能療焉。痃癖者，懸絶隱僻，又玄玅莫測之名也。積者跡也，挾痰血以成形跡，亦欝積至久之謂爾。聚者緒也，依元氣爲端緒，亦聚散不常之意云。癥者徵也，又精也，以其有所徵驗，及久而成精萃也。瘕者假也，又遐也，以其假借氣血成形，及歷年遐遠之謂也。大抵痞與痃癖，乃胸膈之候，積與聚，爲腹内之疾，其爲上、中二焦之病，故多見於男子。其癥與瘕，獨見於臍下，是爲下焦之候，故常見於婦人。大凡腹中有塊，不問男婦，積聚、癥瘕，俱爲惡症，切勿視爲尋常。初起而不求早治，若待痞疾脹滿，已成胸腹鼓急，雖扁鵲復生，亦莫能救其萬一。有斯疾者，可不懼乎！李公深以爲然。

戊辰歲，户部王縉菴公，迺弟患心癇疾數載矣。徐堂翁召予視之。須行八法開闔方可，公如其言。而刺照海、列缺，灸心俞等穴，其針待氣至，乃行生成之數而愈。凡治此症，須分五癇，此卷前載之詳矣，兹不悉録。

壬申歲，大尹夏梅源公，行取至蛾眉菴寓，患傷寒，同寅諸公迎視六脉微細，陽症得陰脉。經云，陽脉見於陰經，其生也可知；陰脉見於陽經，其死也可許。予居玉河坊，正值考績，不暇往返之勞，若辭而不治，此公在遠方客邸，且莅政清苦，予甚惻之。先與柴胡加減之劑，少效，其脉尚未合症，予竭精殫思，又易别藥，更針内關，六脉轉陽矣。遂次第進以湯散而愈。後轉陞户部，今爲正郎。

壬戌歲，吏部許敬菴公，寓靈濟宫，患腰痛之甚。同鄉董龍山公推予視之。胗其脉，尺部沉數有力。然男子尺脉固宜沉實，但帶數有力，是濕熱所致，有餘之疾也。醫作不足治之，則非矣。性畏針，遂以手指於腎俞穴行補瀉之法，痛稍減；空心再與除濕行氣之劑，一服而安。公曰：手法代針，已覺痛減，何迺再服滲利之藥乎？予曰：針能劫病，公性畏針，故不得已，而用手指之法，豈能驅除其病根，不過暫減其痛而已。若欲全可，須針腎俞穴；今既不針，是用滲利之劑也。豈不聞前賢云：腰迺腎之府，一身之大關節。脉沉數者，多是濕熱壅滯，須宜滲利之，不可用補劑。今人不分虚實，一概誤用，多致綿纏，痛疼不休（出《玉機》中）。大抵喜補惡攻，人之恒情也。邪濕去而新血生，此非攻中有補存焉者乎？

壬申歲，行人虞紹東翁，患膈氣之疾，形體羸瘦，藥餌難愈。召予視之。六脉沉濇，須取膻（亶）中以調和其膈，再取氣海，以保養其源，而元氣充實，脉息自盛矣。後擇時針上穴，行六陰之數，下穴行九陽之數，各灸七壯，遂全愈。今任揚州府太守。庚辰過揚，復覩形體豐厚。

壬申夏，户部尚書王疎翁，患痰火熾盛，手臂難伸。予見形體强壯，多是濕痰流注經絡之中。針肩髃，疏通手太陰經與手陽明經之濕痰，復灸肺俞穴，以理其本，則痰氣可清，而手臂能舉矣。至吏部尚書，形體益壯。

辛未歲，浙撫郭黄厓公祖，患大便下血，愈而復作，問其致疾之由。予對曰：心生血，而肝藏之，則脾爲之統。《内經》云：飲食自倍，腸胃乃傷，腸澼而下血。是皆前聖之言而可考者。殊不知腸胃本無血，多是痔疾，隱於肛門之内，或因飲食過傷，或因勞欲怒氣，觸動痔竅，血隨大便而出。先賢雖有遠血近血之殊,而實無心肺大腸之分。又有所謂氣虚腸薄,自榮衛滲入者,所感不同,須求其根。於長强穴針二分,灸七壯,内痔一消而血不出。但時值公冗,不暇於針灸,逾數載,陞工部尚書,前疾大作,始知有痔隱於肛門之内,以法調之,愈。至己卯,復會於汶上,云不發矣。

是歲,公子箕川公長愛,忽患驚風,勢甚危篤。灸中冲、印堂、合谷等穴,各數十壯,方作聲。若依古法而止灸三五壯,豈能得愈?是當量其病勢之輕重而已。

己卯歲,因磁州一同鄉欠俸資往取,道經臨洺(洛)關,會舊知宋憲副公,云:昨得一夢,有一真人至舍相談而别,今辱故人相顧,舉家甚喜。昨年長子得一痞疾,近因下第抑欝,疾轉加增,諸藥不效,如之柰何?予答曰:即刻可愈。公愕然曰:非惟吾子得安,而老母亦安矣。此公至孝,自奉至薄,神明感召,予即針章門等穴,飲食漸進,形體清爽,而腹塊即消矣。懽洽數日,偕親友送至吕洞賓度盧生祠,不忍分袂而别。

庚辰夏,工部郎許鴻宇公,患兩腿風,日夜痛不能止,卧床月餘。寶源局王公,迺其屬官,力薦予治之。時名醫諸公堅執不從,許公疑而言曰:兩腿及足,無處不痛,豈一二針所能愈?予曰:治病必求其本,得其本穴會歸之處,痛可立而止,痛止即步履,旬日之内,必能進部。此公明爽,獨聽予言,針環跳、絶骨,隨針而愈,不過旬日,果進部,人皆駭異。假使當時不信王公之言,而聽旁人之語,則藥力豈能及哉?是惟在乎信之篤而已,信之篤,是以獲其效也。

己巳歲,張相公,得肛門忽腫之疾,戎政王西翁推予胗視,命之曰:元老之疾,非常人比,宜精思殫力調治,以副吾望。予謁,胗右寸浮數,是肺金受風熱,移於大腸之中,然肛門又居下之地,而飲食糟粕,流至於此，若無七情四氣所干，則潤澤而下。或濕熱内藴，邪氣所加，則壅滯而作腫痛。予製以加減搜風順氣之劑一罐，倍加酒蒸大黄，借酒力上升，蕩滌邪熱，加麻仁潤燥，枳殼寬腸，防風、獨活驅除風熱，當歸清血涼血養血，枯芩以清肺與大腸，共製成丸，服漸清安。

隆慶二年四月初四日，奉旨傳與聖濟殿，着醫去看徐閣老病，欽此。臣等謹欽遵，前至徐閣老私家，胗得六脉數大，積熱積痰，脾胃虚弱，飲食減少。宜用清熱健脾化痰湯醫治，黄芩、白术、貝母、橘紅、茯苓、香附、芍藥、桔梗、川芎、前胡、檳榔、甘草，水二鍾，薑一片，煎至一鍾，不拘時服。藥對症，即愈。

乙亥歲，通州李户侯夫人，患怪症，予用孫真人治邪十三針之法，問病者是何邪爲害，對説迺某日至某處，鷄精之爲害也。令其速去，病者對曰：吾疾愈矣。怪邪已去，言語遂正，精神復舊，以見十三針之有驗也。

己巳歲，尚書毛介川翁，患脾胃虚弱，時常瀉痢，肢略浮腫。問於予，曰：時常泄瀉，多係濕熱；夫人之一身，心生血，肝藏之，而脾爲之統，脾得其統，則運化有常，水穀通調，固無所謂濕，亦無所謂熱也。夫唯精元之氣，既不能保之於平時，而五味之養，又不節之於將來，斯精血俱耗，而脾無所統矣。脾失所統，則運化通調將何以爲職？欲求其無瀉，不可得也。然則何以謂之濕熱？蓋運化通調即失其職，則水穀不分，濕鬱於内，而爲熱矣。由是便血稠粘，裏急後重，瀉不獨瀉，而又兼之以痢焉，皆坐此也。其治之法，宜蕩滌其濕，然後分利，斯脾胃得統，而其症安矣。否則土不能制水，氾濫盈溢，浸於四肢，變而爲氣者有之。信其言，調理而愈。

己卯歲，行人張靖宸公夫人，崩不止，身熱骨痛，煩躁病篤，召予胗，得六脉數而止，必是外感，誤用涼藥。與羌活湯，熱退，餘疾漸可。

但元氣難復，後灸膏肓、三里而愈。凡醫之用藥，須憑脉理，若外感誤作内傷，實實虚虚，損不足而益有餘，其不夭滅人生也幾希。

辛酉，夏中貴患癱瘓，不能動履，有醫何鶴松，久治未愈。召予視，曰：此疾一針可愈。鶴松慚去。予遂針環跳穴，果即能履。夏厚贈，予受之，逾數載又癱矣。復來召予，因侍禁廷，不暇即往，遂受鶴反間以致忿。視昔之刺鵲於伏道者爲何如？

己巳歲，蔡都尉長子碧川公患痰火，藥餌不愈，辱錢誠齋堂翁薦予治之。予針肺俞等穴，愈。後其女患風癇甚危，其乃郎秀山、迺婿張少泉邀予治之，迺針内關而甦。以禮厚贈，予固辭不受，遂以女許聘豚兒楊承禎焉。

庚辰歲，過揚，大尹黄縝菴公，昔在京朝夕相與，情誼甚篤，進謁留款，不忍分袂。言及三郎患面部疾，數載不愈，甚憂之。昨焚香卜靈棋課曰：兀兀塵埃久待時，幽窓寂寞有誰知。運逢寶劒人相顧，利遂名成總有期。與識者解曰：寶者珍貴之物，劒者鋒利之物，必逢珍貴之人可愈。今承相顧，知公善針，疾愈有期矣。予針巨髎、合谷等穴，更灸三里，徐徐調之而愈。時工匠刊書，多辱蠏米之助。

甲戌歲，觀政田春野公，迺翁患脾胃之疾，養病天壇，至敝宅數里，春野公每請必親至，竭力盡孝。予感其誠，不憚其遠，出朝必趨視。告曰：脾胃乃一身之根蒂，五行之成基，萬物之父母，安可不由其至健至順哉？苟不至健至順，則沉痾之咎必致矣。然公之疾，非一朝所致，但脾喜甘燥而惡苦濕，藥熱則消於肌肉，藥寒則減於飲食，醫治久不獲當，莫若早灸中脘、食倉穴。忻然從之。每穴各灸九壯，更針行九陽之數，瘡發漸愈。春野公今任兵科給事中，迺翁迺弟俱登科而盛壯。

庚辰歲，道經揚州，御史桑南皋公夫人七旬餘，發熱、頭眩、目澁、手攣、食少。公子迎予。胗得人迎浮而關帶弦。見症雖多，今宜清熱爲先,以天麻、殭蠶爲君,升麻、知母爲臣,蔓荆、甘草等爲使佐,服至三帖,熱退身涼,飲食漸進,餘症亦減。次日復胗,六脉平匀。昆玉喜曰:發熱數月,醫不見效,昨方製服一帖,熱退食進,何耶?予曰:醫者意也,得其意,斯握醫之要樞矣。昔司馬嘗稱扁鵲隨俗爲變,及述其論齊桓侯疾,語多近道,皆以其意通之耳。昨脉浮弦,疑是過用養血補脾之劑,閉塞火邪,久則流溢於太陽膀胱經,起至陰,終睛明,故目澁頭眩;支走三焦經,故手攣也。少南、少玄公與縝庵公姻聯之好,予辱故人之託,精思脉理,意究病源,故製立前方,用以引經之劑,其熱速退,熱退,脾陰漸長,而榮血自生,餘症亦因之除矣。二公曰然。

九卷終

針灸大成卷之十

保嬰神術　《按摩經》

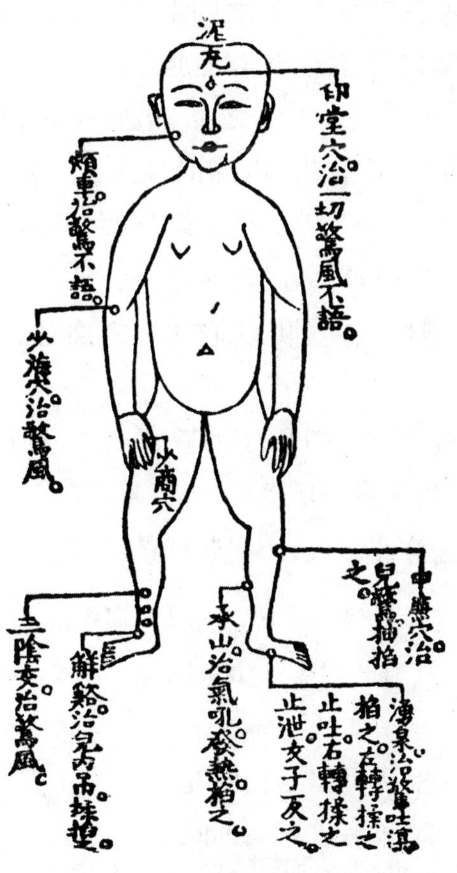

要穴圖

穴法不詳注，針卷考之甚詳。

夫小兒之疾，並無七情所干，不在肝經，則在脾經；不在脾經，則在肝經；其疾多在肝、脾二臟，此要訣也。

急驚風屬肝木，風邪有餘之症，治宜清涼苦寒、瀉氣化痰。其候，或聞木聲而驚，或遇禽獸驢馬之吼，以致面青口噤；或聲嘶啼哭而厥，發過則容色如常，良久復作，其身熱面赤，因引口鼻中氣熱，大便赤黄色，惺惺不睡。蓋熱甚則生痰，痰盛則生風，偶因驚而發耳。内服鎮驚清痰之劑，外用掐揉按穴之法，無有不愈之理。

至於慢驚，屬脾土中氣不足之症，治宜中和，用甘温補中之劑。其候多因飲食不節，損傷脾胃，以瀉泄日久，中氣太虚，而致發搐，發則無休止，其身冷面黄，不渴，口鼻中氣寒，大小便青白，昏睡露睛，目上視，手足瘈瘲，筋脉拘攣。蓋脾虚則生風，風盛則筋急，俗名天吊風者，即此候也。宜補中爲主，仍以掐揉按穴之法，細心運用，可保十全矣。

又有吐瀉未成慢驚者，急用健脾養胃之劑，外以手法按掐對症經穴，脉絡調和，庶不致變慢驚風也。

如有他症，穴法詳開於後，臨期選擇焉。

手法歌

心經有熱作痰迷，天河水過作洪池。
肝經有病兒多悶，推動脾土病即除。
脾經有病食不進，推動脾土效必應。
肺經受風咳嗽多，即在肺經久按摩。

腎經有病小便澁，推動腎水即救得。
小腸有病氣來攻，板門横門推可通。
用心記此精寧穴，看來危症快如風。
膽經有病口作苦，好將玅法推脾土。
大腸有病泄瀉多，脾土大腸久搓摩。
膀胱有病作淋疴，腎水八卦運天河。
胃經有病嘔逆多，脾土肺經推即和。
三焦有病寒熱魔，天河過水莫蹉跎。
命門有病元氣虧，脾上大腸八卦推。
仙師授我真口訣，願把嬰兒壽命培。
五臟六腑受病源，須憑手法推即痊。
俱有下數不可亂，肺經病掐肺經邊。
心經病掐天河水，瀉掐大腸脾土全。
嘔掐肺經推三關，目昏須掐腎水添。
再有横紋數十次，天河兼之功必完。
頭痛推取三關穴，再掐横紋天河連。
又將天心揉數次，其功效在片時間。
齒痛須揉腎水穴，頰車推之自然安。
鼻塞傷風天心穴，總筋脾土推七百。
耳聾多因腎水虧，掐取腎水天河穴。
陽池兼行九百功，後掐耳珠旁下側。
咳嗽頻頻受風寒，先要汗出沾手邊。
次掐肺經横紋内，乾位須要運周環。

心經有熱運天河，六府有熱推本科。
飲食不進推脾土，小水短少掐腎多。
大腸作瀉運多移，大腸脾土病即除。
次取天門入虎口，揉臍龜尾七百奇。
肚痛多因寒氣攻，多推三關運横紋。
臍中可揉數十下，天門虎口法皆同。
一去火眼推三關，一百二十數相連。
六府退之四百下，再推腎水四百完。
兼取天河五百遍，終補脾土一百全。
口傳筆記推摩訣，付與人間用意參。

觀形察色法

凡看小兒病，先觀形色，切脉次之。蓋面部氣色，總見五位色青者，驚積不散，欲發風候；五位色紅者，痰積壅盛，驚悸不寧；五位色黄者，食積癥傷，疳候痞癖；五位色白者，肺氣不實，滑泄吐利；五位色黑者，臟腑欲絶，爲疾危。面青眼青，肝之病；面赤，心之病；面黄，脾之病；面白，肺之病；面黑，腎之病。

先别五臟，各有所主，次探表裏虚實病之由。

肝病主風，實則目直大叫，項急煩悶；虚則咬牙呵欠。氣熱則外生，氣温則内生。

心病主驚，實則叫哭，發熱飲水而搐，手足動摇；虚則困卧，驚悸不安。

脾病主困，實則困睡，身熱不思乳食；虚則吐瀉生風。

肺病主喘，實則喘亂喘促，有飲水者、不飲水者；虚則哽氣長，出氣短，喘息。

腎病主虚無實，目無精光，畏明，體骨重，痘疹黑陷。

以上之症，更當别其虚實症候。假如肺病，又見肝症，咬牙多呵欠者易治，肝虚不能勝肺故也。若目直大叫哭，項急煩悶，難治。蓋肺久病則虚冷，肝强實而勝肺也。視病之虚實，虚則補其母，實則瀉其子也。

論色歌

眼内赤者心實熱，淡紅色者虚之説。
青者肝熱淺淡虚，黄者脾熱無他説。
白面混者肝熱侵，目無精光腎虚訣。
兒子人中青，多因果子生。
色若人中紫，果食積爲痞。
人中現黄色，宿乳蓄胃成。
龍角青筋起，皆因四足驚。
若然虎角黑，水撲是其形。
赤色印堂上，其驚必是人。
眉間赤黑紫，急救莫沉吟。
紅赤眉毛下，分明死不生。

認筋法歌

顖門八字甚非常，筋透三關命必亡。
初關乍入或進退，次部相侵亦何防。

赤筋只是因膈食，筋青端被水風傷。

筋連大指是陰症，筋若生花定不祥（此有禍祟之筋）。

筋帶懸針主吐瀉，筋紋關外命難當。

四肢痰染腹膨脹，吐乳却因乳食傷。

魚口鴉聲并氣急，犬吠人諕自驚張。

諸風驚症宜推早，如若推遲命必亡。

神仙留下真奇法，後學能通第一强。

凡看鼻梁上筋，直插天心一世驚。

初生時一關有白，謹防三朝。二關有白，謹防五日之内。三關有白，謹防一年之外。

凡筋在坎上者即死，坎下者三年。又有四季本色之筋，雖有無害。

青者是風，白者是水，紅者是熱，赤者乳食所傷。

凡慢驚，將危，不能言，先灸三陰交，二泥丸，三頰車，四少商，五少海穴。看病勢大小，或三壯、五壯、一壯，至七七壯，辨男女右左，十有十活。如急驚、天吊驚，掐手上青筋；煅臍上下，掐兩耳，又掐總心穴。

内吊驚，掐天心穴。

慢驚不省人事，亦掐總心穴。

急驚如死，掐兩手筋。

眼閉，童（瞳）子髎，瀉。

牙關緊，頰車，瀉。

口眼俱閉，迎香，瀉。

已上數法，乃以手代針之神術也。亦分補瀉。

面部五位歌

面上之症額爲心，鼻爲脾土是其真。左腮爲肝右爲肺，承漿屬腎居下唇。

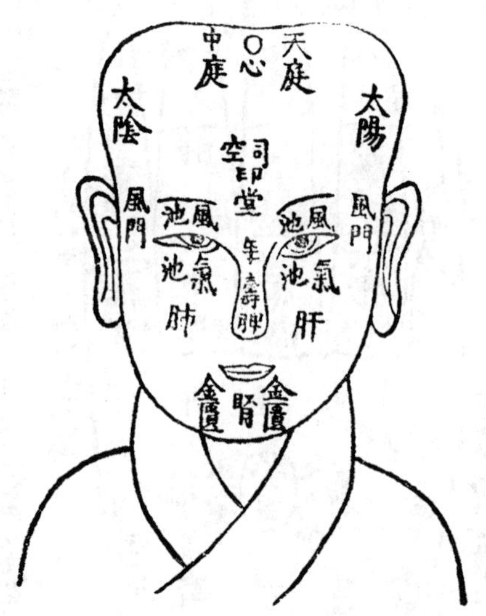

命門部位歌

中庭與天庭，司空及印堂，額角方廣處，有病定存亡。青黑驚風惡，體和潤澤光，不可陷兼損，唇黑最難當。青甚須憂急，昏暗亦堪傷，此是命門地，醫師妙較量。

面眼青，肝病；赤心，黄脾，白肺，黑腎病也。

男子左手正面之圖

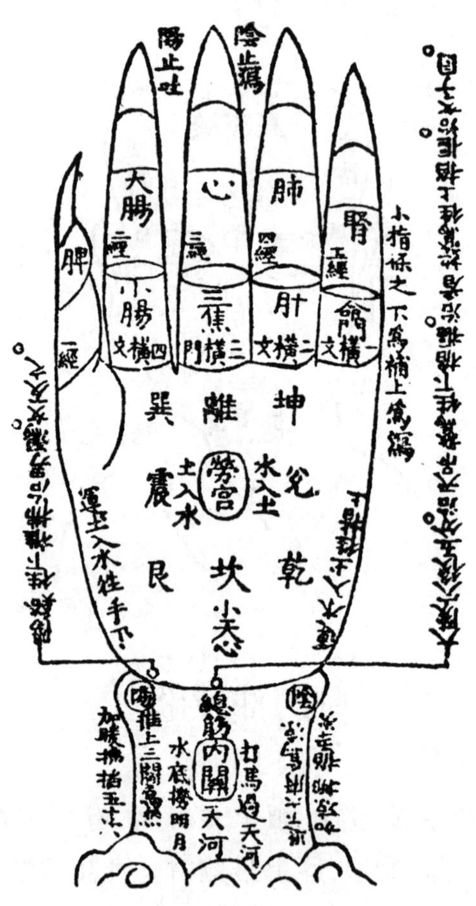

自掌至天河穴爲上,自天河穴至指頭爲下。

男子左手背面之圖

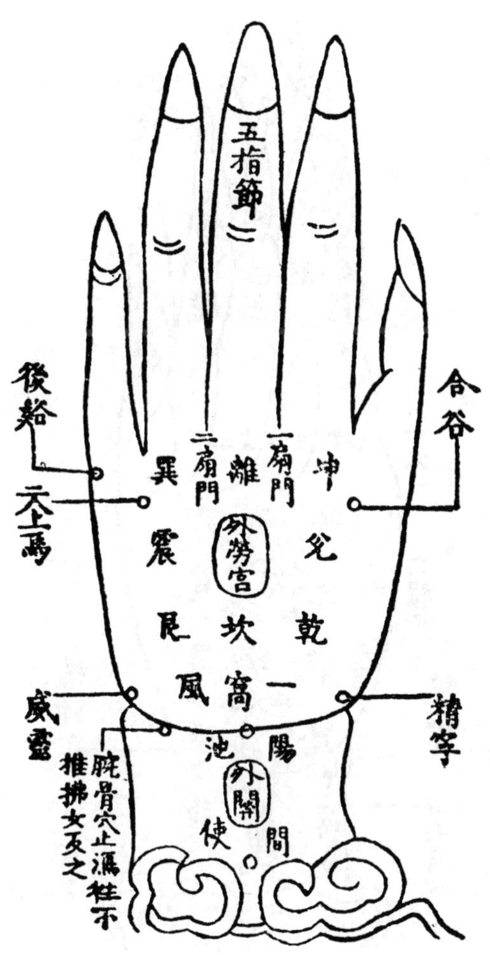
五指節
後谿
二扇門
一扇門
坤
離
巽
合谷
天上馬
外勞宫
震
兑
艮
坎
乾
威靈
風
窩
一
精寧
池
陽
外關
腕骨穴止瀉
推拂女反之
使
間
不驗

女子右手正面之圖

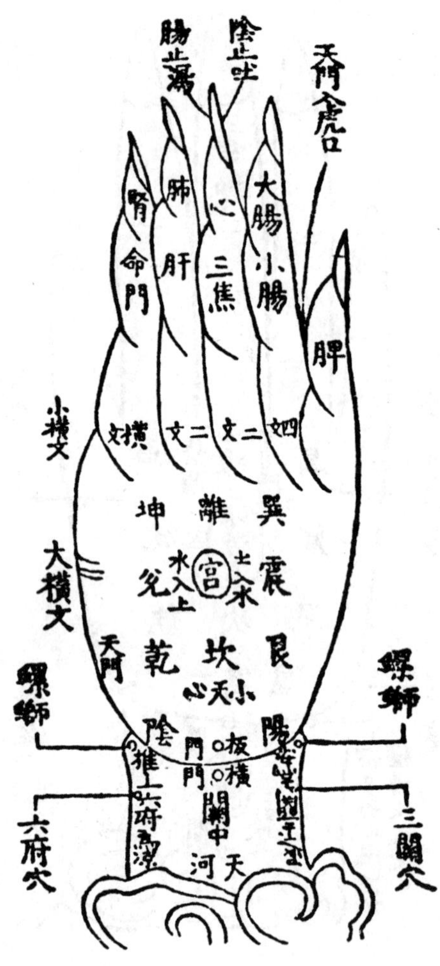

女子右手背面之圖

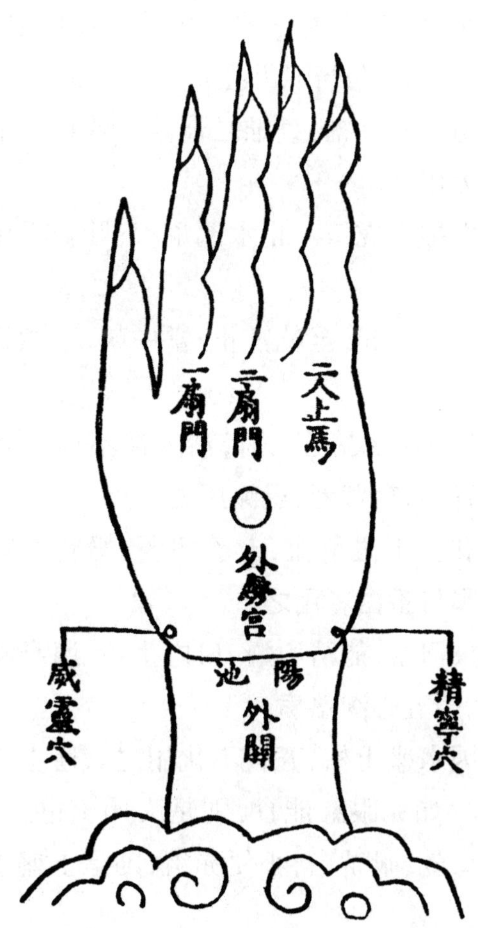

陽掌圖各穴手法仙訣

一、掐心經，二掐勞宫，推上三關。發熱出汗用之。如汗不來，再將二扇門揉之、掐之，手心微汗出，乃止。

一、掐脾土，曲指左轉爲補，直推之爲瀉。飲食不進，人瘦弱，肚起青筋，面黄，四肢無力用之。

一、掐大腸側，倒推入虎口。止水瀉痢疾，肚膨脹用之。紅痢補腎水，白多，推三關。

一、掐肺經，二掐離宫起，至乾宫止，當中輕，兩頭重，咳嗽化痰，昏迷嘔吐用之。

一、掐腎經，二掐小横紋，退六府，治大便不通，小便赤色澁滯，肚作膨脹，氣急，人事昏迷，糞黄者，退涼用之。

一、推四横紋，和上下之氣血，人事瘦弱，奶乳不思，手足常掣，頭偏左右，腸胃濕熱，眼目番白者用之。

一、掐總筋，過天河水，能清心經，口内生瘡，遍身潮熱，夜間啼哭，四肢常掣，去三焦六腑五心潮熱病。

一、運水入土，因水盛土枯、五穀不化用之。運土入水，脾土大旺，水火不能既濟用之。如兒眼紅能食，則是火燥土也。宜運水入土，土潤而火自尅矣。若口乾，眼番白，小便赤澁，則是土盛水枯，運土入水，以使之平也。

一、掐小天心，天吊驚風，眼番白，偏左右，及腎水不通，用之。

一、分陰陽，止泄瀉痢疾，遍身寒熱往來，肚膨嘔逆用之。

一、運八卦，除胸肚膨悶，嘔逆氣吼噫，飲食不進用之。

一、運五經，動五臟之氣，肚脹，上下氣血不和，四肢掣，寒熱往來，去風,除腹嚮(響)。

一、揉板門,除氣促氣攻,氣吼氣痛,嘔脹用之。

一、揉勞宫,動心中之火熱、發汗用之,不可輕動。

一、推横門向板門,止嘔吐;板門推向横門,止瀉。如喉中嚮(響),大指掐之。

一、總位者,諸經之祖,諸症掐效。嗽甚,掐中指一節。痰多,掐手背一節。手指甲筋之餘,掐内止吐,掐外止瀉。

陰掌圖各穴手法仙訣

一、掐兩扇門,發臟腑之汗,兩手掐揉,平中指爲界,壯熱汗多者,揉之即止。又治急驚,口眼歪斜,左向右重,右向左重。

一、掐二人上馬,能補腎,清神順氣,甦惺沉痾,性温和。

一、掐外勞宫,和臟腑之熱氣,遍身潮熱,肚起青筋,揉之效。

一、掐一窩風,治肚疼,唇白眼白一哭一死者,除風去熱。

一、掐五指節,傷風被水嚇,四肢常掣,面帶青色用之。

一、掐精寧穴,氣吼痰喘,乾嘔痞積用之。

一、掐威靈穴,治急驚暴死。掐此處,有聲可治,無聲難治。

一、掐陽池,止頭痛,清補腎水,大小便閉塞,或赤黄,眼番白,又能發汗。

一、推外關、間使穴,能止轉筋吐瀉。外八卦,通一身之氣血,開臟腑之秘結,穴絡平和而蕩蕩也。

小兒(針用毫針，艾炷如小麥，或雀糞大)

《寶鑑》曰：急慢驚風，灸前顶。若不愈，灸攢竹、人中，各三壯。

或謂急驚屬肝，慢驚屬脾，《寶鑑》不分，灸前頂、攢竹二穴，俱太陽、督脉，未詳其義。

小兒慢驚風，灸尺澤各七壯。

初生小兒臍風撮口，灸然谷三壯，或針三分，不見血，立效。

小兒癲癇、瘛瘲、脊强互相引，灸長强三十壯。

小兒癲癇驚風，目眩，灸神庭一穴七壯。

小兒風癇，先屈手指如數物，乃發也，灸鼻柱直髮際宛宛中三壯。

小兒驚癇，先驚怖啼叫乃發，灸後頂上旋毛中三壯，兩耳後青絲脉。

小兒癖氣久不消，灸章門各七壯，臍後脊中灸二七壯。

小兒脇下滿，瀉痢體重，四肢不收，痃癖積聚，腹痛不嗜食，痎瘧寒熱，又治腹脹引背，食飲多，漸漸黄瘦，灸十一椎下兩旁，相去各一寸五分，七壯。小兒黄疸，灸三壯。

小兒疳瘦脱肛，體瘦渴飲，形容瘦瘁，諸方不瘥，灸尾閭骨上三寸陷中三壯，兼三伏内，用楊湯水浴之，正午時灸。自灸之後，用帛子拭，見有疳虫隨汗出。此法神效。

小兒身羸瘦，賁豚腹脹，四肢懈惰，肩背不舉，灸章門。

小兒吐乳汁，灸中庭一壯。小兒脱肛瀉血，秋深不效，灸龜尾一壯。

脱肛，灸臍中三壯。《千金》云：隨年壯。

脱肛久不瘥及風癇中風，角弓反張，多哭，語言不擇，發無時節，甚則吐涎沫，灸百會七壯。

戒逆針灸(無病而先針灸曰逆)

小兒新生,無病不可逆針灸之,如逆針灸,則忍痛動其五臟,因善成癇。

河洛關中,土地多寒,兒喜成痓,其生兒三日,多逆灸以防之。吴蜀地温,無此疾也。古方既傳之,今人不分南北灸之,多害小兒也。所以田舍小兒,任其自然,得無横夭也。

三關圖

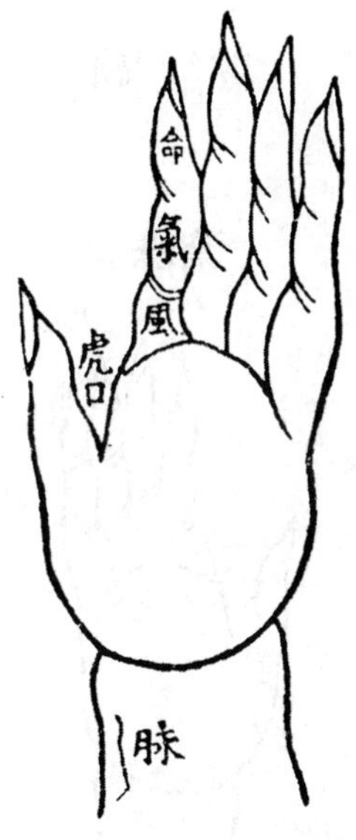

風關易治,氣關難治,命關死候,直透者死。左手應心肝,右手應脾肺。男主左,女主右。

六筋圖

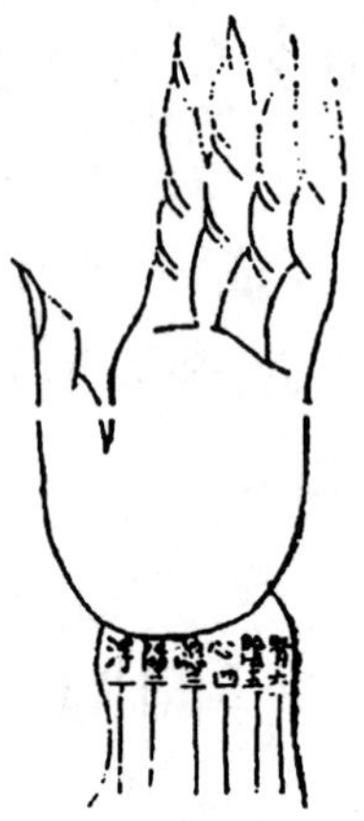

［掌紋圖］

流珠

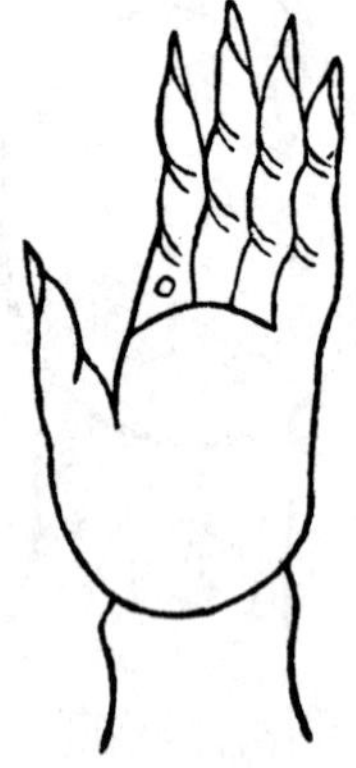

只一點紅色。主膈熱，三焦不和，飲食所傷，欲吐瀉，腸鳴自利，煩燥，啼哭。宜消食，補脾胃。

環珠

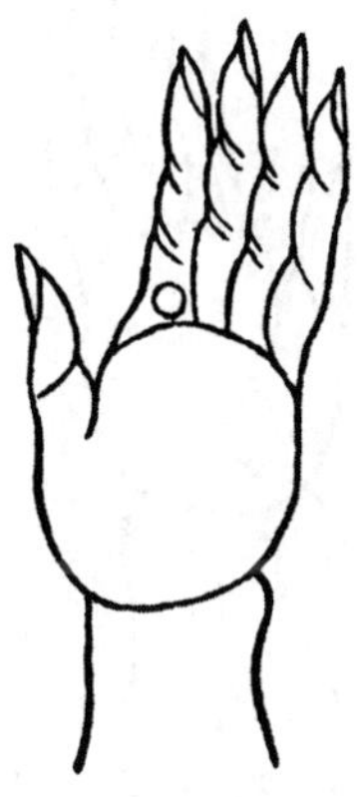

較流珠差大。主脾虛停食，胸腹脹滿，煩渴發熱。宜健脾胃，消食調氣。

長珠

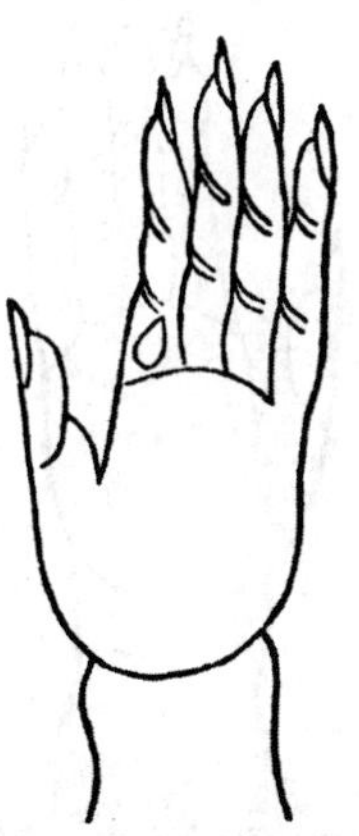

一頭大，一頭尖。主脾傷飲食，積滯腹痛，寒熱不食。宜消食

健胃。

來蛇

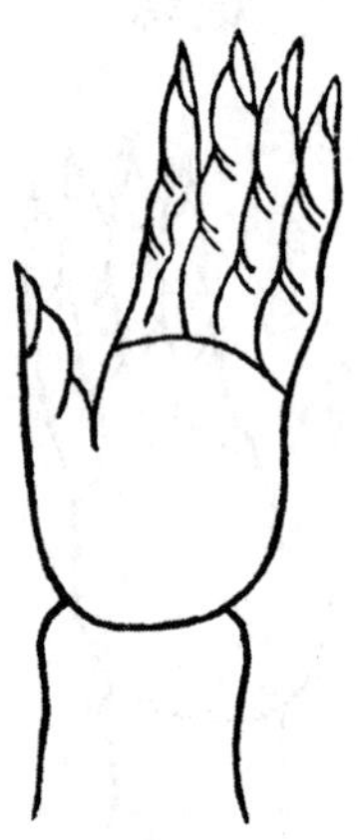

下頭粗大。主脾胃濕熱，中脘不利，乾嘔不食，是疳邪內作。宜尅食，健補脾胃。

去蛇

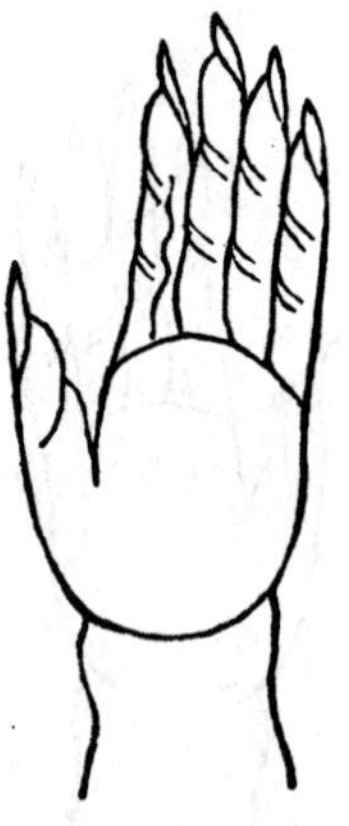

上頭粗大。主脾虛冷積，吐瀉煩渴，氣短神困，多睡不食。宜健脾

胃，消積，先止吐瀉。

弓反裏彎向中指

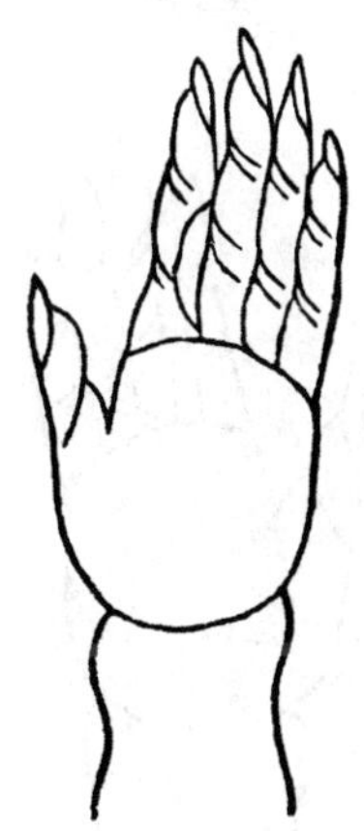

主感寒熱邪氣，頭目昏重，心神驚悸，倦怠，四肢稍冷，小便赤色，咳嗽吐逆。宜發汗逐驚，退心火，推脾摩肺。

弓反外彎向大指

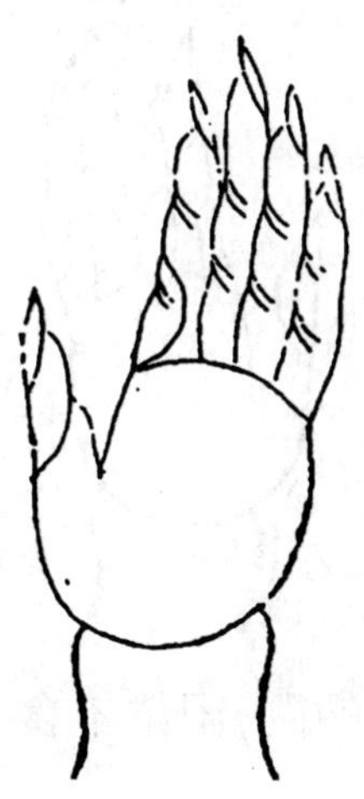

主痰熱，心神恍惚，作熱，夾驚夾食，風癇。凡紋向内者吉，向外者凶。

鎗形

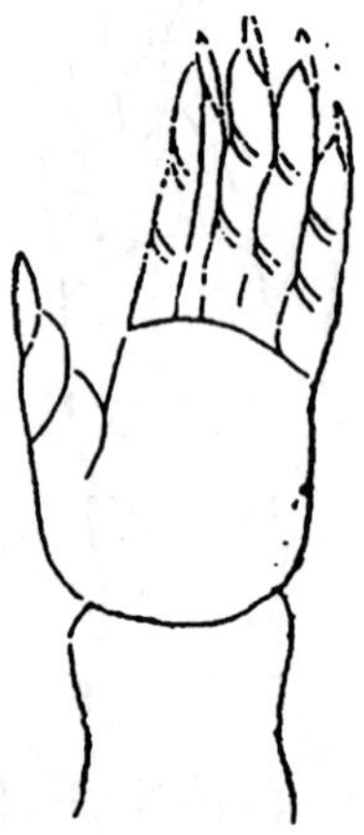

主風熱，發痰作搐。

針形

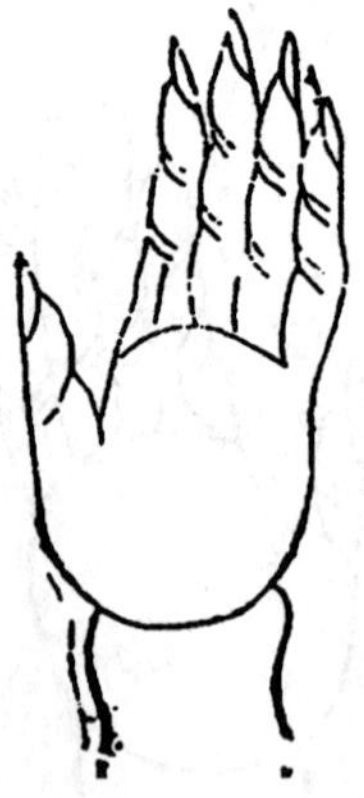

主心肝熱極生風，驚悸頓悶，困倦不食，痰盛發搐。又曰：懸針，主瀉痢。

魚骨

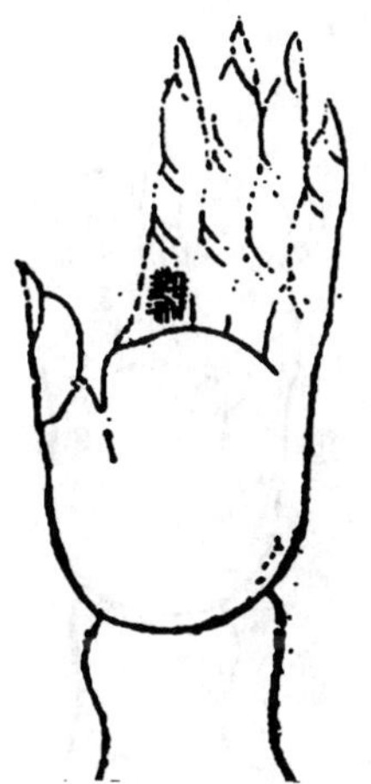

主驚痰發熱，甚則痰盛發搐，或不食，乃肝盛尅脾，宜逐驚。或吐痰下痰，再補脾制脾。

魚刺

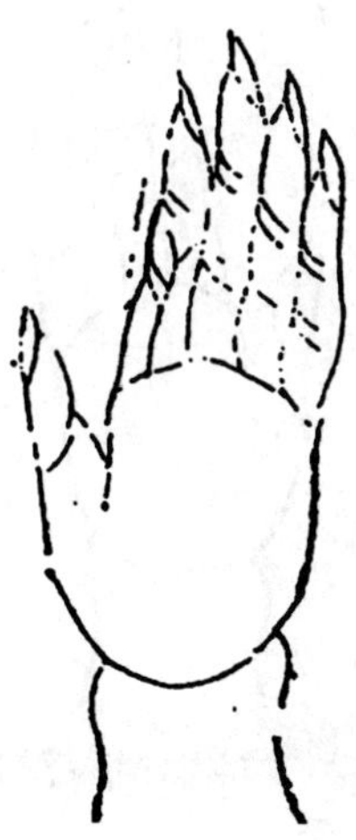

初關主驚，氣關主疳，命關主虛，難治。

水字

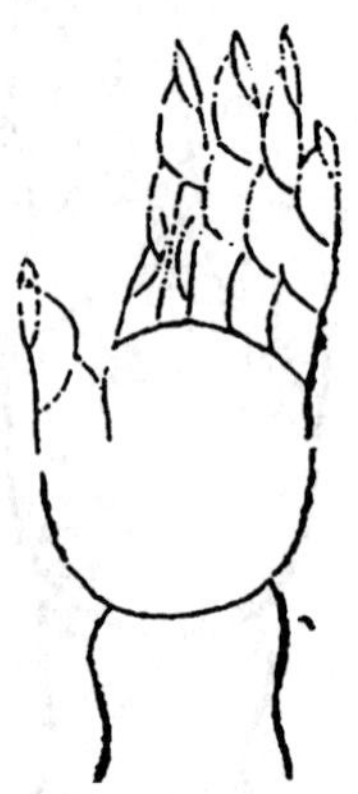

主驚風食積，煩燥頓悶，少食，夜啼，痰盛，口噤搐搦，此脾虛積滯，木尅土也。又曰：水字，肺疾也，謂驚風入肺也。

乙字

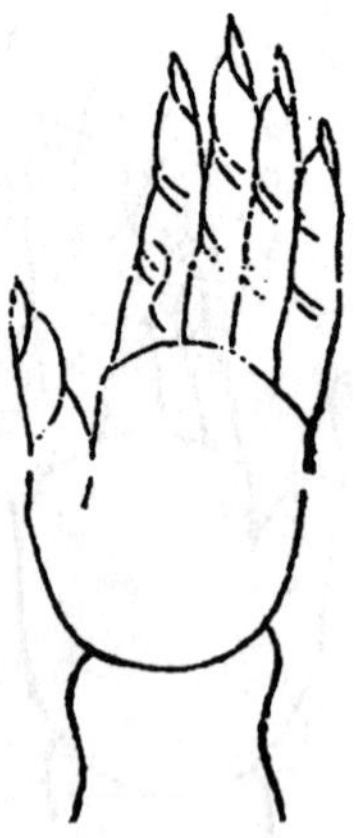

初關主肝驚，二關主急驚，三關主慢驚脾風。

曲蟲

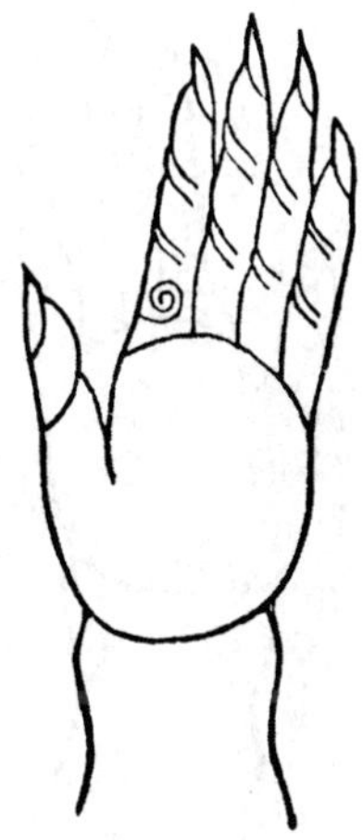

肝病甚也。

ᘐ如環

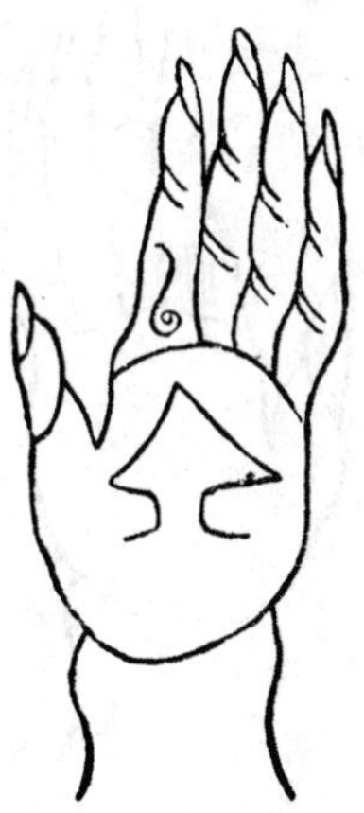

腎有毒也。⊂曲向裏：主氣疳。⊃曲向外：主風疳。╲斜向右：主傷寒。╱斜向左：主傷風。

長蟲

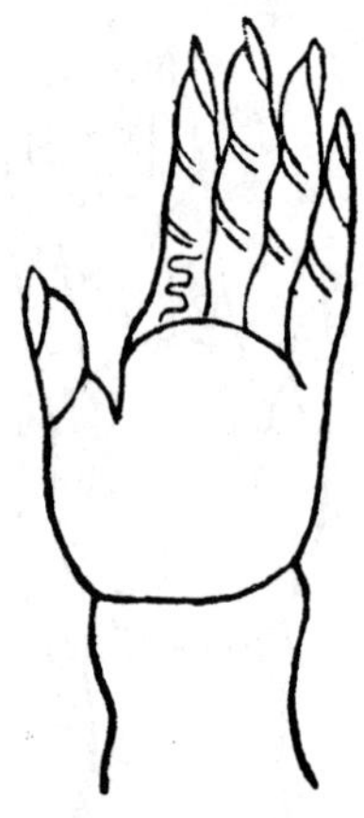

主傷冷。

虬文

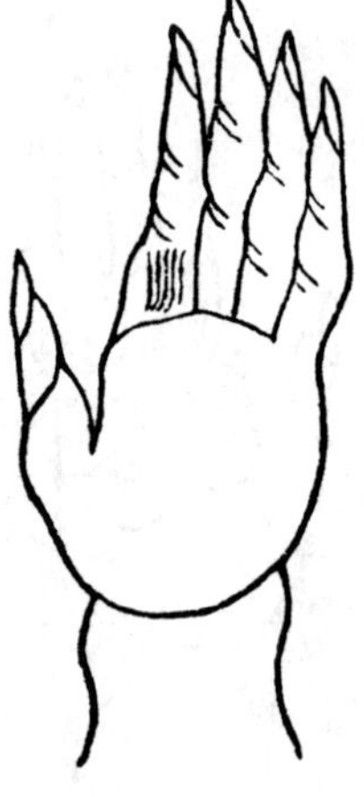

心虫動也。

透關射指

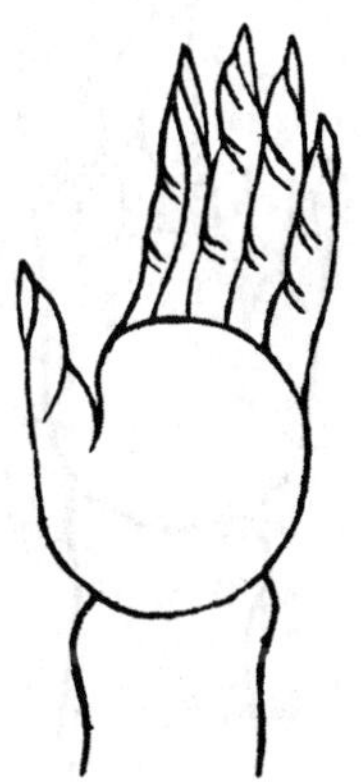

向裏爲射指,主驚風,痰熱聚於胸膈,乃脾肺損傷,痰邪乘聚。宜清脾肺,化痰涎。

透關射甲

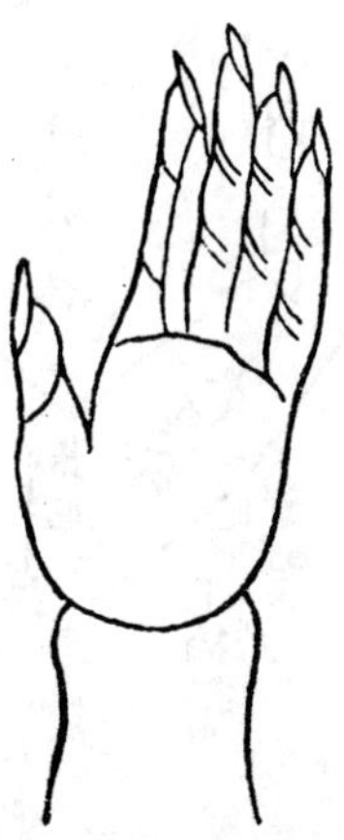

向外爲射甲。主驚風惡症,受驚傳於經絡。風熱發生,十死一生。

勾脉

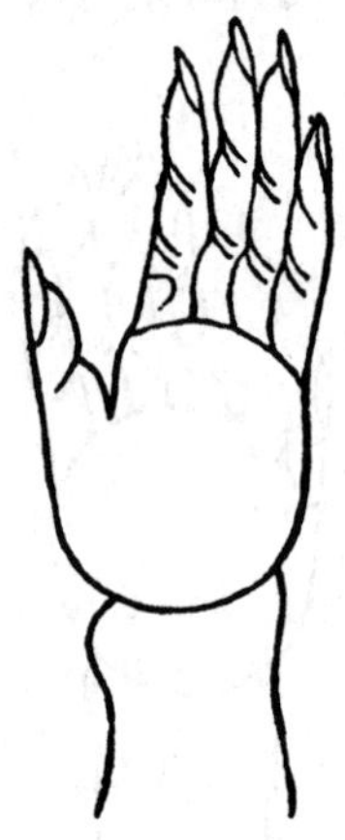

主傷寒。

斗肘圖

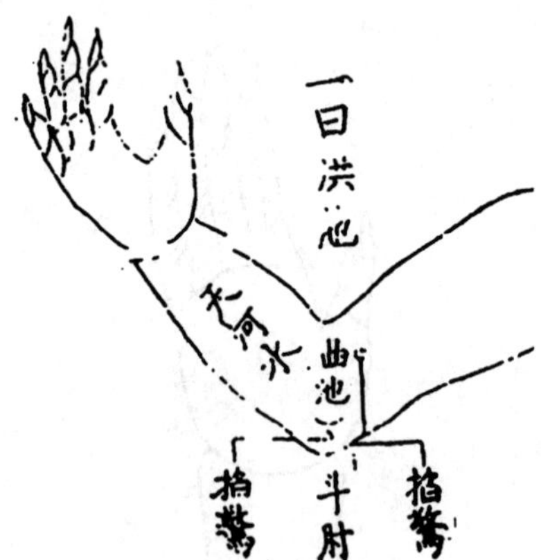

男左手,女右手。

脚穴圖

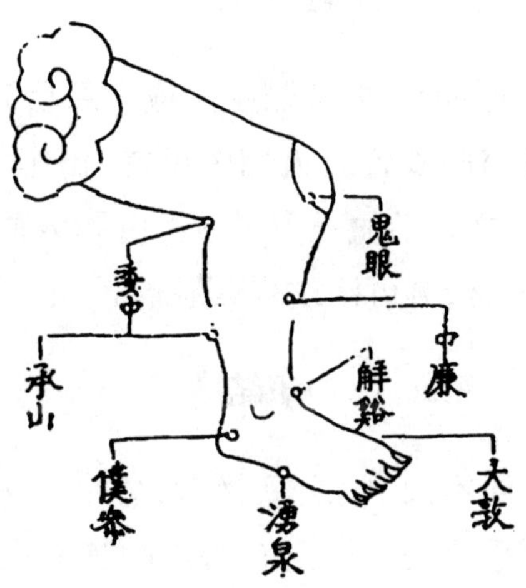

男右脚,女左脚。

[初生調護]

懷娠

懷娠之後,必須飲食有常,起居自若,使神全氣和,則胎常安,生子必偉。最忌食熱毒等物,庶生兒免有臍突瘡癰。

初誕

嬰兒在胎,必藉胎液以滋養之。初離母體,口有液毒,啼聲未出,急用軟綿裹大人指，拭兒口中惡汁，得免痘瘡之患。或有時氣侵染，只出膚瘡，易爲調理。

回氣(俗謂草迷)

初生氣欲絶，不能啼者，必是難産。或冒寒所致，急以綿絮包裹抱懷中，未可斷臍。且將胞衣置炭火爐中燒之，仍作大紙捻，蘸清油點着於臍帶上，往來遍燎之。蓋臍帶得火氣，由臍入腹，更以熱醋湯洗臍帶，須臾氣回，啼聲如常，方可浴洗畢，斷臍帶。

便結

小兒初生，大小便不通，腹脹欲絶者，急令大人以温水漱了口，吸咂兒前後心，并臍下手足心，共七處，每處咂三五次，每次要漱口，以紅赤爲度，須臾自通。

浴兒

浴兒用猪膽一枚，投湯中，免生瘡疥。浴時看湯冷熱，無令兒驚而成疾也。

斷臍

斷臍不可用刀剪，須隔單衣咬斷，後將煖氣呵七遍，纏結所留臍帶，令至兒足趼上，當留六寸，長則傷肌，短則中寒，令兒肚中不調，或成内吊。若先斷後浴，恐水入臍中，令兒腹痛。斷訖，連臍帶中多有虫者，宜急剔去，不然，虫自入腹成疾。斷臍之後，宜用熱艾厚裹，包用白綿。若浴兒將水入臍中，或尿在裙包之内，濕氣傷臍；或解脱裙包，爲風冷邪氣所侵，皆令兒臍腫，多啼不乳，即成臍風。

臍風

兒初生六七日患臍風，百無一活。用青絹裹大人指，蘸温水於兒上下牙根上，將如粟米大紅泡子，拭破即愈。

剃頭

小兒月滿剃頭，須就温煖避風處。剃後以杏仁三枚，去皮尖研碎，入薄荷三葉同研，却入生麻油三四滴，膩粉拌和，頭上拭，以避風傷，免生瘡疥熱毒。

護養

小兒脾胃嫩弱，父母或以口物飼之，不能尅化，必致成疾。小兒於天氣和煖，宜抱出日中嬉戲，頻見風日，則血凝、氣剛、肉堅，可耐風寒，不致疾病。

抱小兒勿泣，恐淚入兒眼，令眼枯。

小兒夜啼，用燈心燒灰，塗乳上與喫，即止。

小兒腹脹，用韮菜根擣汁和猪脂煎服。

小兒頭瘡，用生芝麻口中嚼爛，塗之，切忌不可搽藥。

小兒患秋痢，與棗食之，良。或與柿餅子食。

小兒宜以菊花爲枕，則清頭目。

小兒入夏，令縫囊盛杏仁七箇，去皮尖，佩之，聞雷聲不懼。

小兒一期之内，衣服宜以故帛、故綿爲之。用新太煖，令肌肉緩弱，蒸熱成病。不可裹足覆頂，致陽氣不出，多發熱。

小兒不宜食肉太早，傷及脾胃，免致虫積、疳積。雞肉能生蚘虫，宜忌之，非三歲以上勿食。

忍三分寒，喫七分飽，多揉肚，少洗澡。

小兒不可令就瓢及瓶飲水，語言多訥。

小兒勿令入神廟中，恐神精閃灼，生怖畏。

面色圖歌

額印堂　山根

額紅大熱燥，青色有肝風，印堂青色見，人驚火則紅。山根青隱隱，驚遭是兩重，若還斯處赤，瀉燥定相攻。

年壽

年上微黄爲正色，若平更陷夭難禁，急因痢疾黑危候，霍亂吐瀉黄色深。

鼻準　人中

鼻準微黄赤白平，深黄燥黑死難生，人中短縮吐因痢，唇反黑候蛔必傾。

正口

正口常紅號曰平，燥乾脾熱積黄生，白主失血黑繞口，青黑驚風盡死形。

承漿　兩眉

承漿青色食時驚，黄多吐逆痢紅形，煩燥夜啼青色吉，久病眉紅死症真。

兩眼

白腈(睛)赤色有肝風,若是黄時有積攻,或見黑睛黄色現,傷寒病症此其踪。

風池　氣池　兩頤

風氣二池黄吐逆,燥煩啼叫色鮮紅,更有兩頤胚樣赤,肺家客熱此非空。

兩太陽

太陽青色驚方始,紅色赤淋萌孽起,要知死症是何如,青色從兹生入耳。

兩臉

兩臉黄爲痰實咽,青色客忤紅風熱,傷寒赤色紅主淋,二色請詳分兩頰。

兩頤　金匱　風門

吐蚘青色滯頤黄,一色頤間兩自詳,風門黑疝青驚水,紋青金匱主驚狂。

辨小兒五色受病症

面色青者,痛也。色紅者,熱也。色黄者,脾氣弱也。色白者,寒也。色黑者,腎氣敗也。

哭者,病在肝也。汗者主心,笑者主脾而多痰,啼者主肺有風,睡者主腎有虧。

察色驗病生死訣

面上紫,心氣絶,五日死。面赤目陷,肝氣絶,三日死。面黄,四肢重,脾氣絶,九日死。面白,鼻入奇論,肺氣絶,三日死。腦如黄熟豆,骨氣絶,一日死。面黑耳黄,呻吟,腎氣絶,四日死。口張唇青,毛枯,肺絶,五日死。大凡病兒足跗腫,身重,大小便不禁,目無轉睛,皆死。若病將愈者,面黄目黄,有生意。

痢疾眉頭皺,驚風面頰紅,渴來唇帶赤,吐瀉面浮黄。

熱甚眼朦朧,青色是驚風,白色是泄瀉,傷寒色紫紅。

湯氏歌

山根若見脉横青,此病明知兩度驚,赤黑因疲時吐瀉,色紅啼夜不曾停。

青脉生于左太陽,須驚一度見推詳,赤是傷寒微燥熱,黑青知是乳多傷。

右邊赤脉不須多,有則頻驚怎奈何?紅赤爲風抽眼目,黑沉三日見閻羅。

指甲青兼黑暗多,唇青惡逆病將瘥,忽將鴉聲心氣急,此病端的命難過。

蚘虫出口有三般,口鼻中來大不堪,如或白虫兼黑色,此病端的命難延。

四肢瘡痛不爲祥，下氣冲心兼滑腸，氣喘汗流身不熱，手拏胸膈定遭殃。

内八段錦

紅净爲安不用驚，若逢紅黑便難寧，更加紅亂青尤甚，取下風痰病立輕。

赤色微輕是外驚，若如米粒勢難輕，紅散多因乘怒亂，更加搐搦實難平。

小兒初誕月腹病，兩眉顰號作盤腸，泣時啼哭又呻吟，急宜施法行功作。

小兒初誕日，肌體瘦尫羸，秃髮毛稀少，元因是鬼胎。

外八段錦

先望孩兒眼色青，次看背上冷如冰，陽男搐左無防事，搐右令人甚可驚。

女搐右邊猶可治，若逢搐左疾非輕，歪邪口眼終無害，縱有仙丹也莫平。

顖門腫起定爲風，此候應知是必凶，忽陷成坑如盞足，未過七日命須終。

鼻門青燥渴難禁，面黑唇青命莫存，肚大青筋俱惡候，更兼腹肚有青紋。

忽見眉間紫帶青，看來立便見風生，青紅碎襍風將起，必見疳癥膈氣形。

亂紋交錯紫兼青,急急求醫免命傾,盛紫再加身體熱,須知臟腑惡風生。

紫少紅多六畜驚,紫紅相等即疳成,紫黑有紅如米粒,傷風夾食症堪評。

紫散風傳脾臟間,紫青口渴是風癇,紫隱深沉難療治,風痰祛散命須還。

黑輕可治死還生,紅赤浮寒痰積停,赤青皮受風邪症,青黑脾風作慢驚。

紅赤連兮風熱輕,必然乳母不相應,兩手忽然無脉見,定知冲惡犯神靈。

入門歌

五指稍頭冷,驚來不可安,若逢中指熱,必定見傷寒。中指獨自冷,麻痘症相傳,女右男分左,分明仔細看。

兒心熱跳是着諕,熱而不跳傷風説,涼而番眼是水驚,此是入門探候訣。

［三關］

三關者,手食指三節也。初節爲風關,寅位;二節爲氣關,卯位;三節爲命關,辰位。

夫小兒初生,五臟血氣未定,呼吸至數太過,必辨虎口色脉,方可察病之的要。男以左手驗之,女以右手驗之。蓋取左手屬陽,男以陽爲主;右手屬陰,女以陰爲主。然男女一身,均具此陰陽,左右兩手,亦須參看,左手之紋應心、肝,右手之紋應脾、肺,於此消息,又得變通之意。

初交病紋出虎口,或在初關,多是紅色,傳至中關,色赤而紫,看病又傳過,其色紫青,病勢深重;其色青黑,青而紋亂者,病勢益重。若見純黑,危惡不治。凡在初關易治,過中關難治,直透三關不治。古人所謂"初得風關病猶可,傳入氣命定難陳"是也。

色紅者風熱輕,赤者風熱盛,紫者驚熱,青者驚積。青赤相半,驚積風熱俱有,主急驚風。青而淡紫,伸縮來去,主慢驚風。紫絲青絲或黑絲,隱隱相雜,似出不出,主慢驚風。若四足驚,三關必青。水驚,三關必黑。人驚,三關必赤。雷驚必黄。或青或紅,有紋如線。一直者,是乳食傷脾及發熱驚。左右一樣者,是驚與積齊發。有三叉或散,是肺生風痰。或似齁鮯聲,有青,是傷寒及嗽。如紅火是瀉。有黑相兼,加渴不虚,虎口脉紋亂,乃氣不和也。蓋脉紋見有五色,黄、紅、紫、青、黑,黄、紅有色無形,即安寧脉也。有形即病脉。由其病盛,色脉加變,黄盛作紅,紅盛作紫,紫盛作青,青盛作黑,至純黑則難治。又當辨其形如:

ｏ流珠(只一點紅色)。主膈熱,三焦不和,飲食所傷,欲吐瀉,腸鳴自利,煩燥啼哭。宜消食,補脾胃。

Ｏ環珠。較流珠差大。主脾虚停食,胸腹脹滿,煩渴發熱。宜健脾胃,消食調氣。

σ長珠。一頭大,一頭尖。主脾傷飲食,積滯腹痛,寒熱不食。宜消食健胃。

來蛇。下頭粗大。主脾胃濕熱,中脘不利,乾嘔不食,是疳邪内作。宜尅食,健補脾胃。

去蛇。上頭粗大。主脾虚冷積,吐瀉煩渴,氣短神困,多睡不食。宜健脾胃,消積,先止吐瀉。

弓反裹,彎向中指。主感寒熱邪氣,頭目昏重,心神驚悸,倦怠,四肢稍冷,小便赤色,咳嗽吐逆。宜發汗逐驚,退心火,推脾摩肺。

弓反外,彎向大指。主痰熱,心神恍惚作熱,夾驚夾食,風癇。凡紋向内者吉,向外者凶。

鎗形。主風熱,發痰作搐。

針形。主心肝熱極生風,驚悸頓悶,困倦不食,痰盛發搐。又曰:懸針,主瀉痢。

魚骨形。主驚痰發熱,甚則痰盛發搐,或不食,乃肝盛尅脾,宜逐驚。或吐痰下痰,再補脾制脾。

魚刺。初關主驚,氣關主疳,命關主虚,難治。

水字形。主驚風食積,煩燥頓悶少食,夜啼,痰盛,口噤搐搦。此脾虚積滯,木尅土也。又曰:水字,肺疾也,謂驚風入肺也。

乙字。初關主肝驚,二關主急驚,三關主慢驚脾風。

曲虫。肝病甚也。

如環。腎有毒也。

曲向裹。主氣疳。

曲向外。主風疳。

斜向右。主傷寒。

斜向左。主傷風。

勾脉。主傷寒。

長虫。主傷冷。

[蚓]文。心虫動也。

透關射指，向裏爲射指。主驚風，痰熱聚於胸膈，乃脾肺損傷，痰邪乘聚。宜清脾肺，化痰涎。

透關射甲，向外爲射甲。主驚風惡症，受驚傳於經絡。風熱發生，十死一生。

青白紫筋。上無名指三關，難治；上中指三關，易治。

要訣

三關出汗行經絡，發汗行氣此爲先。倒推大腸到虎口，止瀉止痢斷根源。脾土曲補直爲推，飲食不進此爲魁。瘧痢疲羸并水瀉，心胸痞痛也能袪。掐肺一節與離經，推離往乾中間輕。冒風咳嗽并吐逆，此經神效抵千金。腎水一紋是後谿，推下爲補上清之。小便秘澁清之妙，腎虚便補爲經奇。六筋專治脾肺熱，遍身潮熱大便結。人事昏沉總可推，去病渾如湯潑雪。總筋天河水除熱，口中熱氣並拉舌。心經積熱火眼攻，推之方知真妙訣。四横紋和上下氣，吼氣腹疼皆可止。五經紋動臟腑氣，八卦開胸化痰最。陰陽能除寒與熱，二便不通并水瀉。人事昏沉痢疾攻，救人要訣須當竭。天門虎口揉斗肘，生血順氣皆妙手。一掐五指爪節時，有風被嚇宜須究。小天心能生腎水，腎水虚少須用意。板門專治氣促攻，扇門發熱汗宣通。一窩風能除肚痛，陽池專一止頭疼。精寧穴能治氣吼，小腸諸病快如風。

手法治病訣

水底撈月最爲良，止熱清心此是强。飛經走氣能通氣，赤鳳摇頭助氣長。黄蜂出洞最爲熱，陰症白痢并水瀉。發汗不出後用之，頓教孔竅皆通泄。

按弦走搓摩，動氣化痰多。二龍戲珠法，温和可用他。鳳凰單展翅，虚浮熱能除。猿推摘果勢，化痰能動氣。

手訣

三關：

凡做此法，先掐心經，點勞宫。

男推上三關，退寒加暖，屬熱。女反此，退下爲熱也。

六府：

凡做此法，先掐心經，點勞宫。

男退下六府，退熱加凉，屬凉。女反此，推上爲凉也。

黄蜂出洞：

天（大）熱。做法：先掐心經，次掐勞宫，先開三關，後以左右二大指，從陰陽處起，一撮一上，至開（關）中離坎上掐穴。發汗用之。

水底撈月：

大寒。做法：先清天河水，後五指皆跪，中指向前跪，四指隨後，右運勞宫，以凉氣呵之，退熱可用。若先取天河水至勞宫，左運呵煖氣，主發汗，亦屬熱。

鳳單展翅：

温熱。用右手大指掐總筋，四指番在大指下，大指又起、又番，如此做，至關中，五指取穴掐之。

打馬過河：

温涼。右運勞宫畢，屈指向上，彈内關、陽池、間使、天河邊，生涼退熱用之。

飛經走氣：

先運五經，後五指開張一滚，做關中用手打拍，乃運氣行氣也，治氣可用。又以一手推心經，至横紋住，以一手揉氣關，通竅也。

按弦搓摩：

先運八卦，後用指搓病人手，關上一搓，關中一搓，關下一搓，拏病人手，輕輕慢慢而摇，化痰可用。

天門入虎口：

用右手大指掐兒虎口，中指掐住天門，食指掐住總位，以左手五指聚住揉斗肘，輕輕慢慢而摇，生氣順氣也。又法：自乾宫經坎艮，入虎口按之，消（清）脾。

猿猴摘果：

以兩手攝兒螺螄上皮，摘之，消食可用。

赤鳳摇頭：

以兩手捉兒頭而摇之，其處在耳前少上，治驚也。

二龍戲珠：

以兩手攝兒兩耳輪戲之，治驚。眼向左吊則右重，右吊則左重。如初受驚，眼不吊，兩邊輕重如一，如眼上則下重，下則上重。

丹鳳摇尾：

以一手掐勞宫，以一手掐心經，摇之，治驚。

黄蜂入洞：

屈兒小指，揉兒勞宫，去風寒也。

鳳凰鼓翅：

掐精寧、威靈二穴，前後摇擺之，治黄腫也。

孤雁遊飛：

以大指自脾土外邊推去，經三關、六府、天門、勞宫邊，還止脾土，亦治黄腫也。

運水入土：

以一手從腎經推去，經兑、乾、坎、艮至脾土按之，脾土大旺，水火不能既濟，用之，蓋治脾土虚弱。

運土入水：

照前法反回是也。腎水頻數無統用之。又治小便赤澁。

老漢扳繒：

以一指掐大指根骨，一手掐脾經，摇之，治痞塊也。

斗肘走氣：

以一手託兒斗肘運轉，男左女右，一手捉兒手摇動，治痞。

運勞宫：

屈中指運兒勞宫也。右運涼，左運汗。

運八卦：

以大指運之，男左女右，開胸化痰。

運五經：

以大指往來搓五經紋，能動臟腑之氣。

推四横：

以大指往來推四横紋，能和上下之氣，氣喘腹痛可用。

分陰陽：

屈兒拳於手背上，四指節從中往兩下分之，分利氣血。

和陰陽：

從兩下合之，理氣血用之。

天河水：

推者，自下而上也。按住間使，退天河水也。

掐後谿：

推上爲清，推下爲補。小便赤澁宜清，腎經虚弱宜補。

掐龜尾：

掐龜尾并揉臍，治兒水瀉、烏痧、膨脹、臍風、月家、盤腸等驚。

揉臍法：

掐斗肘畢，又以左大指按兒臍下丹田不動，以右大指周圍搓摩之，一往一來。

一掐斗肘下筋，曲池上總筋，治急驚。

止吐瀉法

横門刮至中指一節掐之，主吐。中指一節内推上，止吐。

板門推向横門掐，止瀉。横門推向板門掐，止吐。

提手背四指内頂横紋，主吐。還上，主止吐。

手背刮至中指一節處，主瀉。中指外一節掐，止瀉。

如被水驚，板門大冷。如被風驚，板門大熱。

如被驚嚇，又熱又跳。先擒五指，要辯冷熱。

如泄黄尿，熱；泄清尿，冷。推外脾，補虚止瀉。

手六筋

從大指邊，向裏數也。

第一赤筋。乃浮陽屬火，以應心與小腸。主霍亂，外通舌。反則燥熱，却向乾位掐之，則陽自然即散也。又於横門下本筋掐之，下五筋倣此。

第二青筋。乃純陽屬木,以應肝與膽。主温和,外通兩目。反則赤澁多淚,却向坎位掐之,則兩目自然明矣。

第三總筋。位居中,屬土,總五行,以應脾與胃。主温煖,外通四大板門。反則主腸鳴霍亂,吐瀉痢症,却在中界掐之,四肢舒暢矣。

第四赤淡黄筋。居中分界,火土兼備,以應三焦。主半寒半熱,外通四大板門,周流一身。反則主壅塞之症,却向中宫掐之,則元氣流通,除其壅塞之患矣。

第五白筋。乃濁陰,屬金,以應肺與大腸。主微涼,外通兩鼻孔。反則胸膈脹滿,腦昏生痰,却在界後掐之。

第六黑筋。乃重濁純陰,以應腎與膀胱。主冷氣,外通兩耳。反則主尪羸昏沉,却在坎位掐之。

内熱外寒,掐浮筋止。作冷,掐陽筋即出汗。

諸驚風,掐總筋可治。作寒,掐心筋即轉熱。

作熱,掐陰筋即轉涼。内寒外熱,掐腎筋止。

手面圖

脾土赤色主食熱,青色主食寒。

大腸經赤紅色主瀉痢,青色主膨脹。

小腸經赤色主小便不通,青色主氣結。

心經赤紅色主傷寒,青色主多痘。

三焦經青紅色主上焦火動,一寒一熱。紫色主中焦火動,發熱。青色主下焦動陰也。

肺經筋見多嗽,主痰熱。

肝經赤紅色主傷食,青紫色主痞塊。

腎經筋見,主小便澁,赤輕青重。

命門青紅色主元氣虚,青黑色主驚。

五指稍頭冷,主驚。中指熱,傷寒。中指冷,主麻痘疹。

掌中五色屬五臟。

諸經脉俱隱不見,是伏于掌心,當以燈照之,則可辨症候,宜發汗表出。亦有掌心關上下有筋者,無定形定色,臨推驗看治。

掐足訣

凡掐,男左手右足,女右手左足。

大敦穴:治鷹爪驚,本穴掐之就揉。

解谿穴:治内吊驚,往後仰,本穴掐之就揉(一名鞋帶穴)。

中廉穴:治驚來急,掐之就揉。

湧泉穴:治吐瀉,男左轉揉之,止吐;右轉揉之,止瀉。女反之。

僕參穴:治脚掣跳,口咬,左轉揉之補吐,右轉補瀉。又驚又瀉又吐,掐此穴及脚中指,效。

承山穴:治氣吼發熱,掐之又揉。

委中穴:治望前撲,掐之。

治小兒諸驚推揉等法

第一蛇絲驚:因飲食無度,勞鬱傷神,拉舌,四肢冷,口含母乳,一噴一道青煙,肚上起青筋,氣急,心經有熱。推天河水二百,退六府、運八卦各一百,推三關、運水入土、運五經、水底撈月各五十,用火於胸前煅四燋,於小便頭上輕掐一爪,用蛇蜕四足纏之,便好。

第二馬蹄驚:因食葷毒,熱於脾胃,四肢亂舞是也。因風受熱。推三關、肺經、脾土各一百，運八卦五十，運五經七十，推天河水三百，水底撈月、飛經走氣各二十，掐天心穴及總心二筋，煆手心、肩膊上、臍下、喉下各一壯，其氣不進不退，浮筋掐之。

第三水瀉驚：因生冷過度，乳食所傷，臟腑大寒，肚嚮（響）身軟，唇白眼番。推三關一百，分陰陽、推太陽各二百，黄蜂入洞十二，將手心揉臍及龜尾各五十，男左女右手後，煆頰車各一壯，更推摩背心演、總筋、脚上。

第四潮熱驚：因失飢傷飽，飲食不納，脾胃虚弱，五心煩熱，遍身熱，氣孔（吼）口渴，手足常掣，眼紅。推三關一十，推肺經二百，推脾土、運八卦、分陰陽各一百，二扇門二十，要汗後，再加退六府、水底撈月各二十。

第五烏痧驚：因生冷太過，或迎風食物，血變成痧，遍身烏黑是也。青筋過臉，肚腹膨脹，唇黑，五臟寒。推三關、脾土各二百，運八卦一百，四横紋五十，黄蜂出洞二十，二扇門、分陰陽各三十，將手心揉臍五十，主吐瀉。肚上起青筋，於青筋縫上煆七壯，背上亦煆之，青筋紋頭上一壯，又將黄土一碗研末，和錯〔醋〕一鍾，銚内炒過袱包，在遍身拭摩，從頭往下推，引烏痧入脚，用針刺破，將火四心煆之。

第六老鴉驚：因喫乳食受嚇，心經有熱，大叫一聲即死是也。推三關三十，清天河水，補脾土、運八卦各一百，清腎水五十，天門入虎口，揉斗肘，煆顖門、口角上下、肩膊、掌心、脚跟、眉心、心演、鼻梁各一壯。若惺氣，急掐百勞穴。吐乳，掐手足心，或脚來手來，用散麻纏之，將老鴉蒜曬乾爲末，用車前草擂水調，在兒心窩貼之，或令兒服之。

第七鯽魚驚：因寒受驚，風痰結壅，乳氣不絶，口吐白沫，四肢擺，眼番，即肺經有病。推三關、肺經各一百，推天河五十，按弦搓摩、運五經各三十，掐五指節三次，煆虎口、顖門上、口角上下各四壯，心演、臍下各一壯。小兒半歲,用撈魚網,温水洗魚涎與吞。一二歲者,用鯽魚爲末,燒灰乳調,或酒調,吞下。

第八肚膨驚:因食傷脾土,夜間飲食太過,胃不尅化,氣吼,肚起青筋膨脹,眼番白,五臟寒。推三關一百,推肺經一十,推脾土二百,運八卦、分陰陽各五十,將手揉臍五十,按弦搓摩精寧穴一十,青筋縫上煆四壯。如瀉,龜尾骨上一壯;若吐,心窩上下四壯;脚軟,鬼眼穴一壯;手軟、曲池側拐各一壯;頭軟,天心、臍上下各一壯;若不開口,心窩一壯。

第九夜啼驚:因喫甜辣之物,耗散榮衛,臨啼四肢掣跳,哭不出,即是被嚇,心經有熱。一推三關二十,清天河二百,退六府一百,分陰陽、清腎水、水底撈月各五十。

第十宿痧驚:到晚昏沉,不知人事,口眼歪斜,手足掣跳,寒熱不均。推三關、退六府、補脾土各五十,掐五手指、分陰陽各一十,按弦搓摩。

第十一急驚:因食生冷積毒以傷胃,肺中有風,痰裹心經心絡之間,手捏拳,四肢掣跳,口眼歪斜,一驚便死是也。推三關、脾土、運五經、猿猴摘果各二十,推肺經、運八卦、推四横紋各五十,掐五手指節三次,煆鼻梁、眉心、心演、總筋、鞋帶,以生姜熱油拭之,或在腕上陰陽掐之。

第十二慢驚:因乳食之間,受其驚搐,脾經有痰,咬牙,口眼歪斜,眼閉,四肢掣跳,心間迷悶,即是脾腎虧敗,久瘧被嚇。推三關一百,補脾土、推肺經各二百,運八卦五十,掐手五指節、赤鳳摇頭各二十,天門入虎口,揉斗肘一十,運五經三十。若人事不省,於總筋心穴掐之;或鼻大小,於手青筋上掐之;若心間迷悶,掐住眉心,良久便好,兩太陽、心演,用潮粉熱油拭之,煆心窩上下三壯,手足心各四壯,其氣不進不出，煆兩掌心、肩膊上、喉下各一壯。

第十三臍風驚：因産下剪臍，入風毒于臍内，口吐白沫，四肢掣動，手撚拳，眼偏左右，此症三朝一七便發，兩眼角起黄丹，夜啼，口内喉演有白泡，針挑破出血即愈。推三關、肺經各十下，煆顖門、遶臍各四壯，喉下、心中各一壯。

第十四彎弓驚：因飲食或冷或熱，傷于脾胃，冷痰壅于肺經，四肢向後仰，哭聲不出。推三關、補腎水、運八卦各一百，赤鳳摇頭、推四横紋、分陰陽各二十，推脾土二百。脚往後伸、煆膝上下四壯，青筋縫上七壯，喉下二壯；手往後挽，將内關掐之。

第十五天吊驚：因母在風處乳食所傷，風痰絡于胃口，頭望後仰，脚望後伸，手望後稱，肺經有熱。推三關、補腎水各五十，推脾土、分陰陽各一百，推肺經二百，飛經走氣一十，煆總筋、鞋帶、喉下各一壯，遶臍四壯，大陵穴掐一下，總穴掐三下。若眼番不下，煆顖門四壯，兩眉二壯，耳珠下掐之。又總心穴往下掐摳之，仍用雨傘一柄撑起，將鵝一隻吊在傘下，札鵝嘴，取涎水與兒喫之，便好。

第十六内吊驚：因當風而卧，風雨而眠，風痰太盛，哭聲不止，遍身戰動，臉青黄，眼向前内掣，脾經受病，其心不下是也。推三關、腎水各五十，推肺經、脾土、分陰陽各一百，運土入水二百，按弦搓摩五十，用竹瀝，小兒吞之。手縮，用細茶、飛鹽各二錢，研爲末，皂角末五分，黄蠟二錢，酒醋各半小鍾，銚内化成餅，貼心窩，一時去藥筋倒，用膠棗三枚，杏仁三十箇，銀磨水爲餅，貼手足心即安。

第十七胎驚：因母得孕，食葷毒，受勞欝，兒落地，或軟或硬，口不開，如啞形，即是在母腹中中胎毒也。推三關三十，分陰陽一百，退六府五十，飛經走氣、運五經、天門入虎口、揉斗肘各二十，掐五指頭。不惺，煆遶臍四壯；若惺，口不開，用母乳將兒後心窩揉之；若肚起青筋，煆青筋縫上七壯，喉下三壯。

第十八月家驚：因母當風而卧，或因多眠，或兒月内受風，痰壅心口，落地眼紅撮口，手捏拳，頭偏左右，哭不出聲，肚起青筋，半月即發，肚腹氣急，母食煎炒過多所致。推三關、肺經各一百，運八卦、推四横紋各五十，雙龍擺尾二十，掐中指頭、勞宫、板門。若不效，煆青筋縫上、胸前各七壯，遶臍四壯，百勞穴二壯，即安。

第十九盤腸驚：因乳食生冷葷物，傷於臟腑，肚腹冷痛，乳食不進，人事(瘦)軟弱，肚起青筋，眼黄手軟，六腑有寒。推三關、脾土、大腸、肺、腎經各一百，運土入水五十，揉臍火煆。

第二十鎖心驚：因食生冷過度，耗傷榮衛，鼻如鮮血，口紅眼白，四肢軟弱，好食生冷，皆因火盛。推三關二十，清心經三百，退六府，分陰陽、清腎水各一百，運八卦、水底撈月、飛經走氣各五十，即安。

第二十一鷹爪驚：因乳食受驚，夜眠受嚇，兩手亂抓，撚拳不開，仰上帝(啼)號，身寒戰，手爪望下來，口望上來，是肺經有熱，心經有風。推三關二十，清天河水二百，推肺經、清腎水各一百，打馬過河、二龍戲珠各一十，天門入虎口，揉斗肘，將手足二彎掐之，煆頂心、手心各一壯，太陽、心演、眉心俱煆，將潮粉圍臍一週，大敦穴揉或大煆。

第二十二嘔逆驚：因夜睡多寒，食多生冷，胃寒腹脹，四肢冷，肚疼響(響)，眼番白，吐乳嘔逆。推三關、肺經各一百，推四横紋五十，鳳凰展翅一十，心窩、中脘各煆七壯。

第二十三撒手驚：因乳食不和，冷熱不均，有傷臟腑，先寒後熱，足一掣一跳，咬牙，眼番白，兩手一撒一死是也。推三關、脾土各一百，運土入水、運八卦、赤鳳摇頭各五十，將兩手相合，横紋側掐之。若不惺，大指頭掐之；上下氣關(閉)，二扇門、人中穴掐之；鼻氣不進不出，吼氣寒熱，承山穴掐之；若瀉，隨症治之，先掐承山、眉心，後煆總筋、兩手背上各二壯。

第二十四撏手驚：因濕氣多眠，或食毒物，乃傷脾土，眼黄口黑，人事昏迷，掐不知痛，雙手往後一撏而死是也。於太陰、太陽掐之，推三關、脾土、肺經、分陰陽各一百，黄蜂入洞一十，飛經走氣、天門入虎口、揉斗肘各二十，煆眉心、顖門各四壯，心窩七壯，曲池一壯。

第二十五看地驚：因乳食受驚，或夜眠受嚇，或飲食冷熱，兩眼看地，一驚便死，口歪，手撚拳，頭垂不起是也。推三關三十，天河水二百，赤鳳摇頭一十，推脾土八下，按弦搓摩，煆遶臍、顖門各四壯，喉下二壯，用皂角燒灰爲末，入童便及尿𪏭，用火焙乾，將顖門貼之，即惺。

第二十六丫凳驚：兩手如丫凳坐様。推三關一百，二扇門、飛經走氣各一十，分陰陽、運八卦各五十，煆曲池、虎口各四壯，若子時起可救，只宜温拭之，煆大口紋，即安。

第二十七坐地驚：如坐地様。推三關、揉委中、揉臍、鞋帶各一百，二扇門一十，用桃皮、生姜、飛鹽、香油、散韶粉和拭即安。兩膝、兩關、龜尾用火煆之。

第二十八軟脚驚：軟脚向後亂無（舞）。揉臍，煆螺蛳骨上側縫各二壯，遶臍四壯，喉下三壯。

第二十九直手驚：雙手一撒便死，直手垂下。先推眉心，用火煆四壯，推三關、運曲池各五十，揉一窩風一百，後煆總筋、手背上各四壯。

第三十迷魂驚：昏沉不知人事，不識四方。推三關、運八卦、推肺經、清天河水各一百，補脾土五百，鳳凰展翅一十，掐天心、眉心、人中、頰車，後煆心演、總筋、鞋帶各一壯。

第三十一兩手驚：兩手丫向前。先將兩手掐之，後煆心演、總筋、顖門即愈。

第三十二肚痛驚：哭聲不止，手抱腹，身展轉。推三關、補脾土、二扇門、黄蜂入洞、推大腸經、揉臍、揉龜尾各一百。次月便發，肚腹氣急，臍中燒一炷香，即愈；不愈，遶臍四壯。

補遺

孩兒驚：手足縮住，先笑後哭，眼光、筋紅白難治，紫黄不妨。於太陰太陽穴掐之，用黄麻一束燒灰，吹鼻中；不惺，中指掐之。

臍風驚：將太陰、太陽掐之，太陽日起而紅，緝醋一鍾，韶粉煉之，紅脉各處治之。太陰日起而紅，將龜尾骨煆之，天心穴一壯，吐則横門掐之，瀉則中指掐之。初一爲太陽日，初二爲太陰日，餘倣此。用黄麻燒灰，吹鼻，掐中指。

水驚：眼番白睛，眼角起黄丹者。將韶粉、飛鹽清油煎乾，五心揉之，眼角、天心、太陽、太陰掐摳三五次，即愈。

肚脹驚：夜啼，肚上起青筋，肚脹如膨。將生姜、韶粉、桃皮、飛鹽和同拭眉梁心，煆眉心、太陽、顖門各四壯，喉下一壯，心中三壯，遶臍四壯。

凡看驚掐筋之法，看在何穴，先將主病穴，起手掐三遍，後將諸穴，俱做三遍，掐揉之，每日掐三四次，其病即退。

諸穴治法

中指頭一節内紋掐之，止瀉，掐二次就揉。

陽谿穴，往下推拂，治兒瀉，女反之。

大陵穴後五分，爲總心穴，治天吊驚，往下掐摳；看地驚往上掐摳。女子同。

板門穴，往外推之，退熱除百病；往内推之，治四肢掣跳。用醫之手大拇指，名曰龍入虎口。用手撚小兒小指，名曰蒼龍擺尾。

驚，揉大脚指，掐中脚指爪甲少許。

病症死生歌

手足皆符脾胃氣，眼精却與腎通神。兩耳均匀牽得匀，要知上下理分明。孩兒立惺方無事，中指將來掌内尋。悠悠青氣人依舊，口關眼光命難當。口眼歪斜人易救，四肢無應不須忙。天心一點掣膀胱，膀胱氣餒痛難當。丹田斯若絶腎氣，閉澁其童命不長。天河水過清水好，眼下休交黑白冲。掌内如寒難救兆，四肢麻冷定人亡。陰硬氣冷決昏沉，紫上筋紋指上尋。陰硬氣粗或大小，眼黄指冷要調停。腎經肝膽腎相連，寒暑交加作楚煎。臍輪上下全憑火，眼番手掣霎時安。口中氣出熱難當，嚇得旁人嘆可傷。筋過横紋人易救，若居坎離定人亡。吐瀉皆因筋上轉，横門四板火來提。天心穴上分高下，再把螺螄骨上煨。鼻連肺經不知多，驚死孩兒臉上過。火盛傷經心上刺，牙黄口白命門疴。口噝心拽并氣喘，故知死兆採人緣。鼻水口黑筋無脉，命在南柯大夢邊。

辨三關

凡小兒三關青，四足驚；三關赤，水驚；三關黑，人驚。有此通度三關候脉，是急驚之症，必死。餘症可知。

風關青如魚刺，易治，是初驚。色黑難治。

氣關青如魚刺，主疳勞。身熱易治，用八寶丹，每服加柴胡、黄芩。色黑難治。

命關青如魚刺，主虚，風邪附脾，用紫金錠，每服加白术、茯苓。色黑難治。

風關青黑色,如懸針,乃水驚,易治。

氣關如懸針,主疳,兼肺臟積熱,用保命丹,每服加燈心、竹葉。

命關有此,是死症。

風關如水字,主膈上有痰,并虚積停滯,宜下。

氣關如水字,主驚風入肺,咳嗽面赤,用體前丹。

命關如水字,主驚風疳症,極力驚,用蘆薈丸。通過三關,黑色不治。

風關如乙字,主肝驚風。

氣關如乙字,主急驚風。

命關如乙字,主慢驚脾風。青黑難治。

風關如曲虫,主疳病積聚。

嬰童雜症

潮熱方:不拘口内生瘡,五心煩熱,將吴茱萸八分,燈心一束,和水搗爛成一餅,貼在男左女右脚心裏,裹住,退藥後,推三關十下。

一、虚瘧:補脾土四百,推三關、運八卦、推腎經、肺經、清天河水各三百。

二、食瘧:推三關、運八卦各一百,清天河水二百,推脾土三百,肺經四百。

三、痰瘧:推肺經四百,推三關、運八卦、補脾土、清天河水各二百。

四、邪瘧:推肺經四百,推三關、六府各三百,運八卦、補脾土、清天河〔水〕各二百,各隨症加減,五臟四指,六腑一截二指。

五、痢赤白相兼,寒熱不調,感成此疾,用姜汁、車前草汁,略推三關、退六府、清天河水、水底撈月、分陰陽。

六、禁口痢:運八卦,開胸,陰陽,揉臍爲之。推三關、退六府、大腸經各一百，清天河水四十，推脾土五十，水底撈月一十，鳳凰展翅，瀉用蒜推。補脾土，用姜推。

七、頭疼：推三關、分陰陽、補脾土、揉大腸經各一百，煆七壯，揉陰池一百；不止，掐陽池。

八、肚痛：推三關、分陰陽、推脾土各一百，揉臍五十，腹脹推大腸；不止，掐承山穴。

九、濕瀉不嚮（響）：退六府、揉臍及龜尾各二百，分陰陽、推脾土各一百，水底撈月三十。

十、冷瀉嚮（響）：推三關二百，分陰陽一百，推脾土五十，黄蜂入洞，揉臍及龜尾各三百，天門入虎口、揉斗肘各三十。

十一、治口内走馬疳：牙上有白泡，退六府、分陰陽各一百，水底撈月、清天河水各三十，鳳凰展翅，先推，後用黄連、五倍子煎水，雞毛口中洗。

小兒眼光指冷：將醋一鍾，皂角一片，燒灰爲末，貼心窩。若吐即去藥，用菉豆七粒，水浸研細，和尿鹼爲餅，貼顖門。

小兒四肢冷：將明礬錢半，炒鹽三錢，黄蠟二錢，貼臍上。若氣急，取竹瀝服之。

小兒遍身熱不退：用明礬一錢，雞清調勻，塗四心即退。若不退，用桃仁七箇，酒半鍾，擂爛，貼在鬼眼便好。

小兒肚脹作渴、眼光：用生姜，葱白一根，酒半鍾，擂爛吞下，則眼不光。又將雄黄不拘多少，燒熱放在臍上，揉之即安。脚麻用散麻煎水，四心揉之。

小兒膀胱氣：將黄土一塊，皂角七箇，焙爲末，用醋和黄土炒過爲餅，貼尾閭，好。

小兒遍身腫：用糊椒、糯米、菉豆各七粒，黄土七錢，醋一鍾，通炒過，袱包遍身拭之，即消。

小兒不開口：將硃砂一錢研末，吹入鼻中即安。

小兒咳嗽：掐中指第一節三下，若眼垂，掐四心。

小兒身跳：推腎筋後四心揉之。

小兒喉中氣嚮（響）：掐大指第二節。

膾（胗）脉歌

小兒有病須憑脉，一指三關定其息。浮洪風盛數多驚，虚冷沉遲實有積。小兒一歲至三歲，呼吸須將八至看。九至不安十至困，短長大小有邪干。小兒脉緊是風癎，沉脉須至氣化難。腹痛緊弦牢實秘，沉而數者骨中寒。小兒脉大多風熱，沉重原因乳食結。弦長多是膽肝風，緊數驚風四指掣。浮洪胃口似火燒，沉緊腹中痛不竭。虚濡有氣更兼驚，脉亂多痢大便血。前大後小童脉順，前小後大必氣咽。四至洪來若煩滿，沉細腹中痛切切。滑主露濕冷所傷，弦長客忤分明説。五至夜深浮大晝，六至夜細浮晝别。息數中和八九至，此是仙人留妙訣。

識病歌

要知虎口氣紋脉，倒指看紋分五色。黄紅安樂五臟和，紅紫依稀有損益。紫青傷食氣虚煩，青色之時症候逆。忽然純黑在其間，好手醫人心膽寒。若也直上到風關，遲速短長分兩端。如鎗衡射驚風至，分作枝葉有數般。弓反裹順外爲逆，順逆交連病已難。叉頭長短尤可救，如此醫工仔細看。

男兒兩歲號爲嬰，三歲四歲幼爲名。五六次第年少長，七齠八齡朝論文。九歲爲童十稚子，百病關格辨其因。十一癎疾方癲風，疳病還同勞病攻。痞癖定爲沉積候,退他潮熱不相同。初看掌心中有熱,便知身體熱相從。肚熱身冷傷食定,脚冷額熱是感風。額冷脚熱驚所得,瘡疹發時耳後紅。小兒有積宜與塌,傷寒二種解爲先。食瀉之時宜有積,冷瀉須用與温脾。小兒宜與溢臟腑,先將帶傷散與之。孩兒無事忽大叫,不是驚風是天吊。大叫氣促長聲粗,誤食熱毒悶心竅。急後肚下却和脾,若將驚癇真堪笑。痢疾努氣眉頭皺,不努不皺腸有風。冷熱不調分赤白,脱肛因毒熱相攻。十二種痢何爲惡?禁口刮腸大不同。孩兒不病不可下,冷熱自汗兼自下。神困顋陷四肢冷,乾嘔氣虚神却怕。吐虫面白毛焦枯,疳氣潮熱食不化。鼻塞咳嗽及虚痰,脉細腸鳴煩燥訝。若還有疾宜速通,下了之時心上脱。孩兒食熱下無妨,面赤青紅氣壯强。脉弦紅色肚正熱,胙腮喉痛尿如湯。屎硬腹脹脅肋滿,四肢浮腫夜啼長。遍身生瘡肚隱痛,下之必愈是爲良。

諸症治法

胎寒:孩兒百日胎寒後,足屈難伸兩手拳,口冷腹脹身戰慄,晝啼不已夜嗽煎。

胎熱:三朝旬外月餘兒,目閉泡浮症可推,常作呻吟火燥起,此爲胎熱定無疑。

臍風:風邪早受入臍時,七日之間驗吉凶,若見肚臍口中色,惡聲口氣是爲凶。

臍突:孩兒生下旬餘日,臍突先浮非大疾,穢水停中自所因,徐徐用藥令消釋。

夜啼:夜啼四症驚爲一,無淚見燈心熱煩,面瑩夾青臍下寒,睡中頓哭是神干。

急驚:面紅卒中渾身熱,唇黑牙關氣如絶,目番搐搦喉有痰,此是急驚容易決。

急驚:急驚之後傳如瘧,外感風邪爲氣虚,略表氣和脾與胃,然後寒熱得消除。

慢驚:陰盛陽虚病已深,吐瀉後睡揚瞕睛,神昏按緩涎流甚,此症分明是慢驚。

搐症:搐症須分急慢驚,赤由氣欝致昏沉,良醫亦治宜寬氣,氣下之時搐自停。

諸風:諸風夾熱引皮膚,凝結難爲預頓除,頬腫須防喉舌内,要除風熱外宜塗。

傷積:頭疼身熱腹微脹,足冷神昏只愛眠,因食所傷脾氣弱,不宜遲緩表爲先。

吐瀉:脾虚胃弱病源根,食谷水和運化行,清濁邪干成吐瀉,久傳虚弱便生風。

傷寒:傷寒之候有多般,一概相推便救難,兩目見紅時噴嚏,氣粗身熱是傷寒。

傷風:傷風發熱頭應痛,兩頬微紅鼻涕多,汗出遍身兼咳嗽,此傷風症易調和。

夾食:鼻涕頭疼時吐逆,面紅面白變不一,此因夾食又傷寒,發表有功方下積。

夾驚:身微有熱生煩燥,睡不安兮神不清,此是傷風感寒症,亦宜先表次寧心。

赤白:小兒之痢細尋推,不獨成之積所爲,冷熱數般雖各異,寬腸調胃在明醫。

五痢:痢成五色豈堪聞,日久傳來神氣昏,頭痛肚疼苦爲最,便知小兒命難存。

五疳:五疳之臟五般看,治法推詳事不難,若見面黄肌肉瘦,齒焦髮落即爲疳。

走馬疳:走馬疳似傷寒毒,面色光浮氣喘胸,若見牙焦腮有血,馬疳如此是真形。

脱肛:肛門脱露久難收,再成風傷是可憂,沉自先傳脾胃得,更詳冷熱易爲瘳。

諸疝:諸疝原來各有名,蓋因傷熱氣侵成,始汾(分)芍藥烏梅散,匀氣金鈴與五靈。

咳嗽:咳嗽雖然分冷熱,連風因肺感風寒,眼浮痰盛喉中嚮(響),戲水多因汗未乾。

齁船:小兒齁船爲聲啼,喫以酸鹹又亂之,或自肺風傷水濕,風冷熱聚爲良醫。

腹痛:大凡腹痛初非一,不獨癥瘕與痃癖,分條析類症多般,看此語中最詳悉。

口瘡:心脾胃熱蒸于上,舌與牙根肉腐傷,口臭承漿分兩處,有瘡雖易治四方。

目症:生下餘旬目見紅,蓋因腹受熱兼風,涼肝心藥最爲妙,疝氣痘瘡宜別攻。

重舌:孩兒受胎諸邪熱,熱壅三焦作重舌,或成鵝口症堪憂,用藥更須針刺裂。

陳氏經脉辨色歌

小兒須看三關脉,風氣命中審端的。青紅紫黑及黄紋,屈曲開丫似針直。三關通青四足驚,水驚赤色誰能明?人驚黑色紫瀉痢,色黄定是被雷驚(按此與《仙授訣》不同,再驗之)。或青紅紋只一線,娘食傷脾驚熱見。左右三條風肺痰,此時傷寒咳嗽變。火紅主瀉黑相兼,痢疾之色亦如然。若是亂紋多轉變,沉疴難起促天年。赤似流珠主膈熱,三焦不和心煩結。吐瀉腸鳴自利下,六和湯中真口訣。環珠長珠兩樣形,脾胃虚弱心脹膨。積滯不化肚腹痛,消食化氣藥堪行。來蛇去蛇形又别,冷積臟寒神困極。必須養胃倍香砂,加減臨時見藥力。弓反裹形紋外形,感寒邪熱少精神。小便赤色夾驚風,癇症相似在人明。鎗形魚刺水字紋,風痰發搐熱如焚。先進升麻連殼散,次服柴胡大小并。針形穿關射指甲,一樣熱驚非齁呷。防風通聖涼膈同,次第調之休亂雜。醫者能明此一篇,小兒症候無難然。口傳心授到家地,遇地收功即近仙。

此訣即徐氏《水鏡訣》之意,陳氏敷演之,取其便誦也。

論虚實二症歌

實症:兩腮紅赤便堅秘,小便黄色赤不止,上氣喘急脉息多,當行冷藥方可治。

虚症:面光白色糞多青,腹虚脹大嘔吐頻,眼珠青色微沉細,此爲冷痰熱堪行。

五言歌

心驚在印堂,心積額兩廣。心冷太陽位,心熱面頰裝。
肝驚起髮際,脾積唇焦黄。脾冷眉中岳,脾熱大腸侵。
肺驚髮際形,肺積髮際當。肺冷人中見,肺熱面腮旁。
腎驚耳前穴,腎積眼胞廂。腎冷額上熱,腎熱赤蒼蒼。

附辯 《醫統》

或問:《銅人》、《千金》等書空穴多,《十四經發揮》所載空穴少,如風市、督俞、金津、玉液等,彼有此無,不同何也? 曰:《十四經發揮》據《素問·骨空篇論》及王注,若《銅人》、《千金纂》皆偏書,非黄岐正經也。

或問:睛明、迎香、承泣、絲竹空皆禁灸,何也? 曰:四穴近目,目畏火,故禁灸也。以是推之,則知睛明不可灸,王注誤矣。

或問:用針渾是瀉而無補,古人用之,所以導氣,治之以有餘之病也。今人鮮用之,或知其無補而不用歟? 抑元氣稟賦之薄而不用歟? 或斲喪之多,而用針無益歟? 抑不善用而不用歟? 經曰:陽不足者,温之以氣;精不足者,補之以味。針乃砭石所製,既無氣,又無味。破皮損肉,發竅於身,氣皆從竅出矣,何得爲補? 經曰:氣血陰陽俱不足,勿取以針,和以甘藥,是也。又曰:形氣不足,病氣不足,此陰陽皆不足也,不可刺之;刺之重竭其氣,老者絶滅,壯者不復矣。若此謂者,皆是有瀉而無補也。

或問:病有在氣分者,有在血分者,不知針家亦分氣與血否? 曰:氣分、血分之病,針家亦所當知。病在氣分,遊行不定;病在血分,沉着不移。以積塊言之,腹中或上或下、或有或無者,是氣分也;或在兩脅,或在心下,或在臍上下左右,一定不移,以漸而長者,是血分也。以病風言之,或左手移於右手,右足移於左足,移動不常者,氣分也;或常在左足,或偏在右手,着而不走者,血分也。凡病莫不皆然。須知在氣分者,上有病,下取之,下有病,上取之;在左取右,在右取左。在血分者,隨其血之所在,應病取之。苟或血病瀉氣,氣病瀉血,是謂誅伐無過,咎將誰歸！

或問：今醫用針，動輒以袖覆手，暗行指法，謂其法之神秘，弗輕示人，惟恐盜取其法者，不知果何法耶？曰：《金針賦》十四法，與夫青龍擺尾等法，可謂已盡之矣。舍此而他求法之神秘，吾未之信也。今若此者，不過過爲詭妄以欺人耳。縱爲至巧，殆必神亦不祐，針亦不靈也，奚足尚哉！

或問：有醫置針于穴，略不加意，或談笑，或飲酒，半餉之間，又將針撚幾撚，令呼幾呼，仍復登筵以飲，然後起針，果能愈病否乎？曰：經云凡刺之真，必先治神。又云手動若務，針耀而匀，静意視義，觀適之變。又云如臨深淵，手如握虎，神無營于衆物。又云如待所貴，不知日暮。凡此數説，敬乎怠乎？若談笑飲酒，不敬孰甚，安能愈病哉？業醫者，當深長思矣！

[請]益

一、醫官逸林劉氏云：凡針痰氣，先轉針頭向上，令痰散動，然後轉針頭向下，令氣泄。

一、針痞塊，先將痞根按之，如指大堅硬者，用針頻頻刺爛，庶塊易消。

一、太醫院醫官繼洲楊氏云：凡針腹上穴，令患人仰卧，使五臟垂背，以免刺患。又云：前面深似井，後面薄似餅。用針，前面宜深，後面宜淺。

十卷終

附録一

四庫全書提要

《針灸大全》十卷,内府藏本。明楊繼洲編。繼洲萬曆中醫官,里貫未詳,據其刊版於平陽,似即平陽人也。是書前有巡按山西御史趙文炳序,稱文炳得痿痺疾,繼洲針之而愈,因取其家傳《衛生針灸玄機秘要》一書,補輯刊刻,易以今名。本朝順治丁酉平陽府知府李月桂以舊板殘闕,復爲補綴。

其書以《素問》、《難經》爲主,又肖銅人像,繪圖立説,亦頗詳赅,惟議論過於繁冗。

附録二

《針灸大成》明代刊本新考

俞曉暘

明代後期楊濟時的針灸著作《針灸大成》,篇幅大,體例嚴整,被公認爲針灸理論與實踐兩方面的集大成,流傳最廣,因此關於作者和該書的任何情況,都是中國針灸學研究的重要課題。以下用版本比較的方法,重新考究《大成》最初版本的情況。

一、研究史回顧

當代研究《針灸大成》一書的學者很多,其中重要研究者張縉先生和其他多數學者,都相信萬曆辛丑年(一六〇一)趙文炳刻本是明代刻本[①],目前各圖書館著録也是這樣[②],但本領域另一位學者黄龍祥先生則有相反看法,以爲見存者並非明代刻本。這裏略加辯析,闡明争議

① 張縉,《略論〈針灸大成〉的版本》,《楊繼洲針灸大成學術思想研討會論文彙編》(北京:中國針灸學會,二〇〇五),頁一〇—一八。

② 薛清録主編,《全國中醫圖書聯合目録》(北京:中醫古籍出版社,一九九一),頁一三〇。

的所在。

黄龍祥先生論文《〈針灸大成〉的版本、構成及其作者》，係"楊繼洲針灸大成學術思想研討會"論文，至今似乎並未正式發表於專業刊物。他的看法要點如下：

(甲)《針灸大成》一書明代只刻過一次，即萬曆辛丑趙文炳刻本。

(乙)這個刻本至今未見。

(丙)現在各圖書館著録爲"明萬曆刻本"的《針灸大成》藏本，全是由"重修本"、"遞修本"改裝而成，因而是清代刻本，"真正的明萬曆刊印本至今尚未看到"[①]。他所謂的重修本，即清順治丁酉(一六五七)平陽知府李月桂的刊本，遞修本即康熙三十七年(一六九八)平陽知府王輔修補重修本之後的刊本。

黄先生作此斷定的理由是：這些目前著録爲明刻本的《針灸大成》，其版本特徵跟順治康熙刻本一致：

> 不少圖書館著録的"明萬曆二十九年趙文炳刻本"《針灸大成》，其斷版跡象、殘缺部位、補版部位乃至於墨釘均與清順治重修本同，顯然爲同一版。而且不少這類所謂"明萬曆本"的字跡還不如"清順治本"清晰，某些局部的殘缺也更嚴重，很可能是"順治本"的後印本。[②]

我們不能同意他的判斷，因爲从另一个角度看，所謂重修本，正是明刊本版片修補後再刷印，而不是新的雕刻本，兩者之間版本特徵上具有

① 黄龍祥，《〈針灸大成〉的版本、構成及其作者》，《楊繼洲針灸大成學術思想研討會論文彙編》，頁二〇。

② 黄龍祥，《〈針灸大成〉的版本、構成及其作者》，頁二〇。參看黄龍祥，"導讀"，收入黄龍祥整理《針灸大成》(北京：人民衛生出版社，二〇一五)，頁二一三。

延續性才正常(見存版本正是這樣);如果真的"字跡還不如清順治本清晰,某些局部的殘缺也更嚴重",那恰是李月桂修版改進的理由。

黄先生在分析的時候還自相矛盾。他説:"這裏所謂'重修'是指修版,而不是内容的修訂。李氏只是將明刊本中個别斷版嚴重、漫漶不清的版片重新修整,然後重印行。李月桂此次重修補版極少,基本上是據明萬曆舊版重印。於是有些書商將重印本中的李月桂序撤掉,以充明原刊本。由於未經改裝的'順治重修本'現很難見到,故以此本充明本,很難被察覺。"没有見過明刊本,卻一一指出見存趙文炳刻本不是明刻本、重修本跟"明刊本"的異同,這既無根據,又自相矛盾。

黄先生這樣判斷的時候,是假定明刊本字體一致、版片一致,而見存著録爲趙文炳刻本的本子卻不是這樣。實際上,因爲《針灸大成》原著(楊繼洲)、編集(靳賢)、雕版者(平陽知府委託)、書手等等不是出自一手一地,在定稿、雕版各方面都可能有變化,即使原刻本,在雕版過程中有配補、增補、换版、换書手等等情形,也是正常的。

二、刻本比較

我們比較的幾個明代刊本是:(一)中國科學院圖書館藏本,(二)天津中醫藥大學圖書館藏本(索書號:02/2/2),(三)浙江省圖書館藏本(索書號:善 146),(四)中醫科學院圖書館藏本(索書號:寅 11/1601/2/21)。

中國科學院圖書館藏本如今被影印收入兩種叢書:《四庫全書存目叢書》(齊魯書社影印,一九九五)子部第四十五册,注明了版本來源:"中國科學院圖書館藏明萬曆二十九年趙文炳刻本";《續修四庫全書》(上海古籍出版社影印,一九九五)第九百九十六册子部醫家類。

後者未注明版本來源，逐頁比較之後，得知也是中國科學院圖書館藏本的影印。

經過逐頁比對，上列各個刻本，全書在版式、字體諸方面皆一致，唯有一處不同，即卷七《任脉圖經穴主治》最末"承漿"一條，此條中國科學院圖書館藏本没有，該處是空白，而其餘刊本此處緊隨在"廉泉"條之後，有這一條文字①。

承漿穴在針灸上是不可忽略的穴位，搜求現存文獻，它首見於《靈樞經》卷三《經脉第十》，原文説："胃足陽明之脉，起於鼻之交頞中，旁納太陽之脉，下循鼻外，入上齒中，還出挾口環脣，下交承漿……"②晉代皇甫謐編纂的《針灸甲乙經》歸類整理了《黄帝内經素問》、《靈樞經》、《黄帝明堂經》等著作的内容，在該書的卷三《面凡二十九穴第十》中寫道："承漿，一名天池，在頤前脣之下，足陽明、任脉之會，開口取之。刺入三分，留六呼，灸三壯。"卷七《六經受病發傷寒熱病第一中》載"寒熱，悽絶鼓頷，承漿主之"；卷七《太陽中風感於寒濕發痓第四》載"痓口噤，互引口乾，小便赤黄，或時不禁，承漿主之"；卷十一《五氣溢發消渴黄癉第六》載"消渴嗜飲，承漿主之"；卷十二《足太陽陽明手少陽脉動發目病第四》載"目瞑身汗出，承漿主之"③。可見，《針灸甲乙經》中對於承漿穴的定位、取穴、刺灸之法、穴位主治等已經有較詳細的記載。後世針灸著作如宋代王執中的《針灸資生經》④、明代高

---

① 浙江省圖書館藏刻本《針灸大成》，第十三册，卷七，册末半葉（葉四二 b）有"承漿"條。版式、字跡全同。

② 《靈樞經》（北京：人民衛生出版社，一九六三），頁三一。

③ 皇甫謐，《針灸甲乙經》（北京：人民衛生出版社影印，一九五六），分别見於頁四三、一〇〇、一〇五、一四一、一五〇。

④ 王執中，《針灸資生經》，收入《針灸資生經　針經摘英集》（北京：人民衛生出版社，二〇一五），頁三六—三七。

武的《針灸聚英》[①]等，繼承並豐富了以前著作的内容，因而迨至《針灸大成》編纂之際，承漿穴已經是必要的穴位，忽略不提這個穴位的可能性不存在，這樣，中科院圖書館藏本《針灸大成》缺"承漿"條，應理解爲編纂或者刊刻過程中無意的疏忽所致。

以上表明中國科學院圖書館藏本是第一次刊本的刷印本，現見其餘各本是此次刊本的木版經過修補之後的刷印本。就是説，最初編纂或刊刻的時候，遺漏"承漿"條，刷印出一種印本，中科院圖書館藏本是這個印本；然後發現了遺漏，隨即補刻於後半葉，再加刷印，就是常説的修補本[②]，其餘各藏本有"承漿"條，即是這個修補本。

跟天津中醫藥大學圖書館以下各藏本相同，人民衛生出版社一九五〇年代《針灸大成》影印本有"承漿"條[③]。這個影印本廣爲流行，是一九四九年以後絶大多數鉛印整理本的底本，張縉主編的著名校釋本就是以此作底本的，因爲客觀條件的限制，他們當時並不知道尚有更早的或者不同的明代刻本或刷印本。

三、結論

以上的版本研究，是因爲近年來四庫全書配套叢書的編集影印出版，爲《針灸大成》的文獻研究提供新的機會，竟然得出新的意料之外的結果：目前所見《針灸大成》在明代至少有前後兩個刻本，或者説有

---

① 高武，《針灸聚英》（北京：人民衛生出版社，二〇一四）卷一，頁一三三。

② "修補本"的意思，參看陳國慶《古籍版本淺説》（北京：中華書局，一九六四），頁二二一二三。另稱"遞修本"，解釋見魏隱儒、王金雨《古籍版本叢談》（北京：印刷工業出版社，一九八四），頁五〇。

③ 楊繼洲，《針灸大成》（北京：人民衛生出版社影印，一九五五年初版，一九五七年重印）卷七，頁二一八。

一个初刻本,及其後的一次乃至多次修補木版後的刷印本。這個結果是以這一點爲前提的:相信目前館藏趙文炳刻本,如其所寫,是明代萬曆辛丑(一六〇一)的刻本。至於認爲現在各圖書館著録爲明刻本的各本《針灸大成》"並非明刻本,而是清代順治康熙間的修補本"之説,没有可靠的根據,不能成立。

跋

衢州明末醫家楊濟時《針灸大成》十卷，理論與實踐兼備，内容豐富，流傳廣遠，是我國針灸醫學的集大成著作，在針灸學上居於經典的地位。我回顧自己一生針灸的實踐與教學，一直從中汲取智慧和手法。此書歷來木刻本極多，一九四九年以後又出版木刻本的影印本和多種標點排印本，讀者已經習見。但是影印本没有標點，今人閲讀感覺困難；各種排印本都是簡體字的，文字錯漏不少，又常常有删節。李勤璞、俞曉暘二位的這個新標點本，全書用繁體字印行，不作任何删節，標點妥當，是迄今爲止最能保持原書風貌的整理本。

祖國針灸醫學及其體現的中國人關於身體與醫療的思想，值得做根本性的研究，以促進人類健康事業的發展。如今這個完整、嚴謹的整理本，將促進這類研究，有益於針灸實踐。

石學敏